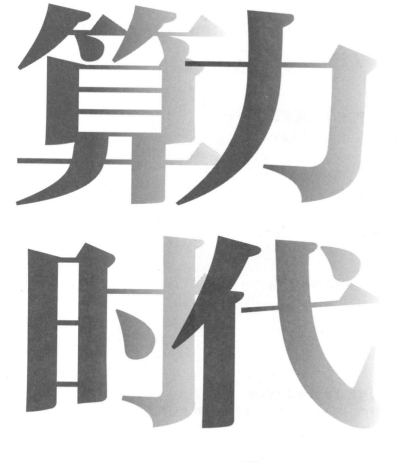

算力时代

崔建高

著

U0243642

模型战疫与
中国海关
可视化大数据
建模实战

中国海关出版社有限公司
·北京·

图书在版编目（CIP）数据

算力时代：模型战疫与中国海关可视化大数据建模
实战 / 崔建高著 . —北京：中国海关出版社有限公司，
2020.10

ISBN 978-7-5175-0462-7

Ⅰ.①算…　Ⅱ.①崔…　Ⅲ.①疫情管理–数据处理–
系统建模–中国 ②海关管理–数据处理–系统建模–中国
Ⅳ.①R181.8–39 ②F752.55–39

中国版本图书馆 CIP 数据核字（2020）第 180500 号

算力时代 ——模型战疫与中国海关可视化大数据建模实战
SUANLI SHIDAI ——MOXING ZHANYI YU ZHONGGUO HAIGUAN KESHIHUA DASHUJU JIANMO SHIZHAN

作　　者：崔建高			
策划编辑：史　娜			
责任编辑：景小卫			
出版发行：中国海关出版社有限公司			
社　　址：北京市朝阳区东四环南路甲 1 号		邮政编码：100023	
网　　址：www. hgcbs. com. cn			
编 辑 部：01065194242 – 7506（电话）		01065194231（传真）	
发 行 部：01065194221/4238/4246（电话）		01065194233（传真）	
社办书店：01065195616（电话）		01065195127（传真）	
www. customskb. com/book（网址）			
印　　刷：北京新华印刷有限公司		经　　销：新华书店	
开　　本：787mm×1092mm　1/16			
印　　张：32.75		字　　数：530 千字	
版　　次：2020 年 10 月第 1 版			
印　　次：2020 年 10 月第 1 次印刷			
书　　号：ISBN 978-7-5175-0462-7			
定　　价：160.00 元			

序　赢得算力时代的新竞赛

　　当前，加快科技创新已经成为全社会的普遍共识，处在经济社会发展的突出位置，获得了前所未有的关注。2020 年 9 月 11 日，习近平总书记主持召开科学家座谈会，专门听取了"十四五"时期我国科技事业的发展意见。习近平总书记在会上强调，当今世界正经历百年未有之大变局，我国发展面临的国内外环境发生深刻复杂变化，我国"十四五"时期以及更长时期的发展对加快科技创新提出了更为迫切的要求。加快科技创新是推动高质量发展的需要，是实现人民高品质生活的需要，是构建新发展格局的需要，是顺利开启全面建设社会主义现代化国家新征程的需要。现在，我国经济社会发展和民生改善比过去任何时候都更加需要科学技术解决方案，都更加需要增强创新这个第一动力。

　　科技创新之所以获得如此高的重视，是因为大数据、云计算、人工智能等新一代科学技术已经成为兴国的利器，是保障民生、促进改革不可或缺的力量，在经济社会发展中发挥着支撑性和引领性的作用。2018 年 7 月，海关总署倪岳峰署长在海关总署科技兴关院士专家咨询研讨会上发言指出，要准确把握科技兴关的内涵要求，充分发挥科技在海关改革发展中的支撑性、引领性作用，体现出整体性、实用性特色。要突出科技创新的优先发展位置，把"业务科技一体化"和"凭技术执法，靠数据说话"理念发扬光大。通过科技创新，更好地全面履职，打造先进的、最具国际竞争力的海关监管体制机制。

毫无疑问，科技创新已经成为当今时代的重大命题。以大数据、云计算、人工智能为核心的新一轮科技革命和产业变革加速演进，更加凸显了新一轮全球科技竞争的激烈性，以及加快提高我国科技创新能力的紧迫性。要抢占科技竞争和未来发展制高点，赢得新一轮科技竞赛，把科技自主权、发展主动权牢牢掌握在我们自己的手中，需要破除一切制约科技创新的思想障碍和制度藩篱，最大限度地激发科技作为第一生产力所蕴藏的巨大潜能，同时也要切实聚焦"算力"这一新一轮科技竞赛的关键点。

"一日千里"的算力提升

当前，打破"物理世界"和"数字世界"的界限，实现算力供给端与需求端的紧耦合，已经成为各国竞逐的新领域，也是我国努力实现原始创新能力"从 0 到 1"突破的重要战场。2018 年，OpenAI 发布了一份关于 AI 计算能力增长趋势的分析报告，报告显示，自 2012 年以来，AI 训练中所使用的计算力每 3.5 个月增长一倍，6 年增长了 30 万倍以上，算力提升的速度已经远远超过摩尔定律每 18 个月芯片性能翻倍的速度。

巨大的算力需求，不仅促使 GPU 加速计算、可定制计算、异构计算架构等硬件设计得到快速发展，也使得几乎所有的科技创新和典型应用均建立在算力支撑的基础之上。算力将成为一个国家未来的核心生产力。谁能掌握强大的算力，并率先完成算力所支撑的生态的搭建，谁就有可能赢得未来经济发展的"蓝海"。

2020 年 3 月 3 日，科技部、发展改革委、教育部、中科院、自然科学基金委联合印发《加强"从 0 到 1"基础研究工作方案》，分别把大数据和高性能计算列入国家科技计划突出支持关键核心技术中的重大科学问题，着力推动突破关键核心技术。因此，我国超算领域已经取得的巨大成就不是结束，而是迈向更远征程、迎接更艰巨挑战的开始。

"靓丽惊艳"的算力实践

2018 年 9 月 14 日，海关总署组织了 6 名专家现场讲解国务院督查组提出的关检融合后业务运行问题，而当天下午几乎成为全国通关一体化报关单监控平台全流程业务运行监控的"秀场"。笔者一一解答了国务院督查组围绕实时指标所提出的问题，如关检融合后业务一体化监控怎么体现？改革成效怎么评估？未放行货物怎么找原因？全流程监控的起点和终点是什么？所有的通关干预都能监控吗？企业缴税时长能看到吗？异常作业能深挖吗？参数指令合理性怎么评估？通关效率能监控吗？机器审结的时间是多少？等等。当笔者提出"表面上看，屏幕上只有 300 个左右的指标，但是通过指标之间的排列组合能够产生成千上万个新指标，可以实时解答领导关心关注的问题，而且对所有干预通关过程的执法行为实现全流程、无死角监控"时，国务院督查组对该回答表示认可。

能够圆满回答国务院督查组层层关联、环环相扣的现场提问，算力可谓最大的"功臣"。要实现对全国近万个通关现场、数百万进出口企业和进出境旅客的海关执法行为全流程、无死角的实时监控，监控平台每 5 分钟的计算量就高达亿亿次。如果没有中国海关强大的算力支持，没有智慧海关对云计算的超前布局，上述监控只能是"海市蜃楼"。

算力时代的中国海关可视化大数据建模实践只是千千万万党政机关谋发展、促改革、优服务、善创新的典型和代表。中国社会应用大数据和大数据模型等先进技术有效抗击新冠肺炎疫情也只是算力时代的开端。随着我国整体迈过数智、数享、数用的大数据时代门槛，尤其是随着《中共中央 国务院关于构建更加完善的要素市场化配置体制机制的意见》深入实施，我国数据要素市场日渐完善，政府数据开放共享和全社会数据资源整合不断提档加速，数据资源价值和开发利用前景将更加突出，以算力为标尺的大数据应用也将越来越多地惠及每一个人。

正如习近平总书记在科学家座谈会上指出的，国家科技创新力的根本源泉在于人，全部科技史都证明，谁拥有了一流创新人才、拥有了一流科学家，谁就能在科技创新中占据优势。一流的创新人才也是中华民族跻身世界民族之林的底气与实力，更是当代中国在新一轮全球算力竞赛中的"胜战法宝"。而一流的人才又往往得益于推陈出新、开放包容的环境。正是当代中国良好的人才成长环境，给予了优秀人才脱颖而出、施展拳脚的机会。对此，笔者也有切身的体会。

2013 年，笔者作为唯一的非领导职务干部人员，代表内蒙古自治区参加了由国家发改委、海关总署、财政部、商务部、人民银行等多部委联合组织的创建第二批国家电子商务示范城市答辩会。会上，笔者回答了答辩组组长、海关总署原总工程师杨国勋提出的问题："内蒙古到底要不要发展跨境电子商务？"笔者从渡江战役内蒙古人民的贡献、北疆粮仓的重要地位、额济纳旗三迁旗府支持国家航天事业、建设向北开放"桥头堡"和沿边经济带、内蒙古海关特殊监管区布局等方面进行了现场回答。笔者在答辩结尾时陈述："内蒙古是唯一早于中华人民共和国两年成立的自治区。无论是解放战争、新中国建设，还是改革开放、兴边富民，内蒙古人民均做出了巨大的贡献。面对国家跨境电子商务优惠政策的出台，我们需要党和国家给予内蒙古更多的政策倾斜，赋予内蒙古一次'弯道超车'的机会。而且，内蒙古有一定的历史积淀，经济社会发展、对外开放条件较好，我们有能力、有实力发展好跨境电子商务，为国家积累先行先试经验！"最终，笔者所在的答辩团也取得了不错的成绩。各级党政机关"不拘一格降人才"、一切从实际出发、一切从业务发展需要出发的务实作风，给予了笔者这次施展拳脚的机会。

这次答辩，对笔者的影响颇为深远。正是这次答辩机会，帮助笔者打开了钻研业务与正向反馈的良性循环局面，促使笔者在大数据相关领域不断深入学习和钻研，逐渐成长。笔者结合近几年在大数据建模、业务运行监控等领域的经历和经验，以及中国政府和社会为全力做好新冠肺炎疫情防控所运用的科技成果和有效手段，著成此书，以介绍中国海关可视化大数据建模平台的先进性、引领性、开创性应用，推广新一轮智慧政府建设的前沿成果。

本书难免存在不足之处，诚恳希望读者批评指正。

崔建高

2020 年 9 月于呼和浩特

Contents 目录

1 战疫与大数据

> 提高治愈率、降低病亡率，最终战胜疫情，关键要靠科技。
>
> ——习近平总书记

人类在历史发展长河中，一直饱受传染病的困扰和侵袭。从某种意义上说，一部人类的发展史也是一部人类与传染病的斗争史。随着社会的进步，人类的医疗水平和防疫能力不断提升，天花这一令人闻之色变的传染病已经被彻底消灭，诸如鼠疫般的烈性传染病的死亡率也被控制在 10% 以下。但是，现代医疗技术的飞速进步并没有改变人类与传染病长期共存的根本态势，病毒总是通过一次又一次的大范围爆发告知人类它们的存在。尤其是进入 21 世纪以来，一度肆虐全球的 SARS 冠状病毒、H1N1 病毒、埃博拉病毒、新型冠状病毒等给人类社会带来的巨大危害，也在说明，人类取得与传染病战疫的根本胜利，仍然需要一个艰巨和长期的过程。在这个过程中，人类需要紧紧依靠科技进步，掌握新的斗争武器，挖掘新的战疫方法，采取新的斗"毒"策略。大数据技术作为现代科技进步的最新成果，在风险预警、形势研判、动态监控、精准治理中的作用发挥日益显著，逐渐成为人类防控传染病疫情的重要手段之一。

近年来，我国高度重视大数据的应用与发展，已经将其上升为国家战略。2015年，国务院《促进大数据发展行动纲要》明确要求："推动大数据发展和应用，在未来 5 至 10 年打造精准治理、多方协作的社会治理新模式，建立运行平稳、安全高效的经济运行新机制，构建以人为本、惠及全民的民生服务新体系，开启大众创业、万众创新的创新驱动新格局，培育高端智能、新兴繁荣的产业发展新生态。"2019 年 12 月，新型冠状病毒肺炎疫情（以下简称"新冠疫情"）爆发，深化大数据应用又被提升到新的高度。2020 年 2 月 15 日，习近平总书记在中央全面深化改革委员会第十二次会议上指出，鼓励运用大数据、人工智能、云计算等数字技术，在疫情监测分析、病毒溯源、防控救治、资源调配等方面更好发挥支撑作用。2 月 17 日，习近平总书记在北京调研指导新冠疫情防控时强调指出，要运用大数据等手段，加强疫情溯源和监测。面对 2020 年 1 月 24 日以来新冠疫情的严峻形势，习近平总书记的指示要求，既是对大数据技术对做好疫情防控作用的肯定，也为人类打赢与传染病的战疫提供了重要的经验借鉴和思想指引。毫无疑问，大数据已经成为人类有效防控新冠疫情等烈性传染病疫情的"杀手锏"。

大数据应用的突出成效，在我国新冠疫情防控之初就已显现。在传染病疫情快速蔓延的危急时刻，充分利用大数据的全面性、及时性，将不同维度、不同层面的零散信息集中归类处理并找出规律，以锁定疫情防控的关键点、病毒传播的风险点、战胜疫情的着力点，由决策者统一做出决策，有助于疫情防控工作的统一调度，有效构建上下协同、左右衔接的高效的疫情防控决策指挥系统，形成总体、立体作战的格局，从而从根本上尽快扭转、控制疫情蔓延的局势。同时，现代大数据技术能够让采集的海量数据实现自动比对、分析、研判，自动提示风险信息，从而提升防控传染病疫情措施的针对性和有效性，为打赢疫情防控攻坚战、总体战、立体战提供坚实的技术保障与支撑。正是基于上述优势，大数据这一利器，在新冠疫情防控之初就发挥了显著作用。我国相关部门正是从海量的疫情事件信息中，应用大数据技术找出了解决重大公共事件的关键因素，并基于此进行了快速决策响应，获得了全世界的普遍认可和世界卫生组织的高度肯定，也树立了我国作为负责任大国的形象。

例如：相关部门利用大数据，发现不仅湖北省，而且其他各省区市的患者也多数与武汉发生直接或者间接联系，从而找出了武汉这一若干个病例的共同点。随着时间推移，新冠疫情不断发展，新增新冠疫情患者与武汉的联系也日渐微弱。捕捉到这种微弱的变化，也是通过大数据及相关技术。正是在大数据分析基础上，湖北省特别是武汉市是全国疫情防控的重中之重，稳住了湖北疫情，就稳定了全国大局，逐渐成为普遍认识。从 2020 年 1 月 23 日武汉封城事件也可以看出，上述观点和认识也被我国最高决策层所采纳。2020 年 3 月 10 日，在抗击新冠疫情的关键时刻，习近平总书记专门赴湖北省武汉市考察疫情防控工作时指出：大武汉有上千万人，通过封城来控制疫情蔓延扩散，难度很大，下这个决心是非常不容易的，确实是一个十分艰难的决定。从这个意义上讲，湖北人民特别是武汉人民做出了牺牲、做出了重大贡献，很了不起，你们为整个抗疫斗争立下了大功。习近平总书记的这一讲话，既是对湖北人民、武汉人民英勇抗疫的赞许，也一定程度上包含了对大数据辅助科学决策的肯定。顺着时间回溯，也许在政府做出是否封城的重大时间节点，大数据分析提供了重要的决策支撑。

正如唐代历史学家刘知几所言："史之为用，其利甚博，乃生人之急务，为国家之要道，有国有家者，其可缺之哉?"历史是一面镜子，检思历史的过程可以让我们更好地看清自己。因此，深入解析大数据助力人类战疫的内在机理和底层逻辑，有必要深入剖析大数据发展的历史脉络、显著特征，以及在大数据时代用大数据思维战疫与人类历史上传统战疫的异同，并从人类历史上典型战疫事件中找寻智慧。

1.1 大数据及大数据思维

上古结绳而治，后世圣人易之以书契，百官以治，万民以察。

——《周易·系辞》

所有的科学，在抽象的意义上，都是数学；所有的判断，在理性的基础上，都是统计学。

——印裔美籍统计学家 C. R. 劳

数据作为人类对客观事件进行记录并可以鉴别的符号，是对客观事物的性质、状态以及相互关系等进行记载的逻辑归纳。重视数据、掌握数据、应用数据几乎是不同人类文明的共同特征。在中国、日本、埃及、墨西哥、秘鲁等地，均发现了新石器时代人们结绳计数、手指计数、石子计数的考古发现。从《晋书·纪瞻传》中的"三皇结绳而天下泰，非惟象刑缉熙而已也。且太古知法，所以远狱"可以看出，朴素的数据在上古时代就已经具备了法律效力。

1.1.1 数据背后的哲理

> 数据是社会规律的载体，统计是发现这种规律的手段。
>
> ——美国前普查委员会主席加菲尔德

数据是对现实情况的量化，而且蕴含着事物的发展规律。只有将问题量化，才能准确找出解决问题的办法。上述观点，于古人和今人而言，并没有显著的不同。《道德经》中的"道生一，一生二，二生三，三生万物"，被称为最朴素的数据智慧，老子用此描述世界上的绝对性差异和相对性差异。春秋时期齐国宰相管仲更是强调数据的重要性，认为："不明于计数而欲举大事，犹无舟楫而欲经于水，险也。"公元前6世纪，我国兵书《孙子兵法》就讲："夫未战而庙算胜者，得算多也，未战而庙算不胜者，得算少也。多算胜，少算不胜，而况于无算乎！吾以此观之，胜负见矣。"《孙子兵法》中的"算"，就是估计各种影响战争因素的数据。作为中国古代军事文化遗产中的璀璨瑰宝和古代军事思想精华的集中体现，孙武显然认为，一个合格、出色的军事将领，要具备将天时、地利、人和综合量化，进而数字化的能力，这也是打胜仗的前提条件。

同时，数据也是古代国家治国理政的重要工具。中国数学家、数学史家张奠宙认为：在民主环境中，要想证明自身观点的正确性，需要在平等的基础上，用充分的理由说服对方。这反映在学术上，就是"证明"。学者们先设置一些人人皆认可的"公理"，规定一些名词的意义，然后对命题进行证明，把它们上升为公理的"推论"。欧几里得的著作《几何原理》正是在这样的背景下产生的。相较之下，中国古代的数学家主要是帮助君王统治臣民、管理国家，以是否有利于君王的统治为归依，其工作内容包括丈量田亩、兴修水利、分配劳力、计算税收、运输粮食等实用的目标。但不管是哪一种情况，都需要将现实情况进行量化和数据化，进而发现社会背后的发展规律。

1.1.1.1 "大法官"

进入现代，人类对数据的重视程度丝毫不亚于古人。尤其是随着信息技术的快速发展和网络泛在化，全球各个行业、国家、商品、生命个体的数据犹如千丝万缕的纽带，把社会关系和生产关系逐步映射到全球网络空间，把彼此分离的个体日益紧密地联系为一个复杂的共同体，把"地球村"进一步缩小为"地球屋"。因此，麦肯锡认为：数据已经渗透到当今每个行业和业务职能领域，成为重要的生产要素。人们对于海量数据的挖掘和运用，预示着新一波生产率增长和消费者盈余浪潮的到来。

威廉·罗森在《世界上最强大的创意》（*The Most Powerful Idea in the World*）一书中，将测量蒸汽机能量输出的新手段以及一种能够测量细微长度的测微计，称之为"大法官"（Lord Chancello），并将其视为发明蒸汽机的最主要的创新之一。正是基于这些测量工具的测量数据，让发明者能够不断革新设计，提供高质量的零部件，以提高性能、降低煤耗，制造出更加优质高效的蒸汽机。因此，威廉·罗森认为：如果没有精密测量结果的反馈，发明"注定是寥寥无几、飘忽不定的"。有了它，发明才变得"司空见惯"了。

2013 年，比尔·盖茨在《我希望挥舞量化的魔棒》中指出：如果我能够挥舞魔杖，我希望能得到一种量化手段，看看遭受疾病、感染、营养不良和孕期问题会如何影响到孩子的发展潜力——他们学习和对社会贡献的能力。这样的测算可以帮助我们对那些风险带来的更广泛的影响进行量化，从而帮助我们解决这些问题。正是基于上述认识，比尔·盖茨认为：设定明确目标、选择一种行为方式、计量结果，然后使用这些量化数据继续改进我们的方法，可以帮助我们把工具和服务送交给可以受益的每一个人。这种计量手段，将使人类社会的进步变得司空见惯。

1.1.1.2 掘金利器

高质量的数据不仅帮助人们推动技术进步，解决重大的社会问题，而且成为部分商人攫取巨大经济利益的工具，而这种趋势，在数据指标出台之初就被敏锐的商人嗅出金钱的味道。因为，在工业化时代，谁能提前预测产量和市场供应链变化，提前组织生产并把丰收的产品提前运出去、把歉收的产品提前运进来抢占市场，避免产品积压、断货，谁就能赚取更多的利润。

1903 年，美国农业部专门成立了以总设计师海德为首的三人小组，负责对全国农作物的产量进行预测，每月数据发布的当天，由三人小组召开会议，共同确定各项数据的大小，并在同一时间提供给新闻媒体。然而当年，罗斯福总统写信告知农业部部长：有人投诉上述数据被提前泄密，部分商人利用提前知道的棉花的产量数据进行股票和期货的内线交易。后经查证，是三人小组成员之一的霍姆斯用会议室百叶窗作为信号，用窗帘的位置表示不同的产量，提前把数据泄露给了华尔街的棉花供应商。而上述案例，也催生了数据安全机制诞生。美国农业部建立了"锁定"（Lock up）制度，要求接触敏感数据的工作人员在数据发布之前必须隔离，数据公布以后隔离才能解除，即使农业部部长也在锁定的范围之内，农业部部长也仅能在数据正式发布前的 15 分钟才能在封闭的情况下听取专业人员的数据解释，以便有针对性地回答记者提问。上述锁定制度很快在美国得到大力推广，全社会对数据的重视程度大幅提升。例如：失业率作为能够左右美国总统竞选成败的关键指标之一，即使劳工部部长也无权过问[①]。

1.1.1.3 胜战法宝

数据对现实情况的真实反映，在战争中也十分重要。《孙子兵法》对此有生动

---

① 涂子沛 . 数据之巅——大数据革命，历史、现实与未来［M］. 北京：中信出版社，2014.

的阐述："一曰度（国土的大小），二曰量（粮草的多少），三曰数（军队的数量），四曰称（实力的对比），五曰胜。地生度，度生量，量生数，数生称，称生胜。"上述论述的重要性和正确性被许多经典战役反复印证，也被很多大军事家屡试不爽。1947 年，华东野战军清点孟良崮战役战果，粟裕发现"所报歼灭敌人数量与第七十四师编制数差距甚大"，于是命令部队重新回到战场搜索，最后在山谷中围剿了国民党七十四师 7 000 余人的残部。解放军如实报告歼灭敌人的数量，确保数据是对客观世界的真实反映，是粟裕将军在千变万化的战争中捕捉战机的制胜法宝之一。

在美国南北战争期间，也有非常经典的案例。"向大海进军"是南北战争的转折点，也因为这次胜利，北方军心大振，林肯也再次赢得总统竞选。而谢尔曼将军成功实施"向大海进军"军事计划，正是基于美国人口普查时获取的地方财税数据。在大多数人甚至林肯总统担心太过冒险以致全军覆没而极力反对的情况下，谢尔曼将军深入分析研究了美国人口普查时获取的地方财税数据，认为可以放弃后方补给，在沿线地区获取充足的后勤补给。因此，谢尔曼将军主动切断后方补给，根据农场、牲畜、集市、车站等重要资源，将 6 万大军分成 5 路，确定最佳行军路线和停留时间。在急行 300 多千米后，攻占东部沿海重镇萨凡纳。因为 6 万大军沿路进行物资补给，造成行军沿线上的南方州的农舍、居民聚集区、工厂几乎被完全摧毁。在南北战争胶着之时，这条被后世称为"毁灭之路"的行军路线也极大地动摇了南方军的战争意志，几个月后南北战争即宣告结束。

事后，谢尔曼将军专门向人口普查办公室主任肯尼迪致信表示感谢："在这场战争濒临结束时发生的种种事件证明，您给我提供的各种统计表格和数据价值巨大，没有他们，我不可能完成任务，这些任务，对世界最敏捷、最有经验的部队而言，都像是迷宫一样的难题。"谢尔曼将军在后来回忆"向大海进军"突袭时指出，"历史上没有任何一次行军远征，曾经建立在像这次一样完善和肯定的数据之上"[①]。不得不说，美国当时人口普查提供的丰富准确的数据对谢尔曼将军突袭的

---

① 涂子沛. 数据之巅——大数据革命，历史、现实与未来 [M]. 北京：中信出版社，2014.

成功裨益良多，也加快了美国南北战争的进程。

1.1.2 秀出数据的力量

> 一个国家只有数学蓬勃的发展，才能展现它国力的强大。数学的发展和至善和国家繁荣昌盛密切相关。
>
> ——拿破仑

从我国春秋时期的孙武、管仲，到现代社会的比尔·盖茨、威廉·罗森，虽然他们所处的时代不尽相同，职业背景迥异，但对数据的认识和重视程度近乎一致。而且，这种对数据的重视，以及由此发挥巨大作用进而改变整体发展形势的案例层出不穷。

1.1.2.1 "强国知十三数"

遵循"欲强国，不知国十三数，地虽利，民虽众，国愈弱至削"的思想，商鞅变法将"强国知十三数"作为重要变法内容，规定全国人口中的壮男、壮女、老人、少年、官吏、商人、读书人、残疾人的数量以及粮食、金库、马、牛、饲料数量是一个强大的国家必须掌握的内容。在此基础上，秦始皇统一六国后，采取"车同轨"的措施，规定全国车辆上两个轮子的距离一律改为六尺，使车轮的距离相同，客观上促进了原七国的融合和统一，对中华文明形成和发展的功绩十分巨大。

虽然时隔近两千年，美国建国者在开国之初同样启动了统一重量和测量单位的工作。1793 年，美国总统杰斐逊废除英国十二进制和二十进制的货币体系，统一改为十进制，并在随后出版的教材开篇序言中指出"专制的暴君把会计系统尽可能搞复杂、把人搞糊涂，以操纵税收和财务工作，但一个共和国的货币体系应该简单，即使最普通的人也能方便地使用。"这些美国建国初期的努力在普通美国民众身上取得显著成效。1831 年，法国历史学家、政治家托克维尔在《论美国的民主》中指出"美国人已经习惯了精确的计算"。英国哲学家托马斯·汉密尔顿也注意到这个问题，在《美国人及其作风》中也提道：去美国旅游，每个人都要带上一个计算器，因为在美国不像在其他国家，稍微算错时间也可能带来非常糟糕的后果。他最后甚至得出结论：在这群不断猜测、估算、预期和计算的美国人当中，算术就像是一种与生俱来的本能。

1.1.2.2　美国的实践

这种对数据精益求精的严密思维，已经渗透到美国的各行各业。在美国做手术，术前病人或家属会被告知手术的风险，例如：0.03% 的死亡率、0.1% 的感染率以及发生各种并发症的可能性。2013 年，美国外科医师协会（ACS）利用信息技术推陈出新，收集了 2000—2012 年全国 393 所医院、140 多万病人的数据，开发了手术风险计算器，用以计算 1 557 种手术的风险以及各种并发症的可能性，为医生和病人提供手术前的决策参考。

美国之所以如此重视数据，是因为切实体会到关键时刻数据的巨大魅力和强大作用。1860 年，美国进行了全国第八次人口普查，人口普查显示，美国 18 ~ 45 岁的青壮年 69% 集中在自由州，即使摇摆州全部倾向南方州，也仅有 31% 的兵员扩充。这也让 1861 年新上任的林肯总统在战争之初北方州节节败退的情况下，依然坚信美国南北战争的胜利最终属于北方。而南方州最先挑起战争的底气也是来自数据。1860 年，南方州控制了美国全部棉花的出口和生产，每年出口额高达 2 亿美元，占美国全部出口总额的 60%。南方州蓄奴派参议员哈蒙德在国会演讲时，就曾公开宣称北方不敢与南方开战，"我们不用开一枪，不用动一剑，就能让整个世界趴下，想象一下吧，如果我们三年不供应棉花，世界会变成什么样？英国将会闹翻天，整个文明世界都会加入英国的行列，一起拯救南方。不，你绝对不敢与棉花为敌，世界上没有谁敢动我们，棉花就是王！[①]"

1862 年，林肯总统颁布了扭转战争形势的《解放黑人奴隶宣言》，一定程度上

---

① 涂子沛 . 数据之巅——大数据革命，历史、现实与未来［M］. 北京：中信出版社，2014.

也是基于对当时美国黑人奴隶规模的准确量化。按照美国第八次人口普查结果，1860 年，美国全国总人口 3 144 万，其中黑人奴隶数量就高达 399 万。

1.1.2.3 清朝的启示

与美国有效利用数据，推动国力蒸蒸日上呈现截然相反态势的，是处于东半球的清朝政府。同时是当时世界上的领土大国，1908 年，清朝民政部成立统计处，计划 6 年内完成全国第一次人口普查。但普查一开始就受到全国各地的抵制，甚至演变为民变风潮，江西甚至发生普查员被打死、活埋的恶性事件。与商鞅变法时隔两千多年，尚不知全国人口总数的清朝，更遑论准确得知壮男、壮女、老人、少年、官吏、商人、读书人、残疾人的人数了。近代以来，清朝政府的落后挨打是多种原因造成的，但不知有"数据"、不知用"数据"也是重要原因之一。不知有汉，无论魏晋的得过且过的麻木心态，是大数据时代的大忌。

1.1.2.4 消灭脊髓灰质炎

数据的有效应用不仅是强国的手段，也是解决重大社会问题的重要工具。比尔·盖茨在《我希望挥舞量化的魔棒》中提到一个案例：从 1988 年开始，世界卫生组织协同诸多国家设定了消灭脊髓灰质炎的目标，这一行动凝聚了各方政治意志，让钱囊得以解开，为全球大规模的免疫行动买单。到 2000 年，病毒基本消灭，现在全世界的脊髓灰质炎病例不足 1 000 例。然而消灭最后的病例却十分困难。为防止脊髓灰质炎病毒感染扩散，保健人员一年中必须多次对脊髓灰质炎流行国家的五岁以下的几乎所有儿童注射疫苗。目前只有三个国家还没有消灭脊髓灰质炎：尼日利亚、巴基斯坦和阿富汗。而这三个国家面临的一个巨大的问题是，很多地区均有很多小村落，在接种人员的手绘地图及村庄地址、儿童数量登记册上无从查找。

为了解决这个问题，脊髓灰质炎防控人员走遍了这些国家北部所有的高危地区，这使得他们在免疫行动中增加了 300 个以前被人忽略的社区和村庄。这项计划还利用高分辨率的卫星图像制作了更加详细的地图，让管理者能够统一高效地指挥调动接种人员。此外，这项计划还让接种人员试用安装有全球定位系统（GPS）的手机。一天的行程结束的时候，跟踪信息可以从手机上下载下来，这样管理者就可以看到接种人员行走的路线，并将其与他们要行走的路线进行比对。如此一来，可以保证遗漏掉的地区能够得到重访。

也正是基于上述精准的数据采集措施，比尔·盖茨最后认为：我相信这些量化体系会帮助我们在未来六年内完成消灭脊髓灰质炎的工作。而那些体系可以用来帮助我们扩展例行的疫苗接种及其他卫生保健行动，也就是说，消灭脊髓灰质炎所留下的手段方法会在这种疾病灭绝后继续得以延续并发挥作用。

1.1.3 什么是大数据？

大数据，英文名称为 Big Data，最初为 IT 行业术语，目前尚无统一的定义，一般是指无法在一定时间范围内用常规软件工具进行捕捉、管理和处理的数据集合，是需要新处理模式才能具有更强的决策力、洞察力和流程优化能力的海量、高增长率和多样化的信息资产，需要在合理时间内达到撷取、管理、处理并整理成为帮助党政机关、企事业单位、公民个人决策的信息总和。维克托·迈尔·舍恩伯格被誉为世界上最早洞见大数据时代发展趋势的数据科学家之一，其在《大数据时代》中认为：大数据是指不用随机分析法（抽样调查）这样的捷径，而是采用所有数据进行分析处理的数据集合。大数据具有显著的 5V 特点，即 Volume（大量）、Velocity（高速）、Variety（多样）、Value（低价值密度）、Veracity（真实性）。

1.1.3.1 思维升级还在路上

正如维克托·迈尔·舍恩伯格教授认为的，大数据要求人们改变对精确性的苛求，转而追求混杂性；要求人们改变对因果关系的追问，转而追求相关关系。这种思维的转变将是革命性的，如果企业不能认识到这一思维方式转变的重要性和迫切性，将会面临"数据鸿沟"的挑战。

——微软全球资深副总裁张亚勤

传统的思维方式已经很难适应大数据时代的发展要求，只有思维升级才能透过大数据看清世界。在中国，很多人认为大数据之所以引起人们的广泛关注，是因为马云在 2015 年的数博会上说"未来最重要的能源是数据，人类将从 IT 时代进入 DT 时代"。大数据真正的本质和价值不在于"大"，而是在于其背后跟互联网相通的一整套新的思维模式，以及基于以上思维的大数据应用。在大数据时代，不具有大数据思维，不深刻理解大数据应用的历史方位、能力边界和时代内涵，很容易让人做出错误的结论。因为，大数据时代不再是随机样本，而是对所有数据的加工利用；不再是精确性的 100% 的结论，而是混杂性的概率推算；不再是寻觅因果关系，而是找寻相关关系。

2019 年 3 月 4 日，全国政协十三届二次会议开展小组讨论。全国政协委员、中国科学院院士、中国疾控中心主任高福在接受金羊网记者专访时表示，目前我国传染病防控工作进展顺利，39 种法定报告传染病总体平稳，国家传染病监控网络运行平稳，与 SARS 类似的病毒可能随时出现，但中国不会再出现当年的"SARS 类似事件"①。而不到一年，我国就大面积爆发了新冠疫情。大数据时代要求人们改变对因果关系的追问，转而追求相关关系。对中国是否会再次发生"SARS 类似事件"而言，因为相关关系很难完全穷尽，只能从概率上推算避免"SARS 类似事件"再次爆发的可能性，并采取相关的防范措施。

当前，受大数据思维的局限，社会各界虽然对大数据有了一定的理解，但对大数据思维的认识和应用还有待深入。从《全国政协委员高福：要对中国疫苗有信心 出现问题要倒逼解决》一文中，我们尚不能完全判断高福院士"但中国不会再出现当年的'SARS 类似事件'"的原意，因为随附视频中高福院士一直在强调"从源头杜绝狂犬病"的重要性。但是从上述案例可以看出，大数据强化关联弱化因果的思维方式依然有待进一步普及，大数据应用建设与现代传染病防控体系建设一样，

---

① 丰西西. 全国政协委员高福：要对中国疫苗有信心 出现问题要倒逼解决［EB/OL］.（2019 - 03 - 05）［2020 - 04 - 21］. http：//news. ycwb. com/2019 - 03/05/content_30210747. htm.

依然需要进一步加强。

1.1.3.2 强化关联弱化因果

"中国不会再出现当年的'SARS 类似事件'"的表述并非空穴来风，也是基于近年来，我国传染病应急体系确实取得巨大进步的基础之上。2017 年 3 月 21 日，在传染病防治科技重大专项"应急体系建设成果"新闻发布会上，传染病专项实施管理办公室主任秦怀金指出，我国传染病防治专项实施 8 年来，以完善国家传染病防控科技支撑体系、全面提升我国传染病的诊防治水平为目标，集成优势资源，进行协同攻关，自主创新能力大幅提升，专项取得显著成效。突破多项关键技术，使我国突发急性传染病应对能力得到跨越式提升；突破一批制约艾滋病、乙肝、结核病诊防治的关键技术，为保持艾滋病低流行水平、乙肝向中低流行水平转变、肺结核新发感染率和病死率降至中等发达国家水平，提供了强有力的科技支撑。在专项支持下，建立了 72 小时内鉴定 300 种已知病原的检测技术体系及未知病原的筛查技术体系，建立了由 12 个核心实验室、91 个区域重点检测实验室和 800 多个哨点医院组成的监测技术网络，为有效应对国内国际重大突发疫情发挥了基础性和决定性作用；建立了多项传染病流行病学综合监测预警技术，显著提升了传染病疫情的预警预测能力；建立传染病病原体实验室分子分型监测核心技术体系，推动实验室监测与流行病学监测相整合的新模式，疫情发现和溯源能力大大加强；加强应急救治技术研究，提高了突发急性传染病重症病例临床救治能力。突发急性传染病防控能力总体达到国际先进水平，重大突发疫情实现了从被动应付到主动应对的转变。

正是因为我国建立了较为高效的传染病应急体系，让我们在"非典"之后，有效应对了 2014 年埃博拉事件、2013 年 H7N9 禽流感事件，2016 年寨卡病毒输入事件。尤其是 2019 年，内蒙古经受住了在 39 种法定传染病中位居第一位的鼠疫考验，即使有内蒙古自治区锡林郭勒盟苏尼特左旗、乌兰察布市化德县、四子王旗等地 4 人被诊断为鼠疫确诊病例，内蒙古依然通过全面开展灭鼠灭蚤，严格规范医疗机构发热门诊管理，快速提升疾控机构鼠疫监测检测能力等手段，迅速控制住了鼠疫疫情。

但是，正如维克托·迈尔·舍恩伯格在《大数据时代》中对关联关系所表述的：当一种现象发生变化时，另一种现象随之改变，这说明两种现象是相关的，但这里并不强调二者之间有什么逻辑上的因果性。高效先进的国家传染病应急体系，出色的疫情控制经验仅是避免再次爆发"SARS 类似事件"的众多关联关系的一部分。将高效的传染病应急体系与不会再出现当年的"SARS 类似事件"建立因果关系，则有悖于大数据时代的关联关系逻辑，也容易让人对形势产生误判。在大数据时代，完成思维方式的升级，切实跟上大数据时代的发展潮流，首先要从传统的因果思维转换为关联思维。大数据时代最大的转变也是放弃了对因果关系的渴求，而代之以关注关联关系。

1.1.4 什么是大数据思维？

> 在前一个半世纪所有伟大发明的背后，绝不仅仅是技术本身的长期进步，同时还有思维方式的改变。
>
> ——美国科学哲学家、历史学家路易斯·芒福德

深刻认识大数据，切实发挥大数据这一科技利器的作用，必须首先转变思维方式，从大数据思维的视角而非传统的观念去认识大数据、思考大数据、应用大数据。

1.1.4.1 由因果思维到关联思维

无论是东西方，还是古代和现代，因果思维在我们的头脑中根深蒂固，也让我们从小就接受了因果思维的训练和培养。法国作家霍尔巴赫在《自然的体系》中写道：在宇宙中一切事物都是互相关联的，宇宙本身不过是一条原因和结果的无穷的锁链。印度经典著作《胜论经》提到"没有因就没有果"。古希腊哲学家柏拉图在

《蒂迈欧》中写得更为直白："每一生成或被创造的事物必然是由于某种原因而造成的，因为没有原因，任何东西都创造不出来。"大科学家牛顿对因果思维也是笃定不移，在其著作《光学》中写道："自然哲学的主要任务是不作虚构假说而从现象来讨论问题，并从结果导出其原因，直到我们找到第一个原因为止。"我国古人也留下了"知谨言慎行，便不错因果而无挂碍"的处世哲学。我国近代大学者梁启超也有较为深刻的论述："然因果关系，至复赜而难理；一果或出数因，一因或产数果；或潜伏而易代乃显，或反动而别证始明。"

因为因果思维已经嵌入人类的文化基因，所以，当我们看到问题和现象的时候，总是不断问自己因为什么。但是，大数据中的"啤酒与尿布"案例却提供了相反的答案。沃尔玛超市的工作人员在按周期统计产品的销售信息时，发现了一个非常奇怪的现象：每到周末的时候，超市里啤酒和尿布的销量就会突然大增。为了搞清楚其中的原因，他们派出工作人员进行调查。通过观察和走访之后，他们了解到，在美国有孩子的家庭中，妻子经常嘱咐丈夫下班后要为孩子买尿布，而丈夫们在买完尿布以后又顺手带回了自己爱喝的啤酒，因为休息时喝酒是很多男人的习惯。因此，出现了周末啤酒和尿布销量一起增长的情况。弄明白原因后，沃尔玛打破常规，尝试将啤酒和尿布摆在一起销售，结果啤酒和尿布的销量双双激增，为公司带来了巨大的利润。

通过这个故事可以看出，本来尿布与啤酒是两个风马牛不相及的事物，不具有传统意义上的显著性因果关系，但在超市销售中如果关联到一起，周末销量就显著增加了。这是大数据时代大数据思维的典型应用，通过大数据找出不同事物的关联关系，并进行量化，而非执着于因果关系的找寻。因为当数据十分庞大、复杂之后，牵扯的因素也是非常之多，即使排除"黑天鹅"事件和"蝴蝶效应"的影响，想要准确找出因果关系也是"难于上青天"。

1. 关联规则算法

在数据挖掘中，有专门的关联规则分析算法，以挖掘不同数据之间的关联特征，并广泛应用于多个领域。例如：基于大数据调查后发现，医院是排在心脏病、脑血栓之后的人类第三大死亡原因，全球每年有大量的生命是在医院结束的，但是上述死亡案例绝大多数并非医院导致的。因此，医院和死亡建立的是相关关系，而非因果关系。在大数据时代，我们必须转变观念，不能局限于因果思维，而要多用关联思维看待问题、分析问题、解决问题。

在数学中，关联分析（Association Analysis）是用于发现隐藏在大数据集中不同数据之间内在联系的算法。找出大数据集中隐藏的较强的关联规则，通常分为两个步骤：

首先，在数据集中找出频繁项集（支持度大于实现给定的阈值），然后从频繁项集中提取所有高置信度的规则。关联规则表示形式为 $X \rightarrow Y$，其中 X，Y 不相交。关联规则置信度为：对于蕴含式 $X \rightarrow Y$，置信度为 $P(Y/X) = P(XY)/P(X) =$ Support$(X \cup Y)/$Support$(X) =$ support_count$(X \cup Y)/$support_count(X)。

找出强规则方法如下：

设存在频繁项集 $X = \{A, B, C\}$，则由 X 可产生的非空真子集为 $\{A, B\}$，$\{A, C\}$，$\{B, C\}$，$\{A\}$，$\{B\}$，$\{C\}$，进而得出6个关联规则：

$\{A, B\} \rightarrow C$，$\{A, C\} \rightarrow B$，$\{B, C\} \rightarrow A$，$C \rightarrow \{A, B\}$，$B \rightarrow \{A, C\}$，$A \rightarrow \{B, C\}$。然后分别计算每个规则的置信度，当置信度大于给定阈值时，则关联规则为强关联规则。强关联规则同时满足最小支持率和最小置信度。

关联规则评估方法如下：

支持度（Support）：支持度表示项集 $\{X, Y\}$ 在总项集里出现的概率。公式为：

$$\text{Support}(X \rightarrow Y) = P(X, Y)/P(I) = P(X \cup Y)/P(I) = \text{num}(X \cup Y)/\text{num}(I)$$

其中，I 表示总事务集。num（）表示求事务集里特定项集出现的次数。比如，num（I）表示总事务集的个数，num（$X \cup Y$）表示含有 $\{X, Y\}$ 的事务集的个数（个数也称为次数）。

置信度（Confidence）：置信度表示在先决条件 X 发生的情况下，由关联规则"$X \rightarrow Y$"推出 Y 的概率。即在含有 X 的项集中，含有 Y 的可能性，公式为：

$$\text{Confidence}(X \to Y) = P(Y \mid X) = P(X, Y)/P(X) = P(X \cup Y)/P(X)$$

提升度（Lift）：提升度表示 X 发生的条件下，Y 同时发生的概率，与不考虑 X 的条件下 Y 发生的概率的比值。公式为：

$$\text{Lift}(X \to Y) = P(Y \mid X)/P(Y)$$

满足最小支持度和最小置信度的关联规则称为强关联规则。但是，强关联规则并不一定是有效的规则。强关联规则是否有效，取决于提升度 Lift。Lift（$X \to Y$）$\leqslant 1$，关联规则 $X \to Y$ 无效。当 Lift（$X \to Y$）$= 1$ 时，X 与 Y 相互独立。Lift（$X \to Y$）> 1 时，关联规则 $X \to Y$ 有效。Lift（$X \to Y$）越大，表示 X 的发生对 Y 发生的提升度越大，X 和 Y 的关联性越强[①]。

2. 关联规则应用举例

已知有 1 000 名顾客购买年货，分为甲乙两组，每组各 500 人，其中甲组有 500 人买了茶叶，同时又有 450 人买了咖啡；乙组有 450 人买了咖啡，试求解："茶叶→咖啡"的支持度；"茶叶→咖啡"的置信度；"茶叶→咖啡"的提升度。

答：设 $X = \{$买茶叶$\}$，$Y = \{$买咖啡$\}$，则规则"茶叶→咖啡"表示既买了茶叶，又买了咖啡，于是，"茶叶→咖啡"的支持度为：

$$\text{Support}(X \to Y) = 450/500 = 90\%$$

"茶叶→咖啡"的置信度为：

$$\text{Confidence}(X \to Y) = 450/500 = 90\%$$

"茶叶→咖啡"的提升度为：

$$\text{Lift}(X \to Y) = \text{Confidence}(X \to Y)/P(Y) = 90\%/[(450 + 450)/1\,000] = 90\%/90\% = 1$$

由于提升度 Lift（$X \to Y$）$= 1$，表示 X 与 Y 相互独立。也就是说，是否购买咖啡，

---

① 博客园. 数据挖掘复习笔记（三、关联规则分析）[EB/OL]. (2017 – 12 – 07) [2020 – 04 – 21]. https：//blog. csdn. net/weixin_30346033/article/details/96397604.

与有没有购买茶叶无关联。即规则"茶叶→咖啡"不成立，或者说关联性很小，几乎没有，虽然它的支持度和置信度都高达 90%，但它不是一条有效的关联规则[①]。

1.1.4.2　由样本思维到全量思维

相比大数据时代，人们在小数据时代，受运算能力、计算效率、数据搜集范围等局限，难以采集全量数据，或者即使采集到全量数据，技术手段也很难支持大规模的全量分析运算，因此，在"用尽可能少的数据来证实尽可能重大的发现"的理念指导下，人们通常是用样本数据研究来进行数据分析。

样本是指从总体数据中按随机抽取的原则采集的部分数据。比如，以前进行全国人口普查，需要大量基层人员挨家挨户地入户登记。这种统计方式工作周期长、效率低下，但由于受到技术条件的制约，在当时的历史条件下也很难找出更好的人口普查方法。人类历史上很长一段时期内，分析人员基本是在基于样本思维进行分析和推测。即使是信息技术高度发达的美国，样本分析方法依然在发挥作用。农业统计局、普查局和劳工统计局被称为美国政府统计的三驾马车，多数采用亲自搜集的数据，也就是调查样本数据。与农业统计局、普查局和劳工统计局不同的是，成立于 1866 年的美国财政部经济分析局主要基于行政数据，也就是随着政府履行职能自然产生的行政记录，例如进出口记录、纳税记录、不动产记录等全量数据，计算国内生产总值、进出口总额等国家宏观经济指标。

从我国数据发布体系看，海关总署定期发布的进出口总额等数据与美国财政部经济分析局发布的类似，采用的是全量数据，通过大数据模型算法直接计算得出；国家统计局发布的 GDP、CPI、PPI 等数据则与美国农业统计局、普查局和劳工统计局发布的类似，采用抽样调查的样本数据进行推算。

1. YouTube 数据应用

进入大数据时代，以大智云物移（大数据、人工智能、云计算、物联网、移动

---

① 博客园 . 数据挖掘复习笔记（三、关联规则分析）［EB/OL］. （2017 – 12 – 07）［2020 – 04 – 21］. https：//blog. csdn. net/weixin_30346033/article/details/96397604.

互联网）为代表的新一代信息技术的大量普及应用，不仅让很多信息实现了实时数据化和网络化采集，同时又可以快速高效地进行分析运算处理。这让人们可以花费更低的成本、更小的代价就能做到全量分析，而不用像传统抽样调查一样，随机选取部分样本进行分析运算。这种全量分析已经显著不同于以点带面、以偏概全的样本分析模式，而是由全部数据反映客观事实，以更好地帮助分析人员准确地提炼数据背后隐藏的规律。因此，和抽样调查等传统社会调查方式相比，用大数据思维搜集、分析、挖掘数据最突出的特点在于不需要抽样，从而大幅减少了抽样过程中出现的粗大误差和随机误差。

同时，如果能够持续获得大量的时空信息并将数据进行可视化，并基于此进行发展预测和形势分析，大数据可以很大程度上提高预测的精准度。例如：美国已经尝试利用 YouTube 上的数据评估美国大选支持率并预测投票结果。其基本流程是：采集数据并进行标准化预处理，然后进行文本分析，准备关联数据，最后进行结构化分类并计算相关性。上述方法不仅充分发挥了新一代信息技术运算效率较高的优势，而且减少了传统调查中调查人员的主观因素干扰和可变成本（Variable Cost），只需在研究初期进行数据库和软硬件设计投入，成本相对较小，预测结果也更接近于真实情况。

> 抽样调查是传统调查方法中最常用的数据信息搜集手段，主要包括从研究总体中随机抽样和结构化的问卷两大要素。为了保证样本数据的代表性，通常在抽样的时候使用概率抽样，只有在面临样本群体的不可及性或典型案例调查等情况下才会采用非概率抽样。在概率抽样中，等距抽样、分层抽样可以减少单纯的简单随机抽样带来的误差，PPS 抽样（概率与规模成比例抽样）可以进一步减小抽样带来的误差。大范围的抽样需要使用多阶段抽样，抽样阶段越多，数据质量越低，因此全国范围内的抽样（中国）一般分为区县、村与街道、户三阶段，并采用分层抽样＋PPS 抽样抽取初级抽样单位，

以获得尽可能高质量的数据。在利用结构化问卷搜集数据的过程中，按照调查工具分类有面访、邮寄问卷、电话调查、网络调查等模式，其中邮寄问卷和网络调查属于自访答调查，面访和电话调查属于访员指导的调查。引入计算机辅助技术可以结合自访答和访员指导、纸质问卷和网络调查的模式（如CAPI、CASI 等模式）。从覆盖率的角度而言，区域抽样框＋面访模式得到的数据质量是最高的，但是成本通常也较高昂，电话调查、邮寄调查和网络调查通常只能针对已有抽样框的特定人群。从应答率来看，按照质量从高到低排列依次是面访、电话调查、邮寄调查。

2. "沉默的投票者"

上述应用现代信息技术采集的美国大选各州支持率数据，不仅数据量大，而且覆盖人群范围更广。如果用传统的抽样调研和实地走访的方法获取同样量级的数据信息，即使能够实现，也将耗时较长、人员占用较多，投入产出比相对较低。而且，传统的数据采集方式容易产生较大的偏差，甚至得出与事实完全相反的结果。例如：2016 年美国大选，美国主流媒体和主要民调机构的预判，几乎无一漏网地错了。以《纽约时报》《赫芬顿邮报》为首的主流纸媒和以准确性强著称的知名民调网站，都在大选投票日早上给出了希拉里 70%～90% 的获胜概率。后来经过调查，主流媒体和主要民调机构之所以做出错误的预判，是因为大量支持特朗普的"沉默的投票者"并没有在民调中表达自己的真实想法，或者没有纳入统计调查的范围。这件事情也引发了美国上下对"数据新闻主义"的广泛质疑。

在大数据时代，受随机误差和粗大误差的影响，没有全量数据支撑的分析预测很容易因为漏掉了"沉默的投票者"而出现重大误判。这也说明，即使是信息技术、大数据技术最为发达的美国，以及接受能力、学习能力相对较强的新闻媒体和民调网站，大数据思维和大数据应用也同样需要进一步普及和加强，对形势评估和发展预测需逐步以传统的抽样调查为主转为以全量数据采集应用为主，抽样调查为辅。

1.1.4.3　由精准思维到概率思维

大数据技术就是帮助人们通过数据加工、清洗、分析、挖掘，建立大数据模型，找出隐藏在数据海洋深处的那一颗心仪的"明珠"。因此，相比于传统的小数据分析，大数据技术可以帮助我们实现精准化，甚至可以细化到单条记录和最小的记录单元。也就是说，如果数据颗粒度允许，大数据建模可以帮助我们从"大数据海洋"中精准地掬取任何一滴想要的"海水"或者那一粒"海盐"。而且，当出现异常情况时，还能对单条数据做异常原因深度分析和追踪，建立完整的数据链条。

但是，目见百步之外，不能自见其睫。随着信息技术的发展，人类社会数据量空前爆发，短时间内就会产生巨量的数据，这种情况下关注每一个细节就变得很难，而且既无必要也不现实，因为在海量的数据下，数据维度也是千丝万缕、纷繁复杂的，如果具体到每一个细节、每一个维度，就像分析大海对航船的影响时，把目光聚焦到每一滴海水一样，效率低、耗时长，还容易一无所获。

另外，即使基于精准分析得出的规律，受编写算法和建立大数据模型的人的业务能力局限，数据结果在海量数据面前很有可能因为细微的因素而产生变异甚至突变，从而严重偏离正确的结果。因为，海洋中的明珠成千上万，如果不能精准地建立标签、设定模型，很容易出现找到的明珠并非真正要找的那一颗的情况。所以，在大数据时代，我们分析形势、研究问题更强调大概率事件，从某种意义上来说，也可以称为模糊性或者模糊思维。这不等于我们抛弃了严谨的精准思维，而是更加注重大数据时代中的概率思维应用，不撒胡椒面，不平均用力，以更好地聚焦重点，把有限的精力和时间用到刀刃上，以突出工作成效，扩大工作成果。

1. Google 大数据与流感预测

目前，概率思维已经广泛应用于实践，例如：Google（Google 公司）应用概率思维进行流行性感冒（流感）的预测。流感是一种急性呼吸道传染病，严重时会引起呼吸道并发症，甚至导致死亡。虽然人们对流感和流感病毒认识和了解不断深入，但时至今日流感在人类社会的大流行依旧无法完全避免。因此，Google 设计人员为预测流感爆发的时间以提前预警人们做流感防控，编写了"一揽子"流感关键词，包括"温度计""流感症状""肌肉疼痛""胸闷"等。只要用户输入这些关键词，系统就会展开跟踪分析，进而创建地区流感地图，形成区域性流感预警系统。为验证"Google 流感趋势"预警系统的正确性，Google 多次把测试结果与美国疾病控制和预防中心的报告做比对，证实两者确实存在很强的相关性。虽然这种预测不可能绝对精准，但概率却很高。

基于 Google 大数据的应用不断深化，数据挖掘的维度也不断拓展。纽约哥伦比亚大学助理教授 Jeffrey Shaman 和美国科罗拉多州博尔德市大气研究国家中心的气候学家 Alicia Karspeck 通过上述记录流感的 Google 数据与最新的天气预报技术相结合，研发出了一个能够提前 7 周以上预测区域性流感爆发高峰期的计算机模型。正如两位模型开发者所言：当我们知道有 80% 的可能性会下雨时，我们就直觉地考虑是否该带雨伞。而上述表述，正是对大数据概率思维较好的诠释。

凡事预则立，不预则废。在美国，每年都有大约 35 000 人死于流感。这种基于大概率的模糊预测，能够促使人们结合自己和家庭的实际情况有针对性地采取流感防范措施，最大限度地降低流感危害。

2. 基于百度指数的流感预测模型

Google 大数据应用理念和研究方法也被我国研究人员广泛采用。本文选取南京医科大学公共卫生学院牛琦娟等专家应用百度指数（非 Google 指数）于 2019 年发表于《江苏预防医学》11 月刊的《基于百度指数的流感预测模型比较研究》中的流感预测模型，以增强广大读者对大数据概率思维应用的感性认识。

首先，广泛开展数据搜集。

一是流感样例数据。从"中国流感监测信息系统"收集芜湖市 2014 年第 1 周至 2019 年第 10 周的流感监测数据，共 271 周。流感监测数据为：出现发热（体温≥38℃），伴咳嗽或咽痛之一者，以及流感样病例数占门急诊病例就诊总数的百分比。二是百度指数搜集。在百度指数主页上，选择地区为安徽芜湖，选择时间为 2014 年第 1 周至 2019 年第 10 周，分别输入"流感"搜索关键字，收集每个流感关键字的每周搜索指数。

其次，科学建立预测模型。

一是应用 Spearman 系数对流感数据和百度指数进行相关性分析，找出通过显著性检验的百度关键词（"奥司他韦""喉咙痛""流感""感冒了吃什么好得快""咳嗽有痰""甲型流感""H1N1"）。二是建立多重线性回归方程：$Y = 1.747 + 0.012 \times K48 + 0.014 \times K34 + 0.016 \times K2 - 0.011 \times K55 + 0.011 \times K40 + 0.028 \times K6 + 0.013 \times K13$。其中，$Y$ 为流感样例数据，K 变量分别与百度关键词对应。三是进行回归分析，计算各变量的偏回归系数，具体结果见表 1-1。四是建立时间序列回归模型（模型预测效果见图 1-1）。从预测模型拟合图中可以看出，应用大数据技术计算的百度指数，模型的预测值与"中国流感监测信息系统"公布的芜湖市实际流感监测数据高度吻合，流感预测效果较为理想，能够提前对流感爆发进行风险预警。

表 1-1　回归方程偏回归系数

变量	关键字	提前 1 周	同步	滞后 1 周
K48	奥斯他韦	0.678	0.691 *	0.659
K34	喉咙痛	0.653 *	0.648	0.650
K2	流感	0.579	0.617 *	0.581
K33	感冒咳嗽	0.558 *	0.546	0.537
K55	感冒了吃什么好得快	-0.514	-0.509	-0.520 *
K49	奥司他韦颗粒	0.510	0.513	0.515 *
K40	咳嗽有痰	0.441	0.492 *	0.487
K37	咽喉肿痛	0.445	0.485	0.486 *
K23	流感症状	0.402	0.441 *	0.424
K5	甲流	0.385	0.369	0.388 *

续表

变量	关键字	提前 1 周	同步	滞后 1 周
K6	甲型流感	0.300	0.376*	0.341
K66	流感疫苗	0.349*	0.340	0.306
K69	预防流感	0.316*	0.297	0.285
K13	H1N1	0.270	0.314*	0.234

注：*为同一关键字搜索指数与不同滞后期 ILI 百分比最高相关系数。

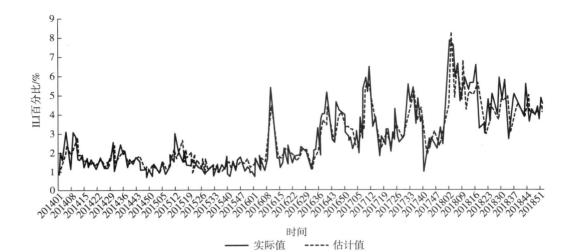

图 1-1　时间序列回归模型拟合图

　　Spearman 系数也称为斯皮尔曼相关系数，是衡量两个变量的依赖性的非参数指标。它利用单调方程评价两个统计变量的相关性。如果数据中没有重复值，并且当两个变量完全单调相关时，斯皮尔曼相关系数则为 +1 或 -1。当一个值增加时，另一个值趋向于增加，斯皮尔曼相关系数则为正。当一个值增加时，另一个值趋向于减少，斯皮尔曼相关系数则为负。斯皮尔曼相关系数为零表明当一个值增加时另一个值没有任何趋向性。当两个值越来越接近完全的单调相关时，斯皮尔曼相关系数会在绝对值上增加。当两个值完全单调相关时，斯皮尔曼相关系数的绝对值为 1。

1.1.4.4 由自然思维到智能思维

1. 从"人机大战"到"机器对决"的启示

就地球生命体而言，思维是人类独有的特征，是对客观世界间接的、概括的反映，是客观世界共同的、本质的联系。康德认为，自然是物质存在的合规性，是人类受到内感官，即心智规则支配的经验对象。从上述认识出发，自然思维是一种线性、简单、本能、物理的思维方式。

当前，计算机的出现极大地推动了自动控制、人工智能和机器学习等新技术的发展，机器人研发也取得了突飞猛进的成果并开始一定的实践应用，显著提升了人类社会自动化、智能化水平，使得传统的自然思维已经不能完全适应当前大数据信息化发展的形势和要求。例如：由 Google 旗下人工智能研究部门 DeepMind 开发的阿尔法狗智能软件，在与世界顶级围棋棋手李世石和世界围棋第一人柯洁的"人机大战"中胜出。2018 年，彻底抛弃了人类棋谱，开始通过计算机进行深度学习的新版阿尔法狗 AlphaGo Zero，又以 100：0 的成绩完胜当初击败韩国顶尖围棋棋手李世石的 AlphaGo Lee，以 89：11 的结果轻松击败了战胜柯洁的 AlphaGo Master。人类社会已经从"人机对战"进入"机器与机器对阵"的时代，如果不具备智能思维，很难理解上述形势的变化。

AlphaGo 之间的机器迭代对决预示着深度学习技术的日渐成熟。在深度学习中，不需要人工内置规则，而是由机器根据大量的数据输入自主学习和识别规则，并借此做出判断。因此，即使是 AlphaGo Zero 的设计者也很难赢得与 AlphaGo Zero 的比赛，因为 AlphaGo Zero 深度学习之后的判定规则只有它自己熟悉和了解。在这种情况下，线性的自然思维已经很难理解和适应新形势的发展潮流，必须从机器自主学习、深度学习的智能思维去思考和谋划。

2. 机器替代律师已经在路上

在小数据时代，与现代信息技术快速发展不同，受自然思维限制，人类的机器思维方式始终面临瓶颈而无法取得突破性进展。然而，大数据时代的到来，为提升机器智能，实现机器深度学习带来契机，因为大数据为机器深度学习提供了丰富的识别样本和判定规则，有效推进了人类思维方式由自然思维向智能思维升级。

人脑之所以具有智能、智慧，是因为它能够对周遭的数据信息进行全面收集、逻辑判断和归纳总结，进而获得对有关事物或现象的认识与见解，形成理解与判断。同样，在大数据时代，随着物联网、云计算、可视技术、人工智能、虚拟现实等的突破发展，大数据系统也能够自动地搜索所有相关的数据信息，并且像"人脑"一样主动、立体、逻辑地分析数据、做出判断、提供洞见，让机器一定程度上具有了类似人类的智能思维能力和预测未来的能力。"智能、智慧"已经成为大数据时代的显著特征。例如，英国金融时报网 2017 年 9 月 20 日报道了人工智能正在取代初级律师的案例：跨国律师事务所年利达使用 Verifi 程序筛查 14 家英国和欧洲监管登记机构的数据，为银行核实客户姓名。Verifi 程序可以在数小时内处理成千上万的人名，而初级律师核查一个人名平均需要花费 12 分钟。另一家伦敦律师事务所司利达则使用 Luminance 的人工智能技术审核全球销售合同条款中所有适用的法律，并识别出与规范不符的法律措辞。上述技术已经导致英国法律行业约 3.1 万份工作流失。

3. 迈入智能思维应用大爆发时代

不管我们是否已经做好准备，人类已经进入数字化、智能化世界。通过以智能思维为支撑的人工智能实现高效的信息处理、数据分析，是赢得未来竞争的核心优势之一。面对这种变化，我们必须从传统的自然思维方式中走出来，去拥抱智能思维的新蓝海。例如：2016 年 10 月 1 日，拱北海关首次使用智能机器人"小海"辅助海关进行检查、指引旅客顺利通关。"小海"能够应用普通话、粤语、英语等 28 种方言和语言进行实时翻译、智能解答通关问题，同时，可以应用人脸识别系统，实现"一秒"识别"水客"。又如：雅虎、Google、福克斯等公司已经使用 AI（人工智能，Artificial Intelligence）技术开发新闻。机器人编辑不仅更加靠近新闻的源头，能够多维度、宽视角地捕捉图像和视频，实时编辑上传，而且可以基于观众阅读偏好、观影时间等大数据信息准确地计算受众人群的喜好，从而写出让客户喜闻乐见的稿件。再如：Google 利用 AI 自然语言检测功能，可提供超过 100 种语言和每天超过 10 亿次的翻译服务，月度活跃用户超过 10 亿人次①。同时，上述软件可以不断进行集成，通过 AR（增强现实，Augmented Reality）技术投射在智能眼镜上面，让我们在看到外文时，由机器实时翻译成母语，并将母语投射到眼镜上；当我们听到外文时，由机器自动翻译成母语，自动将声音传到我们佩戴的耳机上。上述技术的进步，可以使我们随时来一场说走就走的旅行，去一个小语种的国家，展开一段冒险体验，收获一段美妙的人生经历。

2013 年，美国 NETFLIX 公司通过分析几千万用户观众的观影历史、观影题材内容、故事情节、演员选择以及对不同影视剧的评分等大数据信息，拍摄了情景剧《纸牌屋》，获得了 112 项艾美奖提名，这让 HBO（Home Box Office）电视网 18 年来第一次失去剧集霸主的宝座。也许不久的将来，VR（虚拟现实，Virtual Reality）技术和 AR 技术借助人工智能将使得《头号玩家》中展示的场景成为现实。玩家通过佩戴各种身体传感器，用身体的移动直接控制游戏，这些传感器可以感知身体的动作并使游戏角色在虚拟世界中移动。而游戏中的虚拟人在游戏中受到的撞击、摔打等感觉，也可以通过身体传感器让游戏者体验到。虽然是游戏，但是展示出来的却是一个更加生动、立体、真实的世界，而这个基于大数据所生成的虚拟世界将会更加的宏大和富有想象力、创造力，可以在里面任意创造，也可以与其他玩家互动并进行软件的迭代升级。

4. 大数据的收获已经越来越多

大数据时代的"潘多拉魔盒"已经徐徐打开，人类需要做好思想准备，用智能思维迎接智能时代的到来。就像始于 20 世纪 70 年代的美国军事气象卫星计划（DMSP）的线性扫描业务系统（OLS），它的设计初衷是捕捉夜间云层反射的微弱月光，从而获取夜间云层分布信息。然而，科学家们意外发现 DMSP/OLS 可以捕捉

---

① 人工智能进化论. 人工智能 AI 最新案例和趋势，看这一篇就够了［EB/OL］.（2018 - 07 - 30）［2020 - 05 - 05］. https：//www.jianshu.com/p/2df26f9c6411.

到无云情况下的夜间城镇等发光信息，这也成为夜光遥感应用的起源。上述夜光遥感数据可作为人类活动的一种有效表征形式，在宏观尺度的城市研究中具有巨大的潜力和应用前景，例如：进行社会经济参数估算（国民生产总值估算、人口估算、电力消费估算、碳排放估算等）、城市化监测与评估（城市建成区范围变化监测、城市群和城市体系演化分析等）、重大事件评估（监测能源危机、自然灾害、战争事件等）、生态环境效应研究（城镇扩张的环境效应分析、光污染效应分析等）。

新冠疫情加快了互联网医疗的进程，也让网络远程诊疗在战疫中发挥了重要作用。应用人工智能进行上万次手术模拟，可以由机器计算出最佳的手术策略和风险应对方案，从而减少手术意外的发生。而放入病人体内的手术机器人，则可以显著降低手术医生的压力，让医生更加灵活地操作，获取更准确的疫病图像，从而提升手术的成功率。就像英国初级律师被人工智能大量替代一样，在越来越多的医疗专项诊断案例中，AI 的诊断准确率已经超过了人类医生专家团队。

IBM 华生（Watson）系统对确诊肺癌的准确率已经达到90%，而人类医生只有50%。人工智能在小于3mm 的病灶结节发现和诊断方面具有很大的优势，检出速度和准确度均大幅提升，这对肺癌的更早发现和早期诊断具有重大价值。Google Medical Brian 团队应用神经网络智能算法，可以读取患者17 万个数据点，进而帮助医院预测短期病人的死亡时间，而且准确率更高。例如：医生用医院的电脑读取了一位病人的生命体征，估计其在住院期间去世的概率为9.3%，而 Google 神经网络智能算法测算其死亡风险为 19.9%[1]，事实是该病人几天之后便去世了。可以想象的是，不久的将来，基于智能思维的大数据时代，上述意料之外、情理之中的收获也将会越来越多。

5. 疫情中诞生的新职业

新职业是指《中华人民共和国职业分类大典》中未收录的，社会经济发展中已

---

[1]　人工智能进化论. 人工智能 AI 最新案例和趋势，看这一篇就够了［EB/OL］.（2018 - 07 - 30）［2020 - 05 - 05］. https：//www. jianshu. com/p/2df26f9c6411.

有一定规模的从业人员，且具有相对独立成熟的专业和技能要求的职业。2020 年 3 月 2 日，人力资源和社会保障部与国家市场监管总局、国家统计局联合向社会发布了 16 个新职业，其中与"智慧、智能"密切相关的就高达 6 个（智能制造工程技术人员、工业互联网工程技术人员、虚拟现实工程技术人员、人工智能训练师、无人机装调检修工、装配式建筑施工员）。因为采取传统建筑而非空间改造技术方式，很难短期内完成集中收治新冠肺炎患者、解决人员隔离的定点医院建设，"装配式建筑施工员"在火神山、雷神山医院建设中的靓丽表现令人赞叹。因为智能机器人既减少了人员交叉感染、提升病区隔离管控水平，又在给患者送药送餐、远程看护、测温巡查、病理诊断中发挥了重要作用，"人工智能训练师"被纳入新职业目录。一些社区创新启用无人机在高空进行疫情广播播报，宣传防控知识，劝导人员不要聚集，有效助力了社区工作者基层防疫，让"无人机装调检修工"走进了公众视野。疫情防控期间，为减少人员聚集，居家办公成为一种常见的工作方式，也让"虚拟现实工程技术人员""物联网工程技术人员"迎来了更加广阔的发展前景。

巴菲特曾讲："只有在潮水退去时，你才会知道谁一直在裸泳。"新冠疫情的突然发生，既是一场灾难，也是一场大考。"千淘万漉虽辛苦，吹尽狂沙始到金。"一场突如其来的疫情是一块试金石，也是社会发展的催化剂，加速了新技术的迭代发展和高效应用，让更多的新岗位、新职业、新机会脱颖而出。随着大数据技术和应用的迅猛发展，改变正在以超越人们预期的速度迎面而来。而社会发展的考验就像一把筛子，把越来越多的"智慧、智能"留下，把与大数据智能思维不相适应的淘汰。

1.1.5 大数据有多"大"？

虽然大数据尚无统一定义，但"无法在一定时间范围内用常规软件工具进行捕捉、管理和处理的数据集合"的认识被很多专家学者所接受。回答为什么不能被常规软件工具进行捕捉、管理和处理，就不得不探讨大数据为什么"大"、有多

"大"了。

1.1.5.1 大数据的海量计量需求

计算机是二进制世界，按照 0 和 1 进行数据存储。因此，计算机最小的数据单位是 bit，英语全名为 Binary Digit，也就是二进制数，中文名称为比特，是数学家 John Wildertukey 提出的术语，在克劳德·E. 香农所著的《通信的数学理论》（*A Mathematical Theory of Communication*）中最先被使用。bit 只有 0 和 1 两个数值，二进制中的 1 位就是 1bit。计算机数据计量单位按从小到大依次为：bit、Byte（字节）、kB、MB、GB、TB、PB、EB、ZB、YB、BB、NB、DB。上述单位除 bit 和 Byte 外，均按照 2 的十次方进率（1 024）进行计算，即：

```
1 Byte =8 bit

1 kB = 1,024 Bytes = 8192 bit

1 MB = 1,024 kB = 1,048,576 Bytes

1 GB = 1,024 MB = 1,048,576 kB

1 TB = 1,024 GB = 1,048,576 MB

1 PB = 1,024 TB = 1,048,576 GB

1 EB = 1,024 PB = 1,048,576 TB

1 ZB = 1,024 EB = 1,048,576 PB

1 YB = 1,024 ZB = 1,048,576 EB

1 BB = 1,024 YB = 1,048,576 ZB

1 NB = 1,024 BB = 1,048,576 YB

1 DB = 1,024 NB = 1,048,576 BB
```

近年来，全球数据量仍然处于爆炸式增长阶段，根据国际权威机构 Statista 的统计和预测，全球数据量在 2019 年约达到 41ZB。

中央处理器（CPU）是解析计算机指令以及处理计算机软件中的数据、进行计算机控制调配、执行通用运算的核心配件。CPU 位数是指一次性计算的浮点数的位数，CPU 主频是指 CPU 的时钟频率。如果用当前较为先进的主频 2.4GHz、位数 64

位的笔记本电脑进行饱负荷运转，而且不做任何复杂的运算和编程处理，仅是将
41ZB 的数据量全部扫描一遍也需要 9 000 年左右。

因此，以 CPU 为底层硬件的传统数据处理技术出现了显著的运算性能瓶颈，
已经无法有效满足大数据分析业务的需求。面对传统的单机处理模式不能快速响应
大数据时代快速迭代运算的形势，必须开发新的技术以满足大数据时代的数据快速
处理需求。这也是将大数据定义为"无法在一定时间范围内用常规软件工具进行捕
捉、管理和处理的数据集合"的底层技术逻辑。

1.1.5.2　解决数据"大"的实践思路

分布式流处理是解决大数据运算难题的基本思路，也是一种重要的大数据处理
手段，主要特点是处理源源不断且随时到来的数据流。分布式流处理是面向动态数
据的细粒度处理模式，基于分布式内存，对不断产生的动态数据进行处理。分布式
流处理对数据处理的快速、高效、低延迟等特点，在大数据处理中发挥着越来越重
要的作用。尤其是在大数据发展初期，技术方案主要聚焦于解决数据"大"的问
题，分布式流处理技术提供了较好的解决方案。例如：Apache Hadoop 是用于在由
通用硬件构建的大型集群上运行应用程序的框架。它实现了 MapReduce 编程范型，
计算任务会被分割成小块（多次）运行在不同的节点上。此外，Apache Hadoop 提
供了一款分布式文件系统（HDFS），数据被存储在计算节点上以提供极高的跨数据
中心聚合带宽。Apache Hadoop 框架定义了最基础的分布式流处理架构，打破了传
统数据库一体化的模式，将计算与存储分离，聚焦于解决海量数据的低成本存储与
规模化处理。

Apache Hadoop 凭借其友好的技术生态和扩展性优势，一度对传统大规模并行
处理（Massively Parallel Processor，MPP）数据库的市场造成影响。但当前 MPP 在
扩展性方面不断突破（在 2019 年中国信息通信研究院大数据产品能力评测中，
MPP 大规模测试集群规模已突破 512 节点），使得 MPP 在海量数据处理领域又重新
获得了一席之位。MapReduce 暴露的处理效率问题以及 Apache Hadoop 体系庞大复

杂的运维操作，推动计算框架不断进行升级演进。随后出现的 Apache Spark 已逐步成为计算框架的事实标准。

在解决了数据"大"的问题后，数据分析时效性的需求愈发突出，Apache Flink、Kafka Streams、Spark Structured Streaming 等近年来备受关注的产品为流处理的基础框架打下较为坚实的基础。在此基础上，大数据技术产品不断分层细化，在开源社区形成了丰富的技术栈，覆盖存储、计算、分析、集成、管理、运维等各个方面。据统计，目前大数据相关开源项目已达上百个①。

1.1.6　大数据的应用场景

> 　　这是一场革命，庞大的数据资源使得各个领域开始了量化进程，无论学术界、商界还是政府，所有领域都将开始这种进程。
>
> 　　　　　　　　　　　　　　　　　　　　──哈佛大学社会学教授加里·金

大数据的核心价值不在于大，而在于应用。随着大数据应用的逐步深入，大数据应用的场景越来越丰富，大数据平台开始承载物联网、AI、AR、VR 等多样性的任务。同时，社会对具有每秒千万亿次以上浮点运算能力和高效可信的超级计算机系统的迫切需求，让数据复杂度不断提升。以高维矩阵运算为代表的新型计算范式具有粒度更细、并行更强、高内存占用、高带宽需求、低延迟、高实时性等特点，也催生了超级计算中心的发展。《国家中长期科学和技术发展规划纲要（2006—2020）》将千万亿次高效能计算机研制列入优先主题，明确提出"重点开发具有先进概念的计算方法和理论，发展以新概念为基础的、具有每秒千万亿次以上浮点运算能力和高效可信的超级计算机系统、新一代服务器系统，开发新体系结构、海量存储、系统容错等关键技术"的发展目标。截至 2019 年 5 月，我国共建成或正在

---

① 中国信息通信研究院. 大数据白皮书（2019）［EB/OL］.（2019 – 12 – 10）［2020 – 05 – 05］. http：//www. caict. ac. cn/kxyj/qwfb/bps/201912/t20191210_271280. htm.

建设 7 座超算中心，分别为国家超级计算天津中心、国家超级计算长沙中心、国家超级计算济南中心、国家超级计算广州中心、国家超级计算深圳中心、国家超级计算无锡中心、国家超级计算郑州中心。其中，无锡中心开发的首台全部采用国产处理器构建的"神威·太湖之光"超级计算机，其峰值计算速度达每秒 12.54 亿亿次，持续计算速度每秒 9.3 亿亿次，性能功耗比为每瓦 60.51 亿次，三项关键指标均排名世界第一。超级计算机虽然相比于传统单机运行模式的计算性能大幅提升，但是，即使"神威·太湖之光"用最快的速度持续稳定运行，把 2019 年全球 41ZB 的数据量全部扫描一遍，也需要数年的时间。这也从一个侧面再次印证了大数据时代概率思维的重要性。

2020 年 3 月 3 日，科技部、发展改革委、教育部、中科院、自然科学基金委联合印发《加强"从 0 到 1"基础研究工作方案》（国科发基〔2020〕46 号），明确提出：将高性能计算列入国家科技计划突出支持关键核心技术中的重大科学问题。因此，我国超算领域已经取得的巨大成就不是结束，而是迈向更远征程、迎接更艰巨挑战的开始。2020 年 3 月 4 日，中共中央政治局常务委员会会议再次吹响冲锋的号角，明确要求加快 5G 网络、数据中心等新型基础设施建设进度。可以想象，我国数据中心建设的进度将显著加快，力度也将大幅增强，大数据应用与 5G、AR、AI、VR、物联网、车联网等先进技术的融合发展水平也将显著提升，成为经济社会高质量发展的催化剂和排头兵。

1.1.6.1 大数据与 AI 应用

大数据与人工智能的融合是大数据领域最受关注的趋势之一。用智能化的手段来分析海量的数据是释放数据价值的高阶之路。因为没有一个用户希望在两个平台间不断地搬运数据，这促成了大数据平台和机器学习平台深度整合的趋势，要求大数据平台在支持机器学习算法之外，还需要支持更多的 AI 类应用。这些 AI 类应用以 CPU 为调度核心，协同 GPU（Graphics Processing Unit，图形处理器）、FPGA（Field Programmable Gate Array，现场可编程门阵列）、ASIC（专用集成电路）及各类用于 AI 加速 "xPU" 的异构算力平台，从而为解决行业热点问题提供了可行的方案，同时，以 GPU 为代表的计算加速单元也极大地提升了新业务的计算效率。

目前，上述集成大数据和 AI 应用的解决方案已经进入实质化运营阶段。2019 年 9 月，腾讯云发布了两款异构计算产品，包括搭载 Xilinx 数据中心加速卡 Alveo U200 的 FPGA 实例 FX4，以及采用 NVIDIA T4 的 GPU 实例 GN7。华为公司在 2019 年年底发布 Fusion Insight B160 数据智能模型一体化解决方案，内置 Kunpeng 920 + Atlas 300C 芯片。上述方案目的均是为 AI 模型发布提供强劲的算力支持。

1.1.6.2 大数据与流批计算

流处理能够有效处理即时变化的信息，从而反映出信息热点的实时动态变化情况。与流处理相对应的，离线批处理则更能够体现历史数据的累加反馈。考虑到对于实时计算需求和计算资源之间的平衡，业界已经提出了 Lambda 架构理论以支撑批处理和流处理共同存在的计算场景。随着技术架构的演进，流批融合计算正在成为趋势，并不断向更实时、更高效的计算推进，以支撑更丰富的大数据处理需求。

从上述分析可以看出，流计算的产生来源于对数据加工时效性的严苛要求。当数据的价值随时间流逝而不断降低时，就必须在数据产生后尽可能快地对其进行处理，比如实时监控、风险预警、发展预测等。早期流计算开源框架的典型工具是 Storm，但是 Storm 是逐条处理的典型流计算模式，不能较好地满足 "有且仅有一次（exactly-once）" 的处理机制。鉴于此，Heron 在 Storm 上做了很多改进，但相应的社区应用和开发不是特别活跃。同期的 Spark 在流计算方面先后推出了 Spark Streaming 和 Structured Streaming，以微批处理的思想实现流计算。近年来出现的 Apache Flink，则使用了流处理的思想来实现批处理，较好地实现了流批融合计算，国内包括阿里巴巴、腾讯、百度、字节跳动，国外包括 Uber、Lyft、Netflix 等公司都是 Flink 的使用者。2017 年，由伯克利大学 AMPLab 开源的 Ray 框架也有类似的思想，由一套引擎来融合多种计算模式，蚂蚁金服也基于此框架正在进行金融级在线机器学习的实践①。

1.1.6.3　大数据与 TA 融合

TA 融合是指事务（Transaction）与分析（Analysis）的融合机制。传统的业务应用在做技术选型时，会根据使用场景的不同选择对应的数据库技术。当应用需要对高并发的用户操作做快速响应时，一般会选择面向事务的 OLTP 数据库；当应用需要对大量数据进行多维分析时，一般会选择面向分析的 OLAP 数据库。在数据驱动精细化运营和大规模运算的今天，海量实时的数据分析需求无法避免且呈现爆发增长的态势。一方面分析和业务是强关联且互为表里，另一方面由于这两类数据库在数据模型、行列存储模式和响应效率等方面的区别，往往造成了数据反复存储的问题，这就使得事务系统中的业务数据库只能通过定时任务同步导入分析系统，导致数据时效性、有效性不足，无法实时地支持决策分析，辅助科学决策。

鉴于此，TA 融合解决方案应运而生。混合事务/分析处理（HTAP）是 Gartner 提出的一个架构，它的设计理念是为了打破事务和分析之间的那堵"墙"，实现在单一的数据源上不加区分地处理事务和分析任务。这种融合的架构具有明显的优势，可以避免频繁的数据搬运操作给系统带来的额外负担，减少数据重复存储带来的成本，从而及时高效地对最新业务操作产生的数据进行分析②。

1.1.6.4　大数据与技术栈

技术栈是将多种技术互相组合在一起，作为一个有机的整体来实现某种目的或功能的技术集合。目前，大数据分析挖掘工具和技术栈已经相对成熟，全球较大的

---

① 中国信息通信研究院. 大数据白皮书（2019）[EB/OL].（2019 - 12 - 10）[2020 - 05 - 05]. http://www. caict. ac. cn/kxyj/qwfb/bps/201912/t20191210_271280. htm.

② 同①.

跨国公司在实战经验中围绕工具与数据的生产链条、数据的管理和应用等逐渐形成了能力集合，并通过这一概念来统一数据资产的视图和标准，提供通用数据的加工、管理和分析能力。数据能力集成的趋势打破了原有企业内的复杂数据结构，使数据和业务更贴近，并能更快地实现数据驱动决策。

大数据与技术栈结合主要解决以下问题：一是提高数据获取的效率；二是打通数据共享的通道；三是提供统一的数据开发能力。这样的"企业级数据能力复用平台"是一个由多种工具和能力组合而成的数据应用引擎、数据价值化的加工厂，来连接下层的数据和上层的数据应用团队，从而形成敏捷的数据驱动精细化运营和迭代开发的模式。阿里巴巴提出的"中台"概念和华为公司提出的"数据基础设施"概念都是大数据与技术栈结合趋势的印证[①]。2017年，海关总署启动智慧海关建设，明确提出加快建立业务技术一体化推进机制，从某种意义上说，这也是在业务层面对一站式数据复用平台理念的有益实践。

1.1.6.5　大数据与云计算

大数据基础设施向云上迁移是一个重要的趋势。目前，各大云厂商均开始提供各类大数据产品以满足用户需求，并纷纷构建自己的云上数据产品。比如 Amazon Web Service（AWS）和 Google Cloud Platform（GCP）很早就开始提供受管理的 MapReduce 或 Spark 服务，以及国内阿里云的 MaxCompute、腾讯云的弹性 MapReduce 等，大规模可扩展的数据库服务也纷纷上云，比如 Google Big Query、AWS Redshift、阿里云的 PolarDB、腾讯云的 Sparkling 等，来为 PB 级的数据集提供分布式数据库服务。早期的云化产品大部分是对已有大数据产品的云化改造，现在，越来越多的大数据产品从设计之初就遵循了云原生的概念进行开发，从而实现了生于云长于云，所以也更适合云上生态。向云化解决方案演进的最大优点是用户不用再操心如何维

---

① 中国信息通信研究院. 大数据白皮书（2019）［EB/OL］.（2019-12-10）［2020-05-05］. http：//www.caict.ac.cn/kxyj/qwfb/bps/201912/t20191210_271280.htm.

护底层的硬件和网络，能够更专注于数据和业务逻辑，在很大程度上降低了大数据技术的学习成本和使用门槛[①]。本文着重介绍的海关大数据平台就是基于上述应用，海关总署充分把握了大数据时代的云化趋势，显著降低了全国海关的技术使用门槛，有效打通了业务与技术之间的壁垒，让业务人员可以更加专注于业务逻辑的提炼与加工、优化与改进。

1.1.6.6 大数据与数据治理

数据治理与人工智能的发展存在相辅相成的关系：一方面，数据治理为人工智能的应用提供高质量的合规数据；另一方面，人工智能对数据治理存在诸多优化作用，并为数据治理提供应用标准和加工方向。AI 使能数据治理，是通过智能化的数据治理使数据变得更加智能，也就是通过智能元数据感知和敏感数据自动识别，对数据自动分级分类，形成全局统一的数据视图。通过智能化的数据清洗和关联分析，把关数据质量，建立数据血缘关系，打造数据项族谱和数据表神经网络，从而让数据自动具备类型、级别、血缘等标签，在降低数据治理复杂性和成本的同时，得到更加智能的数据。当前，党政机关开展的数据标签建设，海关总署推进业务指标体系建设，实现数据项、参数、逻辑规则、数学运算结果一体化目录管理，就类似于此种应用。同时，海关大数据平台集成了海关、税务、外汇、工商等多部门数据，对缺失值处理、损毁值修补提出了更高要求，也一定程度上反映出中国海关数据治理的能力和水平已经走在了党政机关的前列，为党中央、国务院深化政务大数据平台建设、优化高频政务数据应用积累了有益经验。

数据有效治理是大数据应用的前提，大数据应用是数据治理的目标。大数据的核心价值不在于"大"而在于应用，从这一点也可以看出数据有效治理的作用与价值。

[①] 中国信息通信研究院. 大数据白皮书（2019）［EB/OL］.（2019 - 12 - 10）［2020 - 05 - 05］. http：//www. caict. ac. cn/kxyj/qwfb/bps/201912/t20191210_271280. htm.

1.1.6.7　大数据与5G

5G不仅是一项技术，还是通过技术形成的一种改变世界的力量。无论是大数据技术、TA融合、流批处理、云计算、智能驾驶还是物联网、车辆网，无不以数据的高速通信为前提。而5G提供了完全不同于前几代产品的快速的移动通信能力：第一代移动通信只能进行语音的通信；第二代移动通信拥有数据通信的能力，但是速度很低；第三代移动通信让我们从语音时代真正走向数据时代；第四代移动通信通过速度的提升，让移动通信达到了一个新高度，在这个基础上，移动支付、电子商务、共享单车、共享汽车的服务很快发展起来，大大提高了社会效率，提升了用户服务体验。5G不仅让网络具有更高的速度，远远超过4G，更为重要的是，能够覆盖社会生活的每个角落，可以随时随地提供服务。5G高速度、泛在网、低功耗、低时延的特点，让万物互联成为可能。随着5G技术应用日益普及，大量的社会公共管理和日常生活产品将通过5G网络实现数据通信，汽车、充电桩、停车位等社会公共服务以及电视、冰箱、洗衣机、空调等智能家居产品将实现扁平化互联，数据增速也将进一步加快，大数据技术与5G的深度融合，将会把人类社会迅速推向万物互联的智能时代。

1.2　大数据思维助力早期人类战疫

无测度，无管理。

——美国谚语

数学是希腊语，起源于人类早期的生产活动，英语中对数学的表述是Mathematics，源于古希腊语的 $\mu\theta\eta\mu\alpha$（máthēma），有学习、学问、科学之意。古希腊学者视数学为哲学之起点，是各类"学问的基础"。东方学者同样高度重视数学的作用，将其视为中国古代的六艺（礼、乐、射、御、书、数）之一。数学是人类智慧的共同结晶。伽利略认为："数学是上帝用来书写宇宙的文字。"我国大数学家祖冲之认为："迟疾之率，非出神怪，有形可检，有数可推。"虽然两位大数学家的表述不尽相同，但两人均认为数学是分析事物最源头的部分。早期的人类在用数字统计物品、记录事情的基础上进一步抽象，对天数、季节、年数等开始记录。虽然东西方文化差异很大，但中国的十二生肖与西方的十二星座也说明，早期人类对数学的认识有许多共同的地方。

目前，数学尚无统一的定义。亚里士多德把数学定义为"数量数学"，这一定义一直沿用到 18 世纪。从 19 世纪开始，数学研究越来越严格，从最初的记录税收、统计贸易、丈量土地、测算人口等直观描述空间、时间和事物，开始涉及与数量和量度无明确关系的群论和投影几何等抽象主题，数学家和哲学家也开始提出各种新的数学定义。但是，无论数学如何发展，概念如何变化，对数据的快捷科学处理一直是数学发展的核心线索。作为一种工具和一门学科，数学的发展总是伴随着对数据问题的解决。

在小数据时代，由于技术条件的限制，人类无法获取大量的数据，即便获取了，也因为无法快速处理致使"望数生叹"。为解决上述问题，人类发明了随机采样法。在随机采样中，由于一切都是随机的，它本身就综合了各种因素，又排除了人为因素，所以随机采样法的结论也大致能够满足人们的需求。与大数据时代"样本＝总体"不同，小数据时代样本量要远远小于总体。立足于小样本，人类谱写了可歌可泣的传染病斗争史。在这个过程中，大数据思维同样也在发挥作用。

1.2.1　数据背后的社会规律

1827 年，法国开始公布每年的犯罪情况。比利时天文学家、数学家凯特勒发现，以国家为单位，各种犯罪类型的年度数几乎处于一个恒定的状态，即年度差别很小。后来，又有统计学家发现，伦敦的自杀率几乎是恒定的，即无论在什么时代，萧条也好、繁荣也罢，总有一定数量的自杀事件，就像存在一种力量吸引人去自杀一样。19 世纪 30 年代，法国数学家泊松完成的"大数定理"揭示：在重复的试验中，随着试验次数的不断增加，事件发生的频率会越来越趋于一个稳定的数值。这些进步和发现使人们相信，所有社会现象的背后都存在基本的规律。1835年，法国哲学家孔德和凯特勒先后提出社会物理学（Social Physics）的概念，该学派认为：人类社会是自然界的一部分，社会运行就像天体运行一样，存在精确的、数据上的规律，并且不以人的意志为转移。也因此，社会物理学强调应用自然科学（以物理学为核心）的思路、概念、原理和方法，经过有效拓展、合理融汇和理性修正，用来揭示、模拟、移植、解释和寻求社会行为规律和经济运行规律。基于社会物理学的认知，可以基本断定，人类社会运行存在其自身的规律性。人类应用社会物理学、计量经济学等科学理论，目的也是认识规律、总结规律、利用规律进而指导人们的实践，最大限度地降低自然灾害、疫情疫病的伤害，以更好地组织生产、开展生活。

17 世纪，被伦敦大学儿童健康研究所的菲利浦·比尔斯教授称为"300 年前居住在伦敦的非凡人物"的约翰·格兰特，还是英国伦敦的一名普通的市民。虽然约翰·格兰特没有弄清楚瘟疫的原因，但他在《可怕的天谴》一书中，用 55 张统计表格对 1665 年每周的死亡人数做了详细统计，包括死亡原因、男女比例、各个堂区的具体死亡人数、死于疫病的人数等。据《可怕的天谴》记载：从 1665 年 10 月 14 日到 21 日，一周内发生疫情的社区有 99 个，各类死亡人数共 1 359 人。其中，死于鼠疫的有 1 050 人，约占这周死亡总人数的 77.3%。因为从 1519 年开始，伦敦属下的堂区开始统计死亡人数。从 1538 年开始，堂区又有了出生、结婚、死亡的堂区登记表，因此，将上述表格与约翰·格兰特的数据（见表 1-2）进行综合对比分析，我们可以清楚地得出鼠疫造成死亡人数的准确数字，也让人们透过这些表格清晰地看到瘟疫对当时人们生命健康的巨大伤害。

表 1-2 约翰·格兰特死亡人数统计表（节选）

年 份	死亡人数/人	鼠疫死亡人数/人	伦敦人口数量/人	死亡率/%
1563	20 372	17 404	85 000	24.00
1593	17 893	10 675	125 000	14.30
1603	31 861	25 045	141 000	22.60
1625	41 312	26 350	206 000	20.10

约翰·格兰特将所有的死亡记录汇编整理成书，留传至今。在他的书里，他列出了一系列死亡原因。例如：在 1632 年，38 人死于淋巴结核病，一人因被疯狗咬伤死亡，另有 12 人死于法国花柳病（梅毒）。透过这些数据，约翰·格兰特发现越来越多的隐藏在数据背后的社会规律，并开始以全新的角度观察伦敦：第一次通过科学的办法估算出了伦敦总人口数量，证明了男婴的出生率要高于女婴，而更高的男性死亡率又使性别比例很快恢复了平衡……约翰·格兰特的研究彻底改变了人们对数据的观念，并革新了提取有用数据的方法①。

1.2.2 人类的瘟疫之"殇"

希波克拉底在《流行病》中写道：大自然就是医生，大自然会找到自己的办法。作为雅典瘟疫自我痊愈的幸存者，修昔底德在《伯罗奔尼撒战争史》中详细记录了雅典瘟疫的情况。虽然至今人们也没有最终确定雅典瘟疫的病毒类型，但是雅典瘟疫仍被认为是史书最早详细记录的传染病。借此而进一步顺着历史上溯，人们最早记录疫病可以追溯到公元前 2400 年的莎草纸书（Papyrus）记录的麻风病。人们从古巴比伦王国尼尼微城一个亚述巴尼拔皇宫遗址（建于公元前 7 世纪）出土瓦片上的楔形文字中，看到驱赶麻风病人远离城市的法律条文。中国的《战国策》写有殷商时期即公元前 1066 年"箕子漆身为厉以避杀身之祸"的事情，"厉"即麻风，这可能是中国历史上有关麻风病的最早文字记载。其后，成书于春秋战国时代

---

① 康路晨. 一本书读懂大数据时代 [M]. 北京：民主与建设出版社，2015.

的《论语》、战国至秦汉期间的中医经典《黄帝内经·素问》等文献当中，都有大量关于麻风病方面的记载。此外，成书于公元前 1000 年至公元前 200 年间的《圣经·旧约》中也有麻风病在西亚和北非感染人们的记录①。

1.2.2.1 炭疽热

炭疽热（Anthrax）与麻风病同样久远。据 19 世纪学者推测，公元前 1500 年埃及发生的第五次牲畜瘟疫和史称"疖子瘟疫"的第六次人畜共患的瘟疫，可能是炭疽热瘟疫的最早记录。17 世纪，欧洲爆发带有炭疽热典型病症的"黑祸"（Black Bane）直接造成 6 万头牛死亡。1607 年，中欧有 6 万人因炭疽热丧生。仅 1875 年，俄国就有 10 万人死于炭疽热。即使在 21 世纪，仍有 82 个国家爆发过炭疽热疫情②。

1.2.2.2 天花

天花（Smallpox）是唯一被人类消灭的重大传染病。从天花最早流行于人类社会起，也至少有 3 000 年的历史。我国晋代大学者葛洪在《肘后备急方》中第一次详细描述了天花症状和流行情况。虽然天花的杀伤力长期排在鼠疫和肺结核之后，但天花在中世纪欧洲蔓延时曾导致十分之一的居民死亡，五分之一的居民脸上留下了麻点。美洲印第安人第一次感染天花死亡率就高达 50%。据学者估计，16—18 世纪，欧洲每年 50 万人死于天花，亚洲约为 80 万人。整个 18 世纪，欧洲有 1.5 亿人死于天花，其中仅 1719 年，伦敦就有 3 229 人死于天花，而且大部分为儿童。几个世纪的天花肆虐，夺去了 3 亿欧洲人的生命。即使到了 20 世纪，仅 1900—1909 年，俄国就有 50 万人死于天花③。中国民间有句俗语："生了孩子只一半，出了天花才算全。"天花对生命健康的危害可见一斑。

---

① 王旭东，孟庆龙. 世界瘟疫史［M］. 北京：中国社会科学出版社，2005.
② 同①.
③ 同①.

1.2.2.3 伤寒

伤寒（Typhoid Fever）是一种由伤寒杆菌引起的急性肠道传染病。感染伤寒病的途径通常是食用受伤寒杆菌污染的食品。伤寒病最与众不同的特征是无症状带菌者大量存在。据美国疾病控制与预防中心显示：伤寒病症状持续三周到一个月，病死率在九分之一至三分之一，而二十分之一的伤寒感染者病愈后仍继续携带病菌并对他人构成威胁。1724 年 8 月，伤寒侵袭美国弗吉尼亚州诺福克市郊的威廉斯堡，造成 30% 的居民死亡。第一次世界大战期间，伤寒造成 300 万人死亡。1972 年，墨西哥伤寒造成 14 000 人死亡。据估计，20 世纪，每年约有 1 500 万例伤寒病例。

1.2.2.4 黄热病

黄热病（Yellow Fever）是由黄热病病毒引起的急性传染病，属于一种急性滤过性病毒疾病，与鼠疫、霍乱一起被列为历史上三大最危险的传染病。黄热病严重侵害肝、肾、心脏等人体内脏。黄热病潜伏期 6～14 天，致死率达到 20%～27%。1762 年，黄热病袭击了哈瓦那的英国驻军，15 000 名英国人累计死亡，包括 3 000 名水手和 5 000 名士兵。1794 年 6 月，黄热病袭击海地太子港，造成五分之二的英军死亡。1795 年，英国向太子港增派 4 000 名士兵，只有 1 800 人活了下来。1802 年，同样在太子港，黄热病造成 40 000 名法国军人死亡。1862—1864 年，黄热病夺走了巴哈马拿骚港口 6 000 名居民中的 2 500 人的生命。即使到了 20 世纪，黄热病疫情仍然时常发生，仅 1986—1987 年，黄热病就夺走尼日利亚 10 000 多人的生命[①]。

1.2.2.5 霍乱

霍乱属于急性肠道传染病，英文名称为"Cholera"，被称为"曾摧毁地球的最

---

① 王旭东，孟庆龙. 世界瘟疫史［M］. 北京：中国社会科学出版社，2005.

可怕瘟疫之一"，中医名称始见于《内经》，汉朝《伤寒论》对霍乱有专门的描述，清朝则出版了《霍乱论》专著。霍乱最初于 1669 年由英国医生托马斯·西德纳姆描述为伦敦发生的一次流行疫病。进入 19 世纪，霍乱开始挥动"判官之笔"，印度和孟加拉作为霍乱流行病发作的策源地，死亡率高达 70%。1783 年，霍乱在赫德瓦尔突然爆发，8 天时间就夺去了 20 000 名朝圣者的生命。随后霍乱的危害愈演愈烈，1831 年 6 月，霍乱造成匈牙利 10 万人死亡。1900 年，印度霍乱造成 805 698 人死亡。亚洲大陆的中部和西部是受霍乱冲击最严重的地区。1846 年，德黑兰四分之一的人口死于霍乱。1865 年，9 万名麦加朝圣者有三分之一死于霍乱。仅 1893 年一年，俄国记录死于霍乱的人数高达 42 250 人。1910 年 6 月，俄国南部数省死于霍乱的人数达 11 万人[①]。美国第 12 任总统扎卡里·泰勒，在独立日出席完华盛顿纪念碑奠基仪式返回白宫的途中，要了一杯冰镇混合饮料，5 天后病逝于霍乱，而之前第 11 任总统詹姆斯·诺克斯·波尔克也是病逝于霍乱。霍乱对社会的冲击和人类生命健康的伤害已经到了触目惊心的地步。

1.2.2.6　鼠疫

在西方，鼠疫的英文名称与瘟疫"Plague"是同义词，也被称为黑死病（Black Death）。据有关瘟疫的历史文献记载，迄今发生过三次鼠疫大流行。公认的第一次鼠疫大流行发生于公元 542 年，及至公元 547 年，鼠疫蔓延至欧洲东部，并反复肆虐了近两个世纪，至少造成 2 500 万人死亡。但是，也有一种观点认为，整个蔓延区域的死亡总数至少近亿人。第二次鼠疫大流行起源于 14 世纪，止于 18 世纪。据不完全统计，仅 1347—1352 年，欧洲因感染鼠疫而死亡的人数就高达 6 200 万人。第三次鼠疫大流行发生于第一次世界大战。此次鼠疫大流行传播速度之快，波及范围之广远超前两次，令亚洲、欧洲、美洲、大洋洲的 60 余个国家或地区的人们陷入恐慌和不安。

---

① 王旭东，孟庆龙. 世界瘟疫史［M］. 北京：中国社会科学出版社，2005.

仅疫情最严重的印度，1898—1918 年，死亡人数就高达 1 025 000 人[①]。

1.2.2.7 流感

1918 年，位于美国堪萨斯州的一处军营里，不少士兵开始出现感冒的常见症状，但并未引起美国军方的高度重视，这导致这一疾病迅速在多个国家传播开来，不仅远播到了欧洲，就连亚洲国家也未能幸免。据不完全统计，当时处在战场上的 20 万英军、40 万法军以及 50 万德军，均无一例外地感染了此病，而 10% 的致死率，让军队上下人心惶惶，不得已，奥匈帝国首先将陆军从战线撤下，对手也纷纷效仿避免全线崩溃。最终，缺乏足够兵员作战的协约国和同盟国，就这样草草收场了第一次世界大战，军队中具体因这场疾病而丧生的人数至今没有结论，不过可以肯定的是，该病使得全球至少有 2 000 万人丧命，甚至连西班牙国王也未能幸免[②]。这场致命的流感席卷全球，造成了近四分之一的美国人感染，导致 50 多万人死亡，几乎一半的死者是健康的年轻人。平时流行的流感虽然没有这么致命，但是平均每年在美国也导致约 11 万人住院，3.4 万人死亡。作为一种由病毒引起的传染病，流感没有特效药可治，可以注射流感疫苗预防，有效率为 70%～90%，但由于流感病毒极其容易发生变异，每年流行的流感病毒类型不一样，因此必须每年注射疫苗才能发挥作用。

1.2.3 战疫也是当今社会的重大挑战

在人类的发展史上，瘟疫对生命和健康的侵袭和戕害可谓触目惊心，仅 21 世纪初，人类社会已经遭受重症急性呼吸综合征病毒（SARS）、中东呼吸系统综合征冠状病毒（Middle East Respiratory Syndrome）、新冠病毒等多次冠状病毒大规模的侵袭。然而，病毒作为一种个体微小、结构简单、只含一种核酸（DNA 或 RNA）且必须在活细胞内寄生并以复制方式增殖的非细胞型生物，可谓"千毒千面"，既

---

① 王旭东，孟庆龙. 世界瘟疫史 [M]. 北京：中国社会科学出版社，2005.

② 刘香. 人类发展史：抗击传染病的史诗 [EB/OL]. (2020 – 02 – 06) [2020 – 05 – 05]. http://news. gmw. cn/2020 – 02/06/content_33527806. htm.

有可以治疗细菌感染的对人类有益的噬菌体，也有治疗、预防一些农业病虫害的昆虫病毒，更有对人类生命健康造成巨大危害的鼠疫、霍乱、SARS、新冠病毒，还有对植物造成巨大伤害的烟草花叶病毒（Tobacco Mosaic Virus）、马铃薯 Y 病毒，以及对动物造成巨大伤害的禽流感、猪瘟。2020 年 2 月 27 日，国家卫健委高级别专家组组长、中国工程院院士钟南山指出：从近几十年的急性传染病的情况看，接近80%都是来自动物。人和动物之间的关系越来越密切，特别是在南方，吃野生动物，一些野生动物所带的病毒就会通过变异传给人。面对病毒的肆虐，一方面要彻底摒弃吃野生动物的陋习，另一方面也要在人和有害病毒之间建立一座防火墙，降低有害病毒对人类健康的损害和对经济社会的冲击。

2020 年 2 月 14 日，习近平总书记主持召开中央全面深化改革委员会第十二次会议时强调指出：这次抗击新冠疫情，是对国家治理体系和治理能力的一次大考。要研究和加强疫情防控工作，从体制机制上创新和完善重大疫情防控举措，健全国家公共卫生应急管理体系，提高应对突发重大公共卫生事件的能力水平。面对与人类文明史同样长远的瘟疫肆虐史，习近平总书记关于健全国家公共卫生应急管理体系的指示为现代社会打赢疫情阻击战、立体战、总体战指明了方向，也与世界卫生组织长期呼吁建立良好的传染病预警系统以及完善的报告制度不谋而合。世界卫生组织强调指出，"近年来的经验足以证明良好的监督和准备充分的效果，以及诚实报告和透明信息政策的益处"。但是，由谁监督、怎么监督才是较优的选择呢？数据给了我们不少答案和启示。

1.2.4 数据在早期人类战疫中发力

霍乱是由霍乱弧菌引起的急性肠道传染病，属于国际检疫传染病之一，也是中国法定管理的两个甲类传染病之一。加西亚·马尔克斯在《霍乱时期的爱情》中对霍乱对人类的伤害进行了生动描述："当乌尔比诺医生踏上故乡的土地，从海上闻到市场的臭气以及看到污水沟里的老鼠和在街上水坑里打滚的一丝不挂的孩子们时，不仅明白了为什么会发生那场不幸，而且确信不幸还将随时再次发生"。在英国伦敦有一条名为"宽街"（Broad Street）的大道，道路中央立着一只被拆了把手的抽水泵。古老的水泵封存了 150 年前的霍乱疫情，也见证了人类第一次利用数据和霍乱这个"黑色幽灵"针锋相对的历史。

1.2.4.1 绘制"死亡地图"

英国历史上爆发过几次特别烈性的瘟疫。19 世纪，几乎每隔四五年，伦敦就要爆发一次霍乱，每次爆发都要夺走伦敦上万条生命，进而波及整个英国。1854 年，一场突如其来的霍乱再次打破了城市的平静。得病的人们毫无休止地泻出米汤一样的液体，继而喷射般地狂吐，不久便身体失水皱缩、眼眶塌陷、血液黏稠以致皮肤呈现深蓝和褐色；短短 10 天，小小街区便有 500 人丧生。霍乱在当时是致命的疾病，人们既不知道它的病源，也不了解它的治疗方法。一开始，人们认为是土壤中散发出的有毒瘴气侵害了人体，于是纷纷逃离城市。但是医术精湛的约翰·斯诺医生对此表示怀疑：如果是有害气体，为什么最先感染的不是鼻子和肺，而是肠胃？为什么与住满病人的楼房相对的房屋竟能幸免瘴气的飘入？上述思考，让约翰·斯诺医生开启了调查病源的危险历程。

约翰·斯诺医生冒着被感染的巨大风险，挨家挨户地收集整个苏豪区死者所在的位置，然后绘制了一张著名的"死亡地图"（Ghost Map）。在这张地图上，他用短黑线代表死亡人数，用一个小圆圈代表那个死亡水泵，水泵周围布满了黑线，其他区域则一片空白。约翰·斯诺医生还进一步把整个苏豪区按水泵的分布划分成不同区域，每个区域的人到对应的水泵距离都是最近的。约翰·斯诺医生绘制的这幅流传后世的围绕宽街抽水泵的"死亡地图"清晰地显示了瘟疫背后的数据规律：越远离水泵，死亡人数越少。关于这一发现，约翰·斯诺医生在一篇文章中进行了详细记录："我发现这些人都住在离泵走路不到 3 分钟的地方。好不容易有几家远的，竟然也都喜欢喝这口泵中的水。似乎水里有一种有生命的东西使人染病，喝了就逃不脱。"约翰·斯诺医生认为：这口井就是散布瘟疫的罪魁祸首。

得出这一结论后，约翰·斯诺医生正式向英国政府报告，请求封闭这口井。英国政府采纳这一建议，拆除了那座水泵的把手，之后伦敦发病人数逐步降低。英国政府幡然醒悟，水才是霍乱的根源，并促使人民迅速做出改变，向大众宣传喝水之前一定要烧开。政府也开始修建下水道，构建城市公共设施，保证水源的清洁，避免与污物处理源进行接触。这也成为英国最后一次爆发大规模的霍乱疫情。约翰·斯诺医生绘制的"死亡地图"创造了一种全新的应对瘟疫的方式（见图1-2），并让后人从中获益。如果从历史的长焦距看鼠疫对整个伦敦的冲击和伤害，就更加凸显了约翰·斯诺医生创造性开展数据采集和科学分析的可贵之处。伦敦是英伦三岛爆发鼠疫最多的城市。1499—1500年、1563年、1578年、1593年、1603年、1625年、1636年、1664年、1665年，伦敦均发生了严重的鼠疫。其中，1499—1500年，高达3万人死于鼠疫，约占伦敦总人口的50%。1563年，伦敦8万人口约有四分之一至三分之一死于鼠疫。1593年，伦敦近郊15万人口中，17 000人因鼠疫丧生。1603年，伦敦141 000人中有22%以上死于鼠疫。1625年，伦敦20%以上人口死于鼠疫，约为3 000人。1636年，伦敦1万多人死于鼠疫。1644—1665年爆发的"伦敦大瘟疫"更是造成75 000人丧生[①]。

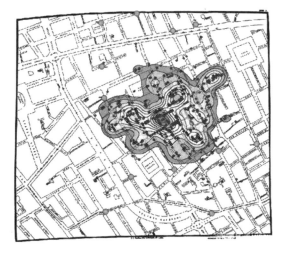

图1-2 约翰·斯诺医生绘制的"死亡地图"
图片来自：王旭东和孟庆龙《世界瘟疫史》。

---

① 王旭东，孟庆龙. 世界瘟疫史［M］. 北京：中国社会科学出版社，2005.

值得一提的是，1908 年，约翰·斯诺医生的研究成果再次被大规模采用。美国新泽西州尝试用氯对水进行消毒。1910 年，美国费城首次引用氯化水并开始在全国推广，之后，伤寒在美国的死亡率逐年下降并最终得以控制①，见图 1–3。也因此，美国人把氯净化水誉为"千年来最有意义的公共卫生进步"。也许，这是对约翰·斯诺医生的最好告慰，也是对约翰·斯诺医生冒着生命危险绘制"死亡地图"的最高褒奖。

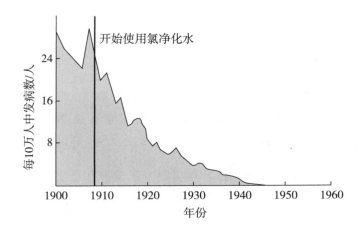

图 1–3 1900—1960 年美国伤寒死亡率
图片来自：王旭东和孟庆龙《世界瘟疫史》。

1.2.4.2 培养"疾病侦探"

在美国将氯化水全国推广之后，亚历山大·朗缪尔医生把约翰·斯诺医生的调查方法引入美国。作为美国疾病预防与控制中心的首席流行病专家，亚历山大·朗缪尔在 1951 年创建了流行病学情报所，用于训练"疾病侦探"。他把这个项目设计成一种"国民防御"的形式，并向外界推广。流行病学情报所在脊髓灰质炎、铅中毒等疾病的预防、控制方面发挥了主导作用。亚历山大·朗缪尔医生的办公室里悬挂着他所敬仰的 3 位偶像的画像：约翰·斯诺、埃德温·查德威克爵士和查尔斯·

---

① 王旭东，孟庆龙. 世界瘟疫史 [M]. 北京：中国社会科学出版社，2005.

蔡平。埃德温·查德威克爵士跟约翰·斯诺一样，是英国19世纪推动公共卫生改革的先驱。他提倡居民们用水管将水输送到家里。查尔斯·蔡平在罗得岛州普罗维登斯市从事了48年卫生员的工作，被称为"城市卫生官员主任"。他在19世纪80年代推动了美国的公共卫生运动，而且提倡在公共卫生管理中使用科学原则①。约翰·斯诺的现场调查方法和亚历山大·朗缪尔的"疾病侦探"虽然是小数据时代使用的典型方法，但是通过数据发掘问题背后的根源，进而提出解决问题的思路与大数据时代的大数据思维如出一辙。

1.2.4.3 找到"伤寒玛丽"

必须牢牢坚持外防输入、内防反弹，防控疫情要强调再强调、坚持再坚持，始终保持警惕、严密防范，尤其要加大对无症状感染者管理工作力度，继续抓紧抓实抓细各项防控工作，精准落实到复工复产和社会生活各方面。

——2020年4月1日习近平总书记在考察浙江时的讲话

无独有偶，在人类许多取得战疫突破的重大节点和关键事件上，处处闪耀着数据的光芒。例如：20世纪初，对伤寒个案研究也取得重要突破，"伤寒玛丽"让人们发现"健康带菌者"，也称为"无症状感染者"，也就是说健康人也可能传播致命病菌，让人类第一次认识到人类免疫系统与病毒侵害可以达到平衡而不出现病状。而"健康带菌者"的发现也是基于对数据背后的规律挖掘。

1906年，美国纽约卫生领域的工程师乔治·索珀对奥伊特湾爆发的一次伤寒进行了调查，一间屋子里的11个人中有6个人病了。乔治·索珀认为，这与3周前新雇佣的女佣玛丽·梅隆有关。随后开展的流行病学追踪调查，使得乔治·索珀不断发现，这位女佣走到哪家，哪家就有人感染伤寒。过去的10年间，玛丽·梅隆

---

① 王旭东，孟庆龙．世界瘟疫史［M］．北京：中国社会科学出版社，2005.

给 8 家做过饭，7 家突然出现无法解释的伤寒感染。一年后，乔治·索珀在玛丽·梅隆再次为一家人工作而出现伤寒感染者时将其锁定。据统计，玛丽·梅隆前后所工作的家庭中得伤寒的总数达到 56 人[①]，当年报道见图 1-4。玛丽·梅隆被带到医院，经过化验，玛丽·梅隆确实为伤寒病源携带者。这个发现，让人体固有的免疫机制产生病毒抵抗进入医学研究视野，也为人类有效战疫提供了新的有力武器。2020 年 4 月 5 日，张文宏教授在接受采访时指出：防范有症状、无症状感染者，对于健康人群所采取的措施来讲，是没有差异的。不管什么时候，我们都要提高警惕。张文宏教授这一观点与"伤寒玛丽"的发现不谋而合。

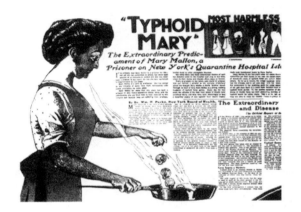 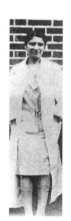

图 1-4　1930 年玛丽·梅隆留影及当年《纽约时报》关于玛丽·梅隆的报道
图片来自：王旭东和孟庆龙《世界瘟疫史》。

　　"伤寒玛丽"是指无症状感染者，而无症状感染者依然可能具有传染性。2020 年 3 月 31 日，国家卫健委发布《关于新型冠状病毒无症状感染者的防控工作答问》，首次公布无症状感染者统计数据：截至 2020 年 3 月 30 日 24 时，接受医学观察的无症状感染者为 1 541 例，其中境外输入 205 例。3 月 30 日，李克强总理主持召开应对新冠疫情工作领导小组会议时指出：当前巩

---

① 王旭东，孟庆龙. 世界瘟疫史［M］. 北京：中国社会科学出版社，2005.

固疫情防控成果，防止出现防控漏洞，必须突出做好无症状感染者监测、追踪、隔离和治疗。要有针对性地加大无症状感染者筛查力度，将检测范围进一步扩大至新冠肺炎病例和已发现的无症状感染者的密切接触者、有特殊要求的重点地区和重点人群等。一旦发现无症状感染者，要立即按"四早"要求，严格集中隔离和医学管理，公开透明发布信息，坚决防止迟报漏报，尽快查清来源，对密切接触者也要实施隔离医学观察。

1.2.5　战疫中的大数据思维

大自然报复人类总是来得那么猝不及防。约翰·斯诺、亚历山大·朗缪尔医生的出现，让人们可以应用科学的方法找寻灾难背后的数据规律，进而有针对性地提出解决问题的办法，从而降低了瘟疫对人类生命健康的伤害。但是，瘟疫并没有因为人类掌握科学的方法而降低爆发的频率，反而因为人类活动，以突袭的方式密集频繁地袭击人类社会，并给人类带来巨大的生命伤亡。如何有效抗击瘟疫的侵袭，最大限度地降低传染病对人类生命健康的冲击和伤害？人类一直在不断找寻方法并不懈努力，在这个过程中，虽然绝大多数时间处于小数据时代，有效的数据样本并不丰富，但大数据思维依然在典型案例中不断闪现。

1.2.5.1　小数据时代的全量思维

小数据时代之所以"小"，是因为人类获取数据的途径少，数据质量低，且难以进行大规模的运算处理。但干扰人们做出正确判断的因素仍然很多，问题的复杂度并没有因为处于小数据时代而显著降低，准确找出影响事物发展的关键因素，依然需要缩小研究范围，尽最大努力排除其他因素的干扰，从全量样本中找寻数据背后的规律，进而有针对性地解决问题。

1. 疫苗的诞生

在 1877 年以前，细菌等微生物并不为人所知，直到路易·巴斯德提出了疾病的细菌理论。路易·巴斯德认为，疾病是由人肉眼无法看到的细菌扩散、增殖所引起的。基于上述分析，路易·巴斯德于 1881 年进行了一场举世闻名的公开实验。他向 24 只绵羊、1 只山羊和 6 头母牛接种了一种叫作炭疽的细菌，并留下了另一组未接种的农场动物做对比①。之后，他在整个农场释放炭疽菌。几天后，围观群众回到农场，他们看到所有未接种的动物都死了，接种组的动物却安然无恙。基于这个实验，路易·巴斯德获得了炭疽人工减毒毒株，即后来所称的炭疽疫苗，开创了人类史上活菌免疫接种疫苗预防感染的先例。不得不说，正是路易·巴斯德主动缩小研究范围，将研究对象锁定在农场中 24 只绵羊、1 只山羊和 6 头母牛身上，在复杂的瘟疫传染形态中形成了相对的全量样本，使其有效排除了其他因素的干扰，这是准确找到预防炭疽病的方法的关键因素。

5 年后，路易·巴斯德又发明了狂犬病疫苗，并成为世界上第一个能从狂犬病中挽救生命的人，其他科学家遵循路易·巴斯德的基本思想，先后发展出抵御许多种严重疾病的疫苗，路易·巴斯德本人也被称为"疫苗之父"。在美国学者麦克·哈特所著的《影响人类历史进程的 100 名人排行榜》中，路易·巴斯德名列第 12 位，可见其在人类历史上巨大的影响力。

直到现在，分离传染病毒株，培育疫苗，仍然是对抗传染病的最有效方法。2020 年 3 月 2 日，美国总统特朗普面对新冠疫情在美国爆发的形势，敦促药企在"几个月"时间内开发出新冠肺炎疫苗，这也反映出美国最高决策层对疫苗这一抗击疫情有力武器的重视和成效的认可。截至 2020 年 4 月 5 日，通过检索和统计中国、美国、加拿大、澳大利亚、英国、德国、日本、法国、新加坡、丹麦、印度等国家的信息发现，91 个新冠病毒疫苗研发项目已经启动；中、美两国的疫苗研发速度再次走到了前列，在 3 月 16 日两国各有一个疫苗进入了临床实验②。

---

① 王旭东，孟庆龙. 世界瘟疫史［M］. 北京：中国社会科学出版社，2005.
② CATCHBIO. 全球新冠疫苗研发进程：5 大赛道总计 91 个项目 中国占据 39 个［EB/OL］.（2020 – 04 – 09）［2020 – 05 – 05］. https：//xw. qq. com/cmsid/20200408A0RKFX00.

疫苗研发按技术路线可分为病毒载体疫苗、mRNA 疫苗、蛋白重组疫苗、减活/灭活疫苗和 DNA 疫苗五大类。各国科学家们选用不同技术路线，多路并进，投入到疫苗研发的竞速之中。2020 年 5 月 4 日，欧盟委员会与 42 个国家领导人和政府高级代表召开应对新冠疫情认捐视频会议，为新冠疫苗研究等医学抗疫手段筹措超 80 亿美元资金。英国已于 6 月 4 日举办全球疫苗峰会，以鼓励国际社会一起支持新冠病毒疫苗的研发。目前，对疫苗的重视和疫苗对战疫成败的作用受到国际社会广泛关注，并已经成为国际社会的共识。

2. 伟大的献身

在大量数据中找寻全量样本以支持精确研究的案例还有很多。1900 年，美国陆军细菌学家杰西·拉齐尔、阿里斯蒂德斯·阿格拉蒙德、詹姆斯·卡罗尔和沃尔特·里德被派往古巴研究黄热病。詹姆斯·卡罗尔、杰西·拉齐尔为了验证黄热病通过蚊子叮咬进行传播的假说，主动让被黄热病毒传染的蚊子叮咬，二人均感染了黄热病。之后，沃尔特·里德领导的专家小组正式向美国公共卫生学会报告：黄热病不会直接构成传染，蚊子是黄热病的中介宿主。这是人类第一次说明某种传染病是由滤过性病毒引起而非细菌引起，但这一科学发现的代价却十分沉重：杰西·拉齐尔感染黄热病 5 天后死亡，詹姆斯·卡罗尔虽然保住了生命，但健康严重受损，沃尔特·里德 2 年后死于腹膜炎，詹姆斯·卡罗尔也在 5 年后死于黄热病[1]。

詹姆斯·卡罗尔、杰西·拉齐尔的做法虽然极端，但是面对黄热病是否由蚊子进行传播的争议，两人把自身作为全量样本进行了惊天地、泣鬼神的试验，这种为了科学献身的精神令人敬佩和折服，而全量思维产生的无可辩驳的说服力，让人们对他们的研究成果深信不疑，也为后世做好黄热病的防治提供了理论指引。戈加斯利用上述研究成果，指导美国军队卫生队开展消除哈瓦那滋生蚊子土壤的大规模行

---

[1] 王旭东，孟庆龙. 世界瘟疫史［M］. 北京：中国社会科学出版社，2005.

动，并排干了城市中所有水沟中的水，而且涂上一层油。到 1902 年夏天，哈瓦那已无黄热病病例发生。之后，戈加斯将上述方法应用于控制巴拿马运河区域黄热病疫情，其成功经验迅速在美洲推广。1908—1909 年，巴巴多斯爆发的黄热病也成为北美洲最后发生的黄热病大流行，曾经横扫北美大陆的黄热病已是风光不再。这些有效抗击黄热病的捷报，也许是对杰西·拉齐尔、沃尔特·里德、詹姆斯·卡罗尔在天之灵的最好告慰和对其生命价值的最高褒奖。

1.2.5.2 小数据时代的关联思维

虽然人类社会长期以来强调因果关系，但关联思维依然有不少成功的案例，在传染病防治史中也有较为典型的应用。脊髓灰质炎是由脊髓灰质炎病毒引起的导致神经细胞发炎并遭破坏的急性传染病，曾被称为"让美国瘫痪的疾病"，在我国被称为小儿麻痹症。为了消灭脊髓灰质炎，1988 年第 41 届世界卫生组织大会将 12 月 15 日确定为"世界强化免疫日"。

1916 年，美国面对脊髓灰质炎全国大流行，增大了强制隔离和强制检验力度。由于不知道脊髓灰质炎是如何传播的，政府采取了限制手段来抗击和控制疫情传播。例如：在脊髓灰质炎患者家门上立标志、拉窗帘、限制宠物进入病人房间等；7 月 14 日，纽约市采取了限制进出的封城措施，规定 16 岁以下的孩子只有持有健康卡方可离开纽约城。富有的市郊萨顿马诺甚至采取了自我隔离措施，以防止本地区与纽约市其他地区相互影响。但是事后，美国公共卫生小组搜集统计数据后对上述措施成效进行了评估，认为采取的隔离等防治措施并没有起到人们所期望的作用。脊髓灰质炎是通过未知的方式在人与人之间传播的。

正是基于这种关联思维的分析结果，让美国上下迅速排除了隔离措施，开始寻找新的解决脊髓灰质炎的办法。1938 年，患有脊髓灰质炎的美国总统富兰克林·罗斯福（见图 1-5）创立了美国小儿麻痹症基金会。正是在该基金会的支持下，乔纳斯·索尔克和艾伯特·萨宾先后研制出抗脊髓灰质炎的疫苗。美国在广泛使用疫苗后的第一年，脊髓灰质炎发病例就从 1953 年的 35 000 例下降至 5 600 例。1964

年，美国则只报告了 121 例脊髓灰质炎病例①。正是关联思维，让科学家和政府决策者们不再拘泥于因果关系，而是在关联关系确定的基础上，迅速做出正确判断。从这个事例也让我们认识到，虽然世界纷繁复杂，充满各种困难、干扰和困惑，但是只要我们勇敢坚持下去，持之以恒、坚持不懈，时间会带领我们穿破迷雾和黑暗，用正确的关联关系，把我们摆渡到成功的彼岸。

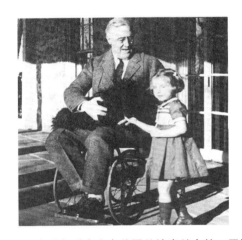

图 1－5　脊髓灰质炎患者美国总统富兰克林·罗斯福

1.2.5.3　小数据时代的概率思维

即使在小数据时代，事务的复杂性和人类生命、精力和知识的有限性，也不能让人把握住每一个细节，进而发现事物背后的真相。因此，如果要取得成功，即使小数据时代也不得不放弃一部分全面的精准思维，转而采用概率思维。

1. 同途殊路

1883 年，埃及霍乱疫情爆发，导致 58 500 多人丧生。疫情发生后，法国和德国政府分别派出细菌学家赶赴疫区，进行实地调查，以确定真正的根源。法国学者选择动物试验方法探寻病因，不仅铩羽而归，而且一名同伴因感染霍乱而客死他乡。而德国学者在细菌学家和医生罗伯特·科赫带领下，专注于人体，对 10 名死后不到两三

---

①　王旭东，孟庆龙．世界瘟疫史［M］．北京：中国社会科学出版社，2005.

个小时的霍乱患者进行了尸体解剖，并透过显微镜，发现了外形短小、略有弯曲、拖拽细小尾部的霍乱弧菌，从而初步判定是霍乱弧菌进入人体引起的霍乱疾病[①]。罗伯特·科赫的这一发现，首次证明了一种特定的微生物是特定疾病的病原，阐明了特定细菌或病毒会引起特定的疾病，这一发现也被誉为 19 世纪下半叶科学界最重要的发现之一，为日后广泛开展水净化和污水处理的研究铺平了道路，也开启了加热或化学消毒剂杀死细菌的新方法。1893 年，针对霍乱的疫苗研制成功，1913 年，埃及建立强制接种霍乱疫苗的制度。之后，埃及再也没有爆发过大规模的霍乱流行病。

罗伯特·科赫也因此获得 1905 年诺贝尔生理和医学奖，成为世界病原细菌学的奠基人和开拓者。虽然同样是实地调研霍乱疫情，而且在几乎同样的时间针对同一国家，法国和德国学者针对不同的对象、锁定不同的细节、采取不同的方法，最终收获了天壤之别的成果，这也更加反证，即使是小数据时代，基于大数据的概率思维依然在发挥作用：人们不可能对问题的每一个细节、每一个影响维度均进行有效分析，只能聚焦大概率事件和影响因素，从而加快工作进度，提升工作成效。

2. 中国实践

1910 年 12 月，肺鼠疫在我国东北地区大流行。疫情蔓延迅速，吉林、黑龙江两省死亡达 39 679 人，占当时两省人口的 1.7%，哈尔滨一带尤为严重。当时清政府尚无专设的防疫机构，沙俄、日本均以保护侨民为由，要求独揽防疫工作，甚至以派兵相要挟。迫于形势，经外务部施肇基推荐，清政府派伍连德为全权总医官，到东北领导防疫工作。1910 年 12 月 21 日，伍连德出山海关，28 日在哈尔滨市郊解剖了一位因患鼠疫而死亡的日本籍客栈女老板的尸体，从而确定此次流行的鼠疫是由空气传染的肺鼠疫，这也是中国医学史上第一例病理解剖，伍连德也成为世界上提出"肺鼠疫"概念的第一人，也是华人世界的第一位诺贝尔奖候选人。之后，伍连德制定出以隔离为原则的具体防疫措施，在当时疫情严重的局势下，不到 4 个月就扑灭了这场震惊中外的鼠疫大流行。清政府为表彰其功绩，授予陆军蓝翎军衔及医科进士。

---

① 王旭东，孟庆龙. 世界瘟疫史［M］. 北京：中国社会科学出版社，2005.

1920 年，东北再次爆发鼠疫，伍连德采取了一系列防疫措施，使疫情得到控制，但仍死亡万人左右。1926 年，全国霍乱大流行时，伍连德领导东北的防疫机构人员再次投入各地的防治工作。由于有了多年积累的工作经验，伍连德领导东北三省防疫事务总处全力防治，均取得令人满意的效果。此时中国的防疫水平已超过日本和俄国①。

1.2.6 大小之辩

正如庄子《逍遥游》所言："小知不及大知，小年不及大年。奚以知其然也？朝菌不知晦朔，蟪蛄不知春秋，此小年也。楚之南有冥灵者，以五百岁为春，五百岁为秋。上古有大椿者，以八千岁为春，八千岁为秋。此大年也。而彭祖乃今以久特闻，众人匹之。不亦悲乎！"大小之辩只是一个相对概念，小数据时代相比于现代，数据量固然是小，但当时人处于其中，以其分析工具、研究理论的局限性，面对瞬息万变的发展形势，要正确分析和解决问题，依然面临着与处于大数据时代的我们同样的"大数据挑战"！所谓大数据的大小之辩也在于此。这也是为什么小数据时代，大数据思维依然发挥作用的内在原因。

1.3 战疫之问

2019 年 2 月，据美国《科学》杂志网站披露，美国政府机构已"悄悄"批准曾引发巨大争议的禽流感病毒改造实验，这类被认为"危险"的实验在被禁多年后将很快重启。相关实验可将 H5N1 禽流感病毒改造得易于在哺乳动物间传播，被认为可能带来人际传播风险。美国为何在相关实验被暂停 4 年多后重启这类危险实验？又为何不见披露进展？

——人民日报 2020 年 4 月 30 日《这 10 个追问，美国必须回答》

---

① 杜宇新. 寻访伍连德［EB/OL］.（2016 - 01 - 16）［2020 - 05 - 05］. https：//health. dbw. cn/system/2016/01/16/057042944. shtml.

1961 年 6 月，中国最后一名天花病人胡小发痊愈出院，天花在中国彻底绝迹。1979 年 10 月 26 日，联合国世界卫生组织宣布，人类历史上最后一名天花病人，来自"非洲之角"索马里的牧民阿里·毛·马在 1977 年被治愈。1980 年，世界卫生大会正式宣布天花被完全消灭（见图 1-6），天花病毒在自然界已经不存在，只有美国和俄罗斯的实验室还保存着最后的样本。天花是在世界范围被人类消灭的第一个传染病。

人类取得的这些巨大的阶段性胜利，是一代又一代人努力奋斗的结果，是人类历史长河中闪耀的智慧光芒，小数据时代奋勇献身、英勇抗疫的英雄们让我们怀念和感佩，小数据时代的大数据思维发挥的巨大作用和有益的经验借鉴，也不禁让我们思考，面对 2020 年新冠疫情在全球肆虐的形势，前人的成果给我们留下的那些有益启示，作为今人的我们又该如何继承？在大数据这一利器的加持下，我们在大数据时代应用大数据思维又该如何交出一份更加优异的时代答卷？

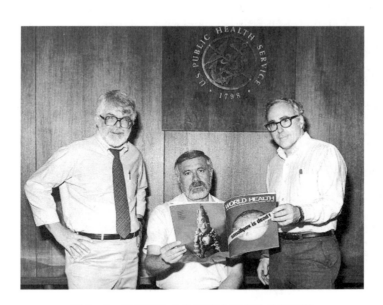

图 1-6 世界卫生大会宣布全球成功扑灭天花
图片来自：正解局《5 年前比尔·盖茨的警示：对下一场瘟疫爆发，人类还没准备好》。

1884 年，格奥尔格·加夫基从淋巴结中发现伤寒杆菌，不久，血液中也分离出伤寒杆菌。1898 年，英国医生阿尔姆罗斯·赖特选用伤寒杆菌作为接种疫苗，研制出伤寒疫苗，而疫苗初次使用，就令当时英军中印度籍士兵的发病率降低了75%①。疫苗的成功，让人类看到大规模战胜瘟疫的曙光，也给人类取得更大的战疫胜利指明了方向。进入21世纪，科学技术迅猛发展，虽然人类还没有掌握彻底根除炭疽等有害病毒的办法，但是，科学家可以消除炭疽芽孢杆菌等病毒中编码毒素的基因，只保留蛋白质，进而生产出良好的炭疽疫苗，从而让人体产生抗体，抵抗真正的炭疽病毒感染。借此而溯，如果我们改变这种蛋白质，使其能够识别肿瘤细胞，这种新的病毒毒素是否能成为"生物炸弹"，于不远的将来，在癌症、艾滋病等治疗中发挥更大作用？

节物风光不相待，桑田碧海须臾改。正如斯宾塞所言"进步不是什么事件，而是一种需求"。当前，利用分子纳米技术制造的纳米机器人已经可以塞进牙缝清除牙垢、进入病人身体疏通血管、进入视网膜治疗黄斑变性，也许不远的将来，越来越多的病毒通过基因技术改造，进入人体识别攻击有害病毒、细菌、细胞，成为人类的朋友，帮助人类抵抗疾病的侵袭。

从目前掌握的信息看，新冠病毒是否是一场"人祸"还需要进一步调查研究，美国国家情报局局长办公室在官方网站上发布了一个声明，表示"整个情报界一直以来都在向美国决策者和相关人员提供在中国爆发的新冠病毒的关键性支持。情报界同意科学界的广泛共识，即新冠病毒不是人造的，也未经过基因改造。"2020年5月1日，世界卫生组织卫生紧急项目负责人迈克尔·瑞安也表示："确信新冠病毒来自自然界。"但是，从人民日报刊发的《这10个追问，美国必须回答》："据全球生物防御（globalbiodefence）网站报道，位于马里兰州德特里克堡的美国陆军传染病医学研究所（USAMRIID）已经全面恢复运行。去年7月，美国疾病控制与预防中心（CDC）正式向位于马里兰州德特里克堡的美国陆军传染病医学研究所（USAMRIID）发出'停产令'，要求其停止进行'特定生物制剂与毒素'研究。今年3月，白宫请愿网站出现一道特殊的请愿帖，要求美国政府公布去年7月'关

---

① 王旭东，孟庆龙. 世界瘟疫史［M］. 北京：中国社会科学出版社，2005.

闭'德特里克堡生物实验室的真正原因。USAMRIID 神秘'关闭'和迅速重启引人关注。针对白宫请愿网站请愿帖上的要求，美国作何回应?"看，人类一方面要积极战疫，减少病毒对人类生命健康的伤害和对经济社会的冲击，但是一些国家也要注意采用科学的方式方法，端正病毒研究的态度，切不可利用病毒对人类健康的攻击而设计研发生化武器。从这一点看，人类离战疫的最终胜利，还有很长一段路要走。

模型与模型思维

> 任何一行的高手，除了勤学苦练，除了天赋能力，可能最重要的就是建模的能力。也就是凡事都进行总结抽象，建立一个模型的能力。
>
> ——罗振宇

2020 年，一场突如其来的新冠疫情几乎让作为全球第二大经济体的中国瞬间陷入停摆。根据交通运输部的数据，2020 年春节 10 天（1 月 24 日至 2 月 2 日），全国铁路、道路、水路、民航共发送旅客 1.9 亿人次，比 2019 年春运同期下降近 73%。同时，新冠疫情也对我国经济造成十分巨大的损失。据恒大研究院任泽平团队在新冠疫情影响研究报告中预测：2020 年春节假期 7 天，仅电影票房、餐饮零售、旅游市场就分别减少 70 亿元、5 000 亿元、5 000 亿元，直接经济损失超过 1 万亿元，占 2019 年第一季度 GDP 21.8 万亿的 4.6%[①]。随着新冠疫情在全球蔓延，疫情对世界经济的冲击也是显而易见。截至 2020 年 5 月 5 日，疫情蔓延至全球 180 余个国家和地区，超过 357 万多人确诊感染，近 25 万人死亡。新冠疫情进一步引发全球金融海啸，2 月下旬以来油价最大下跌超过 30%，4 月 21 日，纽约商品交易

---

① 任泽平，罗志恒，贺晨，等. 疫情对中国经济的影响分析与政策建议［EB/OL］.（2020 – 02 – 02）［2020 – 05 – 05］. https：//baijiahao. baidu. com/s？id = 1657390933924575719&wfr = spider&for = pc.

所 5 月交货的轻质原油期货价格甚至历史性跌至每桶 − 37.63 美元，美国股市 4 次触发熔断，仅 3 月 12 日全球就有 11 国股市因大跌而触发熔断，欧美股市跌入技术性熊市，德国 DAX、法国 CAC40 等主要股指相比 2020 年年初跌幅高达 30%。任泽平等部分学者甚至认为，世界已经处于了新一轮全球经济金融危机的边缘。

这次新冠疫情可能是新中国成立以来传播速度最快、感染范围最广、防控难度最大的一次公共卫生事件。在党中央、国务院的部署指挥下，我国政府采取了迅速有力的防控手段，国内疫情数据也呈现逐步向好的态势，疫情曲线在高点被迅速压平。但全球疫情的持续发酵，以及疫情全球传播的复杂性，对全球供应链与政治经济秩序产生了较大冲击，也让人们再次看到病毒的巨大破坏力。在新冠疫情防治中，无论是核酸检验、病毒毒株提取，还是远程医疗、高危人群监测、政府疫情监控等，大数据模型均有较为理想的效果。同时，面对西方部分媒体不负责任的歪曲言论，大数据模型在科学呈现事实、破除谣言中也发挥了较好的作用。2020 年 3 月 15 日，《求是》杂志刊登的习近平总书记的《为打赢疫情防控阻击战提供强大科技支撑》就明确提出：要统筹病毒溯源及其传播途径研究，搞清楚病源从哪里来、向哪里去，利用人工智能、大数据等新技术开展流行病学和溯源调查，提高精准度和筛查效率。从习近平总书记的这一论述中也可以看出：疫情是出卷人，我们是答卷人，而大数据这一利器，可以帮助我们把这份答卷回答得更好。

然而大数据本身并不能产生相关价值，关键要通过大数据模型的加工、清洗、分析，从海量的数据中挖掘出有用的信息，找出隐藏在数据背后的规律，从而实现从数据的拥有者向数据的使用者转型。

2.1 模型是什么？

要想成为具有普世智慧的人，100 个思维模型就够了。

——查理·芒格

模型，英文名称为 Model，是主观意识借助实体或者虚拟表现构成的客观阐述的形态结构，从而量化描述主观表达目标的抽象表述或者实物。因此，模型可以分为：实体模型和虚拟模型。实体模型是指拥有体积及重量的物理形态概念的实体物件，例如飞机模型、楼房模型、汽车模型等，是人类对准备开发或已开发事物的等比例的缩放。虚拟模型是用数据通过数学公式的表现形式构成的形体以及其他实效性事件的数字化结果。本书所阐述的海关大数据模型、基因测序算法模型、关停钢铁企业"死灰复燃"模型、理性行为者模型、流感传播模型、银行压力测试模型等均是虚拟模型。

模型可以让人们不断对关注的事务进行量化，从而形成累进式发展机制，帮助人们不断巩固发展成果，并在此基础上不断进步。从这个意义上讲，早期的象形文字是人类先祖对自然界事物的抽象量化，模型在人类社会无处不在，指导着人们的生产和生活。例如：作为辩证法三大规律之一的否定之否定规律，表明事物是螺旋式上升和发展的。"螺旋式上升"就是对否定之否定规律的模型描述，帮助人们形象地认识了事物发展的曲折性和前进性。

2.2 模型为什么重要？

不应否认，任何理论的终极目标都是尽可能让不可简化的基本元素变得更加简单且更少，但也不能放弃对任何一个单一经验数据的充分阐释。

——阿尔伯特·爱因斯坦

用模型来思考的人，持续超越那些不用模型的思考者；掌握多种模型的人，也持续超越那些掌握单个模型的人。掌握多种模型，就像站在一间拥有很多窗户的房子里，以不同的方式看向世界。一旦思维上升到模型的高度，我们就不再是普通老百姓的水平了，一般的道理就骗不了我们。

——斯科特·佩奇《模型思维》

当今社会，用模型组织和解释数据的能力，已经成了商业策略家、城市规划师、经济学家、医疗专家、工程师、精算师、环境科学家等专业人士的"核心竞争力"。因为，模型可以将不同的力量分别凸显出来进而呈现最真实的现实，并对这个现实进行精准的量化，帮助人们从时间的纵向和空间的横向全面分析和认知事物。因此，不同的模型可以提供不同视角和维度的见解及含义，从而让我们对世界有丰富且细致入微的理解和观察。同时，模型不仅已经成为人们提高工作效率的工具，而且成为人们评估层出不穷的经济事件和政治事件，识别推理中逻辑错误的重要手段，从而使基于模型的政策建议更丰富、更有洞见。

尤其是在大数据时代，数据正以前所未有的维度、粒度、体量急速增长。而数据碎片化特征又让我们必须借助大数据模型看清海量数据背后的规律，准确抓取海量数据流背后隐藏的有价值的信息，从而最大限度地降低认知偏差的影响，进而辅助科学决策。例如：美国行政管理和预算局（Office of Management and Budget）通过构建经济模型预测税收政策的影响。华纳兄弟公司通过数据分析模型评估观众对电影的反应。亚马逊公司开发机器学习模型向消费者推荐商品，而这种通过模型算法向不同的用户分别推送主题信息的做法已经被很多网络公司所采用。由美国国家卫生研究院（National Institutes of Health）资助的研究团队建立了人类基因组数学模型，用于寻找和评估癌症潜在的治疗方法。盖茨基金会使用流行病学模型设计疫苗接种策略。芝加哥小熊队（Chicago Cubs）利用模型选择球员、设计比赛策略，而模型最终不负众望，帮助小熊队在经历了一个多世纪的失败后赢得世界职业棒球联赛的冠军[①]。

大数据的应用在我国也十分普遍，典型应用更是层出不穷。2019 年，由央视拍摄的纪录片《大数据时代》展示了大数据技术为 27 个不同行业和领域所带来的变革，并列举了大量的案例：通过对球员的数据采集和分析，科学地筛选出优秀球员，有效提高了球员的训练水平和战术水平（见图 2 - 1）；上海静安区开发大数据

---

① 斯科特·佩奇. 模型思维［M］. 杭州：浙江人民出版社，2019.

模型应对老龄化的严峻形势，通过搜集门禁、烟感、红外、床垫等传感器数据，预测老人是否在家中发生意外，并判断老人的身体健康状况；内蒙古自治区建立146个环保监测站点，通过风向等数据分析，锁定疑似污染源的区域（见图2-2）；等等。

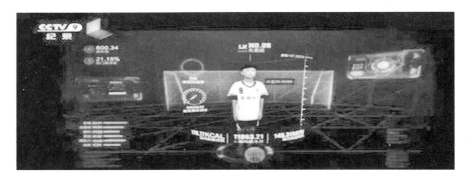

图2-1 《大数据时代》模型识别球员

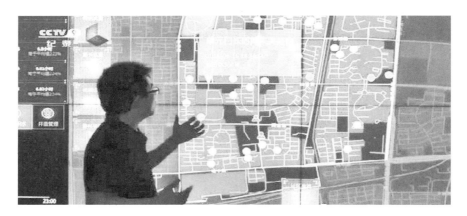

图2-2 《大数据时代》静安区大数据平台

即使是发达国家，在做重大决策时，模型的作用仍然十分突出。2020年3月11日，世界卫生组织官方宣称新冠病毒进入全球大流行状态，欧洲出现了爆发的态势，成为世界疫情的中心。3月12日，英国公布了国内的抗疫方案，首相鲍里斯·约翰逊在新闻发布会上正式宣布英国进入抗疫第二阶段——"拖延"（Delay）阶段，并公布了"群体免疫"策略："不严防死守，容忍疫情缓慢进展，期待大部分人在隐匿性感染后无症状或仅有轻微症状，从而在人群中获得普遍免疫，以控制疫情"，也就是通过群体免疫力（Herd Immunity）来防控新冠病毒。这种策略不同于中国以付出较大的短期代价换取长期胜利的防控模式，而是通过拖延策略，最大限度地避免经济停摆，降低疾病以外的社会代价。3月14日，世界卫生组织发言人马格丽塔·哈里斯在接受BBC采访时对上述策略表示了质疑："我们对于这个病毒的科学性了解还不够，这个病毒在人类中的存在时间还不长，暂时无法获知它在免疫系统中的状况。每一种病毒在人体的作用都是不同的，同时会产生不同的免疫学档案。我们可以谈论理论，但目前我们面临的状况是，我们必须采取行动。"3月16日，国家卫健委高级别专家组成员、中国工程院院士李兰娟在接受中新社记者采访时表示，一些国家面对新冠疫情提出的"群体免疫"观点，是对老百姓不负责任的做法，中国抗击新冠疫情的经验和教训，值得其他国家学习和借鉴。3月18日，钟南山院士也表示：不能靠集体免疫解决问题，冠状病毒并非一次感染终生免疫，现在还没有这种证据。

在此，我们不讨论"群体免疫"策略的科学性和有效性，但是作为英国应对新冠疫情的国策，其依据也是基于疾病传播的正态分布模型：通过降低社会接触密度、有限的人群隔离、避免超级传播的发生，从而延迟疫情峰值的时间，见图2-3。从上述分析可以看出，模型在诸如英国等主要发达国家做出重大决策时，也发挥着至关重要的作用。

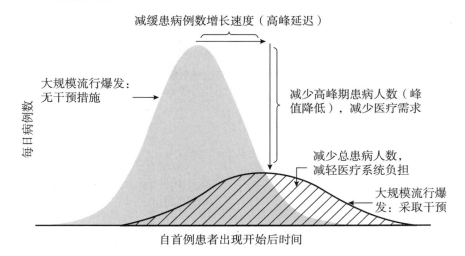

图2-3 疫情传播错峰模型

图片来自：张文宏《大流行状态下的国际抗疫与中国应对——国际战疫动态与展望（二）》。

群体免疫（Herd Immunity 或 Community Immunity），又叫社区免疫，也就是当足够多的人对导致疾病的病原体产生免疫后，使得其他没有免疫力的个体因此受到保护而不被传染。群体免疫理论表明，当群体中有大量个体对某一传染病免疫或易感个体很少时，那些在个体之间传播的传染病的感染链便会被中断。这种免疫力通常是由于已经接种疫苗而获得，比如天花疫苗的成功研制和大范围接种，使人类获得群体免疫，最终消灭了这种传染病；或者来自人群已经普遍接触或者感染过这种病毒，比如流感。群体免疫理论的基础也是基于病毒传播模型（见图2-4）。3月17日，英国首相约翰逊在每日新冠疫情例会上表示，英国政府会像"战时政府"一样，不惜一切代价支持该国经济，同时加强医疗系统的能力，防止疫情压垮该国医疗服务体系（NHS），并首次发布了避免一切不必要人际接触的建议，这也是自第二次世界大战以来从未有过的。

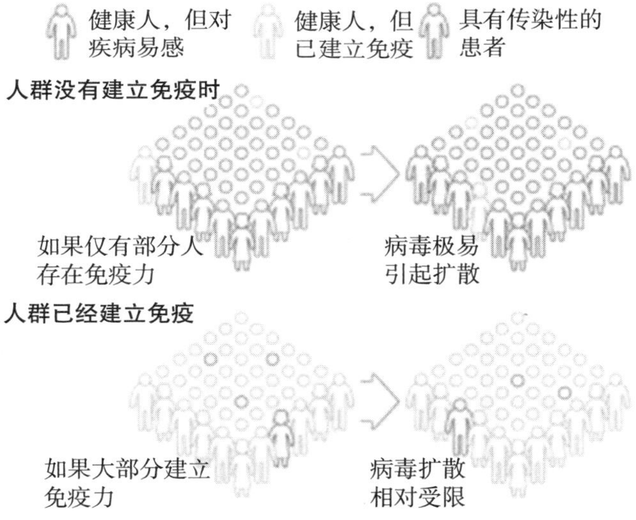

图2-4　群体免疫传播模型

图片来源：张文宏《大流行状态下的国际抗疫与中国应对——国际战疫动态与展望（二）》。

2.3　模型的内涵

> 逻辑本身就能解决问题，我们所要做的，就是观察它是如何做到的。
>
> ——维特根斯坦《逻辑哲学论》
>
> 我已经学会了如何让我的思想变得博大；因为宇宙很大，所以给悖论留下了存在的余地。
>
> ——汤亭亭《女勇士》

从某种意义上讲，汤亭亭女士的观点和维特根斯坦对人类逻辑价值的本能认知，构成了人类社会有实际意义的行动基础。这种人之"小"和宇宙之"大"的客观性，和人类通过逻辑思维纠正和克服自我认知的悖论，也是科技不断发展、社会不断进步的核心驱动力。这种核心驱动力也从某种层面上解析了模型的内涵。模型是剥离不必要的细节，在相对较少的数据维度上，通过数学公式，对现实世界的抽象，这种抽象反映了现实事件的概率分布，以及发展偏好。这种抽象实现了对现实世界的简化和准确量化，以符合逻辑的方式和易于思考的结构，帮助人们在空间上拟合处理数据，进而进行逻辑推理、创新理论假说、设计解决方案、提出应对措施、推动更好发展。因此，模型的价值在于帮助人们克服认知悖论，有效面对高维度和极度复杂的世界，以进行基于较低数据维度的连续思考，进而锁定目标、认清世界、总结规律，更好地处理危机、解决问题、推动发展。

例如：1961 年，面对古巴导弹危机，美国政治学家格雷厄姆·艾利森运用理性行为者模型（Rational-actor Model）为美国总统约翰·肯尼迪提供三种可能的决策选择：发动核战争、入侵古巴、进行封锁，并为每种行动绘制了一棵博弈树，同时附上了苏联可能做出的反应。如果约翰·肯尼迪选择发动核战争，模型演算苏联就会反击，最终可能会造成数百万人死亡。如果封锁古巴，就会使古巴陷入饥荒，而苏联则可能选择撤退或发射导弹。但是考虑到这个选择，苏联应该会让步①。模型预演结果为肯尼迪总统大胆选择封锁古巴提供了合理的理由，也最终促使肯尼迪总统选择了封锁古巴而非发动核战争或者直接军事入侵。最终，苏联也做出让步，古巴导弹危机被平稳化解，人类成功避免了一场核灾难。

今天，我们再看这场危机，作为世界上两个超级大国之间的直接对峙和冲突，各种影响因素错综复杂，决策者可做出的选择也十分多，如果不能借助模型抽丝剥茧，进行重点思考，则很容易陷入认知悖论，从而给全人类造成巨大灾难。事后，不少学者也论证了格雷厄姆·艾利森的理性行为者模型并不十分完善，但在美苏激烈对峙的紧急情况下，应用科学的模型辅助决策无疑是较优的选择，可以有效地避免决策者陷入情绪化的盲动。

2.4 模型的机理

> 如果没有模型，人们就会受到各种认知偏差的影响：我们会对近期发生的事件赋予过高的权重、会根据"合理程度"分配概率、会忽略各种基本比率。如果没有模型，我们处理数据的能力就会受到极大的限制。有了模型，我们就能澄清相关假设且更有逻辑地进行思考。
>
> ——斯科特·佩奇《模型思维》
>
> 我们迷失于知识中的智慧到哪里去了？我们迷失于信息中的知识到哪里去了？
>
> ——诗人、剧作家 T. S. 艾略特

对智慧和知识的迷惘构成了人类对真理持续探索的动力，这从一个侧面揭示了模型的作用机理。与智力层次结构理论相类似，我们可以按照 T. S. 艾略特对智慧的

---

① 斯科特·佩奇. 模型思维 [M]. 杭州：浙江人民出版社，2019.

探寻次序，将模型的作用机理用类似智慧层次结构的方式予以展现。模型作用机制的最底层为数据，也就是原始的、未编码的事件、经历或者现象，这些数据松散且没有较为强烈的规则，而且种类繁多、数量巨大，真实与虚假皆存。信息是按照一定规则对最底层的数据进行归类，形成一定的关联关系，并进行数据分组。当前，在大数据模型建设中，党政机关和企事业单位开展的标签建设就属于信息的范畴。知识是按照一定的规则，例如因果关系、关联关系，通过数学公式对信息进行再加工。本书所讲的各类模型，正是处于知识的层面。智慧则是人们应用知识、解决实际问题的能力，属于对大数据模型成果更为高阶的应用。

　　人类应用建模工具，对数据、信息进行一定规则的加工处理，产生相关的模型成果，从而提升人们解决实际问题的能力，丰富人类的智慧成果。因此，模型是人们认识世界的方法论，无论是自然科学的牛顿三定律，还是哲学上的否定之否定原理，均是以模型增进人类智慧成果的具体反映。正如陀思妥耶夫斯基在《罪与罚》中所言："事实不是一切，至少有一半的分歧就出在人们怎样利用事实上！"从上述思考问题的层面出发，人们在数据层面观察、分辨事实的能力只是基础，最终体现人与人之间差别的是依据模型的作用机理（见图2-5），对信息的加工和知识的应用能力，从而正确地解决问题，防控风险。从这个意义上讲，模型是人类智慧的基础和前提。

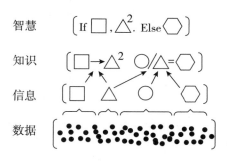

图2-5　模型作用机理

图片来自：斯科特·佩奇《模型思维》。

　　例如：2008年10月9日，冰岛货币冰岛克朗急剧贬值。甲骨文公司财务主管埃里克·鲍尔依据关于崩溃的网络传染模型以及讨论供给和需求的经济学模型得出结论："冰岛的经济规模比美国弗雷斯诺市还要小呢。回去工作吧，不用多管。"事后也证明，埃里克·鲍尔拥有正确的信息，选择了正确的模型，并做出了一个明智的选择①。

正如霍金所言：下个世纪将是复杂性的世纪。人生也有涯而知也无涯。人类自身知识、精力和生命的有限性，使得人们不可能穷尽所有维度的数据，掌握全部的信息，需要借助模型的力量，帮助人们将主要信息和知识从浩如烟海的数据中分离出来，并按照一定的数学公式或逻辑思维加工推导，进而挖掘隐藏在散乱的、不规则数据背后的经济、政治、文化、社会等内在规律，帮助人们更好地认识世界、解决问题。

> 智力层次结构理论认为，智力是按照层次排列的心理结构。这也是对斯皮尔曼 G 因素论的继承和发展，也就是在斯皮尔曼的 G 因素和 S 因素之间增加了大因素群和小因素群，从而明显改变了把一般因素和特殊因素相对立的局面。智力层次结构理论从高到低依次为：一般因素 G、大因素群（言语和教育方面的因素及操作和机械方面的因素）、小因素群（包括言语、数量、机械信息、空间信息、动手操作等）、特殊因素 S（各种各样的特殊能力）②。上述因素层层相扣，彼此影响，而提高人的智力水平，需要上述因素全面发展，否则就容易导致智力上的畸形状态。

2.5　建模的目标

有效建立大数据模型是当今社会的核心竞争力之一，而建立模型的关键则在于抓住主要因素实现建模目标。正如爱因斯坦在阐述"奥卡姆剃刀"原则时所言："事情应该力求尽可能简单，但是不可过于简单化。"因此，发挥大数据建模这一实

---

① 斯科特·佩奇. 模型思维 [M]. 杭州：浙江人民出版社，2019.
② 林崇德. 心理学大辞典：下卷 [M]. 上海：上海教育出版社，2003.

用、好用、管用工具的作用，关键在于明确建立大数据模型的目标是什么，从复杂性中抽丝剥茧但又不刻意追求简单化，从而有针对性地建立大数据模型。

> 基于复杂性容易使人迷失，而简单化则更利于人们理解和操作的观点，奥卡姆剃刀定律又称"奥康的剃刀"，是由 14 世纪英格兰逻辑学家、圣方济各会修士奥卡姆的威廉提出。该定律坚持"如无必要，勿增实体"，即"简单有效原理"。正如他在《箴言书注》第 2 卷第 15 题中所言：切勿浪费较多东西去做事情，用较少的东西，同样可以做好的事情。就别除或屏蔽不必要的维度和属性，聚焦关键因素建立大数据模型而言，奥卡姆剃刀定律是建模思路、目标的典型应用和生动阐释。

2.5.1 逻辑推理

从典型的事物中推导出背后的规律，从而找出产生这一现象的原因，需要人们首先提出假设，利用模型检验各种结果的可能性和不可能性，从而发现事物背后的规律，得出最终结论，这也是人类进行逻辑推理的典型方式。例如：1951 年肯尼斯·约瑟夫·阿罗在他的经济学经典著作《社会选择与个人价值》中，采用数学公式对通行的投票选举方式能否保证产生合乎大多数人意愿的领导者进行验证，从而得出阿罗不可能性定理，即不可能从个人偏好顺序推导出群体偏好顺序。而阿罗不可能性定理的得出过程就是提出假设，通过模型验证可能性和不可能性，从而得出具体的结论。虽然阿罗不可能性定理得出的"一个社会不可能有完全的每个个人的自由——否则将导致独裁；一个社会也不可能实现完全的自由经济——否则将导致垄断"的异于常理的轰动性结论受到李特尔、萨缪尔森等学者的激烈反驳，但因基本模型的科学性和完整性，阿罗不可能性定理经受住了所有技术上的批评，使得其基本理论没有出现重大挑战。这也从一个侧面印证，科学完善的模型对人类逻辑推理是多么重要。

然而，建立科学完善的模型，说起来容易，做起来实难。正如刘鹤副总理在《两次全球大危机的比较研究》中所言："由于历史事件和比较的对象极为宏观，可以用于翻阅资料和进行数据比较的研究时间十分有限，我们的描述选择了较为粗略的方式，描述的重点是'是什么'而不是'为什么'。即便是对'是什么'的描述也十分困难，因此这项研究大纲仅是更深入研究的起点。"这种描述上的困难，很大程度上是因为搜集高质量数据较为受限，这也从一个侧面反映了高质量模型的可贵。

阿罗不可能性定理是为了证明能否将每个个体表达的先后次序综合成整个群体的偏好次序，源自 18 世纪法国思想家孔多塞的"投票悖论"：假设甲、乙、丙三人，面对 a、b、c 三个备选方案，有如下的偏好排序。

甲（a＞b＞c）；乙（b＞c＞a）；丙（c＞a＞b）

注：甲（a＞b＞c）代表——甲偏好 a 胜于 b，又偏好 b 胜于 c，乙和丙同理。

1. 若取"a""b"对决，那么按照偏好次序排列如下：

甲（a＞b）；乙（b＞a）；丙（a＞b）；社会次序偏好为（a＞b）

2. 若取"b""c"对决，那么按照偏好次序排列如下：

甲（b＞c）；乙（b＞c）；丙（c＞b）；社会次序偏好为（b＞c）

3. 若取"a""c"对决，那么按照偏好次序排列如下：

甲（a＞c）；乙（c＞a）；丙（c＞a）；社会次序偏好为（c＞a）

于是得到三个社会偏好次序——（a＞b）、（b＞c）、（c＞a），其投票结果显示"社会偏好"有如下事实：社会偏好 a 胜于 b、偏好 b 胜于 c、偏好 c 胜于 a。显而易见，这种所谓的"社会偏好次序"包含内在的矛盾，即社会偏好 a 胜于 c，而又认为 a 不如 c！所以按照投票的大多数规则，不能得出合理的社会偏好次序。

2.5.2 现象解释

为经验现象提供清晰的逻辑解释是模型的重要目标之一，最有效的模型既能解释简单的现象，也能解决令人费解的问题。而这里面最典型的，非英国大数学家、科学家艾萨克·牛顿的那棵苹果树莫属。一颗从苹果树上掉落的苹果，恰巧掉到大科学家的头上。在寻找苹果为什么会掉落的原因的过程中，牛顿发现了万有引力定理，即自然界中任何两个物体都是相互吸引的，引力的大小跟这两个物体的质量乘积成正比，跟它们的距离的二次方成反比，用数学模型表示就是：

$$F = \frac{G \times m_1 \times m_2}{r^2}$$

其中：G 为引力常量；r 为两个物体之间的距离；m_1、m_2 为两个物体的质量。在人类漫长的发展史中，苹果应该不止一次掉落在人们的头上，但为什么只有牛顿发现了万有引力定理，成就不世之功呢？也许应用数学模型能力上的差异是根本原因所在。应用数学模型解释日常现象的经典案例浩如烟海，也成为人类科技史上的璀璨篇章。

2.5.3 发展设计

通过数学模型，实现迭代发展，在世界通信发展史中得到淋漓尽致的展现。第五代移动通信技术（简称 5G）是最新一代蜂窝移动通信技术，是 4G（LTE-A、WiMax）、3G（UMTS、LTE）和 2G（GSM）的延伸。5G 的特点是高数据速率、减少延迟、节省能源、降低成本、提高系统容量和大规模设备连接。毫无疑问，随着 2018 年我国提出加快发展"新基建"，5G 已经成为我国基础设施和经济增长的新引擎，也是科技革命和产业变革的重要驱动力量，是国际科技竞争的重要领域。美国打压华为、断供芯片等国际事件，无不闪烁着 5G 竞争的影子。而这一国家之间的科技巅峰之争，全球通信企业间的逐鹿之战，背后的底层逻辑和真正的主宰则是数学模型——香农公式：

$$C = B \log_2\left(1 + \frac{S}{N}\right)$$

其中：C 为信息速率的极限值；B 为信道带宽，Hz；S 为信号功率，W；N 为噪声功率，W；S/N 表示信噪比。从香农公式可以看出，想要提高信息的传送速率，关键在于提高信噪比和带宽。从 1G 至 2G 至 3G 至 4G，甚至到 5G 的现代通信技术的迭代发展，全世界无不在追逐香农公式的极限：通过不断革新技术，提高信噪比，增加带宽，实现了每十年一次的世界通信技术的迭代发展（见图 2-6）。正如大卫·福尔内所赞叹的那样："香农重新建造了一个全新的世界，从宙斯的额头开始。"

基础的数学模型使人类对发展模式进行了优化和再设计。此过程大幅提升了全人类的福祉，也彰显了数学模型的强大魅力。而这种高速的技术迭代发展，可能为人类生产生活带来革命性的改变。因为 5G 网络的延时只有 0.001 秒，2019 年 1 月 19 日，中国一名外科医生利用 5G 技术实施了全球首例远程外科手术，在福建省操控 48 千米以外一个偏远地区的机械臂成功切除了一只实验动物的肝脏。

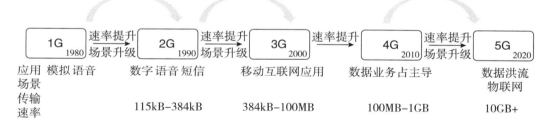

图 2-6　通信技术迭代发展示意图

图片来自：通信人家园《谁是 5G 主宰？香农公式才是背后的大 BOSS》。

2016 年 5 月 30 日，全国科技创新大会举办，习近平总书记亲自参加。任正非在代表华为公司做《以创新为核心竞争力 为祖国百年科技振兴而奋斗》为题目汇报发言时指出"华为现在的水平尚停留在工程数学、物理算法等工程科学的创新层面，尚未真正进入基础理论研究。随着逐步逼近香农定理、摩尔定律的极限，而对大流量、低时延的理论还未创造出来，华为已感到前途茫茫，找不到方向。华为已前进在迷航中。"而要打破这一困境，走出茫茫前途，任正非给出的药方是："华为正在本行业逐步攻入无人区，处在无人领航、无既定规则、无人跟随的困境。华为跟着人跑的'机会主义'高速度，会逐步慢下来，创立引导理论的责任已经到来。"而任正非所指的"创立引导理论"也许就是指如香农公式般能够较好地指引人们规划前进道路、做好发展设计的高质量的数学模型。就这个意义而言，数学模型不仅能够帮助人们做好规划设计，更是人类发展的灯塔，给迷航中的人们指引前进的方向。

2.5.4 推动行动

> 行动，只有行动，才能决定价值。
>
> ——约翰·菲希特

模型在推动人类行动方面的作用同样突出。因为模型与数据紧密相关，在推动重要的行动时，决策者对模型的依赖尤其明显。从某种意义上来说，优质的模型是迅速有力行动的基础。

2008 年，在美国次贷危机愈演愈烈的时刻，作为"问题资产救助计划"的一部分，美国联邦储备银行向跨国保险公司美国国际集团（AIG）提供了 1 820 亿美元的金融救助款。根据美国财政部的报告，政府之所以决定拯救美国国际集团，是"因为它在金融危机期间如果破产，就会对我们的金融体系和经济产生破坏性影响"。救助的目的不是拯救美国国际集团本身，而是支持整个金融体系。而"问题资产救助计划"做出的每一项具体决策都是以特定模型为基础。

在金融机构网络模型（见图2-7）中，节点（圆圈）代表金融机构，连接线代表这些金融机构的持有资产价值之间的相互关系。连接线的颜色和宽度代表相关性的强度，更深和更粗的线条意味着更大的相关性。从金融机构网络模型可以看出，美国国际集团在金融机构网络中占据了中心位置，如果美国国际集团破产了，那么与它相关的公司也会容易诱发破产的连锁反应。从图2-7同样可以看出，美国政府让雷曼兄弟公司倒闭而不采取救助措施的原因是雷曼兄弟公司并没有在网络中占据中心地位。因为历史不会重演，我们无法得知如果美国政府救助雷曼兄弟公司而非美国国际集团最终是什么结果，但毫无疑问，美国政府放任雷曼兄弟公司破产而救助美国国际集团的举措，没有导致金融体系崩溃，最终也证明：美国政府的这笔贷款的利润回报十分丰厚，最终获得了230亿美元的利润[1]，这从一个侧面也证明，在金融机构网络模型指导下，美国政府采取的救助措施是有成效的。

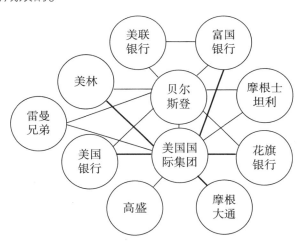

图2-7 金融机构网络模型

图片来自：斯科特·佩奇《模型思维》。

这种基于模型推动行动的案例数不胜数。从某种意义上说，在新冠疫情初期，政府做出武汉封城的重大决策，模型也发挥了至关重要的作用。

---

① 斯科特·佩奇. 模型思维 [M]. 杭州：浙江人民出版社，2019.

2.5.5 预测未来

本书在第 1 章介绍了中美两国的科学家应用网络大数据开发的流感预测模型，但是应用模型进行发展预测的历史远不止于此。法国数学家、天文学家奥本·尚·约瑟夫·勒维耶运用万有引力定律，通过求解 33 个数学方程公式，于 1846 年 8 月 31 日计算出对天王星起摄动作用的未知行星的轨道和质量，并且预测了它的位置。之后，他将计算结果呈送给法国科学院，与此同时，他还写信给当时拥有较大望远镜的几个天文学家，请求帮助观测。1846 年 9 月 18 日，伽勒收到勒维耶信的当天晚上，就观测搜寻，仅用一个半小时就在偏离勒维耶预言的位置 52′ 处观测到了这颗当时星图上没有的行星——海王星。由于海王星的发现，英国皇家学会授予了勒维耶柯普利奖章。

模型不仅用于科学预测，在事实预测方面的成果也十分突出。2009 年 6 月 1 日，法国航空公司 AF477 航班在从巴西里约热内卢加利昂国际机场飞往法国巴黎戴高乐机场的途中，于大西洋上空坠毁。在接下来的几天里，救援人员发现了一些漂浮的碎片，但是无法找到飞机的残骸和遇难者的尸体。及至 2009 年 7 月，搜救人员考虑到飞机"黑匣子"里水下信标中的电池电力已经耗尽，不得不中止搜救行动。一年后，伍兹霍尔海洋研究所率领的搜寻队使用美国海军的侧扫声呐船和水下自动航行器进行了第二次搜索，也没有得到什么结果。之后，法国国家统计分析局不得不求助于模型。他们将概率模型应用于大海洋流，并标示出了一个坠毁的飞机最有可能沉没的矩形区域。根据模型给出的预测区域，搜索队在一个星期之内就找到了飞机残骸[①]。

模型在科学发现、事故处理中大显身手、大放异彩的同时，在经济社会发展预测中也在发挥着重要的作用。2020 年 3 月 16 日，以"预测模型"为主题可以在知网搜索学术论文 19.9 万篇，以"GDP 预测模型"为主题，可以搜索学术论文 1 000

---

① 斯科特·佩奇. 模型思维［M］. 杭州：浙江人民出版社，2019.

余篇。可以看出，数学模型已经广泛应用于经济社会发展的预测评估。

2.6　从美股历史性熔断培养模型思维

2020 年 3 月，受新冠疫情的影响，美国股市两周内连续出现了 4 次熔断。3 月 15 日，美联储下调联邦基金利率 100 个基点至 0%~0.25%，并推出 7 000 亿美元的 QE（量化宽松计划），这也是美联储自 2008 年金融危机以来第一次实行零利率和量化宽松政策。但是 3 月 16 日，美股无视美联储的重大利好，截至收盘，道琼斯工业指数跌 2 997.10 点，跌幅 12.93%，报 20 188.52 点；纳斯达克指数跌 970.28 点，跌幅 12.32%，报 6 904.59 点；标普 500 指数跌 324.89 点，跌幅 11.98%，报 2 386.13 点，触发本月第三次熔断，也是史上第四次熔断。道指收跌近 3 000 点，为三年以来新低，创史上最大下跌点数，以及 1987 年以来最大单日跌幅。巴菲特接受雅虎财经采访时说：“只要你一直在这个市场玩，就什么都会遇见的，但是这次这个场面我也是活了 89 年才遇到。”也因此，这位经历过无数“风浪”的老人认为，尽管 1987 年和 2008 年的股市更为可怕一些，但无可否认，目前的股市对投资者来说是残酷的。

在这里，我们不对美股熔断背后的机理进行讨论，而是将目光聚焦到一个小点：与美国股市熔断相同步，北向资金一改大幅流入沪深股市的态势，呈现大幅流出的现象。对此，媒体和财经评论人有多种解释，较为普遍的认识认为，这是外资出逃的迹象。但是，从大数据模型的角度，应用模型思维又该如何认识和思考这个问题呢？

我国沪深股市中，“北向”指的是沪深两市的股票，“南向”指的是香港的股票。因此，一般将北向资金定义为从香港股市流入内地股市的资金。南向资金是指内地股市流入香港股市的资金。在沪深股票市场中，不允许国外资金直接参与股票买卖，但我国香港地区是国际化股票交易中心，很多国

外的资金可以在港股中进行投资，而且比例很高。因此，我国分别在 2014
年和 2016 年开通了沪港通和深港通，允许资金在沪深股市市场和港股市场
之间流动。香港因地处祖国大陆的南面，故形成了北向资金和南向资金的说
法。因为北向资金多来自国际投资者，往往被称为聪明资金，一定程度上成
为我国股市的投资风向标。2020 年 1 月 17 日，春节前最后一个交易日，我
国股市出现较大跌幅，当日北向资金净流出 117 亿元。春节后 2 月 3 日第一
个成交日，我国股市大跌，而北向资金当日净流入 181 亿元，仅两个交易
日，盈利就接近 10%，较好地实现了股市抄底，获利颇丰。

2.6.1 现象解释

正如查理·芒格所言："要想成为一个有智慧的人，你必须拥有多个模型。而
且，你必须将你的经验，无论是间接的，还是直接的，都放到构成这些模型的网格
上。"全面认识北向资金流入流出的性质，合理解释这一现象，必须进行多维度的
模型思考，单纯应用北向资金流入流出一个指标有失偏颇。因此，从模型思维解释
现象出发，我们首先要找出北向资金交易全景数据，进行全面的数据搜集。

我们对选取的北向资金当日买入金额、当日卖出金额、当日买卖总金额、净
流入金额（当为负值时说明卖出金额高于买入金额）4 个模型指标进行分析，从
表 2-1 可以看出，随着 3 月 9 日美国股市 2020 年第一次熔断，北向资金确实呈
现卖出金额大于买入金额的情况，从 3 月 9 日至 3 月 17 日的 7 个交易日，净买入额
累计减少 598.39 亿元。但是同时，也可以看到，北向资金的交易额一直维持在高
位，3 月 17 日交易额为 885.74 亿元，是 1 月 2 日的 1.42 倍；同时，买入金额为
401.68 亿元，在 48 个交易日中排名第 21 位。因此，单纯用北向资金流出一个指标
判定北向资金发生出逃现象有失偏颇。综合 4 个模型指标可以看出，北向资金交易
较为活跃，虽然面临美股 4 次熔断的情况，依然有大量的机构坚定地看好沪深股市

后市，交易量不仅没有萎缩，相比年初股市大幅上升的时期，交易量反而出现一定程度放量的情况。

表 2 - 1 北向资金日买卖金额情况表

日期	买卖总额/亿元	买入成交额/亿元	卖出成交额/亿元	成交净买入/亿元
2020 - 03 - 17	885.74	401.68	484.06	- 82.38
2020 - 03 - 16	960.45	431.19	529.26	- 98.07
2020 - 03 - 13	996.87	424.80	572.07	- 147.26
2020 - 03 - 12	857.03	386.61	470.42	- 83.80
2020 - 03 - 11	830.73	378.04	452.69	- 74.65
2020 - 03 - 10	945.45	488.21	457.25	30.96
2020 - 03 - 09	986.59	421.70	564.89	- 143.19
2020 - 03 - 06	774.03	371.80	402.22	- 30.42
2020 - 03 - 05	1 004.18	526.14	478.04	48.11
2020 - 03 - 04	898.63	445.41	453.22	- 7.80
2020 - 03 - 03	1 032.11	518.46	513.65	4.80
2020 - 03 - 02	1 034.23	537.88	496.36	41.52
2020 - 02 - 28	1 134.11	541.37	592.74	- 51.37
2020 - 02 - 27	963.86	462.23	501.63	- 39.41
2020 - 02 - 26	1 081.62	507.18	574.45	- 67.27
2020 - 02 - 25	1 059.99	505.84	554.15	- 48.31
2020 - 02 - 24	939.40	426.18	513.23	- 87.05
2020 - 02 - 21	872.71	430.76	441.96	- 11.20
2020 - 02 - 20	850.78	444.88	405.90	38.98
2020 - 02 - 19	775.38	406.41	368.97	37.45
2020 - 02 - 18	718.23	332.16	386.07	- 53.90
2020 - 02 - 17	746.41	400.02	346.39	53.62
2020 - 02 - 14	646.61	344.92	301.69	43.23
2020 - 02 - 13	720.36	364.14	356.22	7.91
2020 - 02 - 12	669.88	342.37	327.51	14.85
2020 - 02 - 11	705.44	357.94	347.50	10.44
2020 - 02 - 10	758.62	362.95	395.67	- 32.72
2020 - 02 - 07	725.73	346.37	379.36	- 32.99

续表

日期	买卖总额/ 亿元	买入成交额/ 亿元	卖出成交额/ 亿元	成交净买入/ 亿元
2020 - 02 - 06	865.89	485.73	380.15	105.58
2020 - 02 - 05	888.35	442.63	445.72	- 3.08
2020 - 02 - 04	1 023.53	536.37	487.17	49.20
2020 - 02 - 03	740.25	461.07	279.18	181.89
2020 - 01 - 23	839.63	361.01	478.62	- 117.62
2020 - 01 - 22	661.04	326.70	334.34	- 7.64
2020 - 01 - 21	655.76	292.24	363.52	- 71.28
2020 - 01 - 20	607.13	324.53	282.60	41.93
2020 - 01 - 17	546.38	290.80	255.58	35.21
2020 - 01 - 16	553.33	295.90	257.43	38.47
2020 - 01 - 15	532.79	271.61	261.17	10.44
2020 - 01 - 14	570.86	302.57	268.29	34.28
2020 - 01 - 13	590.08	333.59	256.49	77.10
2020 - 01 - 10	568.30	298.94	269.36	29.58
2020 - 01 - 09	607.27	341.39	265.88	75.51
2020 - 01 - 08	572.21	293.22	278.99	14.23
2020 - 01 - 07	595.15	320.11	275.04	45.07
2020 - 01 - 06	649.90	346.73	303.17	43.55
2020 - 01 - 03	560.01	296.81	263.20	33.61
2020 - 01 - 02	623.12	362.29	260.82	101.47

数据来自 Wind。

2.6.2　逻辑推理

对上述现象的解释来自直观的北向资金交易数据，如果进一步验证北向资金不仅没有出逃反而更加坚定地看好沪深股市后市，需要放到沪深股市大盘中去定位。因此，我们选取沪深股市交易额、北向资金买卖金额占比（北向资金买卖金额占沪深股市成交总额的百分比）、北向资金买入金额占比（北向资金买入金额占沪深股市成交总额的百分比）5 个指标来进行验证。

从表 2 - 2 可以看出，沪深股市交易额在美股出现熔断后，确实发生交易规模逐步萎缩的情况，由 3 月 9 日的 10 859.32 亿元，逐步降至 3 月 17 日的 8 178.20 亿元。但是，北向资金买卖金额占比和北向资金买入金额占比均达到了历史的高位。这个数据模型有力支持了在 3 月 9 日至 17 日，面对美股的大跌，北向资金依然坚定看好沪深股市后市的逻辑推理。同时，这也印证了"要想成为一个有智慧的人，你必须拥有多个模型"的哲理所在。只有充分运用模型思维，才能避免人云亦云、片面认知的陷阱。通过多维数据的模型指标支持，我们不仅能够得出与部分媒体单纯解读其中一个指标相反的结论，而且能够更加全面深入地认清事实，让我们能够准确、客观、理智地分析突发事件，并找出背后的真相。

表 2 - 2　北向资金日买卖金额占比表

日期	买卖总额/亿元	买入成交额/亿元	成交金额/亿元	买卖金额占比/%	买入金额占比/%
2020 - 03 - 17	885.74	401.68	8 178.20	10.83	4.91
2020 - 03 - 16	960.45	431.19	9 630.32	9.97	4.48
2020 - 03 - 13	996.87	424.80	9 663.89	10.32	4.40
2020 - 03 - 12	857.03	386.61	8 373.73	10.23	4.62
2020 - 03 - 11	830.73	378.04	9 726.52	8.54	3.89
2020 - 03 - 10	945.45	488.21	10 812.29	8.74	4.52
2020 - 03 - 09	986.59	421.70	10 859.32	9.09	3.88
2020 - 03 - 06	774.03	371.80	9 572.94	8.09	3.88
2020 - 03 - 05	1 004.18	526.14	11 716.38	8.57	4.49
2020 - 03 - 04	898.63	445.41	9 918.29	9.06	4.49
2020 - 03 - 03	1 032.11	518.46	11 756.96	8.78	4.41
2020 - 03 - 02	1 034.23	537.88	10 290.06	10.05	5.23
2020 - 02 - 28	1 134.11	541.37	11 290.84	10.04	4.79
2020 - 02 - 27	963.86	462.23	10 503.56	9.18	4.40
2020 - 02 - 26	1 081.62	507.18	13 123.59	8.24	3.86
2020 - 02 - 25	1 059.99	505.84	14 148.73	7.49	3.58
2020 - 02 - 24	939.40	426.18	12 217.28	7.69	3.49
2020 - 02 - 21	872.71	430.76	11 707.42	7.45	3.68
2020 - 02 - 20	850.78	444.88	10 681.05	7.97	4.17
2020 - 02 - 19	775.38	406.41	10 385.50	7.47	3.91

续表

日期	买卖总额/亿元	买入成交额/亿元	成交金额/亿元	买卖金额占比/%	买入金额占比/%
2020 – 02 – 18	718. 23	332. 16	9 997. 15	7. 18	3. 32
2020 – 02 – 17	746. 41	400. 02	9 369. 28	7. 97	4. 27
2020 – 02 – 14	646. 61	344. 92	8 128. 05	7. 96	4. 24
2020 – 02 – 13	720. 36	364. 14	8 708. 82	8. 27	4. 18
2020 – 02 – 12	669. 88	342. 37	7 898. 72	8. 48	4. 33
2020 – 02 – 11	705. 44	357. 94	7 858. 23	8. 98	4. 55
2020 – 02 – 10	758. 62	362. 95	8 854. 68	8. 57	4. 10
2020 – 02 – 07	725. 73	346. 37	9 292. 91	7. 81	3. 73
2020 – 02 – 06	865. 89	485. 73	9 130. 75	9. 48	5. 32
2020 – 02 – 05	888. 35	442. 63	8 719. 14	10. 19	5. 08
2020 – 02 – 04	1 023. 53	536. 37	9 096. 22	11. 25	5. 90
2020 – 02 – 03	740. 25	461. 07	5 189. 00	14. 27	8. 89
2020 – 01 – 23	839. 63	361. 01	8 085. 94	10. 38	4. 46
2020 – 01 – 22	661. 04	326. 70	7 077. 31	9. 34	4. 62
2020 – 01 – 21	655. 76	292. 24	6 902. 79	9. 50	4. 23
2020 – 01 – 20	607. 13	324. 53	6 789. 48	8. 94	4. 78
2020 – 01 – 17	546. 38	290. 80	6 072. 28	9. 00	4. 79
2020 – 01 – 16	553. 33	295. 90	6 125. 86	9. 03	4. 83
2020 – 01 – 15	532. 79	271. 61	6 108. 85	8. 72	4. 45
2020 – 01 – 14	570. 86	302. 57	7 017. 10	8. 14	4. 31
2020 – 01 – 13	590. 08	333. 59	6 677. 43	8. 84	5. 00
2020 – 01 – 10	568. 30	298. 94	6 399. 61	8. 88	4. 67
2020 – 01 – 09	607. 27	341. 39	7 064. 04	8. 60	4. 83
2020 – 01 – 08	572. 21	293. 22	7 790. 25	7. 35	3. 76
2020 – 01 – 07	595. 15	320. 11	7 320. 97	8. 13	4. 37
2020 – 01 – 06	649. 90	346. 73	8 038. 55	8. 08	4. 31
2020 – 01 – 03	560. 01	296. 81	6 951. 85	8. 06	4. 27
2020 – 01 – 02	623. 12	362. 29	7 512. 41	8. 29	4. 82

数据来自 Wind。

2.6.3 推动行动

2020 年 3 月 16 日，任泽平对美联储的紧急降息发表评论："美联储紧急降息至零，推出 7 000 亿美元大规模 QE 计划，直接'all in'。我就一句话：'饮鸩止渴'。"同时，任泽平表示，"如果中国能推动以新基建和减税为主的财政政策，扩大开放，开展多层次资本市场建设，再加上改善收入分配和社会治理，国运来了"。从某种意义上讲，在世界股市大幅下行，多个国家出现恐慌性抛售的情况下，北向资金依然坚定地入局中国股市，也是对中国国运的坚定信念，对分享中国发展红利的迫切期待。

这也正如 3 月 16 日，国家统计局新闻发言人毛盛勇在详解前两个月国民经济危中之机中所言："随着政策效果显现，疫情影响将于二季度减弱，前期压抑的经济活力会逐步释放，经济数据也将呈现明显回升。疫情对当前经济影响是短期的，不会改变中国经济长期向好的基本面。"自疫情爆发以来，我国政府采取了快速行动，包括封城隔离、暂停交通、社区管制等措施，成功遏制了病毒扩散，也确保了新冠疫情被迅速控制，既彰显了党和政府为民情怀，也凸显了作为世界性大国的执行力、凝聚力和负责任的形象。多难兴邦，在民族复兴的伟大征程上，我们每一名中国人都要躬身入局、兢兢业业，为国家的繁荣昌盛，也为蒸蒸日上的国运贡献一份我们自己的力量，做坚定的事业推动者！

2.7 用好模型思维

要学习掌握世界统一于物质、物质决定意识的原理，坚持从客观实际出发制定政策、推动工作。

——习近平总书记

毫无疑问，在当今社会，模型发挥了越来越重要的作用，已经成为人类认识世界、解决问题、思考哲理的重要帮手。不具有模型思维，没有处理模型的能力和水平，往往让人寸步难行。但是，大数据模型毕竟属于方法论的范畴，属于"技艺"，如何把技艺发挥得更好，还需要人们有一个正确的价值观、世界观，也就是对待这个世界的科学态度。而这个态度最可贵的地方，就是在信息爆炸的时代，始终保持独立思考之精神，既能够大胆假设，也能够利用模型小心求证，进行有价值的逻辑推理、现象解释，进而指导实践、推动行动，在纷繁复杂的世界和信息大爆炸的时代不人云亦云、随波逐流，始终保持清醒的头脑和坚定的立场，从而做到从客观实际出发制定政策、推动工作。这也许是股神巴菲特不要每个球都打，而是只打那些处在"甜蜜区"的球的含义，也是习近平总书记多次强调坚持从客观实际出发的内在动机。只有先认清客观实际，才能基于客观实际做出决策，从而避免盲动和乱动。

2.7.1 最佳击球手

股神巴菲特的办公室里，贴着一张被称为美国"史上最佳击球手"的波士顿红袜队击球手泰德的海报（见图 2-8）。泰德有一个鲜明的观点：不要每个球都打，而是只打那些处在"甜蜜区"的球，这也是对巴菲特投资理念影响最大的一句话。巴菲特曾对严格执行这种击球策略有多难做出过解释：这种策略听起来简单，但在实际比赛中却非常难操作，特别是在决定胜负的关键时刻。几万名观众绷紧了神经，用期待的眼睛看着你，当球飞过来的时候，如果不打，就将迎来全场的嘘声。这时，坚持"只打高价值的球"就需要极强大的定力和冷静的内心。

丹·艾瑞里在《怪诞行为学》中对巴菲特的这种超乎常人的定力和坚持给出了另一种角度的诠释：人们在面对多个选择时，即使明知其中一项可以获得最大成功，他们也不愿意轻易放弃其他选

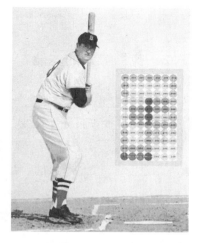

图 2-8 被称为"史上最佳击球手"的泰德海报

择。因为我们的大脑对于风险，天然是排斥和抗拒的。所以，能够获得巨大成功的人很少，因为他们能克服那种心理上的本能。

> 巴菲特在 2017 年的一个纪录片中说："我能看见 1 000 多家公司，但我没有必要每个都看，甚至看 50 个都没必要。投资这件事的秘诀，就是坐在那儿看着一次又一次的球飞来，等待那个最佳的球出现在你的击球区。人们会喊——打呀。别理他们。我知道自己的优势和圈子，我就待在这个圈子里，完全不管圈子以外的事，定义你的游戏是什么，有什么优势，非常重要。"巴菲特的话充分说明了，一位真正的高手必须具备一种深思熟虑后做选择的战略能力——做那些"更少但是更好"的事。大多数人的时间、经历、智商基本上是差不多的，真正绝顶聪明的人非常稀少，而高手之所以比普通人做得更好，最大的秘诀就是"专注"，或者说是锚定一种价值定位并敢于舍弃的能力。对人来说，这往往是违反本能的，所以做到"专注"才那么难，所以成为巴菲特般高手的人少之又少。而模型的价值，就是坚定我们这种独立思考，确保不为纷扰的外在因素所干扰，确保人生始终处于"专注"的状态。

2.7.2　克服心理的本能

> 天下古今之庸人，皆以一惰字致败，天下古今之才人，皆以一傲字致败。
>
> ——曾国藩

无论是哪一种人，在曾国藩看来，克服懒惰和刚愎自用都是成事的基本前提。这也是丹·艾瑞里提到的人应该克服的心理的本能之一。而建立模型，则能够较好地克服人的"懒"和"傲"。多方搜集数据，全面思考问题，是一个艰辛的过程。

有时候，一组复杂数据的获取、加工、清洗和分析，对应的是未知的业务领域和理论探索，既劳神又劳力，其难度可能不逊于"两句三年得，一吟双泪流"。因此，充分搜集数据的过程，就是克服"懒惰"的过程。同时，大数据模型首先倡导的是应用科学方法进行逻辑推理和现象解释，并基于客观的模型运算结果，凝聚行动共识，这也恰恰克服了因"一叶障目、不见泰山"而形成的夜郎自大、刚愎自用。从这个意义上讲，模型思维是一剂克服心理某些不利于自我完善和发展的本能的良药，让人不再讳疾忌医，而是正视自身存在的缺点和不足。

2.7.3 独立思考之精神

> 我们要深信：今日的失败，都由于过去的不努力；我们要深信：今日的努力，必定有将来的大收成。
>
> ——胡适《赠与今年的大学毕业生》

胡适先生对"努力"成效的观点同样适用于努力专注建立高质量的模型上。按照严谨的建模步骤，科学地建立大数据模型，勤奋地搜集数据，积极地严密论证，"衣带渐宽终不悔，为伊消得人憔悴"，而往往能够收获"山重水复疑无路，柳暗花明又一村"的豁然开朗。尤其是当前，我国正处在转变发展方式、优化经济结构、转换增长动力的攻关期，结构性、体制性、周期性问题相互交织，"三期叠加"（增长速度换挡期、结构调整阵痛期、前期刺激政策消化期）影响持续深化，经济下行压力持续加大。2020 年作为实现全面建成小康社会目标和打赢脱贫攻坚战的收官之年，改革发展任务仍然很重。同时，世界经济增长持续放缓，仍处在国际金融危机后的深度调整期，世界大变局加速演变的特征更趋明显，全球动荡源和风险点显著增多，各种思想和观点层出不穷，各类信息交相冲击人们的思想观念。"沧海横流显砥柱，万山磅礴看主峰"，身处"百年未有之大变局"，更加凸显了"独立思考之精神"的可贵。

2020 年 3 月 19 日，面对新冠疫情的冲击，美国股市第 4 次触发熔断，也成为 1987 年美国建立股市熔断机制后的第 5 次。而美国股票市场作为世界上最发达的股票市场，1792 年就已初具雏形，20 世纪又逐步由国内市场发展为国际市场，早已度过了"小婴儿"期，规模大、市场成熟、运作规范、股价稳定一向是美国股市的显著标签，也获得全球投资者的信赖和认可。自 1987 年美国建立股票市场熔断机制以来，先后经历了 1997 年亚洲金融危机、2000 年纳斯达克泡沫破裂、2001 年"9·11"恐怖袭击、2008 年次贷危机、2014 年原油暴跌（从 2014 年每桶 107 美元一路跌至 2016 年每桶 26 美元），美国股市也仅是在 1997 年 10 月 27 日道琼斯工业指数暴跌 7.18%，触发了一次股票市场熔断。这次熔断虽然显著低于 2020 年 3 月 16 日 12% 以上的跌幅，但是迫使时任美国总统克林顿亲自出面做出解释："股市的状况可能是令人失望的，但我认为让一个总统评论每天或是每小时的市场动态，既不谨慎也不妥当。"

虽然是新冠疫情冲击叠加了原油降价，但原油也仅是从每桶 50 美元左右跌至每桶 30 美元左右，原油下跌的幅度和烈度远不及 2014 年，为什么两周内就触发了美股 4 次熔断呢？尤其是 3 月 16 日的一次熔断，道琼斯工业指数就下跌 2 997 点，跌幅高达 12.93%，创出 1987 年以来最大跌幅。面对美国股票市场波诡云谲的发展形势和新冠疫情对世界经济的冲击，我国国内对美国股市暴跌对沪深股市的冲击，以及世界金融动荡对我国经济社会发展的影响出现了看多和看空两种截然相反的观点。毫无疑问，疫情的冲击已经扑面而来，站在历史的十字路口和发展的关键节点，面对对立冲突的观念和各种"阴谋论"的持续发酵，我们又当如何认识并保持独立思考之精神，透过重重迷雾看清来路，做出最符合事实的精准判断呢？

2.7.4 对立的观点

> 所有的优越感都不是来自容貌、身材、知识、家族、财富、地位、成就和权力，它只来自缺见识和缺悲悯。增长自己的见识，培养自己的悲悯情怀，优越感自然就消失了。
>
> ——孟非

鉴于疫情在国外流行和国际金融市场动荡是否会引发新一轮的经济危机，以及这种动荡是否会切断国际产业链、供应链，阻断我国的改革发展进程等议题太过宏观，且难以较短时间内找出充分的数据建立动力模型进行验证和预测，故笔者以当时热议且争论激烈的美国股市暴跌对中国股市的传导影响为例，梳理了两种截然相反的观点。也正是这种梳理，让我们再次看到个人的渺小与世界的宏大，也更加深刻地体悟优越感的偏狭和不断增长见识的重要性。虽然说兼听则明，偏听则暗，但不同的思潮甚至矛盾冲突的观点容易把人们的思想进行碎片化、片面化的切割，这也更加凸显了模型思维和大数据思维的重要性。

2.7.4.1 看多的观点

1. 国内疫情最先控制，发展优势明显

中国的疫情已经得到了有效控制，2020 年 3 月 16 日，我国境内只确诊了 1 例新冠病例，20 例为境外输入病例，且多个省区多日保持了零确诊纪录。

2. 新基建的提出为我国经济转型提供了抓手和契机

5G、芯片、数据中心、云计算等是新基建的重要领域，我国以新基建为抓手推动科技发展是长期的主线，也会形成持续的政策利好，科技成长的主线没有变，我国股市长期看涨的牛市基本行情没有变，只是由于疫情的冲击和国际金融市场动荡，由"疯牛"发展为"慢牛"。

3. 市场做多的热情依然很高

进入 2020 年以来，我国股市交易额持续增长，最高达到每天 1.4 万亿元，即使受到疫情冲击和美国股市熔断的影响，每日交易额仍然保持在 1 万亿元左右，市场做多的情绪没有变。尤其是 5G、半导体等科技热点板块，即使处于 3 月 18 日相关指数下跌幅度较大的情况下，单日交易额仍然是 2015 年最高点的 3 倍左右。

4. 我国股市抗压能力显著增强，依然能够走出独立行情

一方面，在 2020 年 2 月 3 日我国疫情冲击股市最严重的时刻，股市也仅是大

幅下跌 1 天，之后就高位回调，沪深主要股指均创出年内新高。受新冠疫情在国外蔓延和国际金融市场动荡影响，我国股市虽然也出现了大幅回调，但幅度显著小于欧美股市。截至 3 月 19 日，欧美主要股市相比年初多数已经回调了 30% 以上，道琼斯工业指数一度击穿美国总统特朗普 2017 年 1 月上任时的低点，美国股市已经几乎回吐了近 4 年来的全部涨幅，但我国股市下跌幅度仅为 5% 左右，而且创业板指数相比年初依然保持正增长。因此，沪深股市依然能够走出独立行情，进一步弱化国际股票市场的动荡对我国股市的不利影响。

5. 我国经济的基本面提供了有力支撑

当前，疫情影响是短期的，即使是疫情冲击最严重的 2020 年 1、2 月份，全国城镇调查失业率也仅分别为 5.3% 和 6.2%，规模以上工业增加值同比下降 13.5%，全国服务业生产指数同比下降 13%，全国固定资产投资同比下降 24.5%，社会消费品零售总额同比下降 20.5%，我国经济经受住了疫情的冲击，也充分显示了我国经济发展的韧性和潜力。疫情不可能改变我国经济长期向好的基本面，更不会改变我国经济依然能够保持中高速增长的发展趋势。我国经济良好的基本面将为我国股市长期向好发展提供坚强支撑。

6. 我国股市整体处于历史低点，受影响程度有限

相对于美股长达 11 年的牛市，我国股市在 2015 年暴涨回调之后，一直处于历史的低点，上证综指长期处于 3 000 点左右的低位，企业估值相对较低，具有较好的成长潜力，投资价值较为突出。2020 年以来，巴菲特就提出正在寻找在中国投资的机会，并甄选了 5 名中国企业高管、5 名中国顶级投资人，在奥马哈办公室进行面对面的交流，用以了解中国顶级企业的发展成果与未来空间，分享中国投资家们的投资理念。2020 年 3 月 22 日，在国务院新闻发布会上，中国证监会副主席李超就表示：目前沪深股市市盈率低、流动性相对充裕、投资价值显现。境外市场剧烈波动对沪深股市的影响是阶段性的、可控的。因此，在全球股市大幅震荡的情形之下，中国股市的投资价值日益凸显，有望成为全球资本的"避险资产"。

7. 国际资本持续扩容中国股市，有望成为价值投资的稳定器

当前，随着沪股通、港股通的开通，MSCI 指数、富时罗素指数、标普道琼斯指数等国际重要指数持续扩容中国股市，为中国股市注入了巨大的流动性。2020 年，北向资金净流入额已经突破 1 万亿元人民币。北向资金多为机构投资者，不易受市场短期波动影响，更注重持股的长期价值，有望降低我国股市以散户为主而引发的恐慌情绪，成为股市的稳定器。

8. 市场流动性宽松没有改变

随着疫情冲击不断显著，各国央行已经开始救市，并通过大幅降息释放流动性，避免市场出现流动性枯竭。尤其是美国通过两次降息就达到 0 利率，在开启"零利率 + 7 000 亿美元 QE"模式的同时，美联储直接出手购买企业短期无担保商业票据，美国财政部也向美联储提供了 100 亿美元的信贷担保，随着市场流动性不断宽松，出现大面积的债务违约和企业破产可能性较小，尤其是美国经济的基本面较好，2019 年仍然在保持近 2% 的增长，虽然疫情对经济基本面有冲击，但不至于对美国经济造成断裂的风险。目前，我国也进行了多轮降准，而且鉴于我国政策调控空间较大，未来继续降准降息的可能性仍然较高，流动性宽松会长期保持，也将推动沪深股市的股价进一步增长。

9. 市场改革提供了巨大的政策利好

随着 2020 年 3 月 1 日新修订的《中华人民共和国证券法》实施，发行注册制全面实施已经是箭在弦上。同时，新修订的《中华人民共和国证券法》大幅提高了对证券违法行为的处罚力度，完善了投资者保护制度和信息披露制度。上述措施，为我国进一步强化股票市场的价值发现功能，让优质公司脱颖而出，形成良币驱逐劣币的良性循环格局奠定了坚实的法治基础，有利于推动我国股票市场持续健康稳定发展。正如著名财经人吴晓波在 2020 年跨年演讲中所言：中国的沪深股市市场是在 1990 年 12 月开市的，2020 年是中国资本市场运行的 30 周年，刚刚过去的 6 个月，是 30 年中国资本市场改革中最市场化、最激进的一段时间，这些市场化的

改革会推动整个资本市场的回暖。3月22日，在国务院新闻发布会上，中国证监会副主席李超就表示：疫情不会阻断中国资本市场改革步伐。3月16，国家发展改革委、中宣部、财政部、商务部等23个部门联合印发《关于促进消费扩容提质加快形成强大国内市场的实施意见》，明确将"提高居民财产性收入"列入重点内容，而提高居民财产性收入离不开资本市场的良性发展。可以预见的是，我国加快资本市场改革、推动证券市场健康可持续发展的举措将会越来越多，将为资本市场健康发展注入源源不断的政策利好。

10. 财富转移的趋势没有变

鉴于我国房地产市场像美国股市一样，经历了一轮漫长的牛市，平均年化收益率高于GDP增速，市值规模已经十分庞大，而居民杠杆率的提升以及国家房住不炒的定位，使得继续加杠杆进行投资性购房的性价比有所降低，而我国的资本投资渠道相对较少，利率又存在逐渐走低的趋势，因此，很多机构投资者认为楼市资金向股市转移是大势所趋。这种财富转移的方式将给股市带来长期大量的增量资金，而优质股票的价格也有望不断创出新高。同时，我国证券市场的机构增量资金也十分巨大。在2020年3月22日国务院新闻发布会上，银保监会副主席周亮表示：保险公司已成为资本市场第二大机构投资者，目前保险公司投资权益类资产的余额达18.8万亿元，其中，投资股票和基金规模达2万亿元。下一步，银保监会将积极支持保险公司在依法合规的前提下开展长期稳健的价值投资，在审慎监管情况下，赋予保险公司更多自主权，计划对偿付能力强、运营稳健等有条件的保险公司在现有权益类投资比重30%上限外适当提高投资比重，适当增设理财子公司。仅此一项，就有望给证券市场增加万亿元以上的资金注入。另外，我国居民杠杆率（见表2-3）一直保持较大幅度的增长，城乡居民调查中的居民债务压力、债务与可支配收入的比值均超过了美国同期水平，而居民杠杆率、债务水平、债务压力又与房价走势高度正相关。因此，在新冠疫情刺破美国股市泡沫之时，我国房价进一步大幅推高的可能性较小，而资本的逐利本性，容易使其从楼市中走出，在资本市场寻找新的盈利机会。

表 2 - 3 我国居民杠杆率情况表

时间	居民杠杆率/%	时间	居民杠杆率/%	时间	居民杠杆率/%
2006 - 03	11.50	2010 - 09	27.20	2015 - 03	36.40
2006 - 06	10.80	2010 - 12	27.30	2015 - 06	37.30
2006 - 09	10.80	2011 - 03	27.70	2015 - 09	38.20
2006 - 12	10.80	2011 - 06	28.00	2015 - 12	38.80
2007 - 03	18.40	2011 - 09	27.90	2016 - 03	39.90
2007 - 06	18.90	2011 - 12	27.80	2016 - 06	41.60
2007 - 09	19.40	2012 - 03	28.00	2016 - 09	43.10
2007 - 12	18.90	2012 - 06	28.50	2016 - 12	44.20
2008 - 03	18.80	2012 - 09	29.40	2017 - 03	45.40
2008 - 06	18.60	2012 - 12	29.80	2017 - 06	46.60
2008 - 09	18.40	2013 - 03	30.80	2017 - 09	47.70
2008 - 12	17.90	2013 - 06	32.10	2017 - 12	48.10
2009 - 03	18.90	2013 - 09	33.00	2018 - 03	48.90
2009 - 06	20.60	2013 - 12	33.30	2018 - 06	49.80
2009 - 09	22.40	2014 - 03	34.10	2018 - 09	50.90
2009 - 12	23.50	2014 - 06	34.90	2018 - 12	51.50
2010 - 03	25.60	2014 - 09	35.40	2019 - 03	52.40
2010 - 06	26.70	2014 - 12	35.70	2019 - 06	53.40
—				2019 - 09	54.40

数据来自 Wind。

11. 新冠疫情得到控制可期

2020 年 3 月 12 日，钟南山院士指出，随着夏季高温的到来，病毒的活性会降低，有可能在 6 月份全球疫情得到基本控制。如果全球走出疫情的阴影，我国作为疫情控制较早的国家，沪深股市有可能率先反弹。

2.7.4.2 看空的观点

1. 我国输入性疫情防控的危险性加剧

目前，我国国内疫情已经得到有效控制，国外输入性风险加剧，疫情"倒灌"

的情况开始出现，我国抗疫出现了"二次过草地"的情况，存在疫情进一步加剧的风险。例如：2020 年 3 月 18 日，我国新增 84 例确诊患者，除港澳台外，内地（大陆）基本全部是输入性病例。而国外疫情正呈现大幅爆发的态势，截至 5 月 5 日，国外确诊病例已经超过 300 万例，已经是国内确诊病例的几十倍，而且每天在以新增万例以上的速度激增。面对疫情传播的严峻形势，德国总理默克尔称疫情为"第二次世界大战以来最大挑战"，英国首相约翰逊称要像战时政府一样行动起来，美国总统特朗普则称：疫情可能持续到七八月份，美国经济可能出现衰退。3 月 15 日，复旦大学附属华山医院感染科主任张文宏发文称，"中国已经迈过至暗时刻。但是现在欧洲突然成为疫情的新中心，给我们带来巨大的不确定性。按照当前全球的抗疫情况，本场疫情在今年夏天结束基本已经不可能。中国下阶段面临的是管控输入性的巨大风险。"面对汹涌的疫情压力，中国股票市场也难幸免，中国股市的牛市行情已基本宣告结束。

2. 全球疫情较难得到有效控制

2009 年的 H1N1 流感病毒最先起源于北美洲，美国时任总统奥巴马因 H1N1 病毒肆虐而宣布国家进入紧急状态。但从 2009 年 4 月 12 日到 2010 年 4 月 10 日，这一年内，美国发生了约 6 080 万例感染，也就是美国人口的五分之一受到了感染。其中 27.4 万例住院治疗，12 469 例死亡，住院人群的死亡率是 4.5%[①]。从 H1N1 流感不断爆发可以看出，美国等西方国家有效控制住疫情发展的可能性不是很高，新冠疫情存在失控的风险，有可能随着确诊人数的大幅攀升而出现挤兑有限医疗资源引发社会动荡的情况。2020 年新冠疫情全球确诊人数发展趋势见图 2－9。新冠疫情初期美国人民出现抢购枪支的情况就是较好的例证。德国总理默克尔宣称有可能会有 60% 的国民感染，说明疫情失控的风险相对较高。而一旦西方国家陷入疫情失控，经济进入衰退将不可避免，到时沪深股市也很难独善其身。

---

① 张维为. 中国抗疫的世界意义 [EB/OL]. (2020－03－05) [2020－04－22]. https://www.weibo.com/ttarticle/p/show? id=2309404479219911492429.

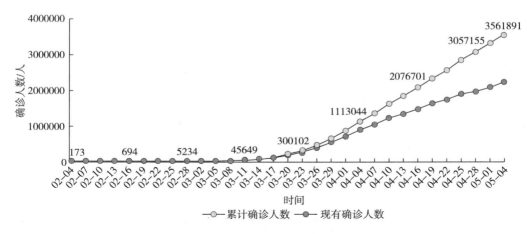

图 2 – 9 2020 年新冠疫情全球确诊人数发展趋势

数据来自 Wind。

3. 疫情对服务业冲击较为显著

正如短裙定律所表述的"女人裙子越短，经济越繁荣；裙子越长，经济越萧条"，经济萧条与人们的生活息息相关。20 世纪 20 年代末，人们即使排队领取救济，也会挤出几枚硬币买票观看疯狂喜剧，以放松紧张压抑的情绪。从历史规律中发现，美国遭遇了 7 次经济不景气，有 5 次出现当年的电影票房大幅攀升的情况。但是，此次危机不同，随着封城、限制流动等措施的推出，直接冲击的是服务行业，而服务行业又是各国 GDP 中的支柱产业（见图 2 – 10），是贡献税收、吸纳人员就业的支柱力量。即使是我国，服务行业占比相对较低，但 2017 年，我国服务业增加值为 427 032 亿元，占 GDP 的比重为 51.6%，超过第二产业 11.1 个百分点，成为我国第一大产业，之后服务行业占比也不断提升。截至 2020 年 3 月 17 日，全球已有 35 个国家宣布进入紧急状态，疫情对服务行业的冲击显而易见，也容易通过服务行业传导至整体经济发展。3 月 15 日，北欧航空公司就宣布，从 16 日起停运大部分航班，该公司 1 万名员工将面临暂时裁员，占员工总数的 90%。

4. 美国资产泡沫已经到了清算时刻

正如任泽平在《做好应对全球金融危机的准备！启动新基建，欧美经济衰退冲击可能更深远》所言：美股、债券、商品甚至黄金都在加剧抛售，说明流动性危机——

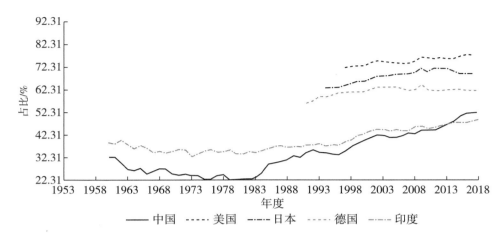

图 2 - 10 世界主要国家服务行业增加值占 GDP 比重

图片来源：快易理财网《世界各国服务业增加值占 GDP 比重》。

金融危机的前兆已经出现，要做好应对金融危机的准备，疫情全球大流行只是导火索，根源是全球经济、金融、社会的脆弱性。2008 年国际金融危机至今，12 年过去了，美国、欧洲主要靠量化宽松和超低利率，导致资产价格泡沫、债务杠杆上升、居民财富差距拉大（见图 2 - 11）、社会撕裂、政治观点激化、贸易保护主义盛行。上述部分观点在刘鹤副总理所著的《两次全球大危机的比较研究》中多有体现，例如："收入分配差距过大是危机的前兆""泛滥的信贷政策引起了股市的泡沫和投机的狂热""危机往往从经济大幅跳水开始，由泡沫破裂走向失业率攀升，由经济困境加重转向社会矛盾激化，由经济社会领域转向政治领域乃至军事领域""发达国家政府所采取的民粹主义政策通常是危机的推手"，等等。而资本主义制度发展的周期性特征，反映在较大幅度的历史时间刻度上，则表现得惊人一致。因此，部分学者认为：这次新冠疫情只是导火索，根本原因是周期性的经济发展清算。如果美国经济出现较大幅度下跌，我国股票市场也会受到外溢影响。

5. 我国股市受世界股票市场波动影响依然显著

虽然我国股市受美股熔断影响相对较小，但主要指标依然面临大幅回调，截至 2020 年 3 月 20 日，上证综指相比年初下跌 11.41%。尤其是 3 月 18 日，受美股期

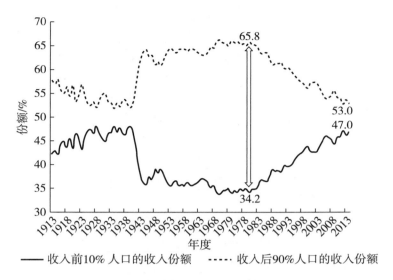

图 2 - 11   美国收入前 10% 和收入后 90% 人口收入差距

图片来源：任泽平《我们正站在全球金融危机的边缘》。

指再次熔断和未经证实的桥水基金爆仓消息影响，创业板直接从盘中的涨幅 3.5% 左右，一路下跌至收盘时的 −1.6%。随着全球化的日益加深，资本市场的资本流动日益频繁，全球股市的关联关系更加紧密。因此，如果美国股市跌入熊市周期，我国股市同样难以独善其身。

6. 我国沪深股市较难成为全球避险资产

一方面，随着欧美股市的大跌，相关股票的投资价值也将凸显，势必对沪深股市的现金流形成挤压。另一方面，因为我国资本管制较为严格，而且没有做空机制，对大额国际游资的吸引力可能不高。例如：美国股市熔断以来，北向资金呈现净流出的态势，而南向资金则大规模流入香港股市（见表 2 - 4）。全球一体化大背景下，资金总是从收益率较低的地方向收益率较高的地方流动。从南向和北向资金的趋势看，美股的熔断并没有凸显沪深股市"避险资产"的价值。同时，美国虽然将利率下调为 0，也启动了大规模的量化宽松，但是美元指数却持续飙升，黄金、白银等贵金属被大量抛售，黄金价格甚至从 1 600 美元每盎司直接跌破 1 500 美元每盎司关口，沪深股市在 3 月 16—20 日的大幅补跌，也说明沪深股市也面临被抛售的情况。从目前情况看，沪深股市还没有成为全球"避险资产"的条件。

表 2 - 4　南向资金日交易情况

日期	买卖总额/亿港元	买入金额/亿港元	卖出金额/亿港元	成交净买入/亿港元	累计净买入/亿港元
2020 - 03 - 19	463.419 1	311.239 8	152.179 3	159.060 5	12 537.603 7
2020 - 03 - 18	315.168 7	186.548 2	128.620 5	57.927 7	12 378.543 2
2020 - 03 - 17	304.792 1	201.752 1	103.040 0	98.712 1	12 320.615 5
2020 - 03 - 16	322.801 5	195.369 9	127.431 6	67.938 3	12 221.903 4
2020 - 03 - 13	387.492 1	274.599 6	112.892 5	161.707 1	12 153.965 1
2020 - 03 - 12	284.618 8	205.801 0	78.817 8	126.983 2	11 992.258 0
2020 - 03 - 11	198.245 4	129.222 5	69.022 9	60.199 6	11 865.274 8
2020 - 03 - 10	242.439 6	163.030 4	79.409 2	83.621 2	11 805.075 2
2020 - 03 - 09	291.628 3	184.888 7	106.739 6	78.149 1	11 721.454 0
2020 - 03 - 06	167.802 2	100.184 8	67.617 4	32.567 4	11 643.304 9
2020 - 03 - 05	223.983 2	143.137 7	80.845 5	62.292 2	11 610.737 5
2020 - 03 - 04	167.746 8	89.505 1	78.241 7	11.263 4	11 548.445 3
2020 - 03 - 03	199.032 6	114.839 8	84.192 8	30.647 0	11 537.181 9
2020 - 03 - 02	210.838 4	124.451 1	86.387 3	38.063 8	11 506.534 9
2020 - 02 - 28	226.112 9	131.957 8	94.155 1	37.802 7	11 468.471 1
2020 - 02 - 27	160.099 0	101.902 4	58.196 6	43.705 8	11 430.668 4
2020 - 02 - 26	178.039 4	107.753 7	70.285 7	37.468 0	11 386.962 6
2020 - 02 - 25	219.460 6	129.440 1	90.020 5	39.419 6	11 349.494 6
2020 - 02 - 24	222.139 8	119.394 1	102.745 7	16.648 4	11 310.075 0
2020 - 02 - 21	205.225 0	102.413 4	102.811 6	- 0.398 2	11 293.426 6
2020 - 02 - 20	186.630 0	99.215 9	87.414 1	11.801 8	11 293.824 8
2020 - 02 - 19	159.769 8	81.406 9	78.362 9	3.044 0	11 282.023 0
2020 - 02 - 18	204.449 6	115.103 8	89.345 8	25.758 0	11 278.979 0
2020 - 02 - 17	195.787 3	113.551 3	82.236 0	31.315 3	11 253.221 0
2020 - 02 - 14	180.077 0	104.644 4	75.432 6	29.211 8	11 221.905 7
2020 - 02 - 13	184.802 7	106.742 0	78.060 7	28.681 3	11 192.693 9
2020 - 02 - 12	178.757 6	118.654 1	60.103 5	58.550 6	11 164.012 6
2020 - 02 - 11	195.778 7	119.202 1	76.576 6	42.625 5	11 105.462 0
2020 - 02 - 10	226.426 3	138.308 6	88.117 7	50.190 9	11 062.836 5
2020 - 02 - 07	175.463 6	99.322 0	76.141 6	23.180 4	11 012.645 6
2020 - 02 - 06	182.948 5	103.554 5	79.394 0	24.160 5	10 989.465 2

数据来自 Wind。

7. 上市公司基本面可能受到影响

我国超大规模体量的消费市场以及国家新基建和加强基础设施建设的巨额投入，难以完全弥补国际需求疲软导致的需求下降和疫情对消费、生产等的负面冲击，大多数上市公司可能遭遇盈利下滑。因此，公司经营基本面难以支持股价继续拉升。同时，随着各国量化宽松政策的推出和利率的大幅下行，叠加经济危机和疫情冲击容易诱发"流动性陷阱"，会对企业融资成本和再生产造成更大冲击。

> "流动性陷阱"指当名义利率降低到无可再降的地步，甚至接近于零时，由于人们对于某种"流动性偏好"的作用，宁愿以现金或储蓄的方式持有财富，也不愿意把这些财富以资本的形式作为投资，也不愿意把这些财富作为个人享乐的消费资料。在这种情况下，国家任何货币供给量的增加，都会以"闲资"的方式被吸收，仿佛掉入了"流动性陷阱"，因而对总体需求、所得及物价均不产生任何影响。

8. 我国企业的杠杆率比美国企业的还要高

近年来，随着我国经济保持较高速度增长，企业扩张速度较快，非金融企业杠杆率已经大幅超过美国（见表2-5），面临较大的债务压力，很难在疫情期间营收大幅减少、社会总需求疲软的情况下，做出大面积投资扩张的决策。

表2-5　中美非金融企业部门杠杆率比较

年度	中国/%	美国/%
2006	107.90	65.00
2007	98.10	69.90
2008	97.70	72.50
2009	121.70	70.30
2010	122.60	66.80
2011	121.80	66.10

续表

年度	中国/%	美国/%
2012	132.80	66.60
2013	143.10	67.00
2014	152.00	68.30
2015	157.90	70.20
2016	159.40	72.00
2017	156.40	73.80
2018	149.10	74.40

数据来自 Wind。

2.7.5 用模型透视美联储"all in"真相

> 要学习掌握事物矛盾运动的基本原理，不断强化问题意识，积极面对和化解前进中遇到的矛盾。
>
> ——习近平总书记
>
> 在特定的历史阶段和制度条件下，人类这种自我膨胀的说服力量和缺乏理性是导致危机的重要原因。
>
> ——刘鹤《两次全球大危机的比较研究》

不畏浮云遮望眼，只缘身在最高层。矛盾无处不在，关键是如何积极理性地面对和化解矛盾，拨开迷雾、看清现实、找准突破点。正如刘鹤副总理在《两次全球大危机的比较研究》中所言："这次研究的主要目的，是试图通过历史比较来理解过去，推测未来可能发生的变化。这样做的主要原因是：我们的工作任务之一是应对本轮金融危机，我们希望通过历史比较使自己的工作获得主动性。当我们开始进行这项工作后，立刻产生了强烈的好奇心，对结论的好奇使我们对这项研究工作的兴趣全面上升。"面对疫情的冲击和美国股市历史性的频繁熔断造成的危机，我们需要应用模型思维，做好宏观的比较研判和微观的现象解释，以厘清逻辑思路，用模型增强理论自信和战略定力，根据时代变化和形势发展，不断深化认识、总结经验、提炼规律、找准关键点和突破口，既帮助我们平稳地渡过危机，又能让我们在危机中找到弯道超车、跨越发展的机遇，把疫情危机转化为发展契机。这也让笔者产生了强烈的好奇心，驱使不断寻找数据、建立模型、发现规律，做好比较研究，以准确理解过去，推测未来可能发生的变化。

> 桥水基金创始人瑞·达利欧（Ray Dalio）在 3 月 25 日接受《财经》专访时指出："理解股市走势及其背后的原理、机制，重要的是要有一个模板，在模板的框架下理解正在发生的事情。我无法特别充分地传达这个模板的全部内核，只能简要概述一下。在我看来，有三大影响机制类型：1. 股票是便宜还是贵？我的判断是通过计算买股票所获得的预期现金流，与买债券的预期现金流来做比较；2. 政府的财政政策和货币政策的多寡；3. 市场主要参与者的买入和卖出行为，这要基于他们的仓位以及影响他们抉择的因素。"从达利欧的表述看，模板就是模型。正是建构了科学高效的模型，使得桥水基金即使在 2008 年全球金融危机中依然获得 9.4% 的超额回报。2010 年和 2011 年分别创下了 45% 和 25% 的高收益，并迅速成长为全球最大的对冲基金。

2.7.5.1 现象解释

1. 中美股市的基本面

中美两国虽然为全球两大经济体，彼此间的经济规模、社会发展水平的差距越来越小，但美国股票市场毕竟已经发展数百年，相比较而言，我国的股票市场才刚刚起步，彼此之间的差异仍然较大。预判我国股票市场能否在美国股市频繁熔断、跌入技术性熊市的情况下走出独立行情，需要首先通过模型，建立比较指标，进行宏观上的量化考量。

从表 2 - 6 可以看出，随着我国资本市场的不断成熟，近年来，我国上市公司的数量和发行股票数量呈现大幅增长的态势，2019 年上市公司数量和发行股票数量分别是 2006 年的 2.63 倍和 2.54 倍，与美国的差距逐步缩小。而美国同期上市公司数量和发行股票数量则相对稳定。同时，中美股票市场总市值均出现了大幅增长，美国和中国 2019 年股票市场总市值分别是 2016 年的 2.92 倍和 6.36 倍，说明中国股市的扩容相对较快，而公司规模相对较小。考虑到美国股市已经成为全球资本市场，例如：截至 2020 年 3 月 23 日，仅在美国上市的中概股就高达 247 只，市值高达 13 429 亿美元，美国对全球优质公司的吸纳能力和吸引力相对较高，上市公司整体水平要优于中国上市的公司。

表 2 - 6　2006—2019 年中美两国股票市场对比表

年度	上市公司数量/个		发行股票数量/只		总市值/亿美元	
	美国	中国	美国	中国	美国	中国
2019	4 876	3 777	5 024	3 857	471 828.84	94 019.53
2018	4 787	3 584	4 909	3 666	377 100.69	69 609.75
2017	4 659	3 485	4 764	3 567	424 382.08	90 164.90
2016	4 618	3 052	4 710	3 134	351 497.23	79 510.42
2015	4 693	2 827	4 775	2 909	328 772.74	83 424.33
2014	4 624	2 613	4 695	2 696	360 985.91	61 012.53
2013	4 470	2 489	4 543	2 574	308 518.09	38 881.47
2012	4 435	2 494	4 521	2 579	248 903.68	38 208.01
2011	4 520	2 342	4 612	2 428	180 862.80	35 670.45
2010	4 686	2 063	4 805	2 149	173 655.42	43 487.35
2009	4 726	1 718	4 841	1 804	148 127.32	41 473.53
2008	4 703	1 625	4 811	1 711	107 636.50	21 149.38
2007	4 555	1 550	4 643	1 636	180 943.11	57 261.86
2006	4 249	1 434	4 325	1 520	161 742.74	14 781.55

数据来自 Wind，中国股票总市值按照 1∶7 汇率进行换算。

同时，美国作为国际市场，其本土的上市公司占比尚未过半。截至 2020 年 3 月 23 日，注册地在美国的上市公司仅有 1 503 家，市值为 21.86 万亿美元。因此，不能简单地用总市值与 GDP 的比值估算中美两国的股票市场是否有泡沫，而应将公司结合所在国进行对应分析。考虑到沪深股市主要为注册地在中国的公司，如果用 2020 年 3 月 23 日沪深股市的市值加上美国上市的中概股市值，与美国上市的美国公司进行比较，则会发现，中国公司的市值约为美国公司市值的 50%，中国优质公司依然拥有较大幅度的发展空间。从总市值和上市公司数量、发行股票数量的对比也可以看出，我国股票市场中的上证综指、深证成指的价格指数多数时间处于历史的低位，与我国上市公司数量大幅增长、入市资金较为分散有一定的关系。考虑到新修订的《中华人民共和国证券法》实施，中国资本市场上的优质公司将会大量脱颖而出，中国资本市场的春天依然可期。

2. 新陈代谢能力

股票市场作为较为活跃的资本市场，其自身的免疫力也是有效抵抗外部冲击的前提，而这种免疫力主要体现在股票市场自身新陈代谢方面，只有自身新陈代谢好，把好的公司和股票留下，把不良的公司和股票及时剔除，才能够确保投资人不因外在冲击而过分看空市场，从而提高对外部突发事件冲击的免疫力。

从 2013—2019 年中美两国股市摘牌退市公司情况（见表 2－7）看，美国股票市场每年摘牌公司数量占上市公司总数量的 6% 左右，资本市场对公司经营情况的考察较为严格，新陈代谢较为顺畅，资本市场较好地发挥了价值发现作用。随着新修订的《中华人民共和国证券法》实施，我国股市新陈代谢微循环将不断疏通，资本市场价值发现的作用将大幅提升，中国资本市场将不断清除劣质公司摘牌退市的堵点，沪深股市的潜力也将进一步释放。

表 2－7　2013—2019 年中美摘牌退市公司情况

年度	美国		中国	
	总数/个	占比/%	总数/个	占比/%
2019	250	5.13	12	0.31
2018	234	4.89	6	0.16
2017	252	5.41	5	0.14

续表

年度	美国		中国	
	总数/个	占比/%	总数/个	占比/%
2016	307	6.65	2	0.06
2015	255	5.43	10	0.34
2014	304	6.57	3	0.11
2013	322	7.20	7	0.27

数据来自 Wind。

2020 年 4 月 2 日，在美国上市的瑞幸咖啡数次熔断，最终以 6.40 元报收，下跌 19.80 元，跌幅 75.57%。原因是该公司于 2019 年第二季度至第四季度期间虚增了 22 亿元人民币交易额，相关的费用和支出也相应虚增。在这之前，2020 年 1 月 31 日，浑水研究公司（Muddy Waters Research）就开始对瑞幸咖啡做空，原因是认为瑞幸咖啡从 2019 年第三季度开始捏造财务和运营数据，夸大门店的每日订单量、每笔订单包含的商品数、每件商品的净售价，从而营造出单店盈利的假象。很多人将其解读为疫情期间美国做空机构对中概股的打压。在瑞幸咖啡之前，浑水研究公司已经成功对东方纸业（ONP）、绿诺科技（RINO）、多元环球水务（DGW）和中国高速传媒（CCME）做空，并促使停牌或摘牌。2001 年，安然公司（Enron Corporation）作为当时北美地区头号天然气和电力批发销售商，因为财务造假、内部交易而破产，多名管理人员被判处内部交易罪。资本市场对有价值公司的发现和劣质公司的淘汰，是一个市场相对成熟的表现，让投资者用脚投票是对价值规律最好的尊重。从美国股票市场每年的摘牌公司数量来看，这个价值规律不仅仅针对中概股，也是我国资本市场亟须补上的一堂课。毕竟，2009 年和 2012 年，新东方被浑水研究公司和香橼研究公司（Citron Research）两次做空，不仅没有成功，反而推动股价上涨数倍。

3. 交易额

市场参与主体面对外在冲击的反应主要体现在交易额上。如果对股票市场不看好，个人投资者出于风险偏好倾向和机构投资者出于融资约束，会更多地选择退出市场，采取观望态度，从而造成交易额下跌，参与股票交易的活跃度降低。

从表2-8可以看出，中国股票市场的活跃度较高，股票流通性较好，市场参与主体的热情相对较高。而较高的股票活跃度，有利于资本市场的长期健康发展。但是也应看到，随着美股的大幅下跌，沪深股市换手率成逐步走低的态势，中美两国股票市场的换手率开始拉平。同时，虽然美股出现两周内4次熔断，但交易额相对稳定，且呈现放量态势。例如：2020年1月23日，美股交易额为2 725.22亿美元，1、2月份多数围绕上述交易额上下浮动。但随着美股多次熔断，美股市场交易额却呈现放量态势，3月20日的交易额是1月23日交易额的1.62倍，而我国股票市场交易额却呈现逐步走低的态势。

表2-8 中美股市交易活跃度

日期	中国		美国	
	交易额/亿元	换手率/%	交易额/亿美元	换手率/%
2020-03-20	7 167.95	1.941 1	4 418.86	1.479 3
2020-03-19	8 221.77	2.311 5	4 102.11	1.332 0
2020-03-18	8 367.76	2.226 1	4 452.41	1.466 1
2020-03-17	8 178.20	2.240 1	4 660.09	1.433 8
2020-03-16	9 630.32	2.531 2	4 158.84	1.345 7
2020-03-13	9 663.89	2.590 5	4 849.24	1.378 9
2020-03-12	8 373.73	2.134 2	4 943.43	1.531 8
2020-03-11	9 726.52	2.403 9	4 056.45	1.129 9
2020-03-10	10 812.29	2.755 3	4 388.64	1.156 6
2020-03-09	10 859.32	2.709 9	4 488.82	1.241 8

续表

日期	中国		美国	
	交易额/亿元	换手率/%	交易额/亿美元	换手率/%
2020 – 03 – 06	9 572.94	2.380 5	4 185.93	1.072 1
2020 – 03 – 05	11 716.38	2.961 7	3 673.36	0.922 8
2020 – 03 – 04	9 918.29	2.503 3	3 671.26	0.885 6
2020 – 03 – 03	11 756.96	2.876 2	4 442.25	1.128 1
2020 – 03 – 02	10 290.06	2.587 4	4 604.79	1.123 8

数据来自 Wind。

交易额指一定时期内的交易量或交易规模。换手率也称"周转率",指在一定时间内市场中股票转手买卖的频率,是反映股票流通性强弱的指标之一。换手率高一般意味着股票流通性好,进出市场比较容易,不会出现想买买不到、想卖卖不出的现象,具有较强的变现能力。

4. 抗风险能力

堡垒总是从内部攻破,决定事物发展的归根到底还是内因,外因不能起到决定性作用。因此,股票市场自身的风险点是否可控,是股票市场能否有效抗击外部突发事件冲击的关键因素之一。

从我国融资融券余额、买入额、偿还额(见表 2 – 9)来看,我国资本市场杠杆水平相对较低,2015 年以来金融去杠杆成效显著。我国融资融券余额相比股市总市值占比较小,不太容易诱发系统性金融风险。同时,截至 2020 年 3 月 23 日,沪深股市市场质押股数 5 640.27 亿股,市场质押股数占总股本的 8.29%,市场质押市值为 43 794.88 亿元,且呈现逐月降低的态势,规模相对可控。3 月 22 日,证监会副主席李超在国新办举行的应对国际疫情影响维护金融市场稳定发布会上指出:当前股票市场杠杆资金与 2015 年高峰时下降了 80%;质押风险降存量控增量,高比例质押上市公司数量较高峰时期已经下降了三分之一。

表 2-9 我国融资融券情况

日期	融资融券余额/亿元	融资买入额/亿元	融资偿还额/亿元
2020－03－20	9 555.65	580.07	635.94
2020－03－19	9 608.42	706.02	671.04
2020－03－18	9 573.58	709.60	802.32
2020－03－17	9 661.87	701.19	692.43
2020－03－16	9 655.00	789.07	964.77
2020－03－13	9 833.76	842.58	929.16
2020－03－12	9 921.23	743.53	770.09
2020－03－11	9 949.16	917.37	934.49
2020－03－10	9 966.32	1 057.26	1 006.76
2020－03－09	9 910.14	1 015.20	1 046.40
2020－03－06	9 944.77	923.89	964.64
2020－03－05	9 992.54	1 249.00	1 151.82
2020－03－04	9 889.60	969.77	941.92
2020－03－03	9 862.21	1 239.62	1 182.99
2020－03－02	9 801.32	1 068.21	983.24
2020－02－28	9 709.03	1 001.01	1 212.88
2020－02－27	9 928.40	1 031.59	1 039.03
2020－02－26	9 933.78	1 399.79	1 374.85
2020－02－25	9 909.19	1 532.33	1 431.73
2020－02－24	9 805.68	1 349.06	1 221.16
2020－02－21	9 675.01	1 302.03	1 235.13
2020－02－20	9 604.17	1 182.70	1 075.90
2020－02－19	9 492.23	1 094.10	1 073.91

续表

日期	融资融券余额/亿元	融资买入额/亿元	融资偿还额/亿元
2020 - 02 - 18	9 468.53	1 071.91	965.35
2020 - 02 - 17	9 361.97	1 028.73	910.56
2020 - 02 - 14	9 237.89	852.62	860.10
2020 - 02 - 13	9 242.12	895.97	872.53
2020 - 02 - 12	9 215.02	825.19	759.76
2020 - 02 - 11	9 141.72	736.45	752.32
2020 - 02 - 10	9 151.47	869.22	819.45
2020 - 02 - 07	9 096.51	912.55	874.16
2020 - 02 - 06	9 058.44	917.54	824.56
2020 - 02 - 05	8 965.69	803.03	786.96
2020 - 02 - 04	8 948.08	800.17	811.35
2020 - 02 - 03	8 959.14	458.79	575.49

数据来自 Wind。

融资融券交易（Securities Margin Trading）又称"证券信用交易"或保证金交易，是指投资者向具有融资融券业务资格的证券公司提供担保物，借入资金买入证券（融资交易）或借入证券并卖出（融券交易）的行为。包括券商对投资者的融资融券和金融机构对券商的融资融券。从世界范围来看，融资融券制度是一项基本的信用交易制度。2010 年 3 月 30 日，上交所、深交所分别发布公告，表示将于 2010 年 3 月 31 日起正式开通融资融券交易系统，开始接受试点会员融资融券交易申报，融资融券业务正式启动。2015 年，由于融资融券业务加大了杠杆比例，迅速拉出了一波股市牛市。后来随着国家的去杠杆政策，又迅速将股市"疯牛"推至千股跌停。

因为我国股票市场没有做空机制，从表 2 - 10 可以看出，目前沪深股市股权质押额度与总市值规模相比依然较小，除非出现大规模恐慌性抛售和股票市值腰斩等极端情况，股权质押风险不太容易受外部冲击影响而放大。

表 2 - 10　沪深股市股权质押情况

日期	市场质押股数/ 亿股	市场质押股数占 总股本比/%	市场质押市值/ 亿元
2019 - 09 - 27	6 008.65	9.02	45 858.82
2019 - 09 - 30	6 012.22	9.02	45 414.77
2019 - 10 - 11	5 997.71	9	46 513.35
2019 - 10 - 18	5 964.89	8.95	45 600.39
2019 - 10 - 25	5 947.82	8.91	45 820.61
2019 - 11 - 01	5 957.11	8.92	45 659.55
2019 - 11 - 08	5 923.86	8.87	45 525.97
2019 - 11 - 15	5 898.5	8.82	43 911.01
2019 - 11 - 22	5 924.29	8.83	43 975.06
2019 - 11 - 29	5 906.65	8.81	43 715.14
2019 - 12 - 06	5 862.16	8.74	44 667.01
2019 - 12 - 13	5 840.46	8.7	44 920.77
2019 - 12 - 20	5 807.86	8.59	45 901.92
2019 - 12 - 27	5 806.29	8.58	45 816.8
2020 - 01 - 03	5 785.88	8.54	47 248.4
2020 - 01 - 10	5 763.14	8.5	47 873.31
2020 - 01 - 17	5 749.33	8.48	47 863.84
2020 - 01 - 23	5 728.65	8.45	46 264.09
2020 - 02 - 07	5 720.34	8.43	45 406.6
2020 - 02 - 14	5 723.55	8.44	46 709.24
2020 - 02 - 21	5 705.83	8.41	49 627.82
2020 - 02 - 28	5 690.97	8.38	46 710.13
2020 - 03 - 06	5 669.02	8.35	49 350.19
2020 - 03 - 13	5 658.7	8.33	46 012.97
2020 - 03 - 20	5 640.27	8.29	43794.88

数据来自 Wind。

　　从表 2 - 11 看，美国股市并没有随着 4 次熔断而出现做空资本大幅增长的情况，说明资本市场参与主体对美国股票市场的后市尚没有产生大面积的失望情绪。同时，从交易额和换手率不断增加也可以看出，美国股票市场的交易较为成熟，股票市场的大幅下跌反倒推高了市场参与主体的交易热情，这也能从一个侧面解释近期美国股市暴涨暴跌的原因：随着交易规模的扩大，多空双方市场博弈较为剧烈。

表 2-11 美国股票卖空情况

日期	未平仓卖空期末股数/万股	期末流通股数/万股	期末未平仓卖空股数/流通股数	收盘价/美元	成交量/万股
2020-02-28	5 030 000	30 965.14	1.62	77.07	375.56
2020-02-14	4 720 000	31 018.34	1.52	85.82	196.54
2020-01-31	5 090 000	31 018.34	1.64	82.56	285.04
2020-01-15	5 190 000	31 018.34	1.67	88.62	163.04
2019-12-31	4 660 000	31 018.34	1.50	85.31	117.62
2019-12-13	5 130 000	31 018.34	1.65	83.71	181.12
2019-11-29	5 420 000	30 900.00	1.75	80.77	83.58
2019-11-15	5 560 000	30 900.00	1.80	78.26	170.04
2019-10-31	4 990 000	30 900.00	1.61	75.75	97.05
2019-10-15	4 770 000	30 946.77	1.54	75.75	85.47
2019-09-30	5 810 000	30 946.77	1.88	76.63	171.37
2019-09-13	5 990 000	30 946.77	1.94	77.90	267.34
2019-08-30	6 682 400	30 946.77	2.16	71.11	235.64
2019-08-15	5 390 900	31 599.34	1.71	69.59	670.10
2019-07-31	4 880 500	31 599.34	1.54	69.41	384.61
2019-07-15	4 007 600	31 599.34	1.27	70.55	395.53
2019-06-28	4 130 600	31 599.34	1.31	74.67	315.97
2019-06-14	3 907 200	31 599.34	1.24	69.97	160.27
2019-05-31	4 945 800	31 599.34	1.57	67.05	282.93
2019-05-15	4 636 300	31 699.10	1.46	67.64	1 447.38
2019-04-30	3 240 487	31 699.10	1.02	78.50	158.72
2019-04-15	3 687 978	31 751.59	1.16	80.40	162.73
2019-03-29	4 022 177	31 751.59	1.27	80.38	158.51

数据来自 Wind。

卖空又叫做空（Short Sale），是一个投资术语，是金融资产的一种操作模式。与做多相对，做空是先借入标的资产，然后卖出获得现金，过一段时间之后，再支出现金买入标的资产归还。做空是股票期货市场常见的一种操作方式，操作为预期股票期货市场会有下跌趋势，操作者将手中筹码按市价卖出，等股票期货下跌之后再买入，赚取中间差价。做空的常见作用包括投机、融资和对冲。投机是指预期未来行情下跌，则卖高买低，获取差价利润。融资是在债券市场上做空，将来归还，这可以作为一种借钱的方式。对冲是指当交易商手里的资产风险较高时，他可以通过做空风险资产，减少其风险暴露。

5. 价值波动

通过股票定价锚定上市公司的市场价值是资本市场的重要作用之一，对价值的高估和低估均容易造成资本市场的波动。而资本市场作为动态交易的场所，对上市公司的估值是一个变化的过程，反映在历史的时间序列就是流通股价格与市盈率指标的波动曲线。

从图 2－12 可以看出，沪深股市整体市盈率波动较为剧烈，但价格围绕市盈率波动的趋势越到后期趋势越为明显，说明沪深股市市场与美国、欧洲等主要发达国家的资本市场一样，适用价值投资的理念，整体股票价格围绕市盈率进行波动，并通过市盈率形成动态的波动平衡。放在 2000 年以来大的历史区间来看，沪深股市整体市盈率处于历史的较低位，但也基本处于了市盈率中线，整体估值较为合理。

从图 2－13 也可以看出，美国标普 500 指数和道琼斯工业指数市盈率同样存在一个均线。放在 2000 年以来的历史长周期来看，股票价格围绕市盈率波动同样明显。

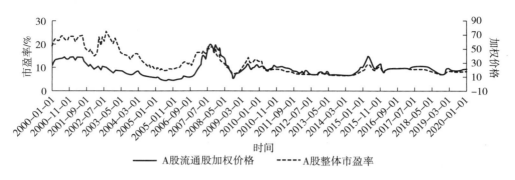

图 2 – 12　沪深股市市盈率波动图

数据来自 Wind。

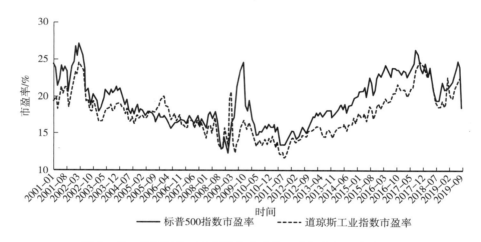

图 2 – 13　美国标普 500 指数和道琼斯工业指数市盈率波动图

数据来自 Wind。

2.7.5.2　逻辑推理

基于上述认识，我们提出资本市场价值定律：股票价格围绕价值（市盈率）进行波动，而资本市场能够有效发现价值。如果价值被高估，则会出现市盈率和股票价格同步下跌；如果价值被低估，则会出现市盈率和股票价格同步上涨。同时，资本市场对价值的锚定存在一条均线，并围绕这条均线上下波动。作为高成长性的科技类公司，同样适用上述定律，只是均线相对较高，市场对其价值的锚定更加靠上。例如：中国股市中的创业板和美国股市中的纳斯达克指数是科技公司较为集中的板块，资本市场价值定律同样适用。

> 市盈率（Price Earnings Ratio，简称 P/E 或 PER），也称"本益比""股价收益比率"或"市价盈利比率"。市盈率是指股票价格除以每股收益（EPS）的比率。或以公司市值除以年度股东应占的溢利。因此，市盈率成为用来判定股票价值的重要指标之一。

因此，从中美股市的基本面、交易额和资本市场价值定律等模型结果可以看出，目前中美两国股票市场的基本面依然较好，如果疫情控制得当，则股市系统性风险可防可控。同时，此轮美股 4 次熔断，导火索是新冠疫情的冲击，实际是价格严重偏离了价值，是资本市场的自我调节行为。上述判断也再次印证了历史周期律的正确性。这也与罗杰斯"股市走到高位的时候，一定会有一个契机让它开始向下走，只不过这次碰巧是新冠病毒，没有病毒，也会有别的"的判断一致。

正如刘鹤副总理在《两次全球大危机的比较研究》中对"两次危机都与货币政策相关联"的判定："货币当局对宏观经济形势都缺乏准确的理解，大萧条时期美联储的决策者基本没有总需求管理的意识，而这次美联储则对已经全球化的世界经济与美国作为储备货币国所应该执行的货币政策认识很不到位。"从目前美国股票市场交易额来看，资本市场流动性较为充足，资本市场自身会进行修正，而需要真正防控的是：在资本市场自我修正挤泡沫的过程有可能出现外溢影响，叠加疫情的冲击，从而引发经济大幅跳水，导致失业率攀升，由经济困境加重转向社会矛盾激化，由经济社会领域转向政治领域乃至军事领域。这也是当前各国决策者所应重点关注和防范的问题。

从资本市场价值定律看，2019 年，美国资本市场的大幅下调，表面看是中美经贸摩擦等因素导致，但实际是资本市场价值定律在对资产价格围绕价值进行修正。

因为美国当局的政策强刺激（2019 年美联储连续进行了 3 次降息）和美国经济基本面较好，资本市场价值定律的修正没有到位。这也是 2020 年疫情冲击之初，两周内就导致美股 4 次熔断的原因。在资本市场价值定律的作用下，该来的总会到来。如果人为地进行强刺激延缓这个进程，只会导致更猛烈的爆发。从资本市场价值定律的视角出发解释 10 天内美国股市的 4 次熔断，则不用发出"活久见"的感叹了。

> 人生又何尝不是一场价值定律的实践呢。在人生低谷时不要慌张和自卑，不断提升自己的价值，只要不崩盘，生命还在，就积极主动地学习，提升知识储备和能力积累，心平气和地接受人生底部的震荡，耐心等待社会对自己价值的发现。正如 2018 年年底、2020 年年初两次股市见底的过程。美股均是迅速跌至了价值均线附近，但都有了后续的反弹。在人生的高峰，也不要忘乎所以、目空一切，如果德不配位，社会定价严重偏离了自身的价值，该来的总是要来。不戚戚于过往，不纠结于未来，持经达变、活在当下，步步为营、兢兢业业，总会迎来鲜花盛开的那一天。正如威斯敏斯特教堂的那块墓碑所折射的哲理："当我年轻的时候，我梦想改变这个世界；当我成熟以后，我发现我不能够改变这个世界，我将目光缩短了些，决定只改变我的国家；当我进入暮年以后，我发现我不能够改变我的国家，我的最后愿望仅仅是改变一下我的家庭，但是，这也不可能。当我现在躺在床上，行将就木时，我突然意识到：如果一开始我仅仅去改变我自己，然后，我可能改变我的家庭；在家人的帮助和鼓励下，我可能为国家做一些事情；然后，谁知道呢？我甚至可能改变这个世界。"从现在开始，改变自己吧！

2.7.5.3 假设验证

在面对严重危机的时候，主要国家在应对政策上总犯同样的错误，特别是应当采取行动的时候总会错过时机，应当采取宏观扩张政策的时候则采取紧缩政策，应当开放和进行国际合作的时候往往采取保护主义政策，应当压缩社会福利、推动结构改革的时候却步履艰难甚至反复和倒退。

——刘鹤《两次全球大危机的比较研究》

如果验证上述根据模型结果做出的推理，需要对以下三个假设进行验证：一是推高 2009 年至今的长达 11 年的美国资本市场牛市，是 2009 年资产价格严重偏低，资本市场价值定律进行自我修正的结果，之后的上涨则是基于上涨的惯性，在这个过程中，高股息仅是催化剂而非决定因素。二是资本市场价值定律对价格围绕价值的修正，是基于资本的有序流动，从这个意义上讲，资本自由流动同样适用于自然科学界的熵值定理：即从高估值的资本市场向低估值的资本市场流动（因各国国情不同，资本市场估值高低的均线可能不同，因此要找一个绝对差异比较突出且存在资本流动通道的案例）。三是有效的政策不是干扰资本市场价值定律的修正，而是防止资产泡沫破裂过程中的危机外溢。

按照市场信息论的阐释，市场中存在一个价格和质量等信息双向传递与接收的系统，从而形成有效市场，即在一个市场当中，如果无法通过利用某一信息集合来形成买卖决策以赚取超过正常水平的利润，那么该市场对这组特定的信息集合是有效的，这也决定了资本市场证券的价格与其内在价值的一致性。如果内在价值偏离了价格，就属于偏差噪声，市场熵值就会发生作用，市场会对其进行自动修正。市场的熵值推导过程如下：

在微观的双向选择场景下，买方 j 选择卖方 i 进行交易的概率为 $P_{\text{buyer}_j\text{seller}_i} = P_i \cdot P_{ij}$，其中 P_i 为卖方 i 出现在买方 j 考虑名单中的概率，而且是 r_{ij} 的单调递减函数；P_{ij} 是买方 j 选择卖方 i 进行交易的转移概率 $\sum_i P_i = 1$，而且是买方的货币型效用的单调递增函数。因此，$P_{\text{buyer}_j\text{seller}_i} \sim \dfrac{q_i \cdot \theta_{ij} - p_i}{r_{ij}} = \dfrac{v_{ij} - p_i}{r_{ij}}$。同时，卖方 i 选择买方 j 进行交易同样存在上述的推导过程 $q_i \cdot \theta_{ij} - p_i$，最终双方经过双向选择进行交易的概率为：

$$P_{\text{trading}_{ij}} = P_{\text{seller}_i\text{buyer}_j} \cdot P_{\text{buyer}_j\text{seller}_i} \sim \frac{p_i}{r_{ij}} \cdot \frac{v_{ij} - p_i}{r_{ij}} = \frac{p_i \cdot (v_{ij} - p_i)}{r_{ij}^2} = F_{ij}$$

可以发现，买卖双方交易的概率即为 F 的微观形式。假设有 m 个卖家和 n 个买家，x_{ij} 代表卖家 i 选择买家 j 的结果，则可以定义市场熵 $H(x)$ 为：

$$H(x) = \sum_{i=1}^{m} \sum_{j=1}^{n} P(x_{ij}) \cdot I(x_{ij}) = \sum_{i=1}^{m} \sum_{j=1}^{n} P_{\text{seller}_i\text{buyer}_j} \cdot P_{\text{buyer}_j\text{seller}_i} \sim \sum_{i=1}^{m} \sum_{j=1}^{n} F_{ij}$$

因此，在双向选择的场景下，正是由于市场熵值的存在，信息函数不会根据单方选择的确定性而单调下降，而是需要根据双方选择的确定性来共同决定。这种不确定性的场景符合普遍的市场事实：某个卖家的定价较高往往导致其商品不被买家选择，但是如果该卖家的商品质量要明显优于其他卖家，那么该卖家的商品仍然会畅销。同样，如果某个卖家距离其他买家很远，往往导致其商品不被买家选择，但是如果该卖家的商品定价要明显低于其他卖家，那么该卖家的商品也仍然会畅销①。

---

① 谢楚鹏. 区块链的数学原理［M］. 北京：清华大学出版社，2020.

1. 假设 1 验证

从图 2 – 14 可以看出，在 2014 年以后，道琼斯工业指数股息率呈现缓慢走低的态势，而市净率则伴随股价在缓慢走高，两者发展态势基本呈现剪刀差。说明股息率并不是推高资产价格的主要因素。尤其是 2020 年，道琼斯工业指数股息率大幅升高，但美股却出现暴跌的情况，更加说明股息率并不是推高股市的决定因素。同时，2011 年美股已经处于了历史上的估值低点，之后的美股牛市是资本市场价值定律对资产价值的重新修正，2015 年超过均值以上的增长，则是发展的惯性在起作用。

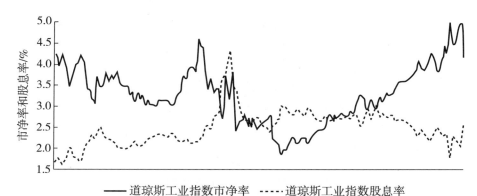

——道琼斯工业指数市净率 ·····道琼斯工业指数股息率

图 2 – 14 道琼斯工业指数市净率、股息率波动图

数据来自 Wind。

市净率（Price-to-Book Ratio，简称 P/B 或 PBR）指的是每股股价与每股净资产的比率。市净率可用于股票投资分析，一般来说市净率较低的股票，投资价值较高，相反则投资价值较低；但在判断投资价值时还要考虑当时的市场环境以及公司经营情况、盈利能力等因素。股息率（Dividend Yield Ratio），是一年的总派息额与当时市价的比例。以占股票最后销售价格的百分数表示的年度股息，是投资收益率的简化形式。在投资实践中，股息率是衡量企业是否具有投资价值的重要标尺之一。

2. 假设 2 验证

如果验证资本市场同样适用熵值定律，资金会自觉地从高估值的市场向低估的市场流动，从而推高低估值的市场价格，需要按照大数据思维中的全量思维，将分析对象限定在一个较小的领域，且两个市场之间确实存在资本流通的有效通道。因此，本文选取南向资金逐鹿的香港港股通和北向资金逐鹿的沪股通、深股通作为研究对象。

从表 2 - 12 可以看出，因为港股通的估值要小于陆股通，南向资金一直呈净流入的态势，而北向资金则呈现净流出的态势。从上述数据可以看出，熵值定律在资本市场同样适用，这也为资本市场价值定律提供了资金流向的证明案例。正是因为资金的自由流动对低估值资本市场的挖掘，支持了资本市场价值定律不断发挥作用，从而使资本市场股票价格围绕公司价值浮动。从美股暴跌但交易额显著放大也可以较好地看出这种全球资金的熵值流动，这也成为平衡全球资本市场的强大力量。

表 2 - 12　市盈率及南北向资金流向情况

日期	全部港股通市盈率/%	南向资金净流入/亿港元	陆股通市盈率/%	北向资金净流入/亿元
2020 - 03 - 23	9.360 4	95.102 4	12.664 6	- 79.992 6
2020 - 03 - 20	9.812 6	53.092 4	13.112 8	16.866 3
2020 - 03 - 19	9.284 9	159.060 5	12.911 2	- 102.203 5
2020 - 03 - 18	9.546 2	57.927 7	13.026 3	- 71.912 3
2020 - 03 - 17	9.989 7	98.712 1	13.261 1	- 82.380 3
2020 - 03 - 16	10.010 3	67.938 3	13.311 9	- 98.074 8
2020 - 03 - 13	10.520 1	161.707 1	13.813 6	- 147.263 0
2020 - 03 - 12	10.639 3	126.983 2	13.966 0	- 83.803 8
2020 - 03 - 11	10.972 3	60.199 6	14.211 6	- 74.650 3
2020 - 03 - 10	11.000 1	83.621 2	14.390 5	30.958 7
2020 - 03 - 09	10.842 7	78.149 1	14.106 4	- 143.188 9
2020 - 03 - 06	11.310 2	32.567 4	14.581 8	- 30.421 1

续表

日期	全部港股通市盈率/%	南向资金净流入/亿港元	陆股通市盈率/%	北向资金净流入/亿元
2020 - 03 - 05	11.561 8	62.292 2	14.774 1	48.106 2
2020 - 03 - 04	11.301 6	11.263 4	14.500 1	-7.804 3
2020 - 03 - 03	11.278 4	30.647 0	14.441 2	4.802 9
2020 - 03 - 02	11.279 1	38.063 8	14.360 1	41.520 1
2020 - 02 - 28	11.121 4	37.802 7	13.819 4	-51.368 0
2020 - 02 - 27	11.396 4	43.705 8	14.388 9	-39.405 0
2020 - 02 - 26	11.291 5	37.468 0	14.389 5	-67.268 9
2020 - 02 - 25	11.365 3	39.419 6	14.601 7	-48.313 4
2020 - 02 - 24	11.348 6	16.648 4	14.653 6	-87.051 4
2020 - 02 - 21	11.566 0	-0.398 2	14.644 1	-11.200 8
2020 - 02 - 20	11.687 9	11.801 8	14.540 8	38.979 2

3. 假设 3 验证

假设 3：有效的政策不是干扰资本市场价值定律的修正，而是防止资产泡沫破裂过程中的危机外溢。考虑到宏观决策的复杂性且难以获悉最高决策者做出决策时看到了什么、思考着什么，很难找到真正的支持案例，因此采用反证法证明该假设，即刺激政策的首要目的不是拉高股市，而是防止其他危险因素的发生。验证这一假设，需要选取的样本指向性强，且超乎一般的经济刺激力度。

2020 年 3 月 24 日，继美联储将联邦基准利率降为 0 之后，美联储宣布将不限量按需买入美债和 MBS，而且强调：本周每天都将购买 750 亿美元的国债和 500 亿美元的机构住房抵押贷款支持证券（MBS），隔夜和定期回购利率将重设为 0。同时，美联储表示，将很快宣布"主体街（Main Street）商业贷款项目"以支撑中小型企业贷款，为联邦中小企业局的措施提供补充。此举一出，市场普遍解读是为了刺激大幅下跌的股市。但是，从近年来美国持续高企的居民部门和企业部门杠杆率来看（见图 2 - 15），美联储买入美债和机构住房抵押贷款支持证券（MBS），直接发放中小型企业贷款，明显是为了避免上述主体因为债务违约而造成大规模的破产，在股票市场进行自我修正过程中建立一道防火墙，避免资产泡沫挤破过程中风险外溢，并诱发恶性的连锁反应。美联储作为实质上的美国央行，其越过商业银行直接开展相关资产买卖和贷款支持，本身已经越俎代庖。能让具有全球央行之称的美联储下定如此之大的决心，一定有不得不采取上述措施的理由，而且这个理由让美联储无法拒绝。这个理由就是防止高杠杆资金的破裂，而实际上，美国部分企业的杠杆率确实也到了危险的边缘。例如：华尔街汇盛金融首席经济学家陈凯丰教授在接受《证券市场红周刊》采访时，就以桥水基金为例说明美国杠杆资金的严重性。桥水基金采取的风险评价策略（Risk Parity），主要是利用股票、债券及其他衍生品的长期负相关性，通过大幅度提升杠杆博取收益。而一旦面临股票、债券及其他衍生品价格同步下跌，由负相关转为正相关，杠杆破裂的风险将大幅增加。

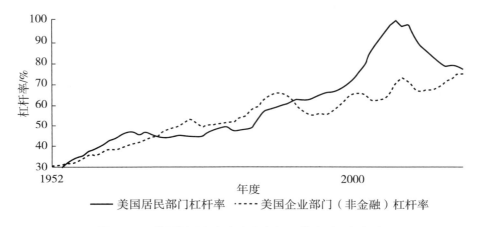

图 2 - 15　美国居民部门和企业部门（非金融）杠杆率

数据来自 Wind。

正如刘鹤副总理在《两次全球大危机的比较研究》中所批评的那样，"在经济泡沫导致消费价格上涨的压力下，货币当局不得不采取紧缩货币政策，从而捅破了泡沫，改变了投机者的心理预期，使得迟早发生的事终于发生"，而美联储则对已经全球化的世界经济与美国作为储备货币国所应该执行的货币政策认识很不到位，是导致泡沫被捅破的重要原因之一。桥水基金经理瑞·达利欧在"和谐的去杠杆化"中对高杠杆有更为严肃的评论：每隔 70 年左右的一次高负债都伴随着一次经济危机。而这次，美联储不再面对股市挤泡沫的过程采取货币紧缩的政策，而是直接出手在股市外围建立一个防火墙，避免因为资金断裂而诱发企业大规模债务违约，从而引发新一轮经济危机。从这个意义上讲，把股市交给资本市场价值定律进行自我修正，同时在股市周围建立防火墙，是当前避免资本市场价值定律对股票价格向下修正时"硬着陆"，从而刺破杠杆，导致杠杆踩踏，进而转为经济危机、社会危机的较为理性的举措。

实际上，美国 2008 年次贷危机演化成全球经济危机的过程也是上述观点的较好例证。2008 年 9 月，美国财政部和美联储分别宣布为总额约为 2 万亿美元的美国货币市场基金行业提供支持，并推出"7 000 亿美元的金融救援计划"。但因金融危机已进入深化阶段，大型金融机构雷曼兄弟破产倒闭，已经在金融市场形成连锁反应。面对上述情况，时任美国财长亨利·保尔森在《峭壁边缘》一书中写道："我和财政部乃至小布什总统都受到沉重一击。美国银行体系甚至面临崩溃的威胁。"而危机演化和加速的节点也是杠杆资金断裂形成的恶性抛售踩踏。从 2008 年危机发展历程看：首先是次贷危机挤破美国房价泡沫，造成房地产杠杆断裂，并迅速波及衍生品市场，形成流动性危机，致使股价大跌，金融机构雷曼兄弟破产倒闭。这种杠杆踩踏若不严加防范，则很容易诱发主权债务危机，如果任由其发展，像黎巴嫩政府在 2020 年 3 月 23 日宣布停止所有未偿还的欧元债券的支付（表明黎巴嫩已经无力偿还政府债务）将不会是个例。因此，美联储"all in"和越俎代庖的举措，很大程度上是为避免杠杆破裂，而非刺激股市，只不过资本市场从中嗅出了摆脱危机的希望，一定程度上刺激了资产价格的上涨。

但是，我们也应该看到，随着疫情的不断蔓延，企业经营受影响日益加重，在酒店、旅游、餐饮等服务业企业营业额断崖式下跌的同时，制造业也会因社会总需求的降低而出现一定程度的萎缩。疫情冲击叠加原油价格下跌就是较好的例证。虽然不同机构对 2020 年全球原油需求下降幅度估算不尽相同，甚至存在较大差异，但普遍预计每日需求下降 100 万桶以上。随着 2020 年全球资本市场上市公司 1、2 季度财报陆续出炉，盈利下滑势必造成市盈率、市净率面临大幅调整。按照资本市场价值定律，很容易发生连锁的股票价格踩踏式击穿反应。这也是 2008 年次贷危机时出现波浪式股票价格下行的重要原因。因此，货币政策只是补充，关键在于全球通力合作，尽快控制疫情，确保经济尽快步入正轨。2020 年 3 月 24 日，美国总统特朗普在接受新闻采访时表示："我们会在 4 月上旬进行评估，如果需要更多的时间，我们会给疫情管控更多的时间，但是国家需要继续运转，大家得回去上班，让工作生活恢复正常，（解除疫情限制）必须要更早于大家预期的时间。"从上述表态也可以看出，美国政府对尽快恢复经济正常运行的急切心情。

与 2008 年危机发酵一段时间，资产价格相对处于低点，美联储和美国政府事后均从刺激计划中盈利不同的是，美联储、美国财政部在 2020 年资产价格泡沫破裂之初就开展大规模债务收购和刺激经济举措，势必会进一步加重美国政府的杠杆率。这种由企业杠杆向政府杠杆的转移是否会酝酿一轮更大的危机，尚需时间和实践的检验，但这种单纯用货币政策而非体制机制改革的方法，一定程度上存在"饮鸩止渴"的嫌疑，因为美国政府的债务规模也已十分庞大（见表 2 - 13）。

表 2 - 13　1999—2018 年美国主要债务情况

年度	一般政府净债务占 GDP 比重/%	成人人均债务/美元	信贷市场未偿债务/亿美元	公众持有的债务占 GDP 比例/%
1999	39.18	35 907.00	26 764.40	38.32
2000	34.44	38 502.00	28 608.46	33.70
2001	33.77	41 831.00	30 685.27	31.54
2002	36.35	46 324.00	32 985.23	32.68
2003	39.72	51 191.00	35 896.38	34.68
2004	46.89	55 897.00	40 034.30	35.72
2005	46.27	60 966.00	43 465.61	35.78
2006	44.76	64 396.00	47 602.32	35.41
2007	44.49	63 832.00	52 604.28	35.23
2008	50.45	62 500.00	54 696.64	39.36
2009	62.11	61 031.00	54 629.54	52.28
2010	69.54	59 250.00	55 253.21	60.78
2011	75.93	57 944.00	56 204.52	65.75
2012	80.37	57 340.00	58 075.71	70.26
2013	80.82	57 294.00	59 778.03	72.17
2014	80.40	57 749.00	62 034.03	73.72
2015	80.28	57 920.00	63 685.19	72.47
2016	81.59	59 133.00	66 190.82	76.36

年度	一般政府净债务占 GDP 比重/%	成人人均债务/美元	信贷市场未偿债务/亿美元	公众持有的债务占 GDP 比例/%
2017	81.56	61 444.00	69 149.70	76.04
2018	80.03	62 610.00	72 161.21	77.45

数据来自 Wind。

> MBS：Mortgage-Backed Security，是指抵押支持债券或者抵押贷款证券化。MBS 是最早的资产证券化品种，最早产生于 20 世纪 60 年代的美国。美国国债（U. S. Treasury Securities），简称美债，是指美国财政部代表联邦政府发行的国家公债。根据发行方式不同，美国国债可分为凭证式国债、实物券式国债（又称无记名式国债或国库券）和记账式国债 3 种。

2.8　国运之问

> 危机的再分配效应是无法抗拒的，世界经济秩序将继续发生稳步但不可逆转的重大变革。比较研究的结论还告诉我们，无论国际风云如何变幻，集中力量办好自己的事是我们应对外部巨大冲击、实现我国和平崛起的根本之策。
>
> ——刘鹤《两次全球大危机的比较研究》

> 从中国的表现你可以看出，这是一个真正伟大的国家，它独自承受了打击，保护了全人类。中国证明了自己有资格成为超级大国，并将以此身份走出疫情，从而大幅度提升自己的软实力①。
>
> ——俄罗斯政治学者马尔科夫

---

① 张维为. 中国抗疫的世界意义 [EB/OL].（2020 – 03 – 05）[2020 – 04 – 22]. https：//www. weibo. com/ttarticle/p/show？id=2309404479219911492429.

正如亨利·基辛格在《大外交》中所指出的：世界每隔百年会出现一个新的全球大国。而危机往往是新的全国大国崛起的催化剂。正如 1929 年大萧条后世界经济重心由欧洲转向美洲，美国开始发挥主导作用，2008 年次贷危机发生后，全球发展的重心向亚太地区转移一样，大危机所分配的不只是一个国家国内的财富，而且是国家之间实力的对比。面对美国股市两周 4 次熔断并回吐近 4 年涨幅的形势和新冠疫情的全球肆虐，我们是否真的可以说"国运来了"？面对"危"中之"机"，我们又该如何集中力量办好自己的事情，心无旁骛谋发展，加快推动经济发展方式转变，实现全面建成小康社会的宏伟目标？

正如桥水基金创始人瑞·达利欧在 3 月 25 日接受《财经》专访时所表示的那样：新冠肺炎疫情是个独特的事件，它会压垮那些不做最坏打算的投资者。它是一个 100 年才发生一次的灾难性事件①。同一日，世界贸易组织总干事阿泽维多也提出同样的观点："预测经济衰退及失业现象会比 12 年前全球金融危机时更严重，预计贸易将严重下滑。"也正是因此，我们更加需要用模型进行各种危机推演，以提前做好风险防范和发展预判。例如：美联储在资本市场挤泡沫之初，就直接购买国债和 MBS，支持中小企业贷款，无疑是建立了一个新的美元"堰塞湖"。这种美元过度超发的模式，我们又该如何应对？我们又该建立怎样的底线思维，以应对突发性外部冲击和震动，并做好哪些应对危机结构性变化的长期准备？面对新一轮全球资产挤泡沫和新冠病毒的冲击，我国的战略机遇又发生了哪些变化？

正如刘鹤副总理在《两次全球大危机的比较研究》中所建议的"提高定量化程度，使研究成果具有可操作性"，而做到这一点需要我们建立更多高质量的模型进行逻辑推理和假设验证。再如：2020 年是否会由疫情危机诱发债务危机和经济衰退，从而达到居民债务和企业债务爆发的压力位和临界点，进而刺破杠杆，形成流动性危机？或者由于疫情危机，造成人员大规模失业和医疗资源恶性挤兑，从而导致大规模

---

① 金焱. 专访达利欧：病毒消失后经济将满目疮痍 央行印钞行不通了［EB/OL］.（2020 - 03 - 26）［2020 - 03 - 30］. https：//baijiahao. baidu. com/s? id = 1662209460289748976&wfr = spider&for = pc.

的社会危机，并传导至经济基本面形成新一轮的债务危机，进而加速经济衰退？或者美联储资本"堰塞湖"有成效，资本市场按照价值定律理性回归，同时新冠疫情得到有效控制，经济逐步恢复到基本面？或者出现较坏的情形，随着美国股市泡沫的刺破和危机的传导，我国较高的居民杠杆和非金融部门企业杠杆也被刺破，从而爆发流动性踩踏？毫无疑问，上述问题都需要我们树立强烈的底线思维，并应用模型思维和大数据思维进行量化分析，形成严密的现象解释和逻辑推理，并提前准备好风险防控措施。

随着模型思维的日益普及和大数据建模技术的不断进步，面对人口老龄化、全球产能过剩、资源约束强化所导致的潜在生产能力下降，劳动力市场更加"黏性"和人均债务水平不断提升（见表 2 – 14），加上单纯扩张总需求的政策撞到天花板的新形势，以及 2020 年新冠疫情的冲击和美联储直接出手 "all in" 建立资本市场"堰塞湖"的新状况，全球也在迫切呼唤新一轮的理论创新，以有效指导和应对危机，推动人类社会更好地发展。也许，应用模型思维推导出的资本市场价值定律只是开始，后续越来越多的创新理论和基于模型的科学决策将会被提出来。正如习近平总书记所指示的：文运同国运相牵，文脉同国脉相连。文化自信是更基础、更广泛、更深厚的自信，是更基本、更深沉、更持久的力量。而基于模型思维和大数据建模严密论证、理性思考后的理论创新，因为具有坚实的量化基础，势必成为危机中书写的璀璨一页，为进一步坚定"四个自信"贡献模型力量！

表 2 – 14　1999—2018 年全球人均债务及财富水平表

年度	全球		美国		欧洲		日本	
	成人人均债务/美元	成人人均财富/美元	成人人均债务/美元	成人人均财富/美元	成人人均债务/美元	成人人均财富/美元	成人人均债务/美元	成人人均财富/美元
1999	5 088	30 700	35 907	192 399	9 735	61 049	35 554	191 877
2000	5 036	29 151	38 502	188 041	9 906	59 137	29 988	160 418
2001	5 743	31 015	41 831	179 584	12 492	70 841	32 167	169 804
2002	6 634	36 715	46 324	203 866	15 864	90 464	35 019	190 923
2003	7 385	40 590	51 191	227 175	18 609	105 155	35 723	193 383
2004	7 396	41 090	55 897	254 343	17 569	100 764	31 951	175 634
2005	8 305	46 298	60 966	272 740	21 517	121 069	31 565	176 585
2006	9 220	50 971	64 396	268 586	25 265	140 250	32 104	177 062

续表

年度	全球		美国		欧洲		日本	
	成人人均债务/美元	成人人均财富/美元	成人人均债务/美元	成人人均财富/美元	成人人均债务/美元	成人人均财富/美元	成人人均债务/美元	成人人均财富/美元
2007	8 932	53 819	63 832	294 952	25 274	151 734	26 230	192 699
2008	8 487	47 833	62 500	246 539	23 264	131 885	32 806	230 131
2009	8 822	50 554	61 031	254 493	24 855	139 463	31 749	225 971
2010	8 739	52 318	59 250	268 608	23 839	134 120	30 851	235 608
2011	8 981	54 545	57 944	269 741	23 801	135 298	35 753	282 110
2012	9 113	56 563	57 340	290 891	24 489	138 829	31 734	257 712
2013	9 165	59 283	57 294	328 090	25 438	146 826	26 517	219 741
2014	8 781	58 114	57 749	344 550	22 701	133 039	23 568	200 494
2015	8 503	56 763	57 920	352 440	21 135	124 036	23 886	204 566
2016	8 509	57 941	59 133	370 526	20 501	125 056	25 045	216 479
2017	9 448	63 100	61 444	403 974	23 711	144 903	27 827	227 235
2018	9 584	70 849	62 610	432 365	23 947	153 973	29 102	238 104

数据来自 Wind。

2.9 迎接挑战

在中国共产党十九届四中全会上，党中央首次公开提出"健全劳动、资本、土地、知识、技术、管理和数据等生产要素按贡献参与分配的机制。"这是中央首次在公开场合提出数据可作为生产要素按贡献参与分配，反映了随着经济活动数字化转型加快，数据对提高生产效率的乘数作用凸显，成为最具时代特征新生产要素的重要变化。

——刘鹤《坚持和完善社会主义基本经济制度》

大数据意味着大机遇、大价值，也意味着大考验、大挑战。政府在经济预测、金融危机方面的后知后觉，不仅是因为大数据技术的匮乏，更是因为兼通大数据技术和监管业务的人才缺失，这也势必倒逼我国加快大数据技术的发展和应用普及。尤其是随着经济社会文化等各领域的数字化转型，数字资源逐步转化为数据资产，国家之间的大数据竞争也呈现日益白热化的趋势。

2.9.1　国家竞逐的新领域

2011 年，美国白宫科技和技术政策办公室（OSTP）建立了大数据高级监督组以协调和扩大政府对大数据重要领域的投资，并牵头编制了《大数据研究和发展计划》，旨在大力提升美国从海量复杂的数据集合中获取知识和洞见的能力。并制定了3 个目标：一是开发能对大量数据进行收集、存储、维护、管理、分析和共享的最先进的核心技术；二是利用这些技术加快科学和工程学领域探索发现的步伐，加强国家安全，转变现有的教学方式；三是扩大从事大数据技术开发和应用的人员数量。

2013 年 2 月，澳大利亚政府成立了跨部门工作组——大数据工作组，成立数据分析卓越中心（DACOE），启动了《公共服务大数据战略》，旨在推动公共部门利用大数据分析进行服务改革，制定更好的公共政策，保护公民隐私，使澳大利亚在该领域跻身全球领先水平，并确定以下 6 个目标：一是数据是一种国家资产，应被用于人民福祉；二是数据共享和大数据项目开发过程中严保用户隐私；三是数据完整和过程透明；四是政府部门间以及政府与产业间应共享技术、资源和能力；五是与产业和学术界广泛合作；六是加强政府数据开放。

2013 年 7 月，法国发布《法国政府大数据五项支持计划》，就以下内容进行了明确：引进数据科学家（Data Scientist）教育；设立技术中心给予新兴企业各类数据库和网络文档存取权；通过为大数据设立一个全新的原始资本，在交通、医疗卫生等纵向行业领域设立大数据旗舰项目；为大数据应用建立良好的生态环境等。

2013 年 10 月，英国发布《把握数据带来的机遇：英国数据能力战略》，旨在促进信息经济条件下，英国在数据挖掘和价值萃取中的世界领先地位，为英国公民、企业、学术机构和公共部门创造更多收益，并从强化数据分析技术、加强国家基础设施建设、推动研究与产研合作、确保数据被安全存取和共享等方面进行了具体部署。

2019 年，欧盟出台《欧盟非个人数据自由流动条例》，明确提出鼓励用户采用欧盟本土云计算企业所提供的服务。德国启动"工业数据空间"项目，将分散的工业数据汇总到一个交换平台，打造"智能工厂"和"智能物流"，并在此基础上打造"国际数据空间"，建立数据跨境共享机制，深化全球工业数据综合应用。

虽然各国对大数据布局不断加速，但数据权不同于传统物权，一定程度上存在确权困难，这也使得数据跨境流动的主权冲突日益明显，给大数据国际应用带来新挑战。2018 年，美国出台《澄清境外数据合法使用法案》，赋予了美国政府调取存储于他国境内数据的权力。2019 年，美国通过《外国投资风险审查现代化法案》，将外国人投资保存或收集美国公民敏感个人数据的公司纳入审查范围。2019 年，欧盟出台《欧盟非个人数据自由流动条例》，对欧盟成员国获取存储在另一国的数据进行了法律授权。对数据权的竞争，直接导致 2018 年以来，华为在全球多个国家遭遇抵制，美国、澳大利亚、新西兰、英国先后以华为可能通过 5G 网络基础设施收集本国数据，对本国用户开展监听，具有"国家安全风险"为由，禁止华为参加本国 5G 网络建设①。

2.9.2　我国的大数据布局

产业发展离不开政策支撑。我国政府高度重视大数据的发展。2015 年 8 月 31 日，国务院发布我国首个大数据战略性文件——《促进大数据发展行动纲要》（国发〔2015〕50 号）。2016 年 12 月，工信部发布《大数据产业发展规划（2016—2020 年）》。2017 年 10 月，党的十九大报告中提出推动大数据与实体经济深度融合，为大数据产业化发展指明了方向。国家层面的高度重视促使我国各省区先后出台了推动大数据发展的指导文件，为我国大数据加快发展提供了完整的政策支撑体系。同时，地方政府先后成立了大数据管理机构，为推动大数据发展提供了组织支持，见表 2 - 15。

---

① 中国信息通信研究院. 数字经济治理白皮书（2019）［EB/OL］.（2019 - 12 - 26）［2020 - 05 - 05］. http：//www. caict. ac. cn/kxyj/qwfb/bps/201912/t20191226_272660. htm.

表 2-15 地方政府大数据机构设置情况

行政区	设立时间	机构名称	隶属机构	机构性质
贵州	2015	贵州省大数据发展管理局	贵州省人民政府	政府直属机构
内蒙古	2017	内蒙古自治区大数据发展管理局	内蒙古自治区人民政府	政府直属机构
陕西	2017	陕西省政务数据服务局	陕西省人民政府	政府直属机构
广东	2018	广东省政务服务数据管理局	广东省人民政府办公厅	政府部门的管理机构
浙江	2018	浙江省大数据发展管理局	浙江省人民政府办公厅	政府部门的管理机构
重庆	2018	重庆市大数据应用发展管理局	重庆市人民政府	政府直属机构
福建	2018	数字福建建设领导小组办公室（福建省大数据管理局）	福建省发展和改革委员会	政府部门的管理机构
广西	2018	广西壮族自治区大数据发展局	广西壮族自治区人民政府	政府直属机构
山东	2018	山东省大数据局	山东省人民政府	政府直属机构
北京	2018	北京市经济和信息化局（北京市大数据管理局）	北京市人民政府	政府直属机构
安徽	2018	安徽省数据资源管理局（安徽省政务服务管理局）	安徽省人民政府	政府直属机构
河南	2018	河南省大数据管理局	河南省人民政府办公厅	政府部门的管理机构
吉林	2018	吉林省政务服务和数字化建设管理局	吉林省人民政府	政府直属机构
海南	2019	海南省大数据管理局	海南省人民政府	政府组成部门
注：除此之外，上海、天津、江西等省市组建了上海市大数据中心、天津市大数据管理中心、江西省信息中心（江西省大数据中心），承担了一部分大数据主管机构的职能。				

数据来自：中国信息通信研究《大数据白皮书（2019 年）》。

国家大数据战略的不断落地，推动我国大数据产业化发展不断提速。截至 2020 年 4 月 24 日，在沪深股市上市的总市值排名前 50 名的大数据相关上市公司，总市值高达 11 506.07 亿元，且呈现不断快速发展的态势，推动了我国大数据应用不断提速。随着阿里云 MaxCompute、华为 GuassDB、百度的机器学习平台 Jarvis、阿里云的机器学习平台 PAI 等支持大数据深度挖掘的平台不断涌现，并向工业、政务、电信、交通、金融、医疗、教育等领域广泛渗透，全国海关大数据平台等政务大数据平台、电力大数据平台等大型企业数据平台将牵引着"数据洪流"，为我国制造强国、网络强国、数字中国建设贡献更大的力量，为实现百年复兴的中国梦插上新一代信息技术的腾飞"翅膀"。

大数据不仅是一场技术和产业革命，也将带来国家治理和社会生活的深刻变革。当前，面对大数据如火如荼的发展形势，我们不能仅仅从先进技术、时代潮流的视角理解国家间的大数据竞逐，而要站在人类社会迭代升级的高度去审视，并把握好第四次产业革命的机会。正如马云所指出的："人类正从 IT 时代走向 DT（Data Technology）时代"，数据的处理能力将成为核心竞争力。DT 时代的到来，不仅意味着人类整体观念的改变，还将带来人类社会的跃迁。2020 年 3 月 4 日，美国 IBM 公司着手开发无人驾驶船"五月花号"，以横跨大西洋，重走 400 年前"五月花号"从英国到达美国的航线。而无人驾驶船所需要的综合技术却远比无人驾驶汽车要复杂得多，不仅要通过摄像头、雷达、声呐数据识别礁石、海浪、大型鱼类等物体，避免激烈碰撞，而且要分析气象卫星、GPS、其他船只的无线信号等数据，以及时调整航线。可以说，无人驾驶船的大数据模型算法是对遥感、控制、机械、航海等各类海量信息的综合分析与处置。2020 年 3 月 30 日，美国加利福尼亚大学旧金山分校（UCSF）的机器学习专家通过大数据模型算法，实现了"脑机接口"，直接将人类的脑电波翻译成了句子，而且单词错误率低至 3%，把机器"读心术"又往前推进了一大步。这一大数据模型算法的最新成果，不仅将为失去语言和写字能力的人们带来福音，也将彻底改变，甚至完全颠覆人类与世界的沟通方式。当前，虽然新冠疫情依旧在全球肆虐，很多行业、很多地区甚至陷入停摆，但是大数据技术仍然像一把利刃，破开了一条条通往前方的路，照亮人类前行的方向，给疫情中的人们带来憧憬和希望。

3 抗击新冠疫情的大数据模型

> 不要浪费一场危机。
>
> ——丘吉尔

危和机总是同生并存的，克服了危即是机。知识爆炸的信息时代，知识更新速度之快令人触目惊心，一味"啃老本"必然导致"营养不良"。因此，我们要有危机感，一刻不停地增强本领，以转危为机，化危机为机遇。因为，每一次危机，都隐藏着机会，而危机越大，往往机会就越大。

深入分析，全面权衡，准确识变、科学应变、主动求变，善于从眼前的危机、眼前的困难中捕捉和创造机遇，不仅是一个国家也是一个人取得竞争优势的关键因素。叶利钦回忆录中曾记载与普京第一次见面的情形：圣彼得堡市长索布恰克邀请时任总统叶利钦到圣彼得堡散心。普京却因汽车抛锚，在第一次宴请叶利钦的宴会上迟到了一个小时，给叶利钦留下了"迟到者"的坏印象。宴会过程中，突然出现了一头棕熊，叶利钦及身边下属十分惊慌，叶利钦甚至惊掉了眼镜，很多人纷纷到桌子底下捡眼镜，但普京却从容地拿起旁边的枪，对准那头棕熊扣动了扳机，化解了这场危机。这件事情，也让正处于人生相对低谷的普京迅速打开了局面。如果说2020年年初的新冠疫情是一场世界性的危机，那大数据模型则淋漓尽致地展现了危机对真正有价值工具的发现作用，各国应用大数据抗击疫情呈现爆发态势。大数据模型也因实时高效的数据抓取和危机展现，第一时间告知全球确诊人数、死亡人数、治愈人数，以及发送运输工具数量和周围传染风险，一定程度上缓解了人们紧张焦虑的情绪。

近年来，虽然大数据已经成为国家间竞争的新领域，政府官员、专家学者不断振臂高呼，但依然是"有心栽花花不开"，大数据"本领恐慌"和"营养不良"一定程度上存在，大数据在民众中也基本停留在高科技等概念层面，真实体验和现实感官依然较少。随着疫情的全球扩散和持续发酵，大数据模型在呈现事实、防控风险中的重大作用，反倒是"无心插柳柳成荫"，民众对大数据的认识不断深化，接纳程度不断提高。

3.1　用大数据找出新冠疫情的真凶

病毒影响了人类的福祉和发展。病毒肉眼不可见，却在地球生态系统中非常活跃。它们把 DNA 从一个物种搬运到另一个物种，为生物演化提供了新的遗传材料。病毒也对大量生命体的生存进行了调节，从微生物到大型哺乳动物，无一不受到它们的影响。病毒的作用不仅限于生物，它们还会影响地球的气候、土壤、海洋和淡水。放眼演化的历程，不管哪一种动物、植物或微生物，它们的演化都离不开这些微小却威力无边的病毒。这些病毒和我们共同拥有这个星球①。

——病毒星球计划主管朱迪·戴蒙德和内布拉斯加病毒中心主管查尔斯·伍德

虽然人类的发展史也是一部频繁经受瘟疫洗礼考验并不断与瘟疫抗争的历史，

---

① 卡尔·齐默．病毒星球［M］．桂林：广西师范大学出版社，2019.

但作为瘟疫的源头，病毒在地球上的生存史远比人类要漫长，而且数量更要庞大。有科学家计算，每升海水中，就有 1 000 亿个病毒颗粒。如果把海洋里的病毒排成一排，它们的长度有可能达到 4 200 万光年，超过了银河系的最大直径。随着科技发展和社会进步，很难再出现"家家有僵尸之痛，室室有号泣之哀，或阖门而殪，或覆族而丧"的惨烈局面，但是我们不能丝毫放松对病毒这一人类"老朋友"的警惕和防范。5 年前，比尔·盖茨就曾做出提醒：因为全世界还未建立起来一个有效防治疫情的系统，如果未来几十年里，有什么东西可以杀死上千万人，那很可能是一个具有高度传染性的病毒，而不是核战争（见图 3 - 1）。2001 年，美国就曾组织了一次"病菌对抗"的模拟演练，而结果大跌眼镜：病菌大获全胜，人类完败。从2020 年年初肆虐全球的新冠疫情也可以看出，世界卫生组织"我们正处于一场传染性疾病全球危机的边缘，没有一个国家可以躲避这场危机"的预警并没有言过其实。

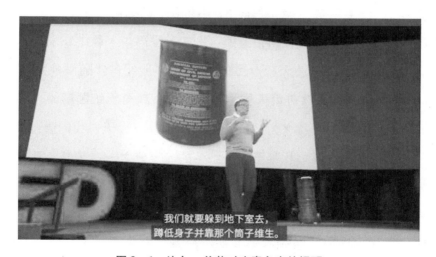

图 3 - 1　比尔·盖茨对病毒危害的提醒
图片来自：正解局《5 年前比尔·盖茨的警示：对下一场瘟疫爆发，人类还没准备好》。

　　知己知彼，百战不殆。多算胜，少算不胜。人类对病毒的认识有一个不断深化渐进的过程，在《圣经》中直接提到"瘟疫"这一病毒的表现形式就多达 68 处。但是直到近代，令人惶恐不安的病毒，在大数据模型的追踪下，才逐渐掀开了神秘莫测的面纱。

3.1.1　病毒的真相

病毒早在人类诞生之前就已存在，现已在地球上存活数百万年。病毒是一系列不具备基本细胞结构的化学物质组成的"盒子"，本身不能自行代谢或再生，必须依靠其他活体细胞才能繁殖。病毒能够感染细菌、植物、爬行动物、鱼类、鸟类、哺乳动物或者其他生命体。病毒与人类的进化密不可分。几千年来，部分病毒已与人类的遗传密码合为一体。部分隐蔽于人类 DNA 长链中的序列就源自古代的病毒。它们的遗传密码与我们的遗传密码息息相关，部分病毒由此成为人体无害的一部分，而病毒的繁衍也完全依靠寄主细胞来获取营养。例如：噬菌体作为一种特殊的病毒，不仅不会伤害人类，而且帮助人类免疫系统杀死有害的细菌。

"virus"（病毒）一词源自拉丁词语，在人类发现病毒颗粒之前就已经存在，意思是"毒药""毒液"或"有害气味"。中世纪，"病毒"与"毒素"同义。18世纪，病毒一词可以用来指代任何传染病。例如：爱德华·詹纳在发现预防天花的疫苗之前，就用这个词来描述天花产生的原因。19 世纪，伴随着疾病细菌理论的迅速发展，"病毒"一词依然被用来表示致病因子，或有无细菌感染。路易·帕斯特将引起狂犬病的致病因子称之为"levirus rabique"[①]。今天，我们透过显微镜观测到病毒属于亚微观实体，其体积甚至小于细菌的二十分之一，其核心部分是遗传物质，外面覆盖着蛋白质外壳，且只能在活体细胞内繁殖和生长。

在数千年的文明发展史中，人们长期被病毒这种看不见的危害所困扰，直到 20世纪，人类才确切地知道病毒到底是什么：病毒只有一个可以自我复制的基因框架，不含有核糖核酸，缺乏线粒体和输送废物、毒素的溶酶体，无法制造能量和构建蛋白质。也因此，大自然中的病毒只能借助宿主生存。虽然病毒无意伤害宿主细胞，但附带伤害往往非常致命。事实上，那些非常致命的病毒，正是在自我复制、繁殖的过程中造成了宿主细胞的死亡。例如：SARS、H1N1 流感病毒、人类免疫缺陷病

---

① 杰里米·布朗. 致命流感：百年治疗史［M］. 北京：社会科学文献出版社，2020.

毒（HIV）、埃博拉病毒等烈性病毒。目前，人类已经认识并了解了 2 000 多种病毒，而且这个数量还在不断上升。

3.1.2 "新冠"是谁？

冠状病毒是在自然界广泛存在的一个大型病毒家族。因在电子显微镜下观察，其形态类似王冠而得名（见图 3-2）。冠状病毒主要引起呼吸系统疾病。目前已发现感染人的冠状病毒有 7 种，其中 SARS 病毒、MERS 病毒和新冠病毒等可引起较为严重的人类疾病。冠状病毒除感染人类以外，还可感染猪、牛、猫、犬、貂、骆驼、蝙蝠、老鼠、刺猬等众多哺乳动物和鸟类。

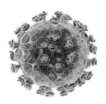

图 3-2 冠状病毒形状

图片来自：何剑峰，宋铁《新型冠状病毒感染防护》。

新冠病毒是指以前从未在人类中发现的冠状病毒新毒株。2019 年 12 月导致武汉市病毒性肺炎爆发的病毒为新冠病毒，世界卫生组织将该病毒命名为 2019-nCoV。新冠病毒与 SARS 病毒、MERS 病毒是同属于冠状病毒大家族里的"兄弟姐妹"，基因进化分析显示它们分属于不同的亚群分支，病毒基因序列有差异。迄今为止，除本次在武汉市引起病毒性肺炎爆发的新冠病毒（2019-nCoV）外，共发现 6 种可感染人类的冠状病毒，分别是 HCoV-229E、HCoV-OC43、SARS-CoV、HCoV-NL63、HCoV-HKU1 和 MERS-CoV[1]。

3.1.3 找寻宿主

1976 年，埃博拉病毒首次登上历史舞台就展现出恐怖的杀伤力。在扎伊尔境内

---

[1] 何剑峰，宋铁. 新型冠状病毒感染防护 [M]. 广州：广东科学技术出版社，2020.

的一片偏远地区，人们开始发烧并呕吐，甚至口鼻、双眼等身体开孔处流血不止。一位医生在救治一个垂死的修女时从她身上采集了血液样本，放到热水瓶里，把这份样本送到了扎伊尔首都金沙萨，又搭飞机一路带回比利时，交给了年轻的病毒学家彼得·皮奥。通过电子显微镜，彼得·皮奥观察到了一大群蛇形的病毒。不久，彼得·皮奥就查到埃博拉病毒会在人和人之间传播。随后，彼得·皮奥和他的同事们关闭了医院，隔离了有症状的人，三个月后，疫情得到了控制。之后，尼日利亚使用了彼得·皮奥等人的公共卫生措施，埃博拉病毒只造成了 20 例感染和 8 例死亡[①]。

2002 年 11 月，一场全新的严重急性呼吸系统综合征（SARS）在中国内地和香港爆发。基于对艾滋病毒和埃博拉病毒积累的经验，科学家着手分析病人经常接触的动物身上的病毒，每当发现一种新病毒，就在 SARS 演化树上添加相应分支。几个月后，科学家重构了 SARS 的历史：SARS 病毒可能起源于蝙蝠，其中的一株扩散到果子狸。人类可能在买卖果子狸的过程中成为新的宿主。

2012 年，中东呼吸综合征（MERS 病毒）爆发。科学家经研究发现，骆驼身上普遍携带 MERS 病毒，并通过骆驼鼻子分泌物源源不断地释放出来。因此，对 MERS 起源的一个较为合理的解释是，蝙蝠可能将病毒传染给北非的骆驼。北非到中东的骆驼贸易频繁开展，一只生病的骆驼可能把病毒带到了它的新家[②]。目前，关于新冠病毒的传播宿主尚无确切的结论，但来源于动物传播是较为普遍的观点。

目前，对于新冠病毒起源以及中间宿主等还没有定论，哪种动物最适合作为实验模型来评估新冠药物和疫苗对人体的功效仍是一大难题。美国《科学》杂志 2020 年 4 月 8 日发表的研究发现，新冠病毒容易感染猫和雪貂，而对狗、猪、鸡、鸭等感染性微弱。研究负责人、中国农业科学院哈尔滨兽医研究所研究员、中国科学院院士陈化兰在接受新华社记者书面采访时表示，

① 卡尔·齐默. 病毒星球［M］. 桂林：广西师范大学出版社，2019.

② 同①.

这项研究证明，雪貂可以用作新冠病毒疫苗和药物评估的模型动物。猫高度易感，应该密切监测和保护疫区的猫。狗、猪和家禽等动物对新冠病毒不易感。该研究将对新冠病毒的溯源具有重要指导意义①。2020 年 4 月 8 日，《美国科学院院报》（PNAS）发表文章 *Phylogenetic network analysis of SARS-CoV-2 genomes*，通过"数学网络算法"分析自 2019 年 12 月 24 日至 2020 年 3 月 4 日期间从世界各地采集的 160 个新冠病毒（SARS-Cov-2）基因组的数据，新冠肺炎的首例感染病例可能是由蝙蝠传到人，并发生在 2019 年 9 月 13 日到 12 月 7 日。因此，2019 年 12 月 24 日从武汉采样的病毒基因组根本不能准确地告诉我们疾病的起源②。

3.1.4 击破谣言

2020 年 3 月，美国某脱口秀主持人公开宣称新冠病毒"不是起源于美国，我来告诉你为什么是中国，因为他们有吃生蝙蝠和蛇的市场，他们是一群非常饥饿的人……人民很绝望，吃未煮熟的不安全食物，这就是科学家认为的新冠病毒的来源③。"这种典型的偏激和不负责任的言论，既反映了部分美国媒体对中国国情的无知和偏私，也反映了其病毒传播知识的肤浅和匮乏。而这种借新冠疫情对中国污名化的卑劣做法，在美国个别政客中同样存在。2020 年 3 月，美国国务卿蓬佩奥在接受媒体采访时就将新冠病毒称为"武汉冠状病毒"。对于这种不尊重科学和世界卫生组织决定的做法，基于大数据技术的新冠病毒基因测序结果则给予了迎头痛击。

---

① 新华社. 新研究发现：新冠病毒易感染猫和雪貂［EB/OL］.（2020 – 04 – 10）［2020 – 04 – 10］. https://baijiahao.baidu.com/s? id = 1663553992257120510&wfr = spider&for = pc.

② 中国经济网. 剑桥大学新冠病毒变种报告第一作者：没有证据表明新冠病毒起源于武汉［EB/OL］.（2020 – 04 – 13）［2020 – 04 – 13］. https://baijiahao.baidu.com/s? id = 1663821531866296815&wfr = spider &for = pc.

③ 环球时报新媒体. 美国一主持人公开要求中国为疫情道歉，现场搭档的反应亮了［EB/OL］.（2020 – 03 – 04）［2020 – 04 – 09］. https://xw.qq.com/cmsid/20200304A0EF0800.

3.1.4.1 病毒间的基因交换

病毒之间可以互相交换遗传基因信息，从而让病毒获得新的适应性状。通过这个机制，病毒就可以从野生鸟类传到鸡，甚至传到其他动物如马或者猪的身上。在极个别的情况下，通过基因信息的重配和交换，来自动物和人身上的病毒的基因可以组合成新的病毒毒株，从而为一场可以人际传播的传染病浩劫埋下了种子，致使新的病毒毒株可以轻易通过人与人之间的接触而快速扩散。因为这个新病毒毒株从未在人群中传播过，人体免疫系统尚未产生针对性的抗体，较难有效防御新病毒的袭击，这也更加加快了病毒在人群中扩散的速度。同时，病毒一旦演化成新的人类病原体，这些不同病毒之间会继续交换基因信息，从而不易被人类免疫系统识别，躲过被人类免疫系统消灭的命运，这也是流感病毒频繁袭击人类社会而始终没有被消灭的重要原因。

例如：基因重配在 2009 年甲型 H1N1 流感病毒大传播中起到重要作用。H1N1 流感病毒最初于 2009 年 3 月在墨西哥露面，但当时也已经历了数十年的基因演化变异。科学家通过基因测序，追溯了这株病毒的源头，最后确定到 4 株不同的病毒。其中最古老的一株，从 1918 年流感大爆发就开始感染猪了。第二株在 20 世纪 70 年代出现，感染了欧洲或亚洲的猪。第三株在美国出现，这次病毒又是从鸟类转移到猪身上。及至 20 世纪 90 年代，这三株病毒合而为一。其后，在大型封闭农场里的猪和猪之间互相传播。三次基因重配的产物后来又和另一个猪流感病毒发生重配，最终具备了感染人类的能力。现在看来，2009 年的甲型 H1N1 流感病毒，是在 2008 年秋完成的"物种迁移"。2009 年甲型 H1N1 流感病毒在全球肆虐，导致 10% ~20% 的人口被感染，最终夺走了 25 万人的性命[①]。

一株禽流感病毒，可能只需要几个简单的突变，就成为新流感病毒，而病毒基因重配加速了这个进程。经基因测序，与 H1N1 同一系列的就有 H5N1、H7N2、

---

① 卡尔·齐默. 病毒星球［M］. 桂林：广西师范大学出版社，2019.

H1N7、H7N3、H13N6、H5N9、H11N6、H3N8、H9N2、H5N2、H4N8、H10N7、H2N2、H8N4、H14N5、H6N5、H12N5、H7N9、H10N8 等数十种，根据宿主不同又可分为禽流感、人流感、猪流感、马流感、狗流感……

3.1.4.2　中国，不需要向谁说对不起！

在新冠病毒刚开始流行的 2019 年，武汉地区的医生们根据患者的生活轨迹，推断出"这种疾病大概和华南海鲜市场有关系"，是很合理的推测。这个推论对于医生准确和及时地认识到这种全新疾病的存在，有很大的帮助。不过，即便是在 2019 年 12 月，也已经出现了和华南海鲜市场没有明确接触史的患者。实际上，目前有据可查的第一个发病的新冠肺炎患者，就没有去过华南海鲜市场。这就让这种病毒的源头变得扑朔迷离。因为 2019 年 12 月底武汉的医生就推测新冠肺炎和华南海鲜市场有关，所以当地有关部门在 2020 年元旦就已经关停和清理了华南海鲜市场，市场内贩卖的各种动物也不知去向。这个操作本身是合情合理的，但遗憾的是，清理的时候可能没有注意采集动物样本，以留待日后研究、追踪新冠病毒的宿主传播路径。因此，利用病毒基因序列变异和进化的规律，通过分析目前存在的病毒样本，去做追根溯源的工作是追踪病毒起源的较优方法之一。

截至 2020 年 3 月 1 日，全球完成了基因组测序的新冠病毒有 130 多个，这些样本来自世界各地的患者，但是这些病毒之间基因序列的差异非常微弱，没有明显的变异和进化方向。这一点和 2003 年的 SARS 病毒截然不同，SARS 病毒在传播过程中一直在发生高强度的变异。这说明：这次的新冠病毒已经进化得很适应人体，不需要再进化了。它可能在此之前就已经进入人类世界默默传播了一阵子，逐渐进化出了适应人体的特性，然后才在武汉爆发[①]。乔治城大学传染病专

---

① 王立铭. 新冠病毒到底是从哪里起源的？［EB/OL］.（2020 - 03 - 06）［2020 - 04 - 09］. https：//mp. weixin. qq. com/s/g39nqg5e55iMK2HjKbDg4g.

家丹尼尔·卢西在《科学》杂志上也撰文支持了上述观点，首次人类感染的发生肯定在 2019 年 11 月。这意味着病毒起源于其他地方，随后才传播到海鲜市场①。因此，从基因测序和严谨的科学推断来看，将新冠病毒称为"中国病毒"或"武汉病毒"，本身就是不负责任的歧视性语言，既无科学依据也缺少确切的现实案例支撑。

2020 年 3 月，中国科学院科技论文预发布平台则从基因测序的角度直接推翻了华南海鲜市场是第一案发现场的结论。自新冠病毒爆发以来，虽然阴谋论从未断绝，甚至甚嚣尘上，但是科学从来不会骗人，现代基因测序技术已经足够将复杂的生物 DNA 全部测出来，而新冠病毒是只有 29 903 个碱基对的单链 RNA，一共 10 个基因，在现代基因测序技术面前如同裸奔一般。经过世界各地科学家的努力，人类在所有 93 个测定样本中找到了 140 个变异点（0.41% 序列长度），其中 120 个位于基因序列编码中。也就是说，这 93 个样本大部分都有非常细微的差别，如同人体的指纹一样，不可复制。如果是人造的病毒，那么 10 个基因片段会像被剪刀切过一样，在某个基因段突然变异。而不是 120 个变异点均匀分布在 10 个基因片段中。同时，基因测序也完全否定了华南海鲜市场是病毒发源地的说法。甚至武汉也不一定就是原发地，因为 H3 样本只有一例，更古老的 H38 和 H13 一个没有②。

随着新冠疫情在全球蔓延，支持上述结论的案例不断出现。例如，《镜报》2020 年 3 月 21 日报道：77 岁的英国肥皂剧男明星肯·莫雷（Ken Morley）分享了他 2019 年感染冠状病毒的经历，当时他被这种病毒深深击垮，整整昏迷了三天，而当时的医生告诉他这种病毒没有名字③。意大利前民主党总书记皮埃尔·路易吉·贝尔萨尼更是在电视辩论上公开指出："我不是病毒学家，但我们考虑一下问

---

① 蒋校长. 新冠病毒到底从哪儿来？中科院这篇论文说出了"真相"［EB/OL］.（2020 - 03 - 01）［2020 - 04 - 09］. https：//news. china. com/zw/news/13000776/20200301/37852321_ all. html.

② 同①.

③ 全球黄金眼. 英国 77 岁男星去年感染新冠，当时该病毒未命名，让他昏迷三天［EB/OL］.（2020 - 03 - 22）［2020 - 04 - 09］. https：//xw. qq. com/amphtml/20200322A0LOL800.

题所在，我想说：这个源于中国的病毒，我们在意大利发现的所有感染者中，为什么没有一例来自中国或者与中国人有关。我怀疑这种病毒是在警报发生之前就已经在我们意大利存在，我们只是在已经正在传播这种病毒的情况下去追究中国人。"

美国疾病控制与预防中心（CDC）也曾猜测：新冠肺炎可能早就在美国流行，并且极有可能被误诊为了普通流感。而意大利米兰萨科医院生物医学科学研究所所长马西莫·加利博士则在记者会上公开了科研依据：他率领的科研团队已经分离出意大利境内患者新冠病毒毒株。并通过对中国 52 种新冠病毒序列分析研究，结果显示，新冠病毒或许在 2019 年 10 月底至 11 月中旬，就已经出现人传人现象①。而美国杜兰大学医学院教授罗伯特·加里在《自然医学》发表的研究成果则直接指出：表面蛋白的突变可能是触发这次新冠病毒大流行的原因，但是在积累到目前情况之前，这种病毒的较弱版本已经在人群中传播了数年，甚至几十年。武汉那个市场肯定有一些病例，但不是该病毒的源头②，见图 3 - 3。

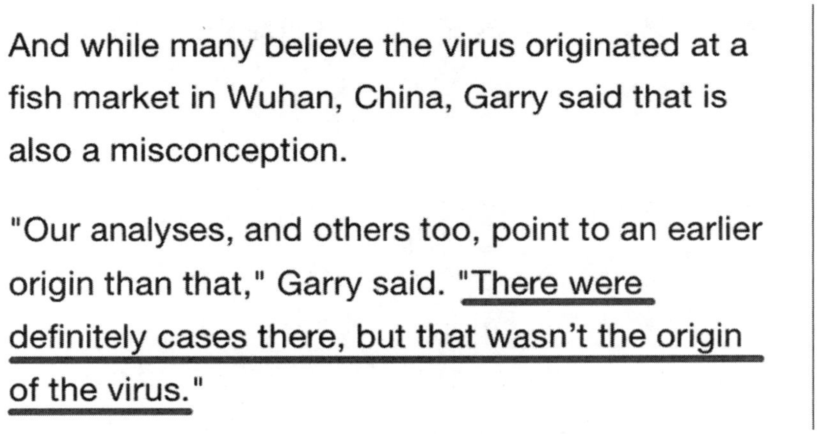

And while many believe the virus originated at a
fish market in Wuhan, China, Garry said that is
also a misconception.

"Our analyses, and others too, point to an earlier
origin than that," Garry said. "There were
definitely cases there, but that wasn't the origin
of the virus."

图 3 - 3　罗伯特·加里教授的研究截图

图片来自：央视新闻客户端《美科学家：新冠病毒"较弱版本"已在人群传播数十年，武汉市场不是源头》。

---

① 热搜网. 意大利新冠肺炎来源哪里　分析称意大利新冠病毒和中国无关！［EB/OL］.（2020 - 03 - 01）［2020 - 04 - 01］. http：//www. resouwang. com/news/202003/15821. html.

② 央视新闻客户端. 美科学家：新冠病毒"较弱版本"已在人群传播数十年，武汉市场不是源头［EB/OL］.（2020 - 03 - 29）［2020 - 04 - 01］. https：//baijiahao. baidu. com/s？id = 1662488744844616530&wfr = spider&for = pc.

3.1.5　基因测序：大数据模型的典型应用

> 　　跟十几年前相比，我们的科技进步是非常巨大的，比如在"非典"时我们犯了一个很大的错误，一开始把病原体判断错了，当时有一位院士宣布这个病原体是一种衣原体，中央媒体就跟着报道，但后来发现这是不对的，有中国香港和加拿大的科学家发现病原体是一种冠状病毒，这个事情就成了中国科技界的一大教训，而这次我们立刻就判断出来了这个病原体是一种冠状病毒，然后迅速测出基因序列，很快又根据基因序列，制造出检测试剂盒。这些成果是非常重要的，世界卫生组织多次赞扬这个成果，因为他们是诊断的技术，有了这些技术我们才能够应检尽检，之后才能够应收尽收，应治尽治。
>
> ——中国科技大学副教授袁岚峰（节选自《这就是中国：中国抗疫中的科技力量》）
>
> 如果说 20 世纪是物理学的世纪，那么 21 世纪很可能是生物学的世纪。
>
> ——阿林多·奥利维拉

　　20 世纪 50 年代早期，人们就已经了解了 DNA 的结构及其在遗传学中的作用，而且清楚地认识到解码人类基因组将给人类带来革命性的变化，给解决许多疑难问题提供新的思路和方法。例如：基因疗法可用于诊断和治疗遗传性疾病，以及解决由个人基因组成决定的许多其他的疫病……但在此后大约 20 年的时间里，因为生物基因组中有数十亿个碱基（例如：流感嗜血杆菌有 1.8 兆碱基；大肠杆菌有 5 兆碱基；面包酵母菌有 12 兆碱基；秀丽隐杆线虫有 100 兆碱基；黑腹果蝇有 200 兆碱基[①]），面对海量的遗传信息，单纯依靠人工梳理和汇总的传统方法无法完成任何生物的全基因组测序，致使人类一直无法完全解码生物基因组中的碱基序列。

　　1990 年，人类基因组计划启动。考虑到 DNA 序列的数量和长度，人们认识到

---

① 阿林多·奥利维拉. 数字思维［M］. 北京：中信出版集团，2020.

根据读序测定基因组，甚至要从大量数据中找出相似序列并不是一件容易的事。鉴于一个特定基因在一种生物中发挥的作用很可能与一个相似基因在另一种生物中发挥的作用类似，而从达尔文进化论的角度分析，基本上地球上所有生物拥有共同的祖先，所以不同生物的 DNA 有很多相似之处，找到这些相似之处将对人们进一步认识和解码基因信息大有帮助。随着大数据技术的不断发展，上述想法逐渐成为事实。用于处理生物序列（特别是 DNA 序列）的有效算法不断被开发出来，并在人类基因测序中发挥重要作用，这也催生了一个新的科学领域——生物信息学。因为对人类基因组测序来说，可以处理海量的符号序列（即字符串）的算法尤为重要。生物信息学领域的研究人员开发了可以处理 DNA 字符串的许多行之有效的算法，其中一些专门用于将测序器生成的几百万个片段组装成一个个染色体序列。

　　上述事例清楚地表明，大数据和大数据算法在生物研究领域可以发挥非常重要的作用，甚至是关键性作用。如果没有这些数学算法，人类基因组的组装就不可能实现，而大数据算法就是基于大数据模型来实现的。今天，用于研究生物系统行为的抽象的大数据模型，已经成为我们探索和理解大自然的基本工具。也正是基于上述大数据算法模型，人类可以应用基因测序技术快速地追踪病毒，解锁病毒基因重组背后的遗传密码。

　　　　当前，基因测序的作用日益突出。例如：基因治疗是指将外源正常基因导入靶细胞，使外源基因制造的产物能治疗某种疾病，以纠正或补偿缺陷和异常基因引起的疾病，从而达到治疗的目的。在 DNA 水平上采取的治疗某些疾病的措施和新技术也属于基因治疗的范畴。2017 年 10 月 19 日，美国政府批准第二种基于改造患者自身免疫细胞的疗法（Yescarta 基因疗法）治疗特定淋巴癌患者。基因检测和测序技术是基因治疗的基础，是通过血液、其他体液或细胞对 DNA 进行检测的技术，通过特定设备对被检测者细胞中的 DNA 分子信息进行检测，预知身体患疾病的风险，分析它所含有的各种基因情况，使人们能了解自己的基因信息，从而通过改善自己的生活环境和生活习惯，避免或延缓疾病的发生。基因检测可以诊断疾病，也可以用于疾病风险的预测。随着相关技术的成熟，基因检测市场空间将逐步打开，基因测序、基因芯片、基因治疗、干细胞研究等相关产业链企业也不断发展壮大。目前，仅在沪深股市上市的基因检测公司就高达36家，市值4066亿元。

3.1.6 基因测序有多"大"？

3.1.6.1 病毒变异追踪原理

当前，利用病毒基因测序和基因重组变异的规律，通过分析目前存在的病毒样本，去做病毒追根溯源的工作方法如下：

假设从3名患者身上分离出了新冠病毒，通过检测病毒的基因序列，发现患者1身上的病毒有基因突变X，患者2身上的病毒有基因突变X和Y，患者3身上的病毒有三个基因突变X、Y、Z。那么，一个最简单的推测就是，病毒的传播应该是1早于2、2早于3，并且他们在这个过程中逐渐积累了基因变异，并不断进行基因重组。如果出现了第4名患者，但他身上的新冠病毒没有X、Y、Z的突变，但是有突变W，则可以推断，该名患者身上的新冠病毒与患者1、2、3的关系更远，可能不是来自一个病毒家族。按照这种思路，研究人员将从93个样本中获取的58种新冠病毒进行了排序，获取了新冠病毒的变异图谱。其中，最早的病毒是mv1（Patient 0，也就是原发病例），目前该病人还没有发现，由mv1演化出来的H13和H38经过共同基因重组出来第二代病毒H3[①]。Group A为第一代病毒，Group C为第三代病毒。经过基因测序，武汉新冠肺炎病人中H3样本只有一例，更古老的H38和H13一个也没有，

---

① 蒋校长. 新冠病毒到底从哪儿来？中科院这篇论文说出了"真相"[EB/OL]. (2020 – 03 – 01)
[2020 – 03 – 30]. https：//3g. china. com/act/news/13000776/20200301/37852321. html.

因此断定华南海鲜市场不是新冠病毒的发源地。

精简版的新冠病毒演化路径见图 3 - 4，从基因测序可以看出，武汉华南海鲜市场的病毒主要在 Group C 组。

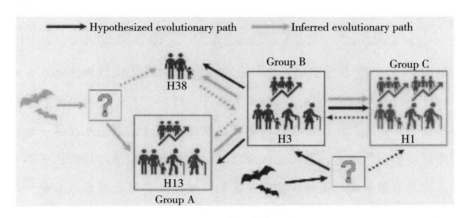

图 3 - 4 新冠病毒的传播路径

在大数据基因测序的加持之下，病毒的代际发展和传播路径一目了然。采用 93 个样本量相对较少，准确判定病毒来源还需要大量的科学证实，而且随着全球新冠肺炎确诊病例逐渐增多，进行基因测序和病毒追踪仍然是一个漫长艰巨的过程。但是至少现在可以基本确定华南海鲜市场不是病毒发源地。把新冠病毒称为"中国病毒"或者"武汉病毒"不仅是别有用心，而且是污蔑和栽赃。中国作为负责任的大国，中华民族作为友善团结的民族，为了抗击新冠疫情付出了巨大的努力和牺牲，已经获得了世界卫生组织和国际社会的广泛认可，也为全世界有效抗击新冠疫情的蔓延贡献了中国智慧和力量，上述观点已经被越来越多的国际人士所采纳和认可。2020 年 3 月 19 日，微软公司联合创始人比尔·盖茨在某社交网站上回答网友提问时就明确表示：不应把新冠病毒叫作中国病毒。中国是抗疫做得最好的国家，经验值得借鉴。

而上述病毒追踪结论，被全球科学家不断通过基因测序技术反复证实。例如：2020 年 3 月 27 日，基于基因测序技术，悉尼大学生命与环境科学学院、医学科学学院爱德华·霍尔姆斯（Edward Holmes）教授和上海市公共卫生临床中心、复旦大学生命科学学院张永振教授联合在《细胞》（CELL）杂志发表的 *A Genomic Perspective on the Origin and Emergence of SARS-CoV-2* 文章认为："从武汉华南海鲜市场上采集的'环境样本'的基因组序列现已被获取，据进化分析显示，它们与从武汉最早的病人身上采集的病毒非常接近，但并非所有的早期 COVID19 案例都与该市场有关，因此病毒源头可能比最初猜测的更复杂。[①]"

　　2020 年 3 月 27 日，国家主席习近平应约同美国总统特朗普通电话时强调：新冠疫情发生以来，中方始终本着公开、透明、负责任的态度，及时向世界卫生组织以及包括美国在内的有关国家通报疫情信息，包括第一时间发布病毒基因序列等信息，毫无保留地同各方分享防控和治疗经验，并尽己所能为有需要的国家提供支持和援助。我们将继续这样做，同国际社会一道战胜这场疫情。在通话中，习近平总书记特意强调中方一直在共享病毒基因序列信息，基因测序的作用和分量可见一斑。

3.1.6.2　万里长征的第一步

　　新冠病毒是只有 29 903 个碱基对的单链 RNA，一共 10 个基因。为了找出每一个样本的变异点并进行排序，需要从 93 个样本中两两进行比对，逐个找出每个病毒样本的碱基对的变异情况。理论上，为确保 A、B 样本两两之间的遗传信息差异被完全测序，A 样本病毒的每一个碱基对均要与 B 样本病毒中的碱基对进行比较，完成 A、B 两个病毒样本的分析，仅数据比对次数就有 $299\,03^2$ 次。如果完成 93 个样本间的两两扫描比对，则需要对全部样本进行 C_{93}^2 次连续计算，并通过数据将上述差异进行再存储和计算，因此，仅完成两两之间的基因测序的运算次数就高达 7.65 万亿次。如果再加入复杂的逻辑运算规则，进行病毒基因代际

　　① 每日经济新闻. 美国科学家：新冠病毒源头不是武汉，也不是实验室构建，可能来源于大自然 [EB/OL]. (2020 – 03 – 29)［2020 – 03 – 30］. http：//www. nbd. com. cn/articles/2020 – 03 – 29/1421018. html.

分组、差异比对，则运算量更大，不采用大数据技术，单纯依靠人工，则难以完成相关的运算分析。值得一提的是，完成上述运算和病毒基因的代际分组算法，也是大数据模型的应用形式之一。如果不借助大数据算法模型，仅凭借人工比对分析，进行上述病毒变异跟踪和溯源，可谓是"难于上青天"，几乎是不可能完成的工作。

关于基因测序的浩大算力需求，阿林多·奥利维拉在《数字思维》中给了更加生动和令人惊叹的案例分析：即使是巴别图书馆的令人吃惊的藏书数量，在生物的海量 DNA 编码组合面前也会黯然失色。我们现在知道，人类和所有其他已知生物的特征，都是通过每个细胞的 DNA 编码一代代传递下来的。人类基因组包含 23 对染色体，总共约有 60 亿个 DNA 碱基（女性有 $2 \times 3\ 036\ 303\ 846$ 个，男性的碱基数量略少，因为 Y 染色体比 X 染色体小得多）。值得注意的是，人类基因组中 99% 以上的 DNA 碱基在每个人类个体身上都完全相同，而物种的所有变异性都是由其余的碱基编码造成的。人类个体基因组之间的差异大多表现为 SNP（单核苷酸多态性），指在 DNA 的某些点位上，不同人的特定 DNA 碱基通常有不同的值。由于每个染色体对都包含两条染色体（X 和 Y 染色体除外），所以一共有三种不同的可能组合。例如：在一个碱基 T 和碱基 G 同时出现的 SNP 中，有些人可能是 T－T 碱基对，有些人是 T－G 碱基对，还有些人是 G－G 碱基对。含有两个以上碱基的 SNP 目前比较稀少，在我们的粗略分析中可以忽略。

尽管人类基因组中 SNP 的确切数量尚不清楚，但据估计有几千万个。在第一批人类基因组测序项目中，其中一个识别出大约 200 万个 SNP。假设这个数字是保守估计，并且所有的基因组变异都是由 SNP 引起的，我们就可以估算出可能的 SNP 组合的总数，进而估算出可能有多少不同的人类基因组。我们可以忽略每个人体内的每个染色体对都有两条染色体带来的小麻烦，而只考虑每个人的每个 SNP 都有三个可能的值。于是，我们知道人类基因组内的 SNP 一共有 $3^{2000000}$ 种可能的排列。这意味着，仅因为 SNP 的变异，就会存在形形色色的人，其数量之大，即使是巴别图书馆的藏书数量也会相形见绌。

当然，如果我们不只是考虑人体内的 SNP 数量，而且还考虑上述大小的基因组中的碱基构成的所有可能的遗传组合，其数量就会多得多。想一想，30 亿个 DNA 碱基可以构成 $4^{3000000000}$ 种可能的组合；再想象一下，在如浩瀚宇宙般的非有效基因组中，有的基因组可以编码出各种各样的神奇生物——这些生物从不存在，也未被创造出来，甚至无法想象。在与现存生物对应不上的无数碱基组合中，有大量的遗传编码可以创造出超乎我们想象的东西，比如飞人、独角兽、超智能的蛇形生物等。为了简单起见，我们在这里只考虑每个基因组拷贝中 4 个碱基的可能组合，这是因为这个基因组的空间范围非常大，也没有任何明显的含义，以至于所有的精确计算都毫无意义。特别是像人类这样的二倍体生物，每个染色体对都有两条染色体，因此我们可以认为这个空间的大小接近 $4^{6000000000}$。

面对这种浩如烟海的基因运算量，阿林多·奥利维认为：面对各种可能性多到令人生畏的情况，我们没有也永远找不到探索这些可能性所需的工具，因此我们无法知道这个设计空间内的情况。

从阿林多·奥利维的上述描述可以看出，基于大数据技术的基因测序给了人类追踪病毒、解码病毒背后的基因重组和变异机理的有力工具。但是，面对浩渺无垠的生物基因信息，人类的大数据技术仍然有巨大的提升空间。从阿林多·奥利维的分析看，人类目前的大数据基因测序技术还仅是万里长征的第一步，后面还有更多的路要走，更多的高峰要翻越。

3.1.7 我国基因测序的战疫实践

2020 年 2 月 17 日，志诺维思联合中国医师协会（CMDA）、国家基因组科学数据中心（NGDC）、国家基因库（CNGB）和国家科学评论杂志（NSR）等多家权威机构发起数据快速共享倡议，呼吁即时公布和共享 2019-nCoV 测序数据。在此倡议下，志诺维思正式发布"战新冠—病毒基因变异动态监测"平台，通过实时监测新冠病毒的变异和分析其演化动态，帮助洞察每日毒情。2 月 18 日，Nature Microbiology 发表文章 *We Shouldn't Worry When a Virus Mutates During Disease Outbreaks*，明确指出突变是病毒生命周期的自然组成部分，很少会对疫情造成严重影响，相反，可以帮助我们进一步了解新出现的疫情。事实上，"战新冠"平台监测病毒变异正是为了帮助我们了解新出现的疫情，以做好精准防控，避免民众恐慌。

2月21日，"战新冠"平台对从全球收集到的115条新冠全基因组序列中基因的变异及演化动态进行分析，形成了《新冠病毒变异及演化动态监测状态报告》。该平台成立以来，连续发表了《疫情爆发期，如何正确看待病毒变异？》等一系列文章，并从病毒基因组、基因变异、基因变异率、基因变异株群、最大变异株群等多个监测模型指标，科学展示了病毒传播情况，为减少人群恐慌、科学抗击疫情提供了基因测序支撑。

从"战新冠—病毒基因变异动态监测平台"，可以清晰地看出病毒类型的演化和全球的分布情况，为各国政府和人民有效防控新冠病毒的侵袭提供了科学指引，也是大数据基因测序技术在现实生活和重大公共卫生事件中的典型应用。尤其是当前，随着互联网技术和移动互联网技术的广泛应用，各类碎片化的信息、不同的观点认识此起彼伏，叠加新冠疫情的冲击，极易在人群中造成恐慌，甚至演化成大规模的群体性事件。在疫情大范围传播的关键时刻，以科学的基因测序技术为支撑，通过可视化的模型展示，清晰地告诉人们病毒传播的路径和地区分布情况，不仅普及了科学知识，而且一定程度上能够平复人们的恐慌情绪，也为后续做好病毒追踪和疫苗开发提供了基础。

在2020年3月17日国务院联防联控机制发布会上，中国医学科学院医学实验动物研究所研究员秦川就新冠肺炎科研攻关组为何要设立动物模型专班以及动物模型发挥的作用进行专题解答："新冠疫情爆发以来，科技攻关组积极推动了动物模型的研发和应用，将其作为五个攻关方向之一，组织国内的优势单位，充分利用在"非典"、高致病性禽流感和中东呼吸综合征等历次研究中有经验的单位，第一时间建立了动物模型，在科学家认识疾病、病原体、传播途径、药物筛选、疫苗研发等方面发挥了重要的作用。"同时，秦川将病毒模型形象地称为"就是在实验室里研制的新冠'病人'"，并对病毒模型发挥的作用进行了充分的说明：一是明确病毒传播途径。中国医学科学院通过动物模型定性研究了气溶胶、粪口传播等多种途径的可能性，实验结论纳入了国家卫健委新冠肺炎诊疗方案第六版；二是用于药物的筛选。科学家很快筛选到了有效的成药，并已经用到临床救治中；三是验证疫苗的有效性。严格按照国家法律法规程序开展要求，科技攻关组同步部署了 5 条技术路线进行疫苗研发，研发中充分考虑了疫苗的安全性和有效性。

从秦川研究员的介绍中我们也可以清晰地看到，病毒模型对国家加快研制疫苗和开发新型药物提供了有力支撑，也是我国科学抗击疫情传播的重要工具，而有效的新冠病毒基因测序成果则为有效创建病毒模型提供了坚实的基础。

3.2　大数据模型在战疫中的作用

> 疫情对产业发展既是挑战也是机遇。科学应对、危中思变，才能趋利避害、化危为机，进一步释放我国经济高质量发展的创新能量和巨大潜力。
>
> ——习近平总书记

2020 年 3 月 2 日，习近平总书记在北京考察新冠肺炎防控科研攻关工作时强调，要把新冠肺炎科研攻关作为一项重大而紧迫任务，综合多学科力量，统一领导、协同推进，在坚持科学性、确保安全性的基础上加快研发进度，尽快攻克疫情防控的重点难点问题。2020 年 3 月 3 日，科技部、发展改革委、教育部、中科院、自然科学基金委联合印发《加强"从 0 到 1"基础研究工作方案》（国科发基〔2020〕46 号），明确将加强人类疾病动物模型作为抢占前沿科学研究制高点之一。3 月 5 日，中共中央、国务院出台《关于深化医疗保障制度改革的意见》，着重提出加强大数据应用工作，明确要求：加强大数据开发、实施大数据实时动态智能监控、大力推进大数据应用。从习近平总书记的重要指示和上述文件要求可以看出，加大大数据应用不仅是发展要求，更是党员领导干部的基本素质。建立人类疾病动物模型作为科技研究制高点之一，也是应当着力攻克的疫情防控重点难点问题之一。那么，又是什么原因让大数据模型被决策层如此频繁地提及和重视呢？大数据在疫情防控中的突出作用便是答案之一。大数据模型战疫产品的分布领域见图 3 - 5。

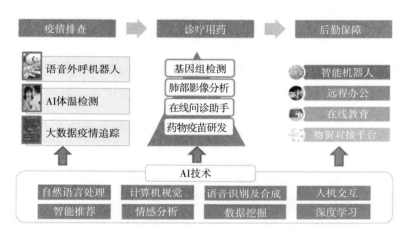

图 3 - 5 大数据模型战疫产品的分布领域
图片来自：孙明俊《人工智能进入后深度学习时代，AI + 医疗期待大数据引爆》。

3.2.1 决策支持

2020 年 3 月 13 日，美国《国会山报》报道，美国疾病控制和预防中心正在与联邦合作伙伴进行建模工作，以估计在各种假设情况下可能发生的新冠病毒确诊、住院和死亡人数，以及可能对美国经济造成的影响。这类建模工作通常被用作疾病爆发期间的规划工具，可以帮助告知公共卫生应对措施，以及其他政策（如经济政策），以减轻对美国的潜在影响。当前，美国流行病学专家建立了至少三个不同的模型，根据模型计算结果，即使是乐观的情形，也会有数百万美国人感染新型病毒。旨在预测新型病毒潜在传播范围的美国疾病控制与预防中心统计模型也表明，如果美国不尽快采取行动阻止疫情的传播，有 1.6 亿至 2.1 亿美国人可能在长达一年的时间里感染病毒，可能会有多达 2 100 万人需要住院治疗，而根据死亡率数据和目前美国医院的接诊能力（约有 92.5 万张病床），死亡人数可能达到 20 万至 170 万人。因此，美国疾病控制与预防中心发言人指出：这个模型可以帮助卫生系统为激增的病人制定计划，并帮助疾病控制和预防中心计划分发医疗专家和设备。它还有助于向地方政府表明，何时关闭学校等缓解措施是明智的①。

从上述事例可以看出，应用模型评估疫情形势，提供决策支持，也是美国政府的重要措施。虽然不同的建模思路和方法有可能出现不同的结果，但毫无疑问，模型已经成为进行风险评估、提供决策支持的重要手段。但是，我们也应该看到，疫情爆发及形势演化是一个不断变化的过程，预测模型需要根据形势的变化不断进行调整和修正。正如 2020 年 3 月 29 日，美国顶级传染病专家安东尼·福奇在 CNN《国情咨文》节目中也给出了模型预测结果：最终可能会有数百万美国人感染新冠病毒，导致 10 万至 20 万人死亡。显然，福奇模型的预测结果要显著小于美国疾病控制与预防中心的模型结果，但模型预测的趋势性结果是一致的。3 月 31 日，白宫应对疫情小组成员比克斯（Deborah Birx）在白宫新闻发布会现场展示了预测疫情的相关模型（见图 3-6）。根据模型显示，在对疫情进行管理干预的情况下，美国新冠死亡病例也有可能达到 10 万至 24 万人，如果不加控制，死亡病例可能达到 150 万至 220 万人。

而这种不同机构基于不同的模型推演出的几乎一致的发展趋势，也是模型支持决策的重要基础。事实上，不同建模思路、不同建模人员都有可能影响到模型最终结果，这也更加凸显出既懂业务又懂技术的复合型人才的可贵，因为其可以最大限度地减少信息传递过程中的失真，确保技术上的建模成果能够真实地反映业务的建模需求。这种对同一事件的建模差异，在国际顶级预测机构之间的反映同样明显。

---

① 海陆空天世界. 美疾控中心：模型显示若不行动，超 100 万美国人可能因病毒死亡 [EB/OL].（2020-03-14）[2020-03-30]. https：//baijiahao. baidu. com/s? id = 1661104928563266281&wfr = spider&for = pc.

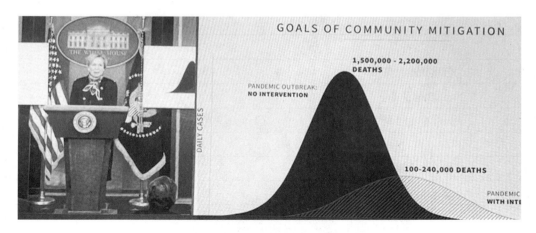

图 3 – 6　白宫应对疫情小组成员比克斯展示预测模型

图片来自：央视新闻客户端《特朗普：疫情高峰将至　接下来将是非常痛苦的两周》。

从表 3 – 1 可以看出，虽然都是应用模型计算，而且各大投行拥有全球较为顶尖的建模专家和数据搜集能力，但预测结果仍然参差不齐。而美联储前主席耶伦则预测美国失业率将达到"两位数"，相比上述投行，其对发展形势持更加悲观的预测。而这种预测结果上的差异，反映在主要金融机构对美国 2020 年第二季度 GDP 增速预测上更加突出（见图 3 – 7）。

表 3 – 1　各大投行对美国 2020 年 3 月非农数据预测值

投行	预测值/万人	失业率/%
荷兰银行	– 20	3.8
Action Economics	– 10	3.8
西班牙对外银行（BBVA）	– 15	6.4
美银美林	– 2.5	3.7
加拿大帝国商业银行	– 7.5	4.1
德国商业银行	– 10	3.8
瑞士信贷	10	3.8
汇丰	– 5	3.9
ING Fin Mkts	– 7.5	3.9
杰富瑞	5	3.6

续表

投行	预测值/万人	失业率/%
劳埃德银行集团	−5.5	3.7
瑞穗证券	10	3.7
摩根士丹利	−70	4.2
野村	−2.5	3.7
加拿大皇家银行	−17.5	4.0
Raymond James	−25	4.5
渣打银行	−5	4.1
瑞银	3	3.9
意大利联合信贷银行	−8	3.9
美国富国银行	5	3.5
西太银行	−15	4.0
苏黎世州银行	−40	4.4

数据来自：金十数据《下周市场大事件预警：非农负 70 万？》。

Firm	2Q2020 GDP estimate
Bloomberg Economics	-9.0%
UBS	-9.5%
Pantheon	-10.0%
Strategas	-10.0%
Cornerstone Macro	-11.0%
Oxford Economics	-11.9%
Citigroup	-12.0%
Credit Suisse	-12.0%
Bank of America Merrill Lynch	-12.0%
Deutsche Bank	-12.9%
IHS Markit	-13.0%
Wells Fargo	-14.7%
TSLombard	-17.7%
Evercore ISI	-20.0%
JPMorgan	-25.0%
Morgan Stanley	-30.1%
Goldman Sachs	-34.0%
Capital Economics	-40.0%

Source Charles Schwab

图 3 − 7　主要金融机构对美国 2020 年第二季度 GDP 增速预测值

图片来自：财联社《目前如何进行宏观预测？美国分析师坦言：只能猜》。

> ADP（Population Data of American）是美国人口数据的缩写，是非官方的调查数据，也被称为"小非农"，采集自约 50 万家匿名美国企业，是对美国非农就业人口的提前预测，一般在美国非农数据公布的前两天（即周三）晚上 8：15 公布。非农即非农业人口，非农数据是反映美国非农业人口的就业状况数据，由美国劳工部每月第一个星期五公布一次。

3.2.2　全息监控

> 社交距离压低了（疫情）曲线图，减少了英勇医疗人员的压力。但为了取消现在的政策，强大的检测和监控系统才是关键——这是我们还没有在全国范围内实施的[①]。
>
> ——美国前总统奥巴马

正如白岩松所言："在没有特效药的情况下，信息公开是最好的疫苗。"没有谁会生活在真空里，每一个公民都有获取真相并根据真相采取应对措施的权利。如果不能保证公民的知情权，一味地采取隐瞒的手段，效果往往适得其反。因为，在公开真相的背后是有比黄金更贵重的信任和信心。美国政府一开始对待病毒传播的态度就是最好的证明：一味地隐瞒不仅造成了更大的恐慌，让公众对政府公信力产生了怀疑，同时也一定程度上造成了股市踩踏事件，致使 10 天内连续发生了 4 次股指熔断。正如美国有线电视新闻网（CNN）评论所言：我们从官方渠道得到了不同的信息。几乎每周特朗普在公开场合说的一些话，要么直接反驳，要么"挖白宫发

---

① 译眼看世界. 特朗普或在"五一"重启经济，称不做全国性检测，奥巴马意见相反［EB/OL］.（2020 - 04 - 10）［2020 - 04 - 10］. https：//baijiahao. baidu. com/s？ id = 1663551149828064846&wfr = spider&for = pc.

出的信息的墙脚"。"当然,也提出了一个新问题:到底该相信谁?"从 CNN 上述评论可以看出,美国政府最初的双重标准和自相矛盾的信息,不仅没有更好地缓解民众的恐慌情绪,反而让民众对政府的公信力产生了质疑。

2020 年 3 月 16 日,美股开盘暴跌,触发两周来第 3 次熔断。随后,特朗普不仅不"行有不得,反求诸己",反而进一步甩锅并污蔑他国,在社交媒体上声称:"美国将对(受疫情影响的)行业给予有力支持,尤其是航空业及其他深受'中国病毒'影响的行业。"但是,此举很快受到美国民众的反驳和美国顶级传染病专家、国家卫生研究院下属国家过敏症和传染病研究所所长安东尼·福奇的反对,部分民众甚至将其称为"特朗普病毒",而福奇则直接表明:"我永远不会说所谓的中国病毒。"面对新冠疫情在全球多点爆发、扩散、蔓延的形势,各国的当务之急是齐心协力开展抗疫国际合作,维护全球公共卫生安全,将真相告知公众,确保公众的知情权,发挥全社会的力量抗击疫情,而非一味地污蔑他国并推卸责任。科学的信息公开莫过于实时告知公众病毒传播情况及所在城市尤其是居住小区的疫情传播状况,提供多维度全息的病毒在"身边"的存在画面,发挥人民群众抗疫的主体作用,把新冠病毒这一人类的共同敌人扼杀在人民战争的汪洋大海里。而设计出来这样一个病毒全息监控的"画面",说起来容易,做起来实难。

3.2.2.1　为什么难?

一方面,我国作为拥有 14 亿人口的大国,准确定位每一个人周围的病毒传播情况,突出疫情地区的重点人群(例如:我国疫情传播初期的武汉地区,美国疫情传播初期的纽约地区),再具体到小区、街道甚至楼盘,是一个海量的数据采集加工处理过程,而且关乎每一个人的切身利益,不能出现较大的纰漏。另一方面,在这个模型中,每个个体既是数据提供方,也是数据需求方,对服务器的计算速度和信息交互的准确性要求均非常高。据高德地图《2016 年中国小区数据报告》显示,我国主要城市拥有各类住宅小区 30 余万个。采用传统的卫星定位、进出登记等方式,很难准确记录每个人、每个小区、每条街道的病毒活动轨迹,而且时效性也很难保证，必须采用新的数据维度，建立与疫情防控要求相适应的监控模型。

尤其是随着疫情在全球的大流行，国外疫情确诊人数已经大幅超过我国疫情确诊人数，在做好国内疫情防控的同时，严防疫情输入的压力更加突出。当前，国务院已经建立了口岸疫情联防联控机制，坚决遏制疫情通过口岸跨境传播，移民管理局等政府部门应用入境人员数据库等政府大数据进行风险信息筛查工作也卓有成效。据国家移民管理局边防检查管理司司长刘海涛在 2020 年 3 月 16 日国务院联防联控机制新闻发布会上介绍：将全国口岸入境人员信息及时通报各地疫情联防联控机制，共向海关、卫生部门推送入境人员信息 110 万条，向全国各地联防联控机制推送密切接触者信息 21 万余条。上述信息量已十分巨大，但与我国巨大的进出境人员规模相比，也只是冰山一角。据国家移民管理局 2020 年 1 月 4 日公布数据显示，2019 年全国边检机关检查出入境人员 6.7 亿人次，同比增长 3.8%。因此，受申报信息、数据采集能力、历史数据规模、国外疫情爆发速度等条件限制，单纯依靠口岸通道准确获取每一名进出境人员进出国境前后的活动轨迹，进而提前评估感染、传播新冠病毒的风险，不仅难，甚至几乎不可能，必须建立完整的数据采集、分析、评估的链条。

疫情爆发以来，媒体报道的多起故意隐瞒跨境行程信息的案例就是较好的例证。例如：2020 年 3 月，河南郑州新增一男性确诊病例，该男子从意大利回国以后，并没有如实上报自己的出国行程，而是故意进行了隐瞒，像什么事情都没发生一样，照样坐地铁上下班，致使所在的整幢大厦被紧急封锁。4 月 6 日，在国务院联防联控机制新闻发布会上，海关总署卫生检疫司副司长宋悦谦表示：近期绝大多数进出境人员如实申报健康信息，但也有少数人员隐瞒掩盖症状，企图蒙混过关。

2020 年 3 月 18 日，中共中央政治局召开会议，对"加强全球疫情变化分析预测，完善应对输入性风险的防控策略和政策举措"进行专题部署，明确要求：落实外防输入重点任务，完善数据共享、信息通报和入境人员核查机制，航空运输、口岸检疫、目的地送达、社区防控要形成闭环。中共中央政治局对做好输入性疫情防控的部署，为做好口岸疫情防控指明了方向。对进一步完善数据共享机制，建立防控闭环的要求，一定程度上也暗示了单纯依靠口岸通道采集的入境人员信息数据还是不够的，有效应对境外疫情扩散蔓延对我国疫情防控和经济社会发展带来的新挑战，需要进一步拓宽数据采集渠道，丰富输入性疫情口岸防控模型的数据维度，形成口岸采集信息、旅客申报信息、境内外行程信息的闭环链条，为外防输入、内防扩散，切实打好打赢疫情防控的人民战、总体战和阻击战提供坚实的大数据支撑。

3.2.2.2　大数据模型的解决方案

在传统数据加工手段和数据来源已经不足以支撑新的疫情精准防控要求的同时，新的数据维度和大数据建模手段被不断开发出来，并有效运用到疫情监测防控中来，形成了全息监测、全链条监测的新模式。例如：维智科技开发上线了"疾控AI分析平台"，该平台是利用空间大数据和位置智能技术，进行病毒传播动力模型分析，利用位置大数据寻找紧密接触人群和高危传播区域，为疾病防控提供决策支持和分析。开发该平台的目的是及时发现确诊病例的密切接触者，从而提前预防、有效阻断或减缓病毒传播。其成功之处在于集成了国家卫生防疫部门、地方政府、公共安全系统、第三方服务平台等大量的数据资源，形成了全息监控、全链条监测的新模式。

采用新手段进行全息监控被越来越多的国家所采用。总人口约900万人、感染病例9 000多例、死亡60多人，被誉为"创新国度"的以色列面临的新冠疫情不可谓不严重。国土面积三分之二是沙漠，城市人口集中且密度大，也导致以色列疫情蔓延较快。为了兼顾疫情防控、民众生活和经济活动，以色列逐步升级抗疫力度，直到2020年4月6日晚宣布全国封锁三日。为了抗疫，以色列运用"反恐"追踪技术定位新冠病毒感染者，实时追踪感染者手机以查

明对方是否违反隔离规定，运用大数据平台调查感染者到过哪些地方、接触过谁，从而尽量降低疫情扩散风险。以色列卫生部启动一款手机应用程序，用户可通过程序追踪其与病毒感染者之间可能的联系。在预测新冠病毒扩散方面，魏茨曼科学研究所开发出一种人工智能算法，可以使各国政府集中更多力量在预期将出现疫情大爆发的地区上。在向公众匿名调查并对数据进行分析的基础上，算法可以监视、识别和预测新冠病毒传播区域，及早发现病毒传播的感染群①。美国政府采用定位追踪技术开发了"Private Kit"软件，通过"线性调频脉冲"（Chirp）的蓝牙信号在 Private Kit 用户的手机之间进行通信，当接近确诊患者时发出预警。美国的这款软件则更类似于腾讯与中华预防医学会联合发布"新冠肺炎症状 AI 辅助自查工具"，是对自身状况和危险信息的提前预警。从以色列确诊人员发展趋势（见图 3-8）可以看出，有效的科技手段在疫情防控中的作用较为突出，在欧美主要发达国家还依然处于疫情爆发期时，以色列新增确诊曲线已经开始压平。千淘万漉虽辛苦，吹尽狂沙始到金。疫情既是一场灾难，也是对国家组织能力、科技创新能力的一场大考。

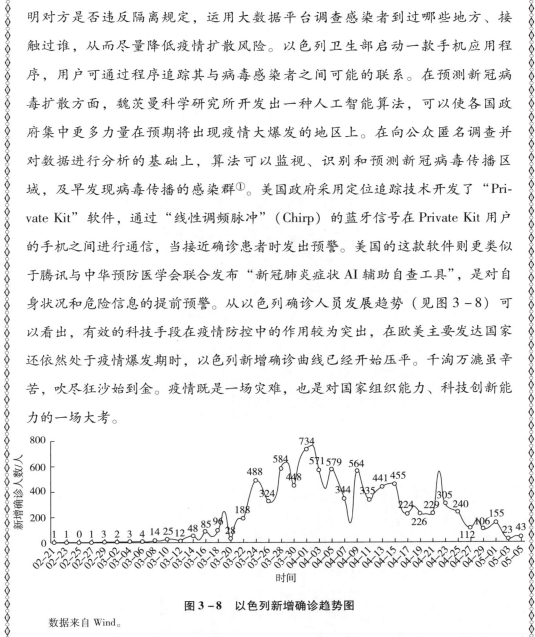

图 3-8　以色列新增确诊趋势图

数据来自 Wind。

---

① 参考消息. 记者观察：以色列用"高科技"抗击疫情［EB/OL］.（2020-04-09）［2020-04-10］. http：// mil. news. sina. com. cn/2020-04-09/doc-iircuyvh6797660. shtml.

1. 病毒溯源

疾控 AI 分析平台从多个维度对病毒进行跟踪和溯源，全景展示每个人、每个小区、每条街道、每座城市周围的病毒传播情况及潜在的风险，确保早隔离、早预防、早治疗。因为全国主要城市及小区较多，本小节选择首都北京进行模型案例演示，所有图片均来自疾控 AI 分析平台的实时截图（见图 3 - 9 至图 3 - 12），时间为 2020 年 3 月 18 日。

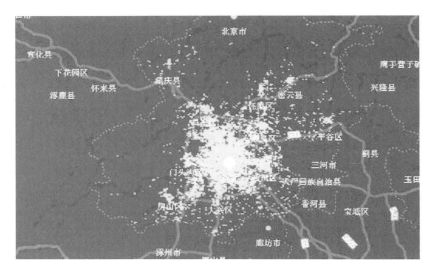

图 3 - 9　北京市武汉人口流入热力图

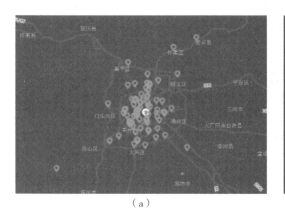

（a）　　　　　　　　　　　　　　　　（b）

图 3 - 10　北京市确诊人员位置及小区详情图

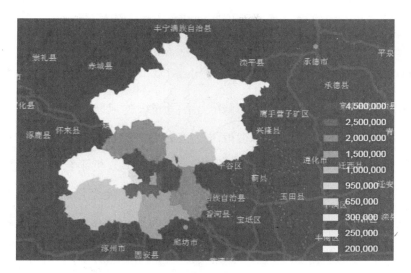

图 3 – 11　北京市各区滞留人员分布图

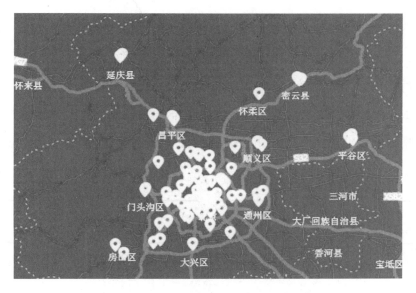

图 3 – 12　北京市定点医院及发热门诊分布图

通过上述全景信息，疾控 AI 分析平台实现了对到访北京的人群、人群分布热力图、重点覆盖区域的实时监控展示，同时结合已确诊的病例、已确诊小区的位置，帮助政府部门及附近人员分析不同区块的疫情接触风险，提前采取防控措施，并以天为单位对多个维度的流动和常住人口进行分析监控，确保疫情可防可控。因为上述信息发布及时、细致，而且可以实时查询分析，较好地缓解了人们对疫情传播的恐慌情绪。

2. 预警提示

疾控 AI 分析平台根据传播模型分析出不同等级的风险区域，并对进入高危传播区域的人群提供实时手机预警，提醒进入该区域的市民做好病毒防护措施，或者改变通行路线，降低病毒接触的风险。同时，疾控 AI 分析平台可以根据确诊病例的接触史、移动轨迹史、出行史发出风险预警信息，为疾控管理部门精准锁定高风险人群提供决策依据，提高了疫情防控效率，也为有相关接触风险的人群做好自我隔离和家庭防护，打好了提前量，避免因一个"超级传播者"而出现大面积疫情失控的风险。这种以大数据模型为支撑的格网化防控、扁平化管理、全员式参与的一体化疫情防控体系，为我国迅速控制疫情提供了有力抓手。从我国成功的疫情防控经验看，这种充分调动群众力量，以社区为节点的网格化疫情防控体系，能够最大限度地防止疫情扩散风险。上述措施，也被世界卫生组织作为重要的抗疫经验，在全球广泛推广宣传。毫无疑问，是大数据模型为这种网格化的疫情防控体系加上了翅膀，装上了眼睛，提高了疫情管控的针对性，有效避免了基层社区网格的无序管理甚至内耗式管理，为平稳有序、积极稳妥地推进疫情防控提供了较为坚实的科技支撑。

3.2.2.3 精准锁定

2020 年 2 月，内蒙古自治区呼和浩特市公布了一名出租车司机确诊新冠肺炎后，该名司机载客 154 次的记录。该文迅速被人民日报、央视新闻、环球时报等转载。据通知显示，1 月 18 日至 30 日，该患者除 27 日、29 日在家休息，其余时间载客 154 人次。出租车作为密闭性较好的空间，尤其在冬天，乘客与司机交叉感染的风险很大。事后也证明，该出租车司机也是在载运一名患者时被感染的。如果不迅速做好 154 名乘客的跟踪隔离工作，呼和浩特市将会面临较大的疫情失控风险。

　　在这危急时刻，大数据模型发挥了关键作用。呼和浩特市迅速搜集了每名载运乘客的支付、出行路线、里程明细等信息，并制作了每名乘客的出行轨迹模型，向全市迅速发布了风险提示和预警信息。事后也证明，基于大数据的联防联控机制，提高了防控的针对性和有效性，为相关部门迅速锁定高危人群、活动区域等提供了有力抓手。

　　这种利用大数据技术实现疫情数据的实时可视化呈现，不仅是我国，美国等发达国家也在大量使用，大数据已经成为全球抗疫的有效工具。例如：《纽约时报》建立了数据库自行统计新冠肺炎数据，CNN 根据美国各州和地方数据进行汇总，美联社、今日美国网站、《国会山报》、CBS 等媒体参照霍普金斯大学发布的实时数据，进行疫情监控。

　　霍普金斯大学作为一所主校区位于马里兰州巴尔的摩市的美国第一所研究型大学，在疫情中可谓名噪一时，多国政府机构、企业监控平台采用该校发布的全球疫情数据。2020 年 1 月 22 日，该校系统科学与工程中心制作了"全球新冠病毒扩散地图"，数据来自世界卫生组织、美国疾病控制与预防中心、Worldometers. info 网站、BNO 通讯社以及各国政府和卫生部门，将确诊人数、新增确诊人数、治愈率以及死亡率等重要疫情信息通过可视化方式向公众展示。在霍普金斯大学疫情地图上，不同国家可查看的分支数据不尽相同，例如：中国的数据可细分至每个省份，美国的数据可细分至每个州，其他大部分国家可显示全国累计病例、死亡病例、治愈病例。霍普金斯大学的疫情地图采用"推定性阳性病例"算法，可以第一时间将已被地方实验室确诊为新冠病毒患者的数据纳入确诊人数中，这也是大数据模型的典型应用案例之一。截至 3 月初，霍普金斯大学的疫情地图网站每天都有将近 12 亿人次的浏览量，可以说是大家最信任的疫情信息来源之一①，见图 3 - 13。

---

　　① 留学每日谈. 最新报道！美国开始实行新冠抗体检测，斯坦福大学医学中心立了大功［EB/OL］. (2020 - 04 - 09)［2020 - 04 - 10］. https：//www. sohu. com/a/386779457_120068699.

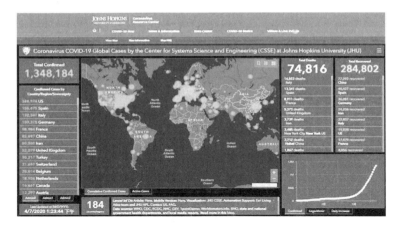

图 3 - 13   霍普金斯网站疫情地图

图片来自：留学每日谈《最新报道！美国开始实行新冠抗体检测，斯坦福大学医学中心立了大功》。

霍普金斯大学疫情地图采用的是网络爬虫技术，通过网络爬虫，按照一定的规则，编写自动抓取互联网信息的程序或者脚本，实现对国际组织、各国政府、医院、社区等发布的海量确诊、死亡、重症等数据的自动采集。目前，网络爬虫技术作为数据采集的重要手段，广泛应用于各类大数据模型建设和智能分析中，有效解放了人力，提高了工作效率。例如：经济政策不确定性指数（Economic Policy Uncertainty，EPU）由斯坦福大学和芝加哥大学的 Scott R. Baker、Nicholas Bloom 和 Steven J. Davis 三位学者编制，主要用来反映世界各大经济体经济和政策的不确定性，就是利用网络爬虫技术对媒体关键信息进行采集，并应用大数据模型算法最终计算出结果。

3.2.2.4   浙江省政府的实践

要在严格做好疫情防控工作的前提下，有力有序推动复工复产提速扩面，积极破解复工复产中的难点、堵点，推动全产业链联动复工。

——2020 年 4 月 1 日习近平总书记在考察浙江时的讲话

随着国内疫情得到有效控制，做好统筹推进新冠疫情防控和经济社会发展工作已是重中之重。让几乎按下暂停键的中国经济，逐步恢复至日常水平，离不开有序推动企业复工复产。虽然境内疫情流行高峰已经过去，但境外疫情正在加剧蔓延，我国面临境外疫情输入风险大幅增加，"外防输入、内防反弹"的疫情防控新要求，对有序推动企业复工复产提出了新挑战，更需要做到精准防控和精准复工复产相结合。在2020年2月中旬国内疫情得到有效控制之初就抢抓复工复产的浙江提供了较为典型的案例，充分展示了大数据模型在全息监控、风险防控中的突出作用。

浙江省根据各县疫情风险状况，基于大数据实时动态采集和模型计算，用五种颜色进行区分不同地区的不同疫情的传播情况、防控形势和要求，有利于增强公众自我防护意识，为浙江省统筹推进全省的复工复产提供了分类施策的依据，避免了盲目决策和无序管理。其中：红色、橙色代表高风险县，要继续集中精力抓好疫情防控，坚决遏制疫情发展势头；黄色代表中风险县，要坚持疫情防控优先，安全有序推进复工复产；蓝色、绿色代表低风险县，在做好疫情防控工作前提下，全力支持和组织推动各类企业复工复产，最大限度激发市场主体活力，以最快速度恢复经济运行。

图3-14中的健康码在支付宝申领，是个人通行的电子凭证，也是个人健康信息登记记录，由服务器后台审核完成后自动生成。"健康码"实施"绿、红、黄"三色码动态管理。红码赋予确诊病人、疑似病人、密切接触者或医学观察人员，以及来自省外重点地区和省内外其他高风险地区的人员。黄码赋予有发热、呼吸道症状的人员，以及来自省内外较高风险地区的人员。绿码赋予经过大数据监测的普通健康人群，可以亮码通行。而显示红码、黄码者，则需要自我隔离并健康打卡，满足一定条件后将转为绿码。通过健康码，可以清晰地识别浙江人员健康情况。截至2020年2月17日12时，浙江省合计发放1 498.9万张健康码，绿码率达到94.7%。目前，该项措施已经在全国推广。2月29日，民众可以通过国家政务服务平台生成"防疫健康信息码"，确保提前知晓个人防疫健康风险，并通过出示"掌上健康报告"，协助各地区精准防控疫情和有序复工复产。

【绿码】
凭码通行

【黄码】
实施7天内隔离，连续（不超过）
7天健康打卡正常转为绿码

【红码】
实施14天隔离，连续14天
健康打卡正常转为绿码

图 3 – 14　浙江省推行的健康码
图片来自：新华视点《安全复工复产，看浙江的"硬核"操作！》。

图 3 – 15 中的指数由管控指数和畅通指数构成，按照一定的算法由大数据模型实时计算得出，可以对重点区域、重点人员、重点场所的管控程度进行评估，对事关百姓生活、企业生产、社会秩序的人流、物流、商流的通畅程度进行监控，是疫情防控整体绩效的测评依据，与五色疫情图、健康码一同形成闭环的测评链条。这种通过大数据模型从数字化到智能化再到智慧化的大数据应用，让政府推动疫情期间的复工复产更聪明、更智慧、更有针对性。2020 年 4 月 1 日，习近平总书记在浙江考察复工复产工作时指出：要深入推进重要领域和关键环节改革，加大改革力度，完善改革举措，加快取得更多实质性、突破性、系统性成果，为全国改革探索路子、贡献经验。习近平总书记的重要指示，从一定程度上，也是对浙江通过大数据模型助力复工复产更加智慧和智能工作的肯定。

一指数
—— 精密智控指数 ——

一级指标	二级指标	三级指标
管控指数 （50分）	新增病例管控	/
	外省输入病例管控	/
	主动发现病例	/
	聚集性疫情管控	/
	管控有效性	/
畅通指数 （50分）	人流畅通度	健康码畅通度
		健康码互认度
		公共交通开通率
	物流畅通度	高速公路出口开通率
		普通国省干线公路开放率
		县际农村公路开放率
	商流畅通度	生活服务畅通度
		邮政快递畅通度

图 3 – 15　浙江省复工复产精密智控指数
图片来自：新华视点《安全复工复产，看浙江的"硬核"操作！》。

"健康码"是以真实数据为基础，由市民或者返工返岗人员通过自行网上申报，经后台审核后，生成的个人二维码，是用某种特定的几何图形按一定规律在平面上分布的、黑白相间的、记录数据符号信息的图形，可以通过图像输入设备或光电扫描设备自动识读以实现信息自动处理，是大数据算法的典型应用之一。各类健康码的推出，让大数据技术应用更好地为疫情防控"加码"护航，彰显了地方政府在重大突发公共事件治理中的创新思维和创新能力。

3.2.3 定向帮扶

小微企业量大面广，在市场主体中占比九成以上，是经济中的毛细血管和末梢神经，也是稳定就业的主力军。由于小微企业规模小，融资约束较强，抗风险能力较弱，受到疫情的影响也更加明显。面对疫情的冲击，企业资金周转难、人员复工难更加突出，小微企业的生存状况堪忧。由于小微企业信息不对称、经营风险和成本高、收益小、货币政策传导不顺畅，小微企业融资难、贷款难是全世界共同面对的问题。例如：2020 年 4 月 5 日，因为疫情期间金融风险较高，而小企业抵御风险和偿债能力又较弱，作为美国 2 万亿美元的经济刺激计划的一部分，3 500 亿美元小企业救市计划就被数千家美国银行联名抵制，并致函美国财政部，希望修改部分细则。鉴于小微企业融资难、贷款难的特殊情况，2020 年 2 月 26 日，中共中央政治局常务会议对重点做好小微企业帮扶进行了专门部署：在一体化政务平台上建立小微企业和个体工商户服务专栏，使各项政策易于知晓、一站办理。

2020 年 3 月 1 日，由新华社经济参考报社、中国信通院泰尔终端实验室联合中国建设银行、华为、小米、vivo、OPPO 四大手机厂商共同推出的"复工复产助小微"快应用正式上线运行（见图 3 - 16）。上述平台可以运行在 5G 网络环境下，手机用户通过下拉打开全局搜索，左滑至负一屏，打开语音入口、应用商店、浏览器、快应用中心等系统场景即可访问和使用"复工复产助小微"快应用，并可将此快应用添加到手机桌面快速访问。企业可根据自己的需求申请贷款等救助服务，由服务器后台通过大数据模型对小微企业的经营状况、信贷额度等进行评估，不仅提高了小微企业办理信贷的效率和速度，而且集成了大数据信息和模型算法，降低了小微企业信息不对称的风险，较好地实现了普惠金融服务。同时，上述平台界面操作简洁，人机交互较为友好，实现了国家的惠企助企政策与小微企业复工复产实际有效的有机结合，是大数据模型辅助定向帮扶的典型应用案例。

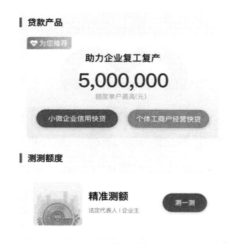

图 3 – 16 "复工复产助小微"贷款界面

图片来自：泰尔终端实验室《复工复产助小微快应用正式上线》。

在疫情期间，这种借助大数据模型定向帮扶企业复工复产的案例呈现爆发态势。2020 年 3 月 3 日，在国务院联防联控机制召开的新闻发布会上，国家税务总局收入规划核算司司长蔡自力对发挥增值税发票数据反映企业复工复产和经济运行情况的作用进行了专门介绍，税务部门运用税收大数据开展多维分析，不仅精准帮助企业纾难解困，而且成为地方政府决策的重要依据。

不仅是企业，在确诊病例定向救助方面，大数据模型也发挥了重要作用。2020 年 4 月 5 日，据美国有线电视新闻网（CNN）报道（见图 3 – 17）：面对新冠肺炎患者大量涌入、重症监护病房日益紧张的形势，宾夕法尼亚州匹兹堡大学医学中心（UMPC）为医院开发了一款病人评分系统，上述评分系统采用 8 分制，患者得分越低，针对他们的护理优先级就越高。病人的评分由大数据模型根据病人信息进行自动计算。这套系统在十多年前 H1N1 流感流行期间就已经开发，已被美国数百家医院采用。

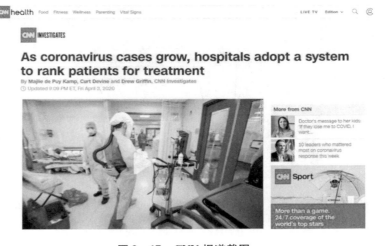

图 3-17　CNN 报道截图

图片来自：环球网国际《全美数百家医院采用病人评分制度，助医生决定"谁可使用呼吸机"》。

2020 年 4 月 10 日，国家发改委、中央网信办联合印发《关于推进"上云用数赋智"行动 培育新经济发展实施方案》，对加快企业"上云用数赋智"，推动"云量贷"进行专题部署："结合国家数字经济创新发展试验区建设，鼓励试验区联合金融机构，探索根据云服务使用量、智能化设备和数字化改造的投入，认定为可抵押资产和研发投入，对经营稳定、信誉良好的中小微企业提供低息或贴息贷款，鼓励探索税收减免和返还措施。"随着上述政策的不断落地，大数据赋能定向帮扶的案例将会越来越多，成效也会越来越显著。

3.2.4　形势评估

> 英美两国政府不敢轻易做出封城的决定。医学界本身也存在完全对立的看法，直到伦敦帝国理工学院流行病专家尼尔·弗格森团队的研究报告做出了令人恐惧的预测之后，英美两国政府才改变被动的应对策略。这份研究报告警告，如果英美两国不积极应对，英国将会有超过 50 万人死亡，而美国将有 220 万人死亡。即便如此，牛津大学的研究团队在此之后还是得出截然不同的结论，认为新冠病毒在英国已经传播了一个多月，大约一半人口已经获得了实质的群体免疫能力。
>
> ——香港大学教授刘宁荣《新冠病毒全球大流行，我们缺乏的只是疫苗？》

当前，通过模型进行疫情传播的形势评估，受限于建模人员的业务水平、知识储备、技术能力，往往得出不同的结论，但建立模型所依据的基础理论是一致的，掌握这些理论，有助于我们更好地认识病毒的传播机理和疫情的扩散形势。这也从一个侧面印证了获取全面的信息、培养业务技术兼通的复合型人才的重要性。在此，我们选取伦敦帝国理工学院、牛津大学分别做的、得出不同结论的疫情传播模型进行对比剖析。

3.2.4.1　伦敦帝国理工学院评估模型

2020 年 4 月前后，伦敦帝国理工学院（Imperial College London）的数学流行病学家弗格森在伦敦唐宁街向英国政府官员介绍了疫情传播模型计算的最新成果（见图 3-18），但是不到 36 小时后，弗格森在推特上宣布自己发烧咳嗽，以及阳性的检测结果。而他本人的确诊，也印证了由其领导的团队得出的数据模型结论并非危言耸听：英国的医疗服务很快被严重的 COVID-19 病例所困扰，如果政府不采取行动，可能会面临超过 50 万人死亡。同样，如果不采取行动，美国可能面临 220 万人死亡。正是基于上述模型的输出结果，英国首相鲍里斯·约翰逊几乎立即宣布了对人们行动的严格新限制。

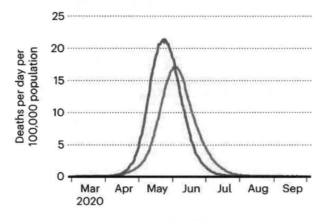

图 3 – 18 死亡人数测算模型结果

图片来自：遨游世界科学《冠状病毒 R0 值上调最高 4.7！流行病学家建立冠状病毒未来模型！》。

上述模型结果是基于以下假设：假设人群均匀分布，每个人从感染者身上感染病毒的概率是相同的，而且感染后死亡或康复之前传染性也是相同的。基于上述假设，伦敦帝国理工学院建模人员测算新冠病毒感染者死亡比例为 0.9%（具体数值根据英国的统计数据进行实时调整），R0 值（基本繁殖数）为 2 至 2.6。同时假设无症状感染者感染病毒 4.6 天后仍然可以传播病毒，有症状感染者则在出现疾病症状前 12 小时传播病毒，后者的传染性比前者高 50%。上述模型结果是在完全没有控制的情况下的极端分析。如果采取严格的检测和隔离措施，死亡人数和疫情扩散形势将会得到有效控制。因此，弗格森本人也于 3 月 25 日表示：英国的反应让他"有理由相信"，英国的总死亡人数将控制在 2 万人以下。之后，弗格森团队基于等式的方法，将人分为 S、E、I、R 四组，其中 E 指接触过病毒但没有传染性的人群，对疫情扩散形势进行了评估，测算结果（见图 3 – 19）与第一个模型结果基本相同。这一模型运算结果较好地否定了"群体免疫"的正确性，推动了英国政府改变应对策略，采取社会隔离措施。

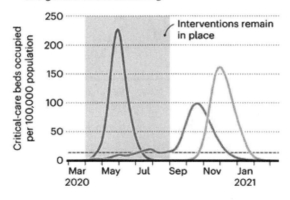

图 3 – 19　不同防控措施测算模型结果

图片来自：遨游世界科学《冠状病毒 R0 值上调最高 4.7！流行病学家建立冠状病毒未来模型！》。

从图 3 – 19 可以看出，采取严格的隔离措施，不仅能够有效阻滞疫情高峰的到来，而且可以大幅降低高峰时段的伤亡人数，减轻医疗机构的救治压力，避免有限的医疗资源被挤爆。基于上述模型，建模团队认为：如果所有国家都采取严格的检测和隔离措施，在每 10 万人中每周死亡 0.2 人之前，就对感染病例进行隔离，那么到 2020 年年底，新冠病毒造成的全球死亡总数可能会减少到 190 万人以下。

人们对新冠病毒的认识存在一个不断深化的过程。2020 年 4 月 1 日，德国科学家克里斯钦·特劳森和他的团队对慕尼黑一家医院的 9 名症状较轻的成年新冠肺炎住院患者样本进行了分析研究后，在国际著名医学杂志《自然》发表的《新冠肺炎住院患者病毒学评估》一文中认为：新冠病毒与 SARS 病毒展现出了截然不同的病毒学特征。SARS 病毒一般在出现症状 7～10 天后，RNA 水平才会达到峰值。而新冠病毒出现症状的 5 天内，RNA 水平就达到了峰值，相较于 SARS 病毒，该峰值可以高出 1 000 倍。新冠病毒的脱落高峰发生在早期的上呼吸道感染时，这表明病毒携带者在出现轻微症状或几乎无明显症状时，可能最具传染性①。上述研究结论与伦敦帝国理工学院"无症状感染者感染病毒 4.6 天后仍然可以传播病毒，有症状感染者则在出现疾病症状前 12 小时传播病毒，后者的传染性比前者高 50%"的病毒传播假设不尽相同。

3.2.4.2 牛津大学评估模型

与伦敦帝国理工学院建模团队结论截然不同，牛津大学传染病演化生态学团队（Evolutionary Ecology of Infectious Disease Group）新冠评估模型结果显示：在没有干预措施的情况下，英国和意大利当前的疫情持续时间为 2～3 个月。在第一起死亡病例报告之前，英、意两国的疫情已经持续了至少 1 个月，且已导致两国拥有了显著水平的群体免疫。上述研究文章 *Fundamental principles of epidemic spread highlight the immediate need for large-scale serological surveys to assess the stage of the SARS-CoV-2 epidemic* 于 2020 年 3 月 24 日通过社交账号发布。

牛津大学建模团队研究结果如下：在基本传染数（R0）为 2.75 和 2.25、重症

---

① 三甲传真. 感染新冠无症状传染力超出想象，德国曝光的病例为所有人敲响警钟！［EB/OL］.（2020－04－10）［2020－04－10］. https://mp.weixin.qq.com/s/RNn1L2m3CnnsT7ax0Brn1g.

风险人口比例（ρ, proportion of population at risk of severe disease） 均为 1% 的两种情境下，2020 年 3 月 5 日英国报告第一例死亡病例时，数千名（约 0.08%）英国人可能已经感染了新冠病毒。到 2020 年 3 月 19 日，大约 36%（R0 = 2.25）和 40%（R0 = 2.75）的英国人口可能已经接触到新冠病毒。之后，将基本传染数设置为2.25 且重症风险人口比例为 0.1%，将病毒开始传播的时间设定为首次发现病例前4 天和首次确诊死亡前 38 天，得出的模型结果是，到 2020 年 3 月 19 日，68% 的英国人可能感染新冠病毒[①]。

> 2020 年 4 月 3 日，中国工程院院士、中国医学科学院院长王辰接受采访时指出：一些西方国家施行实质性的"群体免疫"策略，以牺牲年老体弱者的生命为代价，换来人群整体免疫水平的上升，疫情之后能够放心打开国门。而我国将人民生命健康放在首位，不放弃每一个患者，后期可能面临被动局面，对我们的经济社会发展、国际交流和开放带来不利影响。从牛津大学建模团队的结果来看，王辰院士的提醒可谓高屋建瓴、目光如炬。

3.2.4.3 原因分析

为什么牛津大学和伦敦帝国理工学院同样采取时间序列模型对新冠病毒的传播形势进行评估，会得出截然不同的结论呢？香港大学教授刘宁荣在《新冠病毒全球大流行，我们缺乏的只是疫苗？》中给了我们答案：在发生新冠肺炎这样的全球公共医疗危机时，不要说普通人，即便全球最顶尖的传染病专家对病毒都缺乏足够的认识，束手无策，无法预见其发展方向，最多只能依靠模型做出推算，但最终和现

---

① 澎湃新闻. 牛津：若新冠重症风险比例为 0.1%，全英 68% 人口已感染［EB/OL］. （2020 – 03 – 27）［2020 – 04 – 05］. https：//baijiahao. baidu. com/s? id = 1662306574465620480&wfr = spider&for = pc.

实也可能相距甚远。上述差异不仅体现在对英国疫情扩散的评估上，也体现在我国疫情早期的病毒传播模型预测结果上。

2020 年 1 月 24 日，英国学者 Read 等对我国疫情进行了初步估计，认为 2 月 4 日武汉市感染病例将达到 19 万例，这显然高估了疫情发展趋势。2020 年 1 月 25 日，西安交通大学健康科学中心 Shen 等在现有流行病学资料和动力学模型的基础上，估计了 SARS-CoV-2 的基本和有效繁殖次数，并预测了疫情高峰时间和规模，估计感染人数最终在 2 万人以内，这已经低于 2 月 7 日公布的疫情数据。考虑到在疫情发展初期，学者们开展疫情传播动力学研究时，缺乏足够的原始数据，所以较难对疫情发展态势进行准确预测。再加上最近的证据表明不易被有效隔离的潜伏期患者具有较强的病毒传播能力，而研究人员之前建立的疫情传播动力学模型忽略了潜伏期患者导致的传播风险①。

正是因为大家对病毒缺乏足够的认识，大家基于模型传播机理的假设就存在较大差异，最终造成了结果的不同。例如：牛津大学建模团队聚焦重症风险人口比例，并推算相关的传播形势。而伦敦帝国理工学院则聚焦死亡人数。同时，双方对病毒传播规律的认识也存在显著差异。因此，牛津大学建模团队不断强调：需要进行大规模血清学调查，以对模型的准确性进一步验证和分析。伦敦帝国理工学院建模团队也强调："关于 SARS-CoV-2 如何传播的许多信息仍是未知的，必须加以估计或假设，但是这限制了预测的准确性。例如，模型的早期版本估计 SARS-CoV-2 与流感一样严重，需要患者住院治疗，结果证明是错误的。"从两个顶尖建模团队的差异可以看出，大数据建模不仅需要精通建模的技术人员，更需要精通业务的专业人员。只有业务分析得精准，对病毒传播信息进行充分认知，减少不准确的假设和估计，模型最终的结果才更符合实际。

2020 年 4 月 3 日，王辰院士在接受采访时指出："我国目前疫情防控效果明显，

---

① 曹盛力，冯沛华，时朋朋. 修正 SEIR 传染病动力学模型应用于湖北省 2019 冠状病毒病（COVID-19）疫情预测和评估［J］. 浙江大学学报（医学版），2020（2）：2 – 12.

但对新冠病毒的认识还远远不够，对其传播规律也缺乏想象力，所以还不是歇口气的时候，还要对疫情是否反复保持足够警惕。中央已经明确要求地方特别是重点地区和地方，要组织人群进行流行病学调查，主要就是核酸和血清抗体检测，调查的目的是明确到底有多少所谓的无症状感染者。要更严格、更科学、更经济地设计和抽样调查，不是简单地找几个健康人做检查，也不是对所有人做检查。"对血清抗体的检测，同样受到美国、法国等发达国家的重视。例如：2020 年 4 月 2 日，斯坦福大学医学中心针对新冠病毒开发了一种"判断哪些人已经具备该病毒的保护性抗体"的全新血液检测方法获得了 FDA 的批准，并在山景城、洛斯加托斯和圣何塞三地开展了检测试点①。我们有理由相信，随着对冠状病毒的科学调查越来越深入，人类对新冠病毒的认识和了解将越来越准确和全面。

但是，即便如此，我们也不能因此降低对模型的重视程度，牛津大学建模团队模拟出的英国和意大利在首起死亡病例报告后，前 15 天内的累积死亡人数，模型结果与两国实际死亡病例增长情况非常吻合。随着建模团队对新冠病毒传播机理的认识越来越准确，对病毒传播的预测和评估也将更为科学。模型在病毒预测方面的广泛应用，也催生了一门新的学科——传染病动力学。传染病动力学根据种群生长的特性、疾病的发生及在种群内的传播、发展规律，以及与之有关的社会等因素，建立能反映传染病动力学特性的数学模型。通过模型对动力学性态的定性、定量分析和数值模拟，来分析疾病的发展过程、揭示流行规律、预测变化趋势、分析疾病流行的原因和关键影响因素。正是基于传染病动力学，对于 2003 年发生的 SARS 疫情，国内外学者建立了大量的动力学模型研究其传播规律和趋势，研究各种隔离预防措施的强度对控制疫情流行的作用，为决策部门提供了模型评估参考。需要指出的是：有关 SARS 传播动力学研究多数采用的是 SIR 或 SEIR 模型。评价措施效果或拟合实际流行数据时，往往通过改变接触率和感染效率两个参数的值来实现。

---

① 观察者网. 王辰院士：别以为已经胜利了，大家只是对新冠缺乏想象力［EB/OL］.（2020 – 04 – 06）［2020 – 04 – 08］. https：//www.sohu.com/a/385863618_115479.

虽然各国都在努力进行大规模的病毒检测，但也不可避免地漏掉那些从感染中康复的人群。如果要查明新冠病毒在人群中的传播程度和范围，就离不开血液检测。有效的血清检测可以帮助人们更好地诊断急性感染，识别康复者体内的血浆抗体，并作为新冠患者治疗的方法之一。2020 年 4 月 8 日，韩国《中央日报》就报道了韩国 Severance 医院感染内科崔俊勇（音译）教授团队通过血清疗法治愈了两名新冠肺炎重症患者，相关成果也已刊登在《大韩医学会报》上。同时，血清检测可以较好地区分疫苗诱导的抗体和自然感染，是新冠疫苗有效研发的基础。另外，血清检测可以准确计算新冠疫情的发病率，以确定抗体反应是否在减弱，并基于此评估群体免疫水平。4 月 10 日，美国政府新冠疫情工作小组成员安东尼·福西接受 CNN 采访时指出，美国将很快推出全民新冠病毒抗体检测，识别先天免疫者和患病康复后产生抗体的人，而有抗体的人可以立即复工，确保不发生二次传染。这种血清抗体检测，不仅对抗击新冠病毒第一线的医生、警察等非常重要，而且可以筛选出哪些人员可以优先复工，并为国家何时可以重新启动经济提供科学决策依据。

3.2.4.4　病毒传播模型类型及机理

牛津大学建模团队采用的是易感传染恢复框架模型（SIRf）。虽然伦敦帝国理工学院建模团队没有公开采用的模型类型，但从两者均对 R0（基本传染数）进行假设来看，伦敦帝国理工大学建模团队也是采用传统的病毒传播模型。病毒传播模型也称为传染病模型，主要是研究传染病的传播速度、空间范围、传播途径、动力学机理等问题，以指导对传染病的有效预防和控制。常见的传染病模型按照传染病类型分为 SI、SIR、SIRS、SEIR 模型等，按照传播机理又分为基于常微分方程、偏微分方程、网络动力学的不同类型。一般把传染病流行范围内的人群分成如下几类，从模型名称就可以看出主要的假设量：S 代表易感者（Susceptible），指未得病者，但缺乏免疫能力，与感染者接触后容易受到感染；E 代表暴露者（Exposed），指接触过感染者，但暂无能力传染给其他人的人，对潜伏期长的传染病适用；I 代表感病者（Infectious），指染上传染病的人，可以传播给 S 类成员，将其变为 E 类或 I 类成员；R 代表康复者（Recovered），指被隔离或因病愈而具有免疫力的人，如免疫期有限，R 类成员可以重新变为 S 类。

1. SI 模型

将人群分为 S 类和 I 类，建立如下微分方程：

$$\frac{\mathrm{d}S}{\mathrm{d}t} = -\beta SI, \quad \frac{\mathrm{d}I}{\mathrm{d}t} = \beta SI$$

β 为传染率，在疾病传播期内，所考察地区的总人数 $S(t) + I(t) = K$ 保持不变。利用这一守恒关系得出如下公式：

$$\frac{\mathrm{d}I}{\mathrm{d}t} = rI\left(1 - \frac{I}{K}\right), \quad r = \beta K$$

这是一个逻辑斯谛模型。其指数增长率 $r = \beta K$ 正比于总人数 K 和传染率 β。这个模型有两个主要结论：

一是指数增长率 r 正比于总人数。当传染率 β 一定时，一定染病地区内的总人数 K 越多，传染病爆发的速度越快，这说明了隔离的重要性；

二是在 $I = K/2$ 时，病人数目 I 增加得最快，是医院的门诊量最大的时候，医疗卫生部门要重点关注。

2. SIR 模型

SI 模型只考虑了传染病爆发和传播的过程。SIR 模型进一步考虑了病人的康复过程。模型的微分方程为：

$$\frac{\mathrm{d}S}{\mathrm{d}t} = -\beta IS, \quad \frac{\mathrm{d}I}{\mathrm{d}t} = \beta IS - \gamma I, \quad \frac{\mathrm{d}R}{\mathrm{d}t} = \gamma I$$

总人数 $S(t) + I(t) + R(t) =$ 常数。这里假设病人康复后就获得了永久免疫，因而可以移出系统。对于致死性的传染病，死亡的病人也可以归入 R 类。因此，SIR 模型只有两个独立的动力学变量 I 和 S，它们的相轨迹满足：

$$\frac{\mathrm{d}I}{\mathrm{d}S} = \frac{\gamma}{\beta S} - 1 \quad \Rightarrow \quad I + S - \frac{\gamma}{\beta}\ln S = \text{const}$$

给定 $t = 0$ 时的初始条件 $S = S_0$，随着 S 从 S_0 开始单调递减，染病人数 I 在 $S = \gamma/\beta$ 时达到峰值，随后一直回落，直到减为零。此时剩余一部分易感人群 $S\infty$，而疾病波及的总人数为 $R\infty$，二者可由总人数守恒和相轨迹方程解出。

3. SIRS 模型

如果所研究的传染病为非致死性的，但康复后获得的免疫不能终身保持，则康复者 R 可能再次变为易感者 S。此时有：

$$\frac{\mathrm{d}S}{\mathrm{d}t} = -\beta SI + \alpha R, \quad \frac{\mathrm{d}I}{\mathrm{d}t} = \beta SI - \gamma I, \quad \frac{\mathrm{d}R}{\mathrm{d}t} = \gamma I - \alpha R$$

总人数 $S(t) + I(t) + R(t) = N$ 为常数。参数 α 决定康复者获得免疫的平均保持时间。系统有两个不动点 $S = N$（$I = R = 0$）或 $S = \gamma/\beta$（$I / R = \alpha/\gamma$）。前者表示疾病从研究地区消除，而后者则是流行状态。消除流行病的参数条件是 $\gamma > \beta N$。若做不到，则要尽量减小 α 而增加 γ，使更多人保持对该疾病的免疫力。

4. SEIR 模型

如果所研究的传染病有一定的潜伏期，与病人接触过的健康人并不马上患病，而是成为病原体的携带者，则归入 E 类。此时有：

$$\begin{cases} \dfrac{\mathrm{d}S}{\mathrm{d}t} = -\beta IS, \quad \dfrac{\mathrm{d}E}{\mathrm{d}t} = \beta IS - (\alpha + \gamma_1)E, \\[2mm] \dfrac{\mathrm{d}I}{\mathrm{d}t} = \alpha E - \gamma_2 I, \quad \dfrac{\mathrm{d}R}{\mathrm{d}t} = \gamma_1 E + \gamma_2 I \end{cases}$$

仍有守恒关系 $S(t) + E(t) + I(t) + R(t) = $ 常数，病死者可归入 R 类。潜伏期康复率 γ_1 和患者康复率 γ_2 一般不同。潜伏期发展为患者的速率为 α。与 SIR 模型相比，SEIR 模型进一步考虑了与患者接触过的人中仅一部分具有传染性的因素，使疾病的传播周期更长。疾病最终的未影响人数 $S\infty$ 和影响人数 $R\infty$ 可通过数值模拟得到。

3.2.5 发展预测

高质量的模型设计辅助专业的分析判断往往能够克服牛津大学和伦敦帝国理工学院建模过程中反映的不足，从而让模型的预测结果更加符合实际，较好地发挥大数据模型辅助科学决策的作用。随着疫情在全世界的蔓延，世界各国政府都在依靠数学模型预测来帮助做好应对这一流行病的决策。钟南山院士在接受采访时，也多次提到根据模型提前预测疫情发展的结果。而事实上，钟南山院士对我国新冠疫情传播的峰值、拐点的预判与疫情实际的发展趋势高度吻合。例如，2020 年2 月 11 日，钟南山院士在接受《环球时报》采访时指出：通过一个数学的智能分析模型，并结合近日的实际情况进行纠正，再加上现在的气候等危险因素以及现在中央对于"早发现、早隔离"政策的强力执行，可以看到现在全国新增病人数量的趋势是在慢慢减少。通过数学模型分析，2 月中下旬患病人数应该达到最高峰。

从我国新冠肺炎当日现有确诊人数（见图 3－20）也可以清晰地看出，2 月17 日达到峰值（58 016 人）后一路走低，整体发展趋势与钟南山院士的判断相符。那么，钟南山院士提到的"数学的智能分析模型"又是一个什么样的模型呢？又有什么样的作用机理可以帮助一位疫病专家如此"料事如神"呢？因为钟南山院士没有公开模型脚本和设计原理，但从"数学的智能分析模型"的表述可以推测出应为病毒预测的时间序列模型。因此，本小节选取 2020 年 3 月 3 日，《浙江大学学报（医学版）》刊发的《修正 SEIR 传染病动力学模型应用于湖北省2019 冠状病毒病（COVID-19）疫情预测和评估》探视病毒智能分析模型的神奇之处。

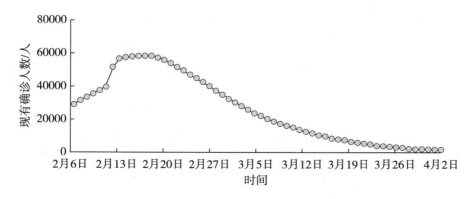

图 3 – 20　我国新冠肺炎现有确诊人数趋势图

数据来自 Wind。

3.2.5.1　病毒传播模型设计

SEIR 动力学传播模型见图 3 – 21。

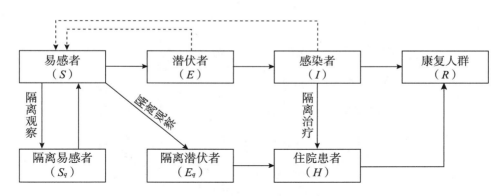

图 3 – 21　SEIR 动力学传播模型

模型假设人群中所有个体都有被感染的概率，当被感染个体痊愈后，会产生抗体，即康复人群 R 不会再被感染。考虑到防治传染病的隔离措施，模型中的人群组别新增隔离易感者（S_q）、隔离潜伏者（E_q）和隔离感染者（I_q）。鉴于隔离感染者会被立即送往定点医院进行隔离治疗，因此这部分人群在本模型中全部转化为住院患者 H。

假设隔离比例为 q，传染概率为 β，接触率为 c，ρ 是有效接触系数，有效接触系数的参考值取 1，ρc 是有效接触率。易感者 S 向隔离易感者 S_q、隔离潜伏者 E_q、

潜伏者 E 的转化速率为 $\rho cq(1-\beta)$、$\rho c\beta q$ 和 $\rho c\beta(1-q)$。同时考虑到非隔离的感染者 I 和潜伏者 E 对易感人群的影响，又有隔离解除的易感者 S_q 重新转变为 S，因此易感者人数控制方程为：

$$dS/dt = -[\rho c\beta + \rho cq(1-\beta)]S(I+\theta E) + \lambda S_q$$

其中，θ 是潜伏者相对于感染者传播能力的比值，假设潜伏期患者与已表现出症状患者的传染能力相同，即 $\theta=1$。λ 是隔离解除速率，取 $\lambda=1/14$（隔离时长为14天），构建动力学方程如下：

$$
\begin{cases}
dS/dt = -[\rho c\beta + \rho cq(1-\beta)]S(I+\theta E) + \lambda S_q \\
dE/dt = \rho c\beta(1-q)S(I+\theta E) - \sigma E \\
dI/dt = \sigma E - (\delta_I + \alpha + \gamma_I)I \\
dS_q/dt = \rho cq(1-\beta)S(I+\theta E) - \lambda S_q \\
dE_q/dt = \rho c\beta qS(I+\theta E) - \delta_q E_q \\
dH/dt = \delta_I I + \delta_q E_q - (\alpha + \gamma_H)H \\
dR/dt = \gamma_I I + \gamma_H H
\end{cases}
$$

其中，σ 为潜伏者向感染者的转化速率，取 $\sigma=1/7$（潜伏期为7天），α 为病死率，δ_I 是感染者的隔离速率，γ_I 是感染者的恢复率。δ_q 是隔离潜伏者向隔离感染者的转化速率，γ_H 是隔离感染者的恢复速率。I 为当前感染者人数，定义为当天公布的确诊病例减去治愈病例和死亡病例。

从表3-2可以看出，采用同样的病毒传播模型进行形势评估和发展预测，数学公式相同，但关键在于对病毒传播的认识，并基于这一认识设置相关参数，而这一认识来自业务人员的专业水平以及深入救治一线对病毒真实扩散规律的了解程度。这也解释了为什么钟南山院士能够对疫情峰值"料事如神"，因为他一直奋战在抗击疫情的一线，对接触率、感染者的隔离速率、隔离潜伏者向隔离感染者的转化速率、感染者的恢复率等疫情防控形势了如指掌。这也是为什么本书一直强调业务技术兼通的复合型人才对大数据建模的重要性。

表 3 - 2 变量取值对比表

变量	取值	参考文献取值	含义
c	2	$1.6 \sim 4.8$	接触率
δ_1	0.13	1.132 66	感染者的隔离速率
δ_q	0.13	0.125 9	隔离潜伏者向隔离感染者的转化速率
γ_1	0.007	0.330 29	感染者的恢复率
γ_H	0.014	0.116 24	隔离感染者的恢复速率
β	2.05×10^{-9}	$2.110\ 11 \times 10^{-8}$	传染概率
q	10^{-6}	$1.888\ 7 \times 10^{-7}$	隔离比例
α	2.7×10^{-4}	$1.782\ 6 \times 10^{-5}$	病死率

数据来源：《修正 SEIR 传染病动力学模型应用于湖北省 2019 冠状病毒病（COVID-19）疫情预测和评估》。

3.2.5.2 模型输出结果分析

模型输出结果见图 3 - 22 至图 3 - 25。

从预测值与实际值来看，模型准确度相对较高，且趋势基本一致。按照模型预测，2020 年 2 月 19 日湖北省现有确诊人数达到峰值，比实际 2 月 17 日滞后两天。同时，模型也较好地解释了为什么我国控制疫情的成效比较突出。

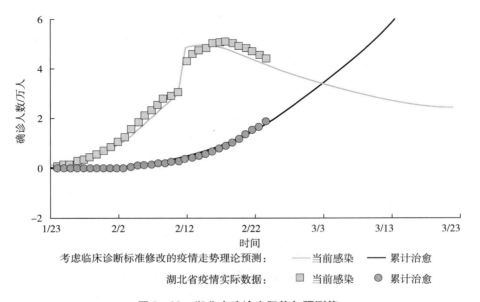

图 3 - 22 湖北省确诊实际值与预测值

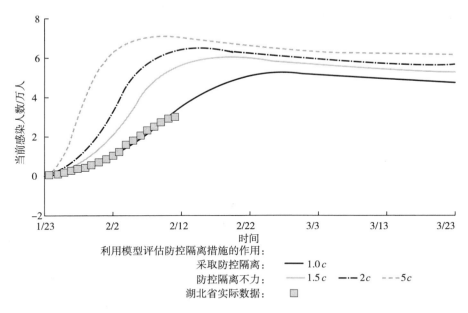

图 3 - 23　防控隔离强度区别图

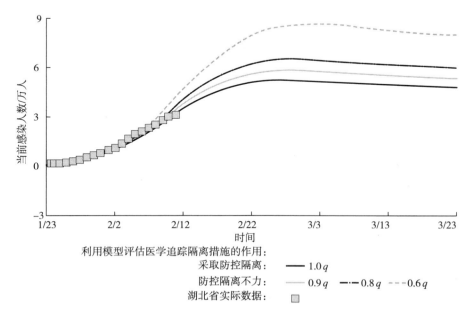

图 3 - 24　密切接触者医学追踪隔离强度区别图

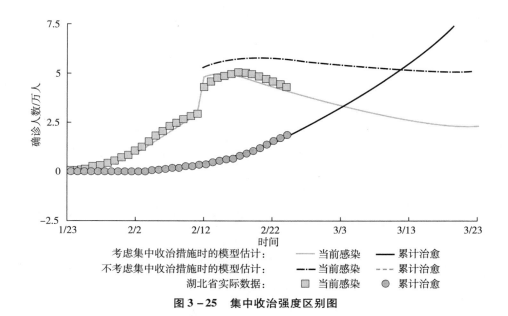

图 3-25 集中收治强度区别图

从上述模型输出结果可以看出，我国在集中收治、医学追踪隔离、防控隔离等方面措施有力、成效突出，这也较好地解释了为什么我国累计确诊人数达到峰值后，发展曲线被迅速压平进而掉头往下。正是我国付出短期的较大代价换取了整体疫情防控的胜利，让我国没有在疫情高峰期形成拉锯态势，最大限度地降低了病毒对人民生命健康的伤害。这也与国外部分国家在疫情高峰期不断反复、拉锯形成了鲜明的对比（见图 3-26 至图 3-30）。

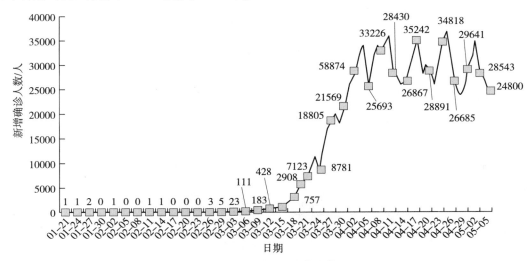

图 3-26 美国新增确诊趋势图

数据来自 Wind。

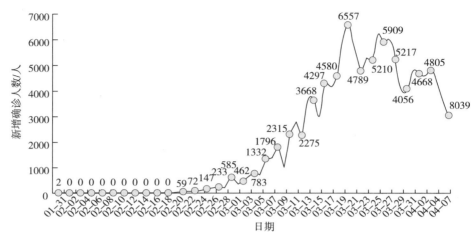

图 3-27 意大利新增确诊趋势图

数据来自 Wind。

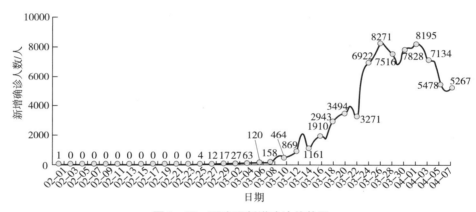

图 3-28 西班牙新增确诊趋势图

数据来自 Wind。

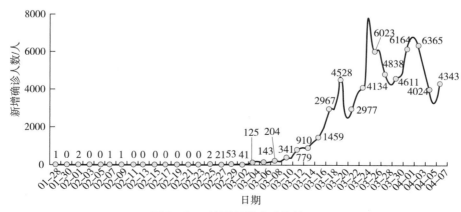

图 3-29 德国新增确诊趋势图

数据来自 Wind。

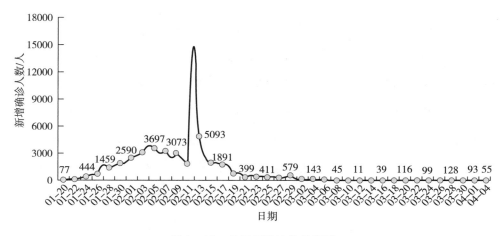

图 3-30 我国新增确诊趋势图

数据来自 Wind。

图 3-26 至图 3-29 中西方主要国家新增确诊人数均呈现波浪式发展并在高点反复拉锯的态势。而 SEIR 传染病动力学模型则能对此给出较为科学的原因解释。2020年 4 月 3 日，钟南山院士在接受中国国际电视台（CGTN）英语节目专访时提出了"一些欧美国家不是真正的封城"的观点与模型结果遥相呼应。这也再次印证了模型思维和大数据模型的重要性：掌握多种模型，就像站在一间拥有很多窗户的房子里，以不同的方式看向世界。一旦我们的思维上升到模型的高度，我们就不再是普通老百姓的水平了，一般的道理就骗不了我们。

3.2.6 找出真相

正如香港大学教授刘宁荣在《新冠病毒全球大流行，我们缺乏的只是疫苗？》中所描述的："全球数百名科学家 2 月上旬出席日内瓦'世卫论坛'，讨论新冠疫情，学者就感叹他们不得不面对两条战线作战，除了应付病毒大流行，还要应付虚假资讯大泛滥，而应对虚假资讯泛滥比抗疫本身还艰难。网上流传最广最快的往往就是耸人听闻的假消息和渲染成见的看法，这些不实的信息，有恶意造谣，有断章取义，导致非理性的反应和恐慌，甚至制造混乱和分化。"美国国家过敏症和传染病研究所所长福奇也公开表示"围绕病毒的阴谋论，除了分心毫无意义"。

例如：2020 年 4 月，随着疫情在全球进一步蔓延，为保证本国国内粮食供给，多国对粮食出口做了限制（见图 3 - 31），粮食危机传言四起。同时，联合国粮食及农业组织向全球发出预警，称新冠疫情在全球蔓延致使劳动力短缺和供应链中断，可能影响一些国家和地区粮食安全。面对粮食危机恐慌，多国出现了民众抢购屯粮、商店超市货架被一扫而空的情况。鉴于此，4 月 4 日，在国务院联防联控机制举行的新闻发布会上，农业农村部发展规划司司长魏百刚进行了辟谣：一是我国粮食产量连续 5 年稳定生产；二是人均粮食占有量持续高于世界水平；三是粮食库存量充足，消耗比高于 17% ~ 18% 的国际警戒水平；四是谷物进口数量不大，消费量占 2%。即使国内疫情严重时期也是米面无忧，更没有必要囤粮食，粮食还是要吃新的好![1] 那么，我们又该怎么用大数据模型认识和分析这一场发端于疫情缘起于粮食出口限制的"粮食危机"呢？

国家	限制出口
越南	3 月 24 日起禁止大米出口
哈萨克斯坦	禁止出口小麦、土豆、糖和胡萝卜等
埃及	3 月 28 日起未来 3 个月内停止各种豆类产品的出口
柬埔寨	自 4 月 5 日起禁止部分大米出口
塞尔维亚	停止了葵花籽油和其他部分农产品的出口
俄罗斯	农业部提议对粮食出口建立临时配额
印度	最大稻米出口国因封国而物流中断
泰国	禁止鸡蛋出口
马来西亚	减少棕榈油生产

图 3 - 31　截至 4 月 3 日全球限制粮食出口国家情况

图片来自：蒋冬英，鲁政委《多国禁止粮食出口对我国粮食安全有何影响?》。

3.2.6.1　限制出口的影响

限制出口国家 2010—2019 年出口情况见表 3 - 3 至表 3 - 5。

表 3 - 3　大米出口情况

年度	世界出口量/百万吨	越南出口量/百万吨	印度出口量/百万吨	泰国出口量/百万吨	合计占比/%
2010	34.9	7	2.77	10.65	58.51
2011	39.79	7.72	10.38	6.95	62.96

---

[1]　人民日报. 农业农村部回应要不要囤粮：没必要！粮食还是吃新的好［EB/OL］.（2020 - 04 - 04）［2020 - 04 - 08］. https://baijiahao. baidu. com/s? id = 1663025965394455619&wfr = spider&for = pc.

续表

年度	世界出口量/ 百万吨	越南出口量/ 百万吨	印度出口量/ 百万吨	泰国出口量/ 百万吨	合计占比/ %
2012	39.33	6.7	10.87	6.72	61.76
2013	42.23	6.33	10.62	10.97	66.11
2014	43.58	6.61	12.24	9.78	65.70
2015	40.34	5.09	10.24	9.87	62.47
2016	47.25	6.49	11.71	11.62	63.11
2017	47.25	6.59	12.04	11.06	62.84
2018	43.46	6.58	10.42	7.56	56.51
2019	44.28	7	10.5	7.5	56.46

数据来自 Wind。

表 3-4　粗粮出口情况

年度	世界出口量/百万吨	俄罗斯出口量/百万吨	占比/%
2010	116.45	0.31	0.27
2011	146.69	5.82	3.97
2012	122.88	4.3	3.50
2013	164.41	6.98	4.25
2014	186.14	8.67	4.66
2015	163.46	9	5.51
2016	198.63	8.57	4.31
2017	185.27	11.52	6.22
2018	211.29	7.84	3.71
2019	200.08	9.44	4.72

数据来自 Wind。

表 3-5　棕榈油出口情况

年度	世界出口量/百万吨	马来西亚出口量/百万吨	占比/%
2010	37.27	0.017 2	0.05
2011	39.84	0.017 6	0.04
2012	43.16	0.018 5	0.04
2013	43.23	0.017 3	0.04
2014	47.39	0.018 5	0.04

续表

年度	世界出口量/百万吨	马来西亚出口量/百万吨	占比/%
2015	43.84	0.016 7	0.04
2016	48.8	0.016 3	0.03
2017	48.62	0.016 5	0.03
2018	51.44	0.018 4	0.04
2019	51.48	0.017 4	0.03

数据来自 Wind。

出台粮食出口限制政策对全球大米供应扰动较大。2019 年，印度、越南、泰国大米出口量占全球大米出口总量的 56.46%，疫情持续蔓延将对全球大米有效供给形成较大压力。2019 年，俄罗斯粗粮出口量占全球的 4.72%，对全球粮食供给影响有限。马来西亚棕榈油出口量不到全球棕榈油出口总量的 0.1%，影响微乎其微。因此，除大米外，这些政策对全球粮食供给影响有限，粮食危机言之尚早。

3.2.6.2 对我国粮食供给的影响

民以食为天，对一个国家和民族而言，无论将粮食安全放到多么高的位置都不为过。2020 年 3 月 2 日，袁隆平院士在接受央视记者采访时说"一粒粮食能够救一个国家，也可以绊倒一个国家。20 世纪 60 年代，饥荒的时候饿死人，我都亲眼见过。大家都没有饭吃，叫花子过去讨饭，饭都没有，你讨谁?"当记者问到"您是不是特别害怕这样的场景再次出现"时，袁隆平院士说:"不可能了，不可能了!"构筑粮食安全的钢铁长城饱含了袁隆平在内的几辈中国人的努力，筚路蓝缕、艰苦创业时的心酸和汗水我们难以完全真切地感知，但大数据模型充分展示了袁隆平院士等新中国创业者们的伟大成就。

3.2.6.3 粮食供给充足

我国粮食产量及进出口情况见表 3-6。

表3-6 我国粮食产量及进出口情况

年度	粮食产量/ 万吨	粮食进口量/ 万吨	粮食出口量/ 万吨	进出口差额 与产量比值/%
2008	53 434.29	4 130	380	7.02
2009	53 940.86	5 221	329	9.07
2010	55 911.31	6 694	277	11.48
2011	58 849.33	6 390	288	10.37
2012	61 222.62	8 023	256	12.69
2013	63 048.2	8 648	242	13.33
2014	63 964.83	10 042	211.44	15.37
2015	66 060.27	12 482.46	163.74	18.65
2016	66 043.52	11 382	189	16.95
2017	66 160.72	13 046	280	19.30
2018	65 789.22	11 559	365	17.01
2019	66 384	11 153	433	16.15

数据来自 Wind。

近年来，我国粮食产量一直维持在高位。按照我国 14 亿人口的规模测算，假设每人每天消耗 0.48 千克主粮，加上其他粮食加工品，每人每天消耗 0.75 千克粮食，则我国一年的粮食消耗量约为 3.8 亿吨，国内粮食产量满足我国粮食需求绰绰有余，如果外加常年丰收留存的民间余粮和政府的粮食储备，我国可谓是"手中有粮，心中不慌"。同时，我国虽然是粮食进口大国，但粮食出口也保持在高位，粮食进出口行为更多是市场经济下粮食供给的结构性调整，这一点在我国粮食进口结构中可以清晰地反映出来。

3.2.6.4 粮食进口结构

我国主要粮食进口情况见表 3-7。

表3-7 我国主要粮食进口情况

年度	小麦进口量/百万吨	大米进口量/百万吨	玉米进口量/百万吨	大豆进口量/百万吨	粮食进口总量/百万吨
2008	0.48	0.34	0.05	41.1	41.3
2009	1.39	0.39	1.3	50.34	52.21
2010	0.93	0.54	0.98	52.34	66.94
2011	2.93	1.79	5.23	59.23	63.9
2012	2.96	3.14	2.7	59.87	80.23
2013	6.77	4	3.28	70.36	86.48
2014	1.93	4.7	5.52	78.35	100.42
2015	3.48	4.8	3.17	83.23	124.82
2016	4.41	5.3	2.46	93.5	113.82
2017	3.94	5.5	3.46	94.1	130.46
2018	3.15	3	4.48	82.54	115.59
2019	4	2.4	7	88	111.53

数据来自 Wind。

从我国粮食进口结构看，80%左右的进口产品为大豆，小麦、大米、玉米等主粮进口量很小，粮食进口对我国整体国内粮食供给的传导十分微弱。

3.2.6.5 主粮供给传导情况

我国主粮产量及进出口情况见表3-8。

表3-8 我国主粮产量及进出口情况

年度	小麦			大米			玉米		
	产量/百万吨	进口量/百万吨	出口量/百万吨	产量/百万吨	进口量/百万吨	出口量/百万吨	产量/百万吨	进口量/百万吨	出口量/百万吨
2008	112.93	0.48	0.72	192.61	0.34	0.78	172.11	0.05	0.17
2009	115.83	1.39	0.89	196.19	0.39	0.65	173.25	1.3	0.15
2010	116.14	0.93	0.94	197.22	0.54	0.5	190.75	0.98	0.11
2011	118.62	2.93	0.98	202.88	1.79	0.44	211.31	5.23	0.09
2012	122.53	2.96	0.97	206.53	3.14	0.34	229.55	2.7	0.08

续表

年度	小麦			大米			玉米		
	产量/百万吨	进口量/百万吨	出口量/百万吨	产量/百万吨	进口量/百万吨	出口量/百万吨	产量/百万吨	进口量/百万吨	出口量/百万吨
2013	123.71	6.77	0.89	206.28	4	0.26	248.45	3.28	0.02
2014	128.32	1.93	0.8	209.6	4.7	0.43	249.76	5.52	0.01
2015	132.63	3.48	0.73	212.14	4.8	0.27	264.99	3.17	0
2016	133.27	4.41	0.75	211.09	5.3	0.81	263.61	2.46	0.08
2017	134.33	3.94	1	212.67	5.5	1.36	259.07	3.46	0.02
2018	131.44	3.15	1.01	212.12	3	2.77	257.17	4.48	0.02
2019	133.59	4	1.1	209.61	2.4	3.2	260.77	7	0.02

数据来自 Wind。

从我国小麦、大米、玉米主粮产量及进出口差额情况来看，这些进出口数据对我国主粮供给影响微乎其微，不太可能因为进出口扰动而出现国内主粮供给危机。

3.2.7　仿真复现

利用模型仿真复现现实或理论中发生的事件，并通过计算机模型运算挖掘事件背后的规律、存在的问题、发展的趋势，是仿真模型的重要作用。进入 21 世纪以来，仿真模型获得广泛应用，水利模型、力学模型、原子模型、航天模型等大量涌现。随着疫情在世界蔓延，仿真模型也大量应用于疫情传播的仿真复现，通过生动地展示病毒传播、扩散情况，让人们更加客观、具体、真切地感受新冠病毒的危害，进而更加重视病毒，做好各项防护措施。例如：2020 年 3 月 29 日，人民日报通过《数据模型告诉你，现在可以放松了吗?》对国内疫情得到有效控制后的主要行为进行了仿真展示（见图 3 - 32），把专业的医学问题鞭辟入里、深入浅出地讲解出来，生动地演示了为什么还要继续戴口罩、减少接触、限制出行，起到了较为理想的宣传预警效果。

仿真模型是数学模型与仿真技术的结合。仿真技术是应用仿真硬件和仿真软件通过仿真实验，借助某些数值计算和问题求解反映系统行为或过程的仿真模型技术。仿真技术在20世纪初已有了初步应用。

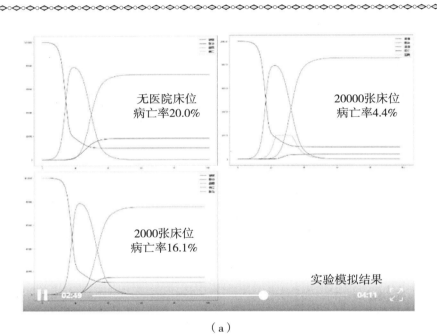

（a）

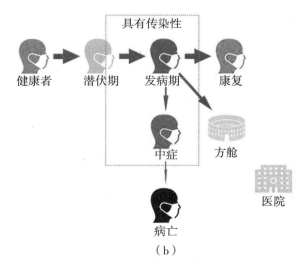

（b）

图 3-32　人民日报仿真模型截图

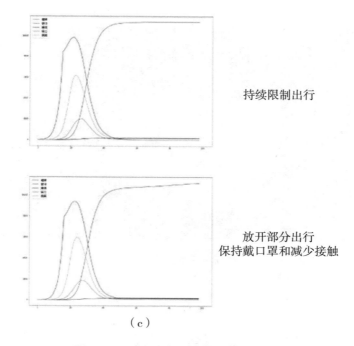

持续限制出行

放开部分出行
保持戴口罩和减少接触

（c）

图 3 - 32　人民日报仿真模型截图（续）

图片来自：人民日报《数据模型告诉你，现在可以放松了吗?》。

3.2.8　智能诊断

算法将会取代 80% 的医生。

——硅谷知名技术领域投资家维诺德·科斯拉

　　2020 年 1 月 28 日，由上海市公共卫生临床中心和依图医疗合作开发的"新冠病毒性肺炎智能影像评价系统"上线（见图 3 - 33）。通过将该系统与上海市公共卫生临床中心数百例新冠肺炎病例的病情评估结果相比较，发现该系统的定量分析与医生的评价结果相似，不仅肺炎病变检出率敏感性达 97.3%，特异性达 99%，显示出高稳定性的诊断质量，而且可以 20 秒完成 CT 影像识别、2～3 秒完成量化评价，大幅提升了诊断效率。在上海市公共卫生临床中心上线一周并得到临床认可后，依图启动了全国范围内部署，截至 3 月 5 日，近 20 个省级行政区的医疗机构完成部署。

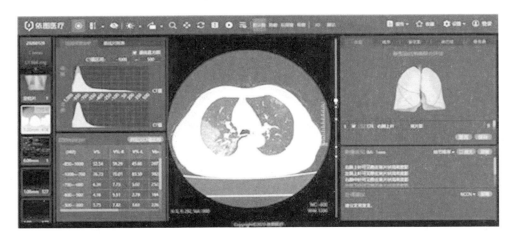

图3-33 依图"新冠病毒性肺炎智能影像评价系统"
图片来自：人民日报-上海频道《依图AI：新冠肺炎智能影像评价系统》。

百度基于AI图形识别技术和红外热成像技术，设计了人脸关键点检测及图像红外温度点阵温度分析算法，可以在一定范围内对人流区域多人额头温度进行快速筛选及预警，通过人工智能系统来自动识别并标记体温异常的旅客，提醒专业人员对其进行详细检查（见图3-34）。2020年2月1日，该技术应用于北京清河火车站，以帮助北京春运返程疫情防控。这一AI技术相较于传统的利用红外测温仪来进行的一对一检测，扫描检测的范围更广，不仅提高了车站与机场的通行效率，而且还避免了由于一对一检测所造成的拥堵问题，降低了交叉感染的可能性。

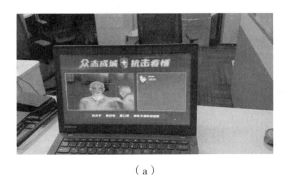
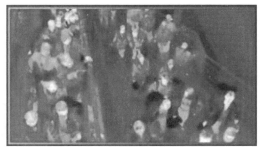

（a）　　　　　　　　　　　　　　　（b）

图3-34 百度AI体温检测技术工作图
图片来自：《百度AI测温，阿里AI诊断，智能抗疫在行动！》。

2 月 11 日，华中科技大学电信学院联合华为云等团队，基于纹理感知的病灶分割核心算法，研发并推出了新冠肺炎 AI 辅助医学影像量化分析系统，实现了单病例全自动精准量化结果的秒级输出，辅助医生更高效地区分新冠肺炎的早期、进展期与重症期，有利于早期筛查与防控。同时，对于确诊病人，该系统还可基于对多次复查影像数据的量化分析，协助医生对病情进展及用药疗效进行评估。

2 月 15 日，同样基于 AI 诊断技术，阿里达摩院联合阿里云共同研发了一套可以在 20 秒内对新冠肺炎疑似病例的 CT 影像做出研判的影像识别算法，从而为临床医生提供辅助诊断依据，极大提升了诊断效率。实际结果显示，单个病例影像数据的上传和分析可在 20 秒内完成，准确率达到 96%。截至 2 月 23 日，阿里达摩院医疗 AI 团队研发的新冠肺炎 CT 影像识别算法，已对 3 万多个临床疑似病例进行了诊断。据悉，这一最早应用于郑州"小汤山"的算法，目前已在湖北、上海、广东、江苏等 16 个省市的 41 家医院上岗①。

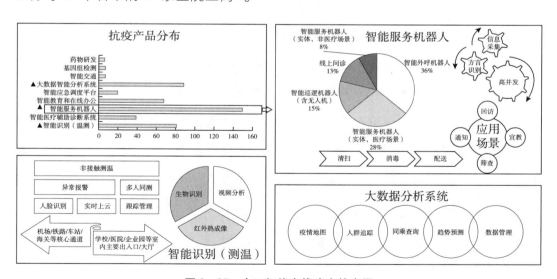

图 3 - 35　人工智能在战疫中的应用

图片来自：孙明俊《人工智能进入后深度学习时代，AI + 医疗期待大数据引爆》。

---

① 齐鲁壹点 . AI 识别、5G 会诊、线上问诊……科技成为抗疫"神兵利器"［EB/OL］.（2020 - 04 - 16）［2020 - 04 - 18］. http：//kuaibao. qq. com/s/20200305A0QW2K00.

人工智能已经成为当下抗疫的一支"生力军"。应用 AI 抗击疫情的案例不胜枚举，也是国内外应对这场疫情危机的一抹亮色（见图 3 - 35）。新冠病毒爆发以来，不仅我国在大幅开展 AI 诊断新冠病毒的技术开发，美国多家顶级大学（包括普林斯顿大学、卡耐基梅隆大学、麻省理工学院、加州大学、伊利诺伊大学、芝加哥大学）联合微软成立"C3. ai 数字转型研究所"（C3. ai Digital Transformation Institute，简称 C3. ai DTI），专注于人工智能、机器学习、物联网、大数据分析、人为因素、组织行为、伦理和公共政策方面的研究。该研究所由加州大学伯克利分校和伊利诺伊大学香槟分校共同管理，将资助世界领先的科学家，共同努力推进商业、政府和社会的数字化转型，并在最近的五年里投入 3.67 亿美元，用于寻找遏制席卷全球的新冠病毒的方法。同时，获得 C3. ai DTI 资助的接受者将获得大量的云计算、超级计算、数据访问、人工智能软件资源，以及微软和 C3. ai 提供的技术支持。这将包括不受限制地使用 C3. ai 套件和访问微软 Azure 云平台，以及访问美国伊利诺伊大学香槟分校国家超级计算应用中心（NCSA）的 Blue Waters 超级计算机①。

智能诊断因为新冠疫情的全球蔓延而日益走进人们的视野，并受到越来越广泛的关注和认可，但人们应用人工智能进行智能疾病诊断的历史要更为久远，且已经显示了巨大的威力。2012 年，麻省理工学院教授巴尔齐莱做了一次乳房 X 光检查。影像显示，她的乳房组织里有一些白色斑点，医生也说不清到底是什么，但让她不用担心。2014 年，巴尔齐莱又做了检查，被确诊为乳腺癌。这么说来，巴尔齐莱两年前就得了癌症，只是医生没看出来。好在巴尔齐莱在接受治疗后康复了，但她对诊断过程感到非常失望，就决定做点什么。巴尔齐莱自己就是一名计算机科学家，于是她组建了团队开发人工智能算法，通过女性的乳房影像来判断乳腺癌。五年后，算法开发成功。实验结果显示，算法预测癌症的准确率大大超越了临床通用的方法。有意思的是，巴尔齐莱把自己 2012 年拍的那张乳房影像也输入了程序。程

① 江南风. 微软和美国多家顶级大学结盟：用超级计算机和 AI 技术攻克新冠病毒［EB/OL］. （2020 - 03 - 30）［2020 - 04 - 11］. https：//xw. qq. com/cmsid/20200330A0EJJY00.

序给的诊断是：她在 5 年内患乳腺癌的风险高达 98%，算法完美地战胜了人类医生。目前，医学影像领域算法快速突破，算力持续增长，模型快速迭代，2015 年，Resnet 算法识别错误率已经低于人眼的识别错误率，图像智能识别算法在图像领域已经达到初步实用阶段。2018 年，美国有 84% 的放射诊所已经使用或正在准备使用人工智能算法检查医疗影像①。智能诊断的作用机制见图 3 – 36。

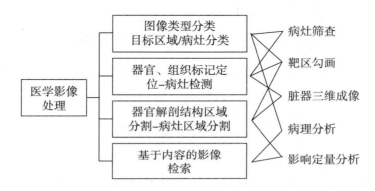

图 3 – 36　智能诊断的作用机制

图片来自：孙明俊《人工智能进入后深度学习时代，AI + 医疗期待大数据引爆》。

2020 年 1 月 6 日，国际医学科研期刊《自然医学》刊登了纽约大学朗格尼医学中心应用人工智能模型诊断常见脑肿瘤的案例，模型诊断能力与病理医生相当。在一些脑肿瘤手术中，术中切除的肿瘤组织会被送往病理学实验室，由病理学医生对其进行切片、染色、观察和分析。大约需等待 30 ~ 40 分钟，手术室里的神经外科医生才能得到病理学分析结果，据此决定下一步手术流程。仅美国每年就有超过 110 万份肿瘤样本需要活检，但病理医生的人手却显著不够。2017 年，这一人工智能模型的应用直接将术中诊断过程从 30 分钟减少至约 3 分钟。2020 年，这一智能模型已经可以对 10 种最常见脑肿瘤手术样本进行分类，诊断时间缩短至 150 秒。同时，在对 250 多万张图像进行训练的基础上，通过对三家医院共 278 名脑肿瘤患者的临床试验，该模型做出的诊断和病理医生的诊断一样准确，可为外科医生提供近实时的专家级诊断信息，为癌症手术开辟了一条更加安全、精确

---

① 邵恒. 人工智能真的更会"看病"吗？［EB/OL］.（2020 – 04 – 07）［2020 – 04 – 10］. 得到 App.

的治疗路径①。

鉴于智能诊断的发展前景和应用需求，目前，Google 正在和美国政府合作创立一个人工智能网站，用户可以上传病历，让算法先做诊断，再决定是否要进一步寻医问药，这也能减少过度检查和过度医疗的情况。目前，类似的智能平台已经呈现爆炸式增长，国内外著名的人工智能平台就有麻省理工学院计算机科学与人工智能实验室（CSAIL）、卡耐基梅隆大学机器人学院（Robotics Academy）、斯坦福大学人工智能实验室（SAIL）、Google DeepMind 人工智能实验室、微软 Microsoft Research AI 研究院、Facebook 人工智能实验室、清华大学智能技术与系统国家重点实验室、北京大学视觉与听觉信息处理国家重点实验室、浙江大学人工智能研究所、百度研究院、阿里巴巴人工智能实验室、腾讯 AI Lab 等上百家。

因疫情期间对智能诊断的旺盛需求催生了 AI 的落地不会仅仅止步于疫情，此次疫情过去之后，从医疗界、学术界、产业界到消费者，对 AI 技术的信任度、认可度、知悉度将会大幅提升，这将加快 AI 的普及与落地速度，相关的 AI 公司也将斩获新一轮的市场红利，智能诊断也将从疫病诊断向经济、社会、文化等各领域渗透，大数据模型支撑的各类智能算法也将迎来爆发增长的态势。

"人工智能"（Artificial Intelligence），英文缩写为 AI。它是研究、开发用于模拟、延伸和扩展人的智能的理论、方法、技术及应用系统的一门新的技术科学。人工智能是计算机科学的一个分支，它企图了解智能的实质，并生产出一种新的能以人类智能相似的方式做出反应的智能机器，该领域的研究包括机器人、语言识别、图像识别、自然语言处理和专家系统等。该概念主要包括：基础服务器设施、软件算法核心系统、图像语音识别技术、计算机视觉等。目前，我国人工智能产业已经初具规模而且发展前景持续向好，截至 2020 年 4 月 11 日，在沪深股市上市的人工智能公司 36 家，市值 9 886.61 亿元。

---

① 新一代脑瘤术中快速诊断方案——AI 脑瘤术中诊断系统［J］. 北京生物医学工程 . 2020（1）：68.

3.2.9 压力测试

> 美联储计划继续在疫情期间对银行进行压力测试。
>
> ——美联储理事夸尔斯
>
> 由新冠疫情引发的全球危机仍处于早期发展阶段，金融市场的调整应该远未结束。下一轮的冲击波很可能近在眼前，必须高度警惕。建议政府决策部门、企业家及投资者继续密切关注金融市场的潜在风险点，抓住金融市场一波三折中的喘息窗口，尽可能加强各方面的防御措施。要做好打"持久战"的准备，把"最坏情况"（worst-case scenario）考虑得更坏一些，按照"百年一遇"的事件和影响进行压力测试，做好应对更大规模、更持久的市场冲击的准备和预案①。
>
> ——中国金融四十人论坛（CF40）成员、海通国际首席经济学家孙明春

凡事预则立，不预则废。按照 2010 年美国国会通过的《多德-弗兰克法案》有关测试规定及"全面资本分析和审查"的监管要求，美联储经常性地假设全球经济严重衰退、美国失业率飙升、房地产价格大幅下跌、企业贷款市场压力升高、股市暴跌、油价暴跌等极端严重不利情形下美国大型银行的压力测试能力。与发展预测、形势评估、全息监控等不同，压力测试模型是对企业在极端不利情况下生存和发展能力的评估和预演，也是指导企业做好应对更大规模、更持久的市场冲击的准备和预案的依据。

2020 年 3 月 31 日，联合国秘书长安东尼奥·古特雷斯指出：世界现在需要的是团结。新冠疫情是自联合国成立以来我们共同面临的最大考验。4 月 14 日国际货币基金组织（IMF）发布新一期《世界经济展望报告》，预计 2020 年全球经济将萎

---

① 孙明春. 研判全球市场形势：下一轮冲击波很可能近在眼前［EB/OL］.（2020 – 04 – 10）［2020 – 04 – 13］. http：//finance. sina. com. cn/zl/2020 – 04 – 10/zl – iirczymi5527035. shtml.

缩 3%，为 20 世纪 30 年代"大萧条"以来最糟经济衰退。4 月 14 日，英国预算责任办公室（The Office for Budget Responsibility，OBR）公布的预测结果更为悲观：因新冠疫情，2020 年英国 GDP 可能较上一年下降 13%，这将是 300 年来英国最严重的经济衰退。4 月 16 日，世界贸易组织（WTO）的预测更为悲观：全球贸易已因英国脱欧遭受打击，此次疫情预计将导致全球经济下降 13%～32%，比 10 年前的全球金融危机更为严重，几乎所有地区都将出现两位数的减少[①]。因此，面对巨大的经济冲击和发展不确定性，对重点企业、重要行业开展疫情冲击的压力测试，做好风险预演和冲击预估，十分有必要。

3.2.9.1 压力模型的内涵

压力测试模型主要分为敏感度分析模型和情景分析模型两大类，敏感度分析模型是利用某一特定风险因子或一组风险因子，将假设因子在建模人员所认定的极端变动的范围内变动，分析其对于资产组合的影响效果。情景分析模型是分析在个别情景下的压力损失，根据情景对象不同，又可进一步细分为历史情景分析模型和假设情景分析模型。但不管采用哪一种方法和思路，均需要经过选取变量、定义模型、估计模型、模型估计结果分析、设计冲击场景、计算冲击量值等建模步骤。

美联储于 2017 年开始在压力测试中重点关注宏观经济风险，共选取了经济增长、利率、金融市场指标在内的 16 个内生变量和 12 个外生变量。美联储采用的压力测试模型是金融压力测试模型中的一种，其基本原理是将整个金融机构或资产组合置于某一特定的（根据形势变化进行评估和假设）极端市场情况下，例如假设利率骤升 150 个基本点，某一货币突然贬值 40%，股价暴跌 30%，油价暴跌 40%，失业率上升 20% 等，测试该金融机构或资产组合在这些关键市场变量突变的压力下的表现状况，看是否能经受得起市场突变的异常冲击，从而验证系统的可靠性、稳定

---

① 199IT 互联网数据中心. 预测此次疫情将导致全球经济下降 13%～32%［EB/OL］.（2020－04－16）［2020－04－17］. https：//mp. weixin. qq. com/s/R81sIlBDqC0MFimCPRr3gw.

性。因此，这种测试也称为压力测试（Stress Test），或强度测试、负载测试。例如：美联储假设 2019 年第一季度全球经济严重衰退、美国失业率升至 10%、房地产价格大幅下跌、企业贷款市场压力升高，对 18 家美国大型银行进行了测试，结果显示：18 家美国大型银行整体一级普通资本充足率将从 2018 年第四季度的 12.3% 降至 9.2% 的最低水平，但仍高于美联储设定的 4.5% 的下限[①]，从而通过了压力测试。

我国根据《商业银行压力测试指引》，于 2009 年 8 月启动 FASP 评估，并在 2017 年 10 月将宏观情景融入中国压力测试体系。比如：2016 年，中国人民银行指导大中型商业银行开展 FASP 压力测试时基础指标体系仅包含 GDP 同比增长率、M2 同比增速、房价下降幅度、CPI 同比增幅 4 个变量，而在 2017 年的 FASP 压力测试中该指标体系已上升至实际 GDP 增长率、CPI 同比增幅、7 天期逆回购中标利率、存款类金融机构以利率债为质押的 7 天期回购利率（DR007）、10 年期国债收益率、人民币名义有效汇率、银行业金融机构总资产规模名义增长率、银行业金融机构总资产规模实际增长率共 8 个变量[②]。

3.2.9.2 压力模型国际实践

2006 年，奥地利国民银行、金融市场管理局和部分学界专家按照银行间网络模型，综合利用银行业监管数据和信贷微观数据，共同开发了奥地利的系统风险监测模型（Systemic Risk Monistor，SRM），实现了现代市场与信用风险管理的量化分析技术相结合。SRM 模型将奥地利的银行体系看作各类资产组合的集合，由国内外股票债券等（市场风险损失模块）、居民贷款和企业贷款（非银行间信贷损失模块）、银行间借贷（银行间网络模块）构成。SRM 模型目的在于计算出不同压力情景下资产组合价格变动在给定时间水平下（一个季度）的分布情况，例如利率、汇率、

[①] 新华网官方账号. 美国 18 家大型银行通过美联储压力测试［EB/OL］.（2019 - 06 - 22）［2020 - 04 - 13］. https://baijiahao.baidu.com/s？id = 1637021831897853886&wfr = spider&for = pc.

[②] 潘岳汉，易晓微. 商业银行压力测试宏观情景构建及应用——基于 FAVAR 模型［J］. 金融论坛，2018（11）：3 - 13.

股价、影响贷款质量的宏观经济变量对资产组合价格变动的影响，以及由此造成的股票和债券价格、居民贷款和企业贷款头寸、银行体系的损失情况。

2012 年，加拿大银行开发了宏观金融风险评估框架（Macro Financial Risk Assessment Framework，MFRAF），并于 2017 年推出升级版本。MFRAF 以加拿大的国内系统重要性银行为建模对象，建模周期为 3 期。模型综合考虑了银行的偿付风险和流动性风险，以及资产抛售、银行网络溢出效应等负外部性，用以评估压力情景下加拿大银行业的系统性风险。该模型的建模思路为：首先，在宏观经济压力情景下，企业贷款和居民贷款可能发生违约，信贷损失会影响银行的资本充足率，进而增加银行的偿付压力和破产概率。其次，如果信贷损失足够大，银行为使杠杆率达到监管要求，可能需要抛售资产，导致所有银行按市值计价资产的损失。这又进一步降低了银行的偿付能力，可能会导致市场停止继续给予流动性支持，从而发生流动性风险。偿付风险和流动性风险是相互联系、相互促进的。

英国的系统性机构风险评估模型（Risk Assessment Model of Systemic Institutions，RAMSI）是用于评估银行业流动性风险和偿付能力的大型量化模型，由英格兰银行开发维护。该模型使用"自上而下"的建模方法，即对每家银行机构采用相同的前提假设和压力测试模型，便于直接比较不同银行的风险状况，从而发现银行系统的脆弱性。与奥地利和加拿大建模思路不同：该模型考虑两轮冲击效应。第一轮估计宏观经济和金融变量对银行收益变化的冲击效应，进而预测出该机构资本充足率的未来变化。将每家银行的上述数据输入一系列计量经济学方程进行联合计算，在给定违约概率、违约损失率以及银行信用违约掉期（CDS）后，获得银行的税前收益和税后收益等估计值，进而计算出该银行的未来资本充足率。第二轮效应考虑 X 银行间风险暴露而产生的相互影响，形成银行机构间的反馈和放大效应。在既定的再投资规则下，如果某家银行出现预期偿付能力、盈利能力降低或者更坏情况，其融资成本不断提升，达到或超过某特定阈值后可能会发生倒闭，丧失在市场上的融资能力，并预估最终是否可能形成系统性风险。

2012 年 7 月，韩国银行推出了宏观审慎政策系统性风险评估模型（Systemic

Risk Assessment Model for Macroprudential Policy，SAMP），用于系统性风险预警、压力测试和宏观审慎政策有效性评估。该模型除了刻画宏观经济冲击对金融系统的直接影响，还模型化了因银行间传导、资产抛售、信贷收缩、去杠杆化等原因导致的第二轮扩散效应，对银行损益、破产传导、流动性风险传染、多阶段系统性风险度量等 6 个大块进行压力测试和风险预估。

虽然奥地利、加拿大、英国、韩国的系统性风险压力测试模型的建模思路不尽相同，但均具有以下特征：一是宏观情景对金融机构造成的首轮冲击；二是金融机构偿付风险和流动性风险的相互传递和影响；三是系统性风险指标的计算。其中偿付风险和流动性风险的建模是其核心部分。由于系统性金融危机通常起源于对银行债务的挤兑，其中债务可以是传统的活期存款，也可以是回购、商业票据等融资工具。因此，系统性金融危机更多地表现为流动性风险，而非偿付风险。加拿大、英国和韩国的系统性风险压力测试模型分别利用协调博弈、融资市场关闭、短期债务展期等方式刻画银行可能发生的流动性风险，并通过资产抛售、银行间风险敞口扩散至其他银行机构[①]。

3.2.9.3　压力测试的新动向

2008 年金融危机以来，我国金融监管部门高度重视防范系统性金融风险的发生，推出了宏观审慎评估体系（MPA）。但是，金融风险并不是信用风险、市场风险、流动性风险等单一风险静止爆发的过程，而是各类风险互相叠加、相互传染、彼此作用的复杂结果。建立客观审慎的评估体系固然重要，但建立高质量的压力测试模型，及时发现系统性金融风险的来源，检验金融系统的脆弱性，判定金融系统的稳定情况，量化各类风险的交叉影响因素，为评估政策执行效果、预估政策执行成效提供量化依据，在 2020 年全球最大的"黑天鹅"事件——新冠疫情期间显得尤为重要。尤其是当前，虽然 2011 年 2 月 IMF、FSB、BIS 将宏观审慎政策定义为：通过使用审慎工具控制系统性金融风险，降低那些能够对实际经济产生严重影响的

---

① 刘圣. 系统性风险压力测试模型的国际经验及启示［J］. 河北金融，2019（11）：56 - 60.

关键性金融服务中断的可能性，但我国的金融体系仍然具有巨大的独立性和独特性，推动风险压力测试模型和宏观审慎监管的结合不能简单地照搬国外的压力测试模型，必须找出与我国国情相适应的压力测试模型的建模思路和压力测试重点。

当前，面对金融危机强大的负向冲击效应，严密防范金融危机强大的溢出效应和传导效应，金融监管正逐步由微观审慎监管向宏观审慎监管转型，压力测试模型也呈现一些新的特点：一是压力测试范围由"微观"到"宏观"，即压力测试开始更多考虑宏观经济环境影响；二是风险因子选择由"单因子"到"多因子"，即借助显著提升的计算机运算能力将以往根据单个风险因子进行的敏感度分析扩展至多个风险因子联合作用下的情景分析；三是估计方法由"自下而上"到"自上而下"，即充分考虑商业银行压力测试中风险传导机制是由宏观经济环境变动传导至日常经营活动；四是情景预测由"后顾型"到"前瞻型"，即预测过程中原始信息集尽量包含潜在预期因素[①]。

3.2.9.4　中国的压力测试实践

本文选取潘岳汉（南京大学工程管理学院）和易晓溦（中国银行风险管理部）合著的《商业银行压力测试宏观情景构建及应用——基于 FAVAR 模型》讲述具体压力测试模型的建模机理。

1. 模型公式

$$\begin{bmatrix} F_t \\ Y_t \end{bmatrix} = \Phi(L) \begin{bmatrix} F_{t-1} \\ Y_{t-1} \end{bmatrix} + \upsilon_t, \ \upsilon_t \sim N(0, \Sigma)$$

其中，Y_t 为 M 维可观测向量；F_t 为不能包含在 Y_t 中的 K 维不可观测向量（即状态因子）；$\Phi(L)$ 为一个有限阶滞后多项式矩阵；υ_t 为均值为零、协方差矩阵为 Σ 的随机扰动项。同时，进一步假定，经济信息集 X_t 由 F_t、Y_t 共同决定，即：

$$X_t = \Lambda^f F_t + \Lambda^y Y_t + \varepsilon_t, \varepsilon_t \sim N(0, Q)$$

---

① 潘岳汉，易晓溦. 商业银行压力测试宏观情景构建及应用——基于 FAVAR 模型 [J]. 金融论坛，2018 (11)：3 - 13.

其中，Λ^f 和 Λ^y 分别为 $N \times K$ 和 $N \times M$ 因子载荷矩阵，且 $N > K + M$；ε_t 为均值为零、协方差矩阵为 Q 的随机扰动项。由于 F_t 为不可观测因子，采用主成分分析法进一步推导：将 F_t、Y_t 构成一个信息集 $C_t = (F_t, Y_t)$，对 C_t 进行主成分分析，取出前 $K + M$ 个主成分构成新的信息集。然后，将所有经济变量分为"快速变化"和"慢速变化"指标，利用主成分方法从"慢速变化"的指标中提炼出信息集后，在信息集间进行线性回归：

$$\hat{C}_t = b_{fs}\hat{F}_t^s + b_y Y_t + \varepsilon_t$$

由此得出 F_t 的估值为 $\hat{F}_t = \hat{C}_t - \hat{b}_y Y_t$

进而得出不可测因子的估值为：

$$\Gamma(L) = \begin{bmatrix} \hat{F}_t \\ Y_t \end{bmatrix} = U_t$$

将上述值加入 X_t 等式，得到模型中每个变量向前 h 期的预测值为：

$$X_{t+h}^h = \Lambda_h^f(L)F_t + \Lambda_h^y(L)Y_t + \varepsilon_{t+h}^h$$

2. 参数选择

参照欧洲银行业管理局、美联储、英格兰银行、中国香港金融管理局及中国人民银行以往压力测试经验，模型选取宏观经济因子库的定量因子时遵循全面性、可获得性、可解释性三大原则，选取了 68 个经济变量，并分为 7 组：一是实际产出变量，包括中国实际 GDP 增速、中国名义 GDP 增速、工业增加值、发电量等共计 15 个指标；二是资产价格变量，包括 70 个大中城市新建住宅价格指数、房地产投资开发完成额、商品房销售额、沪深 300 指数等共计 5 个变量；三是贸易变量，包括出口金额、进口金额、社会消费品零售总额、沿海主要港口货物吞吐量等共计 4 个指标；四是物价水平变量，包括 CPI 增幅、PPI 增幅、WTI 原油价格、LME 金属价格指数等共计 7 个变量；五是汇率变量，包括美元兑在岸人民币即期汇率、美元兑离岸人民币即期汇率、美元兑在岸人民币 1 年期隐含波动率等共计 8 个变量；六是利率变量，包括 M2 同比增速、人民币存款准备金率、中长期贷款余额、6 个月 SHIBOR 利率等共计 17 个变量；七是外生变量，鉴于中国的国际大型银行逐渐"走出

去"，开始受到其他监管当局压力测试监管，以从中国"走出去"的商业银行融入程
度最高、影响最大的中国香港及美国市场监管要求为出发点，选择了中国香港金融管
理局、美联储的压力测试部分基础指标，如中国香港 GDP 增速、美国 GDP 增速、中
国香港最优贷款利率、中国香港恒生指数等共计 12 个变量（见表 3－9）。

表 3－9　具体变量明细表

类　别	变　量
产出	中国实际 GDP 增速（季）、中国名义 GDP 增速（季）、城镇居民人均可支配收入（季）、消费者信心指数（月）、固定资产投资完成额（累计同比）（月）、新增固定资产投资完成额（月）、工业增加值（月）、PMI（月）、工业企业：利润总额（月）、工业企业：主营业务收入（月）、税收收入（月）、粗钢产量（月）、钢材产量（月）、铁路货运量（月）、中国发电量（月）
资产价格	70 个大中城市二手住宅价格指数（月）、70 个大中城市新建住宅价格指数（月）、房地产开发投资完成额（月）、商品房销售额（月）、沪深 300 指数（日）
贸易	出口金额（月）、进口金额（月）、社会消费品零售总额（月）、沿海主要港口货物吞吐量（月）
物价	未来物价预期指数（季）、CPI 增幅（月）、PPI 增幅（月）、PPIRM（月）、波罗的海干散货指数（日）、WTI 原油价格（日）、LME 金属价格指数（日）
汇率	美元兑人民币 1 年期隐含波动率（日）、美元兑在岸人民币即期汇率（日）、美元兑离岸人民币即期汇率（日）、美元兑在岸人民币（1 年远期汇率）（日）、美元兑离岸人民币（1 年远期汇率）（日）、美元兑在岸人民币 1 年期隐含波动率（日）、美元兑港币 1 年期隐含波动率（日）、港币兑人民币即期汇率（日）
外生	美国 GDP 增速（季）、中国香港 GDP 增速（季）、香港失业率（月）、香港 CPI（月）、香港名义住宅房地产价格（月）、香港名义零售房地产价格（月）、香港最优贷款利率（月）、3 个月 CHIBOR 利率（月）、中国名义有效汇率（月）、香港恒生指数（日）、3 个月 HIBOR 利率（日）、3 个月 LIBOR 利率（日）
利率	定期存款利率：1 年（整存整取）（月）、中长期贷款利率：5 年以上（月）、M_0 同比增速（月）、M_1 同比增速（月）、M_2 同比增速（月）、人民币存款准备金率（月）、社会融资规模（月）、活期存款利率（月）、中长期贷款余额（月）、3 个月理财产品预期年收益率（周）、银行间 7 天回购定盘利率（日）、伦敦现货黄金：以美元计价（日）、金融债收益率（2 年）（日）、中债银行普通债到期收益率（AA）：1 年（日）、中债国债到期收益率：3 年（日）、6 个月 SHIBOR 利率（日）、黄金租赁利率 IY（日）

3. 情景生成与应用

模型选择的压力测试时点为 2017 年 6 月，所选择的样本区间为 2002 年 1 月至 2017 年 6 月。首先，在所有模拟路径中识别出与监管给定情景中 7 个关键风险因子最相近的路径，分别将预测过程中所形成的标准化残差分布处于 50%、25%、10% 分位点的模拟路径作为基准情景、不利情景、严重不利情景时的预测路径。其次，以 7 个关键风险因子为参照系，根据联合距离函数（Joint Distance Function，用预测值与监管给定情景预测值之间平均绝对误差的百分比表示）判定三种不同情景下 7 组风险指标体系中普通风险因子的基准情景、不利情景、严重不利情景时的预测路径，并通过控制随机模拟的误差项确保不同变量之间的关联结构得以保留，从而获得该路径上的全量宏观因子预测值，最终得到 68 个风险因子在基准情景、不利情景、严重不利情景下未来 9 个季度的预测值。其中，7 个关键风险因子基准情景、不利情景、严重不利情景下未来 9 个季度的预测路径如下：

在基准情景下（见表 3 - 10），中国经济增长放缓，9 个季度内 GDP 同比增速下降至 6.65%，累计下降 0.20 个百分点；固定资产投资增速趋缓，9 个季度内累计下降 0.57 个百分点；外贸出口额有所下降，9 个季度内累计下降 24.9%；货币供给平稳增长，9 个季度内累计增长 0.40 个百分点；居民消费价格指数温和上涨，9 个季度内累计增长 0.34 个百分点；人民币小幅贬值，9 个季度内累计贬值 3.73%。此外，中国香港经济增长略有放缓，9 个季度内增速下降至 3.10%，累计下降 0.95 个百分点。

表 3 - 10　基准情景下关键风险因子预测值

关键风险因子	2017 年 Q3	2017 年 Q4	2018 年 Q1	2018 年 Q2	2018 年 Q3	2018 年 Q4	2019 年 Q1	2019 年 Q2	2019 年 Q3
中国 GDP 同比/%	6.85 6.80*	6.80 6.80*	6.80 6.80*	6.80 6.70*	6.80	6.80	6.75	6.70	6.65
固定资产投资累计增速/%	7.99 7.50*	7.76 7.20*	7.69 7.50*	(7.69) 6.00*	7.34	7.26	7.13	7.31	7.42
出口金额/亿美元	5 831 5.881*	6 000 6.352*	(4 170) 5.438*	(4 906) 6.279*	5 053	5 200	3 614	4 252	4 379

续表

关键风险因子	2017 年 Q3	2017 年 Q4	2018 年 Q1	2018 年 Q2	2018 年 Q3	2018 年 Q4	2019 年 Q1	2019 年 Q2	2019 年 Q3
M₂ 同比/%	(9.60) 9.00*	(9.80) 8.10*	(9.85) 8.20*	(9.90) 8.00*	9.95	10.00	10.00	10.00	10.00
CPI 同比/%	1.66 1.60*	(1.50) 1.80*	(1.63) 2.17*	1.75 1.83*	1.88	2.00	2.00	2.00	2.00
美元兑人民币即期汇率	6.70 6.64*	6.61 6.53*	(6.64) 6.29*	6.66 6.62*	6.69	6.72	6.73	6.74	6.75
中国香港 GDP 同比/%	(4.05) 3.60*	(3.80) 3.40*	(3.70) 4.70*	3.60 3.50*	3.50	3.40	3.30	3.20	3.10

注："*"表示经济运行真实数据，其中，固定资产投资累计增速、M₂ 同比增速由当季最后一个月末值代表，CPI 同比增幅由当季月平均值代表，美元兑人民币即期汇率由当季最后一日值代表。

（ ）表示与经济运行真实数据偏离度超过 10% 的预测值。

在不利情景下（见表 3-11），中国经济增速有所下滑，9 个季度内 GDP 同比增速下降至 6.17%；固定资产投资增速 9 个季度内降至 -2.84%，累计下降 0.93 个百分点；外贸出口额有所下降，9 个季度内累计下降 26.79%；货币供给 9 个季度内增速下降至 9.4%，累计增长 0.66 个百分点；居民消费价格指数 9 个季度内降至 0.94%，累计增长 0.1 个百分点；美元兑人民币即期汇率明显持续贬值，9 个季度内下降至 6.80。此外，中国香港经济增速有所下降，9 个季度内增速下降至 2.84%，累计下降 0.60 个百分点。

表 3-11　不利情景下关键风险因子预测值

关键风险因子	2017 年 Q3	2017 年 Q4	2018 年 Q1	2018 年 Q2	2018 年 Q3	2018 年 Q4	2019 年 Q1	2019 年 Q2	2019 年 Q3
中国 GDP 同比/%	5.98	5.67	5.68	5.71	5.76	5.83	5.92	6.04	6.17
固定资产投资累计增速/%	-1.91	-1.93	-2.78	-2.93	-3.12	-3.19	-3.22	-2.96	-2.84
出口金额/亿美元	5 247	5 400	3 753	4 416	4 548	4 680	3 253	3 827	3 841
M₂ 同比/%	8.74	8.52	8.54	8.59	8.68	8.81	8.97	9.17	9.40
CPI 同比/%	0.84	0.75	0.75	0.77	0.79	0.81	0.85	0.89	0.94
美元兑人民币即期汇率	6.77	6.76	6.76	6.77	6.77	6.77	6.78	6.79	6.80
中国香港 GDP 同比/%	3.44	3.15	3.15	3.13	3.10	3.05	2.99	2.92	2.84

在严重不利情景下（见表 3 – 12），中国经济增长显著放缓，9 个季度内 GDP 同比增速下降至 5.69%；固定资产投资增速 9 个季度内降至 – 9.91%，累计下降 0.11 个百分点；外贸出口有所下降，9 个季度内累计下降 24.89%；货币供给明显趋紧，9 个季度内增速下降至 8.67%；居民消费价格指数涨幅显著减小，9 个季度内下降 0.15%；人民币出现较大幅度贬值，美元兑人民币即期汇率 9 个季度内下降至 6.86。此外，中国香港经济增长明显放缓，9 个季度内增速下降至 2.51%，累计下降 0.47 个百分点。

表 3 – 12　严重不利情景下关键风险因子预测值

关键风险因子	2017 年 Q3	2017 年 Q4	2018 年 Q1	2018 年 Q2	2018 年 Q3	2018 年 Q4	2019 年 Q1	2019 年 Q2	2019 年 Q3
中国 GDP 同比/%	5.13	4.53	4.56	4.63	4.75	4.91	5.13	5.39	5.69
固定资产投资累计增速/%	– 9.80	– 9.82	– 9.85	– 9.94	– 10.01	– 10.22	– 10.29	– 10.17	– 9.91
出口金额/亿美元	4 664	4 800	3 336	3 925	4 042	4 160	2 891	3 402	3 503
M_2 同比/%	7.46	6.82	6.86	6.97	7.16	7.42	7.76	8.18	8.67
CPI 同比/%	0.42	0.30	0.30	0.29	0.27	0.25	0.22	0.19	0.15
美元兑人民币即期汇率	6.88	6.92	6.91	6.91	6.91	6.90	6.89	6.88	6.86
中国香港 GDP 同比/%	2.98	2.55	2.55	2.54	2.54	2.54	2.53	2.52	2.51

　　缘起于 2008 年金融危机的压力测试发挥了显著作用。2020 年第一季度，摩根大通作为美国最大的银行，营收 283 亿美元，与 2019 年同期的 298.51 亿美元相比并未出现明显下降。富国银行的总营收为 177 亿美元，较上一季度的 199 亿美元下滑 11%，较 2019 年同期的 216 亿美元下滑 18%，但基本面依然保持盈利，与整体恶化相距甚远。在商业银行业务方面，摩根大通在第一季度增加了 250 亿美元的贷款和 400 亿美元的存款，在企业与投资银行业务方面还取得了创纪录的收入，并保持了全球 IB 费用排名第一的地位。在资产和财富管理业务方面，摩根大通吸收了 750 亿美元的流动资金。富国银行的各项业务也保持较为稳定的增长：第一季度平均贷款为 9 650 亿美元，

较 2019 年同期增长 150 亿美元，增幅为 2%；期末贷款总额为 1.0 万亿美元，较 2019 年第四季度末增长 476 亿美元，增幅为 5%；平均存款为 1.3 万亿美元，较 2019 年同期增长 759 亿美元，增幅为 6%；期末存款总额为 1.4 万亿美元，较第四季度末增长 539 亿美元，增幅为 4%。摩根大通和富国银行的经营并未因新冠疫情和第一季度美股创纪录的 4 次熔断而受到严重影响，两家公司季度业绩大幅下滑的主要原因是坏账拨备的提升，而坏账拨备也被记入了盈利。摩根大通第一季度计提 68 亿美元的巨额坏账拨备，导致坏账拨备总额达到 82.9 亿美元，同比上涨超 4 倍。富国银行第一季度贷款和债务证券拨备费用为 40 亿美元，同比增长 32 亿美元，比上年同期的 8.45 亿美元增加近 4 倍[1]。

3.3　模型之问

> 工业大数据极其复杂，不仅仅是因为需要与企业复杂的业务结合，还要和企业的工艺、生产、产品、产线相结合，里边的专业性极强。光是很懂算法并不可行。如果不知道算法后面企业的特有业务规则，即使数据模型建立完好，而数据后面的业务含义却找不到，自然无法做出让企业满意的算法模型[2]。
>
> ——兮易集团董事长、北京兮易信息技术有限公司总经理陈广乾

面向政府治理的大数据应用在推动国家治理变革中具有重要作用，为推进国家治理体系和治理能力现代化打开了一条技术赋能的路径。工业大数据作为互联网、

---

① 中国基金报.净利锐减七成！华尔街大投行遭暴击　股价大跳水！更糟糕的还在后面？［EB/OL］.（2020 – 04 – 15）［2020 – 04 – 15］. http：//finance. eastmoney. com/a/202004151454372949. html.

② 陈广乾. 工业大数据落地企业，需要牢记的 1 个关键前提和 3 个核心点［EB/OL］.（2017 – 09 – 22）［2020 – 04 – 13］. http：//www. ceconline. com/leadership/ma/8800089495/01/.

大数据和工业产业相结合的产物，是 2025 年中国制造、工业互联网、工业 4.0 等国家战略的立足点、支撑点和发力点。然而，工业大数据对业务技术兼通的复合型人才的需求仍然只是一个侧面，大数据是对象，模型是发挥大数据作用的最佳工具，将大数据治理应用到国家治理现代化进程中，用数字技术变革推动治理变革，我国仍然需要更多的高质量模型和精通模型建设的高素质复合型人才，以实现大数据辅助科学决策、精准施策。

正如王辰院士在《别以为已经胜利了 大家只是对新冠缺乏想象力》中所指出的："通过这次大疫，我们民族必须增长的智慧，就是对医学科技的高度重视。目前，我国的抗疫战主要打的是社会组织的仗，而非科技仗。我们应该少一些说漂亮话的人，多一些目光冷静、头脑清醒、行动稳健迅捷的科学家。"同样的，虽然一场疫情让大数据模型走入人们的视野，不断被人们所认可和接纳，各类应用也呈现爆发增长的态势，但问题和短板也不容忽视。十年树木，百年树人。大数据建模作为一项技术能力和专业水准要求均高的工作，我们做了多少人才储备？面对疫情前所未有的冲击和多国央行直升机式的撒钱，我们又该如何进行危机中和危机过后通胀或滞涨的压力测试？美联储前所未有的 QE 政策，对人民币国际化和新兴市场的主权债务是否构成新一轮的危机和挑战？

王辰院士指出："当我们还为这些假阳性、假阴性，尤其假阴性所困惑的时候，在这么短的时间内，有的国家已经是一滴指血十分钟，就能准确率很高地测出来了，已经可以分发到家庭里边，像糖尿病一样自己测一下填报了。我们知道在检测上做到充分、准确和动态，对防控有多大的意义。这就是科技的力量。"而一滴指血的检测也离不开大数据模型。这种差距，表面看是医学技术，而底层差距仍然是大数据模型的应用能力和水平。正如任正非所言："华为正在本行业逐步攻入无人区，处在无人领航、无既定的规则、无人跟随的困境。华为跟着人跑的'机会主义'高速度，会逐步慢下来，创立引导理论的责任已经到来。"而我国加快大数据模型建设和人才培养又何尝不是面临同样的机遇和挑战呢？

　　一场突如其来的新冠疫情，让我们看到了国家强大的社会组织力量和全民凝聚力、向心力，让我们看到了党和政府全心全意保障每一名公民健康安全的初心和使命，也让我们看到了科技的力量以及我们在科技创新方面的不足。一方面，为老百姓提供更加便捷的公共服务，实现政务服务"一网、一门、一次"的目标，"让百姓少跑腿、数据多跑路"，给群众带来实实在在的获得感，我们需要大数据技术；另一方面，实现政府决策科学化、社会治理精准化也离不开大数据技术。虽说一部人类的发展史也是一部与病毒斗争的历史，但人类从来没有被疫情打败过，疫情总会过去。因此，除了大数据模型赋能人类战疫，在经济运行、社会治理、信用建设、文化推广等各方面我们更加需要大数据的实时、精准和智慧的赋能，从而不断提高政府的治理水平和管理能力，提升人民的整体获得感。

4 算力时代的建模新实践

> 区块链技术的集成应用在新的技术革新和产业变革中起着重要作用。我们要把区块链作为核心技术自主创新的重要突破口，明确主攻方向，加大投入力度，着力攻克一批关键核心技术，加快推动区块链技术和产业创新发展。
>
> ——习近平总书记

工业大数据给经济社会发展带来了无限的想象空间，也被称为驱动第四次工业革命的"新电力"。"数据驱动""数字化转型"已经成为企业转型升级、政府提升治理能力的巨大推动力量。从海量的工业数据背后挖掘其内在规律，提炼有效信息，成为指导企业决策和经营活动的巨大支撑。算力（也称哈希率，单位为 H/s）是比特币网络处理能力的度量单位，用以计算哈希函数输出的速度，也是区块链技术衍生的新的计量单位和时代标记，是"数据驱动"和"数字化转型"的基础测算单位之一。因为互联网的全面渗透和工业大数据的全面爆发，许多过去不需要计算的数据面临海量的计算需求，算力一经提出就广泛应用于现实世界，推动人类社会快速迈入了"算力时代"。

在算力时代，衡量一个国家和地区经济发展实力的标准，也正在从电力消耗变成算力消耗。但人类社会的算力能力和储备与实际需求还有巨大的差距，

"如果城市所有的数据都能被处理，它所需要的计算能力可能是我们今天所有可以想象的计算能力的几万倍甚至是几百万倍。所以大家有时候开玩笑说，我们今天一个城市所拥有的视频数据如果都处理下来的话，会把国家搞破产的。"① 从某种意义上讲，人类社会的算力需求与算力能力之间的矛盾日益突出，这也是习近平总书记着重强调突破区块链关键核心技术的重要原因之一。

> 当前，作为区块链技术典型应用的比特币全网算力已经全面进入 P 算力时代（1P = 1 024T，1T = 1 024G，1G = 1 024M，1M = 1 024k）。当网络达到 10T H/s 的哈希率时，意味着它可以每秒进行 10 万亿次计算。

4.1 区块链的变革力量

> 区块链作为一种信息技术，不仅在生产力层面，更重要的是在生产关系层面，蕴含着一股巨大的变革力量。
>
> ——吕本富、陈晓鹏《区块链蕴含的变革力量》

区块链，英文为"Blockchain"，是一个合成词，原始的意思是由多个区块组成的链。区块链技术之所以产生了如此大的影响，根源在于其技术理念与传统的大数据实现方式存在显著不同：区块链综合利用了分布式数据存储、点对点传输、共识机制、加密算法等计算机技术来记录数据。上述区块链技术实现方式，使得区块链不依赖管理者，而是依靠计算机集群自主运营可依赖的业务。同时，数据记录完全

---

① 王坚. 从电力时代到算力时代，人工智能只是互联网的第一个灯泡［EB/OL］. （2018 - 04 - 21）［2002 - 04 - 13］. https：//www.sohu.com/a/229011901_118680.

公开，数据不易被篡改（除非将所有节点的保存数据同时更改），这就使得很多私人信息变成了公共信息中的一环，数据安全性、可靠性显著提升。这种扁平化、交互式的大数据技术实现方式，让"区块链＋"推广应用成为变革社会组织模式和运行模式的重要力量。

因为区块链技术在教育、就业、养老、精准脱贫、医疗健康、商品防伪、食品安全、公益、社会救助等领域广泛应用，将彻底改变各个节点只能从其上级也就是中心处被动地接收指令和信息的传统的科层制社会管理和运行模式，而是通过共识机制由所有参与到区块链系统中的节点自由地交换、记载、更新数据，自发地共同维护整个区块链生态系统的信息可靠和安全，从而加强信用建设，助力行业自律，从大数据技术层面推动了人类社会由"管理型"社会向"共治型"社会的转型。例如：区块链可以和当前的电子政务"只跑一次"相结合。政府委托开发区块链系统，完成各种功能设定，在运行期间退居幕后，仅提供必要的协调和指引，剩下的将主要由公众作为分布式节点通过系统提供的区块链技术自助完成，进而实现公共服务流程中的人工验证、审批等操作由系统自动处理，公众则进行自我管理和自我服务。这种建立在区块链上的公民自治、协同治理、行业自律机制，可以促使政务更加公开、透明、高效，从而提高政府的公信力和全社会的共治能力。

随着大数据技术和区块链去中心化数据库的日益普及，区块链技术在数字货币、支付清算、信贷融资、金融交易、证券、保险、租赁、电信、民生、政务、存证等领域逐渐从理论探讨走向实践应用，截至 2020 年 4 月 14 日，在沪深股市上市的与区块链密切相关的公司共计 99 家，总市值 13 609.73 亿元，规模不断壮大，推动区块链技术在我国的发展与应用呈现爆炸式增长的态势。2020 年 4 月 24 日，知识产权产业媒体 IPRdaily 发布的"2019 年全球区块链发明专利排行榜（TOP 100）"显示：前 100 名企业主要来自 9 个国家和地区，中国、美国、日本、韩国、德国分别占比 60%、22%、6%、5%、3%，其余（芬兰、安提瓜和巴布达、爱尔兰和瑞典）各占比 1%。同时，前三名企业均来自中国，分别是阿里巴巴（支付宝）、腾讯和中国平安，以 1 505 件、724 件、561 件专利数量分列一、二、三名。特别是阿里巴巴（支付宝）累计达到 2 344 件，以数倍的优势大幅领先。同时，2019 年，阿里巴巴（支付宝）分别在中国、美国、新加坡、加拿大、韩国、墨西哥、印度、澳大利亚等全球 16 个国家和地区进行专利布局，进一步扩大了中国企业区块链技术的全球领先优势。

> 中国信息通信研究院发布的《区块链电信行业应用白皮书（1.0 版）》指出：区块链技术是继蒸汽机、电力、信息和互联网科技之后目前最有潜力触发第五轮颠覆性革命浪潮的核心技术。当前企业区块链正在承载商业流量，并且正在超越概念，降低成本则是部署的主要动力。未来将出现由该技术实现的新业务模型，其好处来自替换中介并通过"智能合约"的业务规则来实现自动化和验证事务。据 Tractica 预测，2018 年全球企业区块链市场在 46 亿美元左右，到 2025 年市场规模将达到 203 亿美元；据 Research and Markets 预测，到 2022 年，全球区块链市场规模将达到 139.6 亿美元。2017—2022 年，该市场的年复合增长率为 42.8%。

4.1.1 大数据加速渗透的机遇与挑战

大数据无处不在，已经渗透到金融、汽车、餐饮、电信、能源、体育、娱乐、政务等国民经济的各行各业。制造业利用工业大数据提升工艺和生产水平，包括产品故障诊断与预测、分析工艺流程、改进生产工艺、优化生产过程能耗、工业供应链分析与优化、安排生产计划等。金融行业利用大数据在高频交易、社交情绪、信贷风险等领域进行评估和研判。汽车行业利用大数据和物联网技术推进无人驾驶汽车发展。2018 年 4 月 20 日，美团和百度率先在雄安试验无人驾驶送餐。2019 年 8 月 30 日，由百度和一汽联合开发的红旗 EV 自动驾驶乘用车实现量产。尤其是随着 5G 技术的发展，无人驾驶汽车将越来越普及。互联网行业借助大数据技术分析客户行为，进行商品推荐和针对性广告投放。这一大数据模型已经广泛应用于淘宝、京东、美团、快手等网站。电信行业利用大数据技术实现客户离网分析，及时掌握客户离网倾向，出台客户挽留措施。能源行业利用大数据加快了智能电网建设，帮助电力公司及时掌握海量的用户用电信息，并对用户用电模式进行分析，借此改进电网运行，合理设计电力需求调度和响应系统，确保电网运行安全。物流行业利用大数据优化物流网络，提高物流效率，降低物流成本，并针对不同的客户群体提供差别化的物流服务。城市管理利用大数据建设城市大脑，实现智能交通、环保监测、城市规划、智能安防等智慧城市建设，积极打造智慧城市。生物医学利用大数据进行流行病预测、智慧医疗、健康管理，破解 DNA 等遗传密码，掌握更多的生命奥秘。体育娱乐利用大数据训练球队，选择投拍的影视作品，并进行比赛结果预测、收视率预评。政府利用大数据技术进行业务运行监控和风险预评预估……

当前，大数据正在以前所未有的速度进入人们的生活并改变着人们对世界的认知。2016 年 9 月，全球移动互联网大会（GMIC）展示了 AR 技术，用手机摄像头对外文路标、广告牌、指示语等进行自动翻译和图像位置覆盖。2017 年，AR 技术则被直接植入了 GMIC 科技庙会，通过手机下载 App，可以用门票召唤虚拟导游。2017 年 5 月，日本"金 SMA"节目利用全息投影技术"复活"了一代歌后邓丽君，并再现了日文版《我只在乎你》的经典片段。而这些基于大数据的现代感十足的技术呈现方式也在改变着人们的生活体验，3D 山水实景秀、全息投影餐厅、建筑群立体再现、婚礼全息背景等不断涌现。例如：站在巨大的舞台上，运用全息投影技术，结合现场光、影与音乐，变换出闪耀着五彩缤纷、绚烂夺目的特效裙子，不仅让新娘散发出一种诱人的魅力，宛如灰姑娘的魔法之神，置身于宇宙、星辰、云彩之中，更为人们增添了科技的即视感，提升了人们应用现代科技的热情，见图 4 – 1。

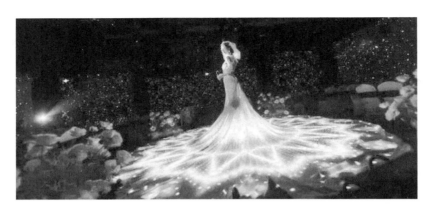

图 4 - 1　全息投影婚礼

图片来自：倾影全息《全息投影婚礼，婚礼原来可以这么美》。

同时，智能化、数据化、全面、实时、全量的大数据支持和超大规模算力实现，从更高层面、更深广度推动了城市治理模式、城市管理模式和城市产业的突破，并一点一滴影响着人们的生活。经过 2016—2018 年的发展，阿里城市大脑已经在杭州、苏州、上海、衢州、澳门、海南等地相继落地，已经覆盖交通、安防、医疗、旅游、市政建设、城市规划、工业、环境、政务、民生等众多领域，不仅为阿里带来了巨大的经济效益，也让城市管理和市民生活更加便利。例如：杭州市智慧大脑已经覆盖了 420 平方千米，相当于 65 个西湖，通过先进的视频识别技术和数据智能算法，对 1 300 多个路口进行实时调控，使得杭州市的拥堵指数下降了3.5%。2018 年，杭州从全国排名第五拥堵的城市，降到了第 57 名[①]。

与大数据典型应用相反的，是我们在大数据应用方面仍然存在较大的短板。2020 年 1 月 26 日，民政部发布关于动员慈善力量依法有序参与新型冠状病毒感染的肺炎疫情防控工作的公告，指定湖北省红十字会、湖北省慈善总会、湖北省青少年发展基金会、武汉市慈善总会、武汉市红十字会 5 家慈善组织接收湖北省武汉市疫情防控工作募集的款物。但是随后，媒体便报道出捐赠物资未能第一时间分发到医护人员的消息，官方慈善机构受到分发效率、公平性的质疑。对此，清华大学公益慈善

---

① 王坚. 城市大脑的作用是算力时代的电网［EB/OL］.（2019 - 05 - 19）［2020 - 04 - 17］. https：//blog. csdn. net/weixin_42813814/article/details/90348426.

研究院副院长贾西津在接受第一财经采访时表示：民政部发文指定 5 家慈善组织来接收捐赠，本意是为了提高效率，但实际上反而降低了效率，对于这些慈善机构，平常一年也执行不了现在一天的工作量，无论是经验还是能力都面临极大的挑战①。

对全社会而言，疫情既是一场灾难，也是一场大考，对于身处其中的组织和个人，也是检视和补齐能力短板的机会。从主观上看，上述慈善组织以官办为主、接受捐赠主体不足、人员配备不足、行政化色彩较重是导致上述情况的主要原因，但从方法论上分析，面对短时间内突然暴增的捐赠物质和款项，对大数据处理的能力缺乏是原因所在。如何与大数据共舞，切实发挥大数据这一利器的作用，是一堂亟须补齐的功课。

> 区块链作为大数据技术的延伸，以算力为典型特征的区块链对大数据技术的发展也起到了巨大的推动作用。一方面，区块链巨大的区块数据集合包含着每一笔交易的全部历史，随着区块链的应用迅速发展，数据规模会越来越大，而不同业务场景区块链的数据融合又进一步扩大了数据的规模和丰富性；另一方面，区块链提供的是账本的完整性，数据统计分析的能力较弱，而大数据具备海量数据存储技术和灵活高效的分析技术，极大提升了区块链数据的价值和使用空间。同时，区块链以其可信任性、安全性和不可篡改性，让更多数据被解放出来，进一步推进了数据规模的海量增长，对大数据技术的算力要求和需求不断提升，倒逼大数据技术不断进步。而区块链的可追溯特性使得数据从采集、交易、流通，以及计算分析的每一步记录都可以留存在区块链上，使得数据的质量获得前所未有的强信任背书，大数据技术分析结果的正确性和数据挖掘的效果与越来越多的组织和个人紧密相连、密切相关，社会认可度、接纳度不断提高。在大数据日益融入人们生活的过程中，以算力为典型特征的区块链也成为大数据技术的催化剂。

---

① 第一财经. 湖北红会正式回应争议！官方慈善机构如何避免成为捐赠瓶颈？专家建议放开民间通道 [EB/OL]. (2020 - 01 - 31) [2020 - 04 - 20]. http://www.iheima.com/article - 295006. html.

4.1.2　区块链与传统大数据技术的差异

区块链的突出价值是通过个体之间面向交易业务的数据共享来降低信任成本。在过去，各个机构使用中央数据库来支持交易流程和计算。中央数据库的所有者掌握着数据库的控制权，管理着对数据库的访问和权限更新，一定程度上限制了交易的透明程度和数据的可扩展性，使得中央数据库管理方之外的人员难以确保数据记录没有被操纵甚至篡改。近年来，媒体曝光了多起银行泄露客户信息的案例，2020 年 4 月 23 日，因泄露客户信息，舟山淮南银保监分局根据《中华人民共和国银行业监督管理法》第四十六条规定，对岱山农商银行罚款 30 万元；根据《中华人民共和国银行业监督管理法》第四十八条规定，禁止王旭亮从事银行业工作 3 年①。上述案件一方面暴露了部分银行在客户信息管理方面还存在薄弱环节，另一方面也反映出传统中央数据库管理数据的弊端：个人数据和信息被中央平台获取和割据，形成"信息孤岛"，个人隐私难以得到较好的保护，也难以对本人形成价值回报。同时，"信息孤岛"之间也很难进行价值的传输，从而形成价值孤本和信息单环。例如：受竞争关系的影响，微信和淘宝之间就很难进行价值的互联。

针对上述情况，区块链技术应运而生，成为打通"信息孤岛"的核心环节。区块链是一个支持任意数量的参与者、参与者能够自由加入与退出、参与者之间彼此互信的分布式数据库，可以防止欺骗，实现去中心化和节点完整备份，存储共识机制则用来协调各节点统一更新区块链上新增的数据信息。在区块链中，已经提交的数据会被永久保留，无法被修改或抹除。单个节点无法独立管理数据。如果无视区块链生态规则，某一节点任意更新数据就会被视为"恶意节点"。

----

① 林畅．浙江岱山农商银行因泄露客户信息被罚 30 万［EB/OL］．（2020 – 04 – 26）［2020 – 04 – 28］．https：//www.mpaypass.com.cn/news/202004/26095313.html.

　　既不同于传统的中央数据库模式，也不同于传统的分布式数据库中心化控制的模式，区块链不设置任何中心化控制的节点，而是由区块链生态中的所有节点共同维护一个分布式账本并借此搭建了节点之间的信任体系。区块链的这一技术原理，极大简化了通用的业务场景，推动了传统的农产品、劳动、工业品、房地产、技术专利等交易进一步资产证券化，降低了人类社会整体交易成本，提高了交易效率。因此，区块链最可贵的地方是通过采用经典的链表结构把多个区块组织连接起来，从而对传统数据结构进行了根本性的创新。随着区块链的产业化应用越来越普及，区块链的数据结构也在不断发展，在链式结构的基础上，图形的数据结构 DAG（Directed Acylic Graph）、不显示关联直接存储（Corda）结构等应运而生。传统大数据与区块链技术的区别见图 4 – 2。

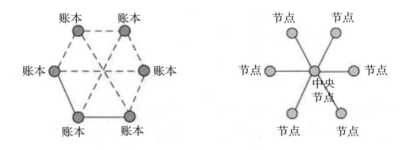

图 4 – 2　传统大数据与区块链技术的区别

图片来自：谢楚鹏《区块链的数学原理》。

　　　　谢楚鹏先生在《区块链的数学原理》一书中，用市场中的万有引力定律解释了区块链技术背后的变革力量。谢楚鹏先生指出：亚当·斯密深受经典力学大师牛顿的影响，他把牛顿力学方法应用到经济学、伦理学和政治学之中，以此来设计经济社会运行的框架模型。与牛顿的"绝不做假设"的格言相对应，亚当·斯密在他的《国富论》（1776）中强调，人的自私绝非经济学家的一种理论构造，而是经验的事实，人的自私行为被假定为经济学的根本推动力。与牛顿的万有引力定律相对应，亚当·斯密提出了引导微观利益的"看不见的手"，借助这只"看不见的手"来实现供给与需求的宏观平衡和微观利益的最大化。过去五十年来，贸易引力模型的实证研究非常引人注目。首届诺贝尔经济学奖获得者丁伯根等人最早将引力模型用于研究国际贸易。多个研究者分别独立地使用引力模型研究分析了双边贸易流量，并得出了相同的结果：两国双边贸易规模与它们的经济总量成正比、与两国之间的距离成反比。正是市场引力这只"看不见的手"，让区块链技术一经问世便展现出了强大的变革力量，也为彼此独立的市场个体之间通过区块链实现引力互联提供了理论基础。

4.1.3 比特币：区块链的典型应用

贝尔斯登的灾难和雷曼兄弟的破产证明，单点失败可能会导致一个系统的崩溃。美联储作为最后的出资人拯救了整个系统，却因此付出了失去信用的代价。就连备受尊敬的美联储主席保罗·沃克尔都在某次发言中表示，美联储的行动已经走到了法律与权力的边缘。比特币可能是对这种信用缺失的一种回应，不论是谁创造了它，它都想不遗余力地离开任何中心化的第三方。

——布莱恩·凯利《数字货币时代——区块链技术的应用与未来》

2008 年，比特币在《比特币：点对点的电子现金系统》中首次被提出，并于 2009 年 1 月 3 日正式诞生。比特币不依靠特定货币机构发行，而是依据特定算法，通过大量的计算产生。比特币与各国央行发行的货币最大的不同，是其类似黄金的总量有限性，有效避免了现实央行货币超发的情况，比特币因此也被形象地称为

"数字黄金"。区块链是比特币的底层技术，区块链也是因为比特币走入人们的视野。比特币的安全性之所以较高，是因为每个区块包含链上前一个区块内容计算出来的哈希值，修改任何一个区块的任意一个字符都能导致后续计算出来的哈希值和下一个区块记录的不匹配，很容易被别的节点检测出来，只有修改了链上后续所有区块的内容才能保证区块链的完整性，这是一个成本极高而且几乎不可能出现的情况，从而保证了比特币数据的不可篡改性。

比特币的不可篡改性主要通过哈希算法实现。哈希算法也称为哈希函数，是通过算法对数据的内容计算摘要，得到一个压缩映射的固定长度的字符串，该字符串的哈希值长度是 256 位。通过哈希算法，所有的数值均可以映射到 256 位长度的哈希值上。哈希计算是一个不可逆的过程，公开和存储摘要并不会泄露原始数据的内容。

> 哈希函数（Hash Function），也称为散列函数或杂凑函数。哈希函数是一个公开函数，可以将任意长度的消息 M 映射成为一个长度较短且长度固定的值 $H(m)$。$H(m)$ 即为哈希值、散列值（Hash Value）、杂凑值或者消息摘要（Message Digest）。它是一种单向密码体制，即一个从明文到密文的不可逆映射，只有加密过程，没有解密过程。它的函数表达式为：$h = H(m)$。以比特币为例：无论输入是什么数字格式、文件有多大，输出都是 256bit 固定长度的字符串。其中：每个 bit 就是一位 0 或者 1，256bit 就是 256 个 0 或者 1 组成的二进制数字串。256 位 bit 用 16 进制（2 的四次方）数字表示就是 64 位。

4.1.3.1 地址与密钥

从本质上讲，比特币是哈希算法的解，而且是唯一的解。通过计算机计算这个解的过程也被形象地称为挖矿的过程。因为比特币的解被设计成了 2 100 万个，所以比特币的数量上限就是 2 100 万个。要挖掘比特币可以下载专用的比特币运算工具，然后在合作网站上注册用户名和密码，之后把注册来的用户名和密码填入计算程序中。所有参加比特币网络的人都可以生成自己的比特币地址（由 34 个字母或数字组成），以及相对应的一个密钥（由 64 个字符组成，也是一个哈希值的长度），就像银行卡的账户与密码一样。持有密钥的人可以签收这个地址上的所有交易。每个比特币地址都有唯一对应的密钥，两者之间的关系是通过加密算法来实现，而同一个比特币的用户可以生成任意多个比特币地址和密钥。因此，比特币以地址即区块链上的节点而非使用人为统计单元。

4.1.3.2　发起交易

用户获取地址和密钥后，就可以把钱存入地址。当用户通过地址和密钥登录比特币软件后，比特币软件就会生成一个特定的代码，也就是该用户的"数字签名"，并将该"数字签名"发送到比特币交易网络，作为该地址交易信息的网络签名和信任背书的依据。这一"数字签名"是结合非对称加密，对数据进行哈希计算后的摘要利用私钥进行加密计算后得到的，并作为签名者对数据内容确认的凭证。"数字签名"由签名者自己保管，并由哈希函数进行计算。

> 非对称加密算法是由对应的一对唯一性密钥（即公开密钥和私有密钥）组成的加密方法。任何获悉用户公钥的人都可用用户的公钥对信息进行加密，与用户实现安全信息交互。由于公钥与私钥之间存在着依存关系，只有用户本身才能解密该信息，任何未经授权用户甚至信息的发送者都无法将此信息解密。

4.1.3.3　验证交易

当比特币的一方接收到另一方的"数字签名"后，根据地址和"数字签名"

验证信息的真实性。上述工作由网络中的独立电脑来完成，不需要依赖中心化的机构。因为去中心化的数据结构设计，就要求网络里的每一台交易的电脑必须对每一笔交易进行验证。当地址和"数字签名"通过验证后，进而对交易地址里是否有汇出、接收比特币进行确认。

4.1.4 算力的竞赛：挖矿

因为区块链是去中心化的数据结构，这样就造成：如果网络上的每台电脑各自记录所进行的交易，由于网络路由和延迟的存在，就容易出现一笔交易在到达某台电脑之前，可能会先到达另一台电脑的情况，导致每一个地址上的余额不一样。为了让一次比特币交易只存在唯一的记录，就必须进行一场算力竞赛，也就是俗称的"挖矿"。比特币挖矿就是不断消耗自身的算力换取比特币的过程。由于比特币系统是完全开源的系统，在这套开源的代码里，包含了挖矿的功能：只要一个人懂代码，就可以把这套代码进行编译部署，加入比特币网络里面去，把挖矿功能开启。一旦有人挖矿成功，比特币系统就会奖励此人一定数量的比特币，这个数量也是通过算法控制的，从而实现比特币的发行。最开始的四年，每个挖矿成功的人会得到25 个比特币的奖励，每过四年衰减一半。因为比特币限定在 2 100 万个，大约到2140 年才发行完毕。

要赢得挖矿竞赛，网络里的电脑必须编译最新提交到网络上的交易，将其信息制成一个长长的清单，通常称为"区块"。参加竞赛的电脑必须找到一个可以放入SHA256 散列的区块，并生成一个 64 个字符长的信息摘要。由于哈希算法不可逆，无法通过具体的哈希值，倒推出原数值，只能采用穷举的方法，也就是从 1 开始不断往后试。这个过程就开始考验各个节点的算力能力，算得越快，越能够较快地得到哈希值，并通过 P2P 网络广播告知每个系统节点。当上述哈希值的合法性验证通过后，再开启新一轮的挖矿竞赛。竞赛越来越激烈，对电脑硬件的要求就越高，这也是算力时代的渊薮。

SHA256 是 SHA-2 下细分出的一种算法。SHA-2 英文名称为 Secure Hash Algorithm 2，由美国国家安全局研发，属于 SHA 算法之一，是 SHA-1 的后继者，是一种密码散列函数算法标准。SHA-2 又可再分为六个不同的算法标准：SHA-224、SHA-256、SHA-384、SHA-512、SHA-512/224、SHA-512/256。这些算法除了生成摘要的长度、循环运行的次数等一些微小差异外，算法的基本结构是一致的。对于 SHA256 而言，任意长度的消息，都会产生一个 256bit 长的哈希值，称作消息摘要。这个摘要相当于是一个长度为 32 个字节的数组，通常用一个长度为 64 的十六进制字符串来表示。验证工具的不同，也产生了比特币之外不同的数字货币，例如，瑞波币也是采用 SHA256 算法。

4.1.5　拜占庭将军问题

"拜占庭将军问题"是一个协议问题，原因是拜占庭帝国军队的将军们必须全体一致同意才能攻击某一支敌军。但是现实是，这些将军在地理上是分隔开来的，并且将军中可能存在叛徒。因为叛徒的存在，就可能欺骗某些将军采取进攻行动，或者促成一个不是所有将军都同意的决定，如当将军们不希望进攻时促成进攻行动；或者迷惑某些将军，使他们无法做出决定。如果叛徒达到了这些目的中的一个，则任何攻击行动的结果则大概率上要失败，因为只有完全达成一致的军事决定和行动才有可能集中优势获得胜利。比特币竞赛机制的出台，使得任一电脑找到了正确的哈希值，在经过全部网络电脑确认后，就赢得了比赛。这一创造性的竞赛机制，实现了让整个网络社区的全部用户节点共同确定某个交易的合法性，解决了长久以来得不到解决的"拜占庭将军问题"：每个区块的信息来自网络中的某一个成员，但信息的确认由全部成员来完成。

4.2 区块链的应用实践

> 区块链技术应用已延伸到数字金融、物联网、智能制造、供应链管理、数字资产交易等多个领域。目前，全球主要国家都在加快布局区块链技术发展。我国在区块链领域拥有良好基础，要加快推动区块链技术和产业创新发展，积极推进区块链和经济社会融合发展。
>
> ——习近平总书记
>
> 区块链并非是完全新兴的技术，利用了原有的技术体系，基于密码学体系构建的共享账本，给区块链各参与方协作提供了全局数据视图的基础，每个区块链参与方节点能够信任本地的账本和更新账本的智能合约，通过技术的手段和机制，信任各个参与方共识的结果，进而信任链上节点的行为和数据，共同构建一个信任的社会。
>
> ——《区块链电信行业应用白皮书（1.0版）》

2018 年，中国区块链技术和产业发展论坛暨第三届区块链开发大会发布的《中国区块链技术和应用发展研究报告（2018）》提出："人们将区块链和虚拟货币画等号，随着各类虚拟货币和 ICO 受到合法性质疑，区块链行业遭到连累和怀疑。现阶段，区块链的各方面尚未成熟，缺乏大规模成功案例，其用途和效果被夸大，有泡沫化的倾向。另一方面，参与项目门槛低，使得市场投机氛围严重。"从上述表述可以看出，区块链技术虽然本身包含了巨大的变革力量，但目前仍然是区块链技术发展和应用的初期。因此，一方面我们要重视并加快区块链的产业应用步伐，另一方面，我们也要认清区块链的本质，找准区块链应用的着力点。

目前，区块链应用集中在公有区块链（公有链）、行业区块链（联盟链）和私有区块链（私有链）三大领域，分别对应三类不同的需求。区块链作为非完全新兴的技术，作为一种应用理念的创新，全面、深入、准确地认识区块链带来的变革力量，既不能将其神秘化、万能化，也不能畏首畏尾、瞻前顾后，而是加快实践应用和产业发展，努力走在理论最前沿、占据创新制高点、取得产业新优势，推动与人工智能、大数据、物联网、5G 等前沿信息技术的融合发展，在深化应用、提升生产效率和生活质量上下足功夫、做足文章。

按照工信部发布的《中国区块链技术和应用发展白皮书（2016）》，现阶段区块链三种类型的划分特点为：公有链的各个节点可以自由加入和退出网络，并参加链上数据的读写，运行时以扁平的拓扑结构互联互通，网络中不存在任何中心化的服务端节点。联盟链的各个节点通常有与之对应的实体机构组织，通过授权后才能加入与退出网络。各机构组织组成利益相关的联盟，共同维护区块链的健康运转。专有链的各个节点的写入权限收归内部控制，而读取权限可视需求有选择性地对外开放。专有链仍然具备区块链多节点运行的通用结构，适用于特定机构的内部数据管理与审计。不同于很多其他技术，区块链技术的大规模应用并非发源于科研院所，也不是发源于企业，而是发源于开源社区，并在社区中发展壮大，此后逐渐受到金融机构、IT 巨头、政府机关、企事业单位等机构的关注。目前，具有代表性的区块链开源项目有两类：一类是以比特币、以太坊为代表的源自技术社区的开源项目。这一类项目主要以公有链为主，大部分项目采用 PoW 作为共识机制。相应的社区组成包括了开发者、矿工、货币持有者及货币交易平台等。另一类则是由传统企业发起的区块链开源项目，最具代表性的便是 Linux 基金会于 2015 年发起的超级账本项目（Hyperledger Project）。

4.2.1 数字货币

4.2.1.1 各国央行数字货币竞争呈现白热化

近年来，随着比特币的出现，区块链技术在金融领域的应用引起了包括各国央行在内的广泛关注。尤其是随着大型国际组织表态支持推动央行数字货币（CBDC），各国在 CBDC 的技术细节、原型测试、应用试点等方面呈现加快推进态势。

2018 年以来，国际清算银行（BIS）两次对全球 60 余家央行 CBDC 研发情况进行调查，并于 2018 年 6 月，与瑞士央行、中国香港金管局、新加坡金管局签署业务合作协议，成立了创新中心，推动 CBDC 研发。之后，BIS 又于 2019 年 1 月，联合 6 家央行成立 CBDC 研发小组，2019 年 4 月开始讨论创建跨境支付的数字货币标准以及安全措施。

世界经济论坛（WEF）创始人兼执行主席 Klaus Schwab 明确表示，"数字货币是论坛关注的一个关键领域"，并希望"促进必要的对话，为全球数字货币提供一个健全的治理框架"。上述建议很快转化为行动。2019 年 1 月达沃斯论坛期间，WEF 与 40 多家央行、国际组织、金融机构等创建 CBDC 政策制定者工具包，以帮助中央银行评估、设计和部署央行数字货币，并设计了一个"稳健"的治理框架。

2019 年年底，国际货币基金组织（IMF）发布《中央银行数字货币：四问四答》讨论央行数字货币的优势及挑战，并着手调查跨境 CBDC 影响。2020 年 1 月 17 日，IMF 总裁、经济学家 Kristalina Georgieva 在推特上发文指出：为推进全球 189 个成员国的经济健康发展，各国领导人必须"跟上金融科技的实际发展，包括数字货币"。

2019 年 6 月 18 日，Facebook 发布不追求对美元汇率稳定，而追求实际购买力相对稳定的加密数字货币 Libra 白皮书，从而引发了新一轮全球央行的数字货币竞争热潮。2019 年年底，巴哈马央行在埃克苏马岛（Exuma）启动的数字货币试点项目"Sand Dollar"，突尼斯启动"E-dinar"测试，欧洲央行发布基于 R3 Corda 平台的分布式账本"EUROchain"计划，韩国成立专项工作组研究CBDC；2020年1月，委内瑞拉开始推进石油币的应用，泰国启动"Inthanon-LionRock"项目；2020年2月，瑞典开始测试电子克朗（e-krona），加拿大发布零售数字货币应急计划，日本央行宣布举办CBDC主题论坛，探讨央行数字货币与结算系统的未来图景……

> 法定数字货币作为具有法定地位的货币可以有效替代现金，依托区块链安全存储、交易和信任保护等技术，实现便捷交易、匿名流通、隐私保护等目标。随着2018年9月24日欧盟正式宣布绕开美国主导的银行结算系统（SWIFT），新的全球结算体系与美国主导的全球结算体系呈现越来越激烈竞争的态势。表面上看，全球央行发行数字货币是为了方便结算，但实际是对美元超发的担忧，以及对铸币税的争夺。尤其是2020年新冠疫情爆发以来，面对美联储史无前例的货币放水行动，具有稳定价值锚定的各国央行数字货币的推出与发行势必进一步提速。

4.2.1.2 人民银行数字货币

中国人民银行自2014年起就成立了专门研究团队，对数字货币发行和业务运行框架、关键技术、流通环境等进行研究。2015年，人民银行在调研基础上，就上述问题形成了一系列研究报告。2020年4月，人民银行数字货币在苏州等地试点。例如：苏州各区级机关和企事业单位，工资通过工、农、中、建四大国有银行代发的工作人员，将在4月份完成央行数字货币（DC/EP）数字钱包的安装工作（DC指数字货币，英文名称Digital Currency；EP指电子支付，英文名称Electronic Payment）。预计5月份，其工资中的交通补贴的50%将以数字货币的形式发放。人民银行发行的数字货币实现了用户之间点对点直接交易，和商业银行之间的点对点的直接清算。央行数字货币流通机制见图4-3。

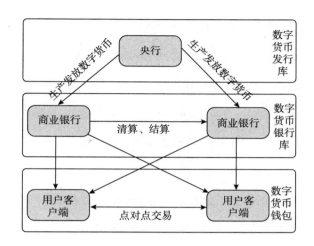

图4-3 央行数字货币流通机制

图片来源：殷耀平《中国央行2014—2018年数字货币研究报告》。

4.2.2 存证服务

2019年12月20日，在"链通未来·融合发展"第二届区块链产业与企业家国际峰会上，中钞信用卡产业发展有限公司党委书记兼董事长范贵甫重点介绍了经六部委批复已投入实际运营的跨境金融区块链服务平台以及金融司法区块链协同平台。

跨境金融区块链服务平台较好地解决了商业银行和企业之间、银行与银行之间的信息不对称，避免了虚假融资、重复融资等问题，提高了融资的效率和质量，也为监管部门提供了一个有效的金融监管工具。截至2019年12月12日，170余家商业银行和1 662家企业自愿接入该平台，61家商业银行通过该平台向中小微企业融资放款超过100亿美元，折合人民币超过700亿元，取得了比较好的社会效果，一定程度上解决了中小企业融资难的问题。

金融司法区块链协同平台是金融机构和司法机构之间的协同平台，目的是利用区块链进行司法存证，形成金融与司法的协同，解决商业银行坏账、呆账居高不下，P2P爆雷和私募跑路等普遍存在的金融痛点问题。参与方包括银行、企业、基金、保险、法院、公证机构，应用服务包括金融交易、破产清算、交易维权等。截至2019年12月18日，该平台破产案件在案已经达到101起，审核通过的申报债权人超过1

万户。自主申报的债权将近 1 500 亿元，资格审核确认债权人申报总额为 838.38 亿元，涉及法院 41 家，产品清算案件 2 起，申报人数 25 人，申报总额 0.55 亿元[1]。

2017 年，微众银行联合广州仲裁委、杭州亦笔科技基于区块链技术搭建了面向司法仲裁行业的"仲裁链"（见图 4 - 4）。"仲裁链"发挥区块链技术透明、防篡改、全流程追溯等优势，利用分布式数据存储、加密算法等技术对交易数据进行共识签名后上链，将实时保全的数据通过智能合约形成证据链，以满足证据的真实性、合法性、关联性要求，进而实现证据及审判的标准化。业务发生时，用户的身份验证结果和业务操作证据产生的哈希值均通过区块链技术进行记录。需要仲裁时，后台人员只需点击一个按键，相应的证据便会传输至仲裁机构的系统平台上，仲裁机构收到数据后与区块链系统节点中存储的数据进行校验，确认证据真实合法有效后，依据网络仲裁规则和国家相关法律规定进行裁决并出具裁决书。通过使用"仲裁链"，仲裁机构可参与到存证业务过程中来，共同见证、实时共识验证。一旦发生纠纷，经核实签名的存证数据可视为直接证据，有助于仲裁机构快速完成证据核实，极大地缩短了仲裁流程。2018 年 2 月，广州仲裁委基于"仲裁链"出具了业内首个裁决书。"仲裁链"发布以来，已有十余家存证机构和仲裁机构加入仲裁链生态，截至 2018 年第四季度，已完成超过千万份合同的存证，涉及资金规模高达千亿元。同时，"仲裁链"可将传统模式下长达 1 ~ 3 个月的仲裁流程缩短到 7 天左右，司法成本也降低至传统模式的 10%。区块链技术及运作机制客观透明，其应用使得证据或合同的容灾能力、可靠性和容错性更强，从而免去了很多因摩擦纠纷产生的支出，并有效降低人工操作风险与道德风险，较好地解决了取证难、仲裁难的痛点，同时也有利于维护执法透明、司法公正与社会和谐[2]。

---

[1] 殷耀平."国家队"的区块链应用实践：获六个部委批复的这 2 个区块链项目成效初现！[EB/OL]. (2019 - 12 - 20) [2020 - 04 - 20]. https://mp. weixin. qq. com/s/cTdacBIj9f9wYS6M - KmJfQ.

[2] 中国区块链技术和产业发展论坛. 中国区块链技术和应用发展研究报（2018）[EB/OL]. (2018 - 12 - 18) [2020 - 05 - 05]. http：//www. cesi. ac. cn/images/editor/20181218/20181218113202358. pdf.

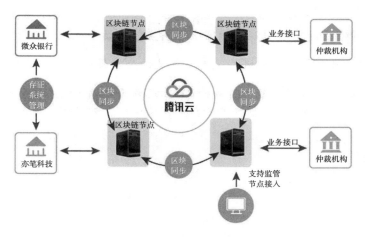

图 4-4 仲裁链业务架构图

　　疫情期间，民众对疫情相关信息的完整性、真实性与可靠性的需求提升到前所未有的高度，这也让区块链的作用更加突出。全国多个地区先后基于区块链开发了疫情采集监测与防控系统。广州南沙区运用区块链等信息化技术上线"疫情防控协同系统"，链飞科技推出"区块链疫情监测平台"，建科院开发了"伊康健"。上述软件主要是协助政府、企业、民众可以实时、高效地掌握相关成员的健康状况、行程轨迹、异常隔离等信息，并通过区块链、物联网、CA 等技术，为用户提供直观、可信的防疫数据管理，提高组织防疫的工作效率。同时，区块链全程记录存证、不可篡改、可高效追溯的特点也助力了新型捐赠体系的建立。例如：由浙江省卫健委、经信厅主导，CityDO 集团与蚂蚁金服等共同开发的防疫物资信息服务平台，利用区块链技术，对物资的需求、供给、运输等环节信息进行审核并上链存证，利用区块链实现全程可追溯，实现防疫物资的供需信息和物流能力及时、准确、零距离互联互通，达到疫情物资高效率的精准匹配。2020 年 2 月 13 日，人民网舆情频道发布《疫情启示录：区块链技术助力公益慈善更透明》指出："区块链技术可以通过捐赠资金托管、信息追溯与记账等方式，解决公益慈善信任难题。"国家信息中心中经网管理中心副主任朱幼平也表示："区块链的信任机制、激励机制、组织机制，是真正意义的公共救助模式。2019 年新冠疫情后，区块链商务必然崛起，将成为 21 世纪第三个十年的主流业务模式。"

4.2.3　电信服务

4.2.3.1　无线频谱共享

在无线通信中，无线频谱资源作为一种稀缺的自然资源，是支撑无线通信数据传输的基石，也是重要的国家战略资源。因为传统的频谱规划管理策略为"静态管理策略"，即不同的频段被长期固定地分配授权给频谱拥有者（例如：电信运营商）专用，而适用于无线通信的频段，特别是移动通信广泛应用的低频段频谱资源，也几乎早已分配殆尽，随着通信数据量指数级增长，无线频谱资源也面临日益短缺的问题。

随着未来网络的密集化，基于区块链的动态频谱共享将成为未来 6G 的发展趋势。利用区块链所有参与方都可对信息进行监督，记录不可篡改删除的特点，使得无线频谱资源的共享、价值转移流通过程更加公开透明和真实可信，进而实现不同频谱拥有者无线频谱资源价值变现化、价值转移化和频谱共享化。对于基于区块链的频谱资源共享，对以拥有"授权频谱"的拥有者而言，可将不同频谱拥有者所拥有的频谱通过区块链记录管理，并在区块链上层部署用于动态频谱共享与结算的智能合约，合约上链公平透明，每个频谱拥有者可作为一个区块链节点，智能合约代码根据预设条件自动执行，内容不可篡改。其中，智能合约的内容可根据频谱拥有者，结合自身频谱使用特点，空闲时段等，确定动态频谱共享机制、进行结算计费[①]。基于区块链的频谱共享方案见图 4 - 5。

---

① 可信区块链推进计划. 区块链电信行业应用白皮书（1.0 版）［EB/OL］.（2019 - 05 - 07）［2020 - 05 - 05］. http：//www. 360doc. com/content/19/0510/16/54970901_834828528. shtml.

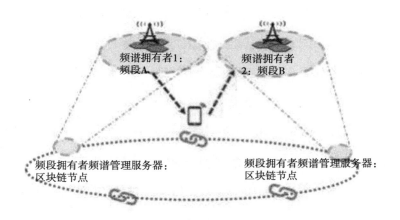

图4-5 基于区块链的频谱共享方案

　　智能合约可视作一段部署在区块链上可自动运行的程序，其涵盖的范围包括编程语言、编译器、虚拟机、事件、状态机、容错机制等。虚拟机是区块链中智能合约的运行环境。虚拟机由沙箱进行封装，从而确保运行在虚拟机内部的代码不能接触到网络、文件系统或者其他程序进程，甚至智能合约之间也只能进行有限的调用。智能合约本质上是一段程序，存在出错的可能性，甚至会引发严重问题或连锁反应。需要做好充分的容错机制，通过系统化的手段，结合运行环境隔离，确保合约在有限时间内按预期执行。

4.2.3.2 数字身份认证

　　传统的针对个人进行数字身份认证的方式主要有静态密码、动态密码、数字签名、生物识别等。互联网的飞速发展促进了个人身份的多样化，从而使人们可以在网上使用不同的属性或数据来构建一个不同的"身份"，这也为数字身份认证管理带来了极大的挑战。调查显示，80%的人不喜欢网页注册的烦琐过程，35%的在线购物者因为没有账户放弃了他们的购物车。据ITProPortal估计，截至2020年，我们将拥有超过 200 个数字账户。现阶段，我们每个人都有很多个账号，登录各种各样的网站，注册各种各样的 App。随之而来的就是用户隐私被无限地扩散，每天接到各种各样的骚扰电话，更有甚者因为用户隐私泄露而导致财产损失。对此情况，现有的技术主要是通过社交媒体来进行登录，利用第三方授权机制，采用 OAuth 2.0 协议来完成。OAuth 2.0 协议关注客户端开发者的简易性，可以通过组织在资源拥有者和 HTTP 服务商之间的被批准的交互动作代表用户，或者允许第三方应用代表用户获得访问的权限。例如：微信、支付宝登录都是采用 OAuth 2.0 协议完成的。但是，上述方式存在一些安全漏洞，容易在不知情的情况下被黑客攻击。

针对上述问题，区块链技术能够提供一种新的思路，通过多方参与的分布式账本技术，可在不同的运营商之间建立稳定的合作机制；通过密码学原理的非对称加密、智能合约以及零知识证明的方式，保护个人隐私数据不被泄露盗取；通过将数据使用的决策权归还给用户，解决用户身份数据使用的合法合规性问题。同时，结合运营商天然具备的大量实名用户信息，基于运营商提供的手机号码和个人信息进行身份验证，可以为用户提供更为便捷、安全的身份认证服务①，见图 4 - 6。

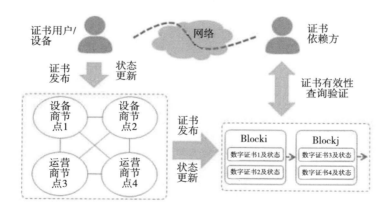

图 4 - 6　基于区块链的身份认证

---

① 可信区块链推进计划．区块链电信行业应用白皮书（1.0 版）［EB/OL］．（2019 - 05 - 07）［2020 - 05 - 05］．http：//www.360doc.com/content/19/0510/16/54970901_834828528. shtml.

目前，采用区块链技术可以较好地解决数字身份认证问题。但是，区块链上传输和存储的数据基本上是公开的，仅能通过"伪匿名"的方式对交易双方进行一定的隐私保护。对于某些涉及大量的商业机密和利益的业务场景来说，数据的暴露不符合业务规则和监管要求。因此，隐私保护问题一定程度上制约了区块链技术的应用与发展。

4.2.3.3 国际漫游结算

从国际漫游结算机制来看，国际漫游资费的产生过程较为复杂，国际漫游资费的形成是由归属国运营商用户到漫游国发生境外通信后，由漫游国运营商对漫游用户提供通信服务并进行漫游计费，再将漫游计费数据传回归属国运营商，由归属国运营商对漫游用户进行收费，同时跟漫游国运营商按照约定的资费进行漫游批发结算。目前，全球有 700 多家运营商，若开通漫游业务，都需要彼此之间进行相互的漫游关系的建立，漫游协议的谈判和漫游结算等相关工作。GSMA 组织已根据国际漫游业务开展过程中运营商需要获取的信息，制定出标准的文档格式，形成了标准国际漫游协议文档。

虽然有 GSMA 定义的相关规范和标准，但运营商之间的漫游关系是一个相对松散的联盟关系，目前在国际漫游结算方面，依然存在着很多问题。例如：漫游结算中出了问题一般需要运营商之间层层升级，一直到国际组织去仲裁，同时由于是跨国处理，需要耗费很大的协调成本和时间成本。又如：运营商仍在通过人工发送 e-mail 的方式传送文件，其可靠性差，受人工干预的影响较大，相关文件的延迟接收和维护将削弱国际漫游结算的及时性。同时，单边管理的协议方式使得运营商无法对漫游协议进行统一管理。如果运营商间对协议内容发生分歧，无法追溯查找问题发生的原因，容易造成争议。

针对上述问题，利用区块链系统可信高和防篡改的特性，运营商及其漫游伙伴之间可以共享一套可信、互认的漫游协议文件及财务结算文件体系，所有的漫游记录全部都上链，实现可查可追溯，安全透明，提升结算工作效率，减少之前因不一致带来的复杂的争端处理和仲裁机制。尤其是，区块链适合用于有时间要求的场景，如漫游协议资费的生效管理，漫游财务结算文件的传递和状态变更需求等。通过搭载智能合约，可以实现自动执行漫游更新的自动化配置，从而实现漫游协议发布配置生效一条龙管理，可大大减少各运营商进行协议文件巡检和处理的人工工作量，以及和海外运营商进行申告处理的时间，提高了协议文件的传输可靠性，降低了运营人员成本和差错率[①]。基于区块链的国际漫游计算模式见图4－7。

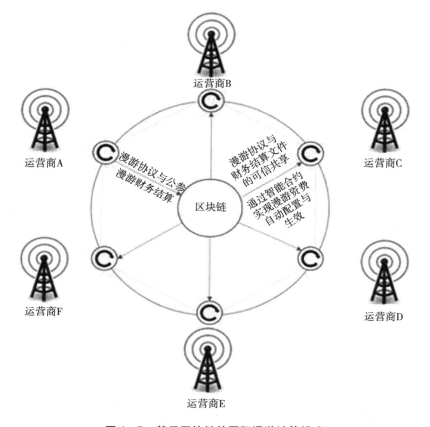

图4－7　基于区块链的国际漫游计算模式

---

① 可信区块链推进计划. 区块链电信行业应用白皮书（1.0 版）［EB/OL］.（2019－05－07）［2020－05－05］. http：//www.360doc.com/content/19/0510/16/54970901_834828528.shtml.

4.2.3.4 数据流通与共享

目前，电信大数据的数据流通和共享还处于起步阶段，大部分数据仍集中在三大运营商内部，尚未形成在多行业、多数据所有方、多数据应用方之间的数据流通畅通通道，电信大数据在社会管理和经济发展中还未发挥充分作用，造成大量数据价值的流失。一是数据交易整体大环境的规范性和完备性不足，交易过程中的数据确权、数据定价等核心问题尚未得到全面解决。因我国的大数据流通市场的初级性，相关法规、行业公约、规章制度和保障体系等都处于初期阶段，权益体系与监管体系不完善、分级分类机制缺失，虽然各交易平台建设过程中自行探索了标准体系，出台了各类公约，但自成体系，对大数据流通交易中的很多共性敏感问题，如数据定价、数据确权等，并没有全面、权威、有公信力的解决方案。二是由于整体数据流通体系各环节缺乏统一共识，如第一点所说的很多问题没有准确界定等，电信企业为了规避风险，往往在数据共享和交易中采取非常谨慎的策略，在某种程度上增加了数据流通的难度，缩小了数据流通产业规模。三是现有的数据流通方式以"中心化"方式为主，如政府机构参与构建的集中数据共享的方式，或者一家汇聚数据提供方和数据需求方的数据交易中介机构，或以数据生产或数据服务类企业为主导、商业职能为主的数据交易平台。这种"中心化"的模式较为适合政府集中管制的行业，如银行业等；或者行业内有一家具有广泛公信力的中介机构存在。而在电信领域，非政府强管制，且电信大数据被三家运营商分别拥有，并不存在一家广泛公信力的中介机构；三家运营商由于各自用户群不同，以各自企业为中心的平台也只能提供部分数据，且不利于跨行业的数据融合共享。

针对上述问题，可以通过构建"去中心化"数据流通和共享生态体系加以解决。我国电信数据主要来源于三大运营企业，其数据类型、格式和内容存在很大程度的相似性，很容易应用于同一需求场景。三大运营商或其数据代理机构、或持有电信数据的中介方、数据需求方等可根据情况自愿组成联盟链，数据持有方将能够共享的数据元信息、样例数据等在链上进行公开，需求方可根据自身需求提出数据获取需求，达成的数据交易及数据权属流转信息的转移也都记录在链上。以区块链技术为基础，构建"去中心化"的新数据流通体系。依靠区块链提供的分布式账本结构，让数据交易流通记录能够做到公开透明、不可篡改和可追溯，充分反映流通各环节状况，建立数据流通各链条之间的信任关系。基于共识机制，在数据资源产生或流通之前，将确权信息和数据资源有效绑定并登记存储，使全网节点可同时验证确权信息的有效性，并以此明确数据资产的权利所属人。通过数据确权建立全新的、可信赖的大数据权益体系，为数据交易、公共数据开放、个人数据保护提供技术支撑，同时为维护数据主权提供有力保障。基于区块链技术，可以依据智能合约等对流通的数据进行统一的分级分类管理，从而进行统一定价，解决价格不统一、随意定价等问题。在数据安全保护方面，依托智能合约独立运行的沙箱环境，除了数据授权方和利益相关方，无人能够接触到相关数据，并且严格按照智能合约设置的数据查看权限进行数据访问，这从一定程度上保证了数据的隐私性①。基于区块链的电信数据共享架构见图4-8。

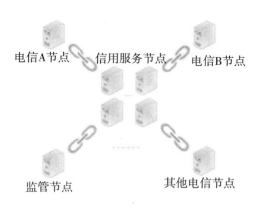

电信A节点　　信用服务节点　　电信B节点

监管节点　　　　　　其他电信节点

图4-8　基于区块链的电信数据共享架构

① 可信区块链推进计划. 区块链电信行业应用白皮书（1.0版）［EB/OL］.（2019-05-07）［2020-05-05］. http：//www. 360doc. com/content/19/0510/16/54970901_834828528. shtml.

4.2.4　商务服务

4.2.4.1　冷链物流

冷链物流是指以冷冻工艺为基础、制冷技术为手段，使冷链物品从生产、流通、销售到消费者的各个环节中始终处于规定的温度环境下，以保证冷链物品质量，减少冷链物品损耗的物流活动。对于新鲜蔬菜瓜果、生鲜、疫苗药品等对温度要求较高的产品，冷链的作用在于对全链路中温度的严格控制，以确保产品在交付给消费者时，具有较高的安全性和良好的品质。近年来，生鲜电商的兴起以及 O2O 生鲜模式的发展，推动了生鲜市场的快速成长，加之疫苗有效性问题的暴露，冷链物流的市场规模迅速扩张。随着连续测温等技术的发展，测温设备不断升级，冷链物流已经逐渐实现自动化测温。但由于库房管理与冷链运输能力的良莠不齐，市场竞争混乱，温度是否准确可靠成为冷链物流行业亟待解决的问题。加强冷链物流全链路的温度监控，并建立起安全可靠的数据追溯机制，可以说是冷链物流品控和安全保障的突破口。区块链技术防篡改和可追溯的特性，能够帮助在冷链物流过程中把控温度数据，保证冷链物流数据的可靠性。

针对冷链物流的业务特点，使用区块链技术能够非常精准地解决部分痛点。在冷链物流仓储和运输过程中，一般每隔 5 ~ 30 秒采集一次数据，每次采集的数据量比较小，仓储时数据可以定时批量上链，运输时监控数据需要实时上链，从而实现产品从生产端到消费终端流转过程中的温度等信息实时上链记录与追踪，有效解决了目前冷链物流行业中承运商责任不明、追溯困难、温度信息由于人工记录导致的可靠性低、实时性差等难题，极大地便利了生产企业端到端的质量控制和管理①。区块链冷链物流应用解析见图 4 - 9。

---

① 中国区块链技术和产业发展论坛. 中国区块链技术和应用发展研究报告（2018）［EB/OL］.（2018 - 12 - 18）［2020 - 05 - 05］. http：//www. cesi. ac. cn/images/editor/20181218/20181218113202358. pdf.

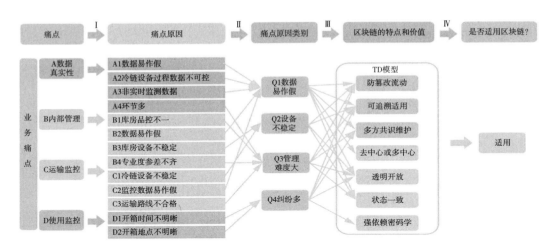

图 4 - 9　区块链冷链物流应用解析

4.2.4.2　国际贸易融资

由香港金融管理局牵头,香港贸易融资平台有限公司主导开发的香港国际贸易融资网络项目,通过区块链技术,帮助香港的汇丰银行、渣打银行、澳新银行、中国银行、东亚银行、星展银行、恒生银行等商业银行为贸易企业提供贸易融资服务。在此之前,国际贸易融资业务作为银行对公业务的重要一环,大型商业银行通常倾向于打造一套中心化的内部系统,以完成与客户间的交互及内部业务流程的管理。香港国际贸易融资网络项目利用区块链技术打造了一个弱中心化的业务协同网络,利用 FiMAX 的可授权加解密及零知识证明技术,打破信息壁垒,帮助银行大幅降低业务风险和操作成本,从而使企业实现更高的融资成功率和更低的融资成本①。

4.2.4.3　电子营业执照

电子营业执照是无纸化的电子牌照,是根据有关登记注册法律、法规,由依法

① 中国区块链技术和产业发展论坛. 中国区块链技术和应用发展研究报告(2018)[EB/OL]. (2018 - 12 - 18)[2020 - 05 - 05]. http://www.cesi.ac.cn/images/editor/20181218/20181218113202358.pdf.

成立的具有认证资格的第三方机构以数字证书为基础制作的载有企业注册登记信息的数字证书。当前，电子营业执照面临诸多痛点，例如：营业执照多次提交、经营者营业执照登记地与实际经营地点不一致、网络市场监管部门汇集的中心数据与电商平台之间数据相互孤立，以及数据篡改和造假较容易且审核成本高等问题。区块链技术具有分布式记账、自动广播、全流程可追溯、信息防篡改以及多方共识维护等特点，可助力营业执照业务实现跨主体信息的共享及协作。通过区块链的共识机制和自治性，还能帮助实现国家企业信息公示系统中可公开的市场监管执法信息互通共享。

例如：京东电子营业执照区块链应用就较好地满足了各方对电子营业执照数据安全、便捷和保密的要求。该应用将政府电子营业执照数据上链，由京东平台自动审核并快速反馈审核结果，审核通过后将企业开店信息上链。营业执照信息一旦写入区块链，即自动同步到所有节点，某一节点只要获得授权，即可查询对应营业执照信息。同时对营业执照从开出到每一次信息变更的全量信息及流程进行记录，市场监管部门通过查询页面，可以便捷地查询营业执照的全流程信息，包括开出时间、写入区块链时间、写入方、签名方、变更信息时间和变更信息内容等。对商家来说，该应用可以加快其入驻京东平台的速度；对于京东来说，可以大幅提升商家入驻的审核效率，降低平台管理及服务成本；对于监管部门来说，可以为开展在线监测、及时发现问题、打破数据共享壁垒等提供有力的支撑。目前，宿迁市市场监管局、京东益世商服、京东商城三方已成功在京东智臻链平台完成部署，已有数千商家营业执照信息成功上链[①]。

4.2.4.4　再保险交易

基于区块链的再保险交易系统（RIC）由上海保监局牵头开发（系统运行架构

---

① 中国区块链技术和产业发展论坛. 中国区块链技术和应用发展研究报告（2018）［EB/OL］.（2018－12－18）［2020－05－05］. http：//www.cesi.ac.cn/images/editor/20181218/20181218113202358.pdf.

见图4-10）。该系统利用区块链技术整合再保险产业链上中下游多家机构，搭建以再保险信息数据共享以及安全监管为核心的再保险生态联盟。通过区块链技术把直保公司的保单信息进行有效安全传输并存储，实现与再保险公司间的信息共享；利用区块链智能合约不可篡改的特性，实现直保公司与再保公司之间的分出业务、多个再保公司之间转分保业务的记录和记账，保障了业务安全性；基于可溯源、防篡改的特征，确保数据交易的真实性，解决消费误导、骗保骗赔等问题；利用智能合约技术，实现自动理赔，提高理赔效率。区块链技术的引入很好地解决了再保险业务中所面临的"共享、信任、监管"等问题，有效实现了安全数据交易共享，提升了再保险业务效率。

该系统主要分为三大系统域：区块链底层平台系统、再保险区块链业务平台系统和再保险区块链运行配套系统，支持报价议价、分出业务、分入业务、保单理赔、保单统计、合同管理、对账等功能，在合约、临分等再保险业务场景下具有广泛的应用前景。其中，区块链底层平台系统包含支撑区块链运行所需要的核心功能和服务，主要包含有共识、智能合约等功能；再保险区块链业务平台系统构建在区块链系统的业务应用模块上，主要是面向具体的业务场景，包括根据再保险行业在合同约定、自动控制、泛在交互以及分布式结算等业务场景的报价议价、分出业务、分入业务、保单理赔、保单统计、合同管理等通用需求提炼的业务应用模块，对上层应用提供通用服务；运行配套系统主要是针对再保险区块链系统运行中的迭代开发、日常运营、安全管理以及监管审计方面的支撑，保障整个系统的持续与稳定运行。基于区块链的再保险交易系统充分利用了区块链技术公开透明、数据防篡改、自动执行等特点，保障了交易安全，有助于提升各个保险机构的服务水平，促进再保险交易的高效达成，并且可以优化交易监管，推进再保险业务的健康发展①。

---

① 中国区块链技术和产业发展论坛. 中国区块链技术和应用发展研究报告（2018）［EB/OL］.（2018-12-18）［2020-05-05］. http：//www.cesi.ac.cn/images/editor/20181218/20181218113202358. pdf.

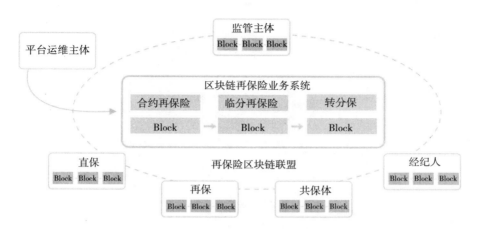

图 4 - 10　区块链再保险业务系统运行架构图

4.2.4.5　商品追溯

以基于区块链技术的钻石溯源系统为例（系统运行架构见图 4 - 11），基于区块链技术的钻石溯源系统由鼎钻科技与众安科技联合开发，利用区块链技术整合钻石产业链的各个参与方，包括国外供货商、钻石交易所会员机构、国内批发商、国内零售商、报关公司、质检机构和物流公司等，组建钻石溯源联盟，将区块链技术应用到钻石从开采、切割、鉴定、报关到交易的整个生产、流通过程，钻石的每一次流通行为，都必须由相关的双方基于在线电子合同进行签约，确保钻石流通信息的真实可靠，并通过 Ukey 对签约信息进行签约上链，确保流通信息不被篡改。利用区块链记录钻石的整个生产及流通过程，实现全流程可追溯，解决钻石流通交易中信息不透明的问题；通过智能合约在可信交易方面的安全性及不可逆转性，实现钻石产业链上下游机构基于区块链的钻石交易确权，降低交易成本和交易风险；基于区块链防篡改的特性，钻石交易监管机构也可以对钻石交易更方便地实施监控，从而加强对钻石走私的打击力度。

同时，基于区块链的钻石溯源系统借助区块链防伪溯源技术，进入该平台的钻石在传统 GIA、NGTC 等证书的基础上，可以再额外获得一张区块链 "电子身份证" ——钻石溯源证书，该证书可以真实记录钻石从开采到交易的所有信息，实现

"传统证书 + 电子身份证"的"双保险"①。

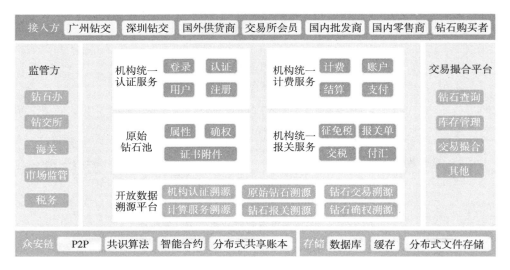

图 4 – 11　钻石溯源系统运行架构图

4.2.5　民生服务

目前，随着物联网、移动互联网的发展，智能设备已广泛用于追踪桥梁、道路、电网、交通灯等设施设备状况，利用区块链分布式点对点的网络结构，将各类设施设备更高效地连接连通，增强物联网络的健壮性和通信的有效性、时效性。例如：通过区块链技术追踪联网汽车设备的各项参数，建立智能合约，实现车辆保险条款自动追踪、车辆年检以及车辆自动理赔等，从而实现汽车保险、车辆管理的模式创新。

又如：应用区块链技术创建分布式公民登记平台，搭建开放共享、透明可信的公民数据账本，确保公民记录防篡改、可追溯，实现政府跨部门、跨区域共同维护、管理、利用公民信息数据。尤其是在房屋租赁与二手房交易方面，将房源、房东、房客、房屋租赁合同等信息上链，通过多方验证防篡改，解决房源真实性问题，打造透明可信的房屋租赁生态。在电力供应生态中，利用家庭太阳能设备发电补充传统

---

① 中国区块链技术和产业发展论坛. 中国区块链技术和应用发展研究报告（2018）［EB/OL］.
（2018 – 12 – 18）［2020 – 05 – 05］. http：//www. cesi. ac. cn/images/editor/20181218/20181218113202358. pdf.

电力供应，可将每个用户的发电记录保存在区块链中，实现新型资产的智能登记，并可支持基于智能合约的相互兑换和交易剩余电力，促进全民共建节能环保城市。

再如：利用区块链技术创建药物、血液、器官、器材等医疗用品的溯源记录，有助于医疗健康监管，使公共健康生态更加透明可信。通过区块链存储医疗健康数据，创建安全、灵活、可追溯、防篡改的电子健康记录，可以对用户身份确认和健康信息进行确权，并将权属信息等存储在区块链上，确保个人健康信息使用的安全合法。此外，利用智能合约自动识别交易参与方，结合用户对健康信息的使用授权，不仅可以优化医疗保险的快速赔付，还可以方便第三方健康管理机构基于全面的医疗数据提供精准的个人健康管理服务。[①]

当前，物联网作为继个人计算机、互联网之后，当今世界最具发展前景的产业之一，其与区块链的融合发展，必将是一个充满想象、富有前景的领域。例如：利用区块链技术搭建智能家居物联网，可以避免家用摄像机、智能灯、智能音箱等被黑客劫持，保障了家庭的隐私性和安全性。又如：区块链与环保相结合，搭建精准细致的环保物联网联盟链。再如：区块链与汽车相结合，建立安全高效的车联网联盟链，从而保障无人驾驶汽车的安全性和可靠性。

4.2.6 政务服务

4.2.6.1 电力供给

鉴于传统的电力能源交易依赖第三方银行机构，交易环节多、流程耗时长、效率低，且电力系统供电时需从中心的发电厂输送至个人用户处，中间流程造成电力

[①] 中国区块链技术和产业发展论坛. 中国区块链技术和应用发展研究报告（2018）［EB/OL］.（2018 - 12 - 18）［2020 - 05 - 05］. http：//www.cesi.ac.cn/images/editor/20181218/20181218113202358.pdf.

损耗,一定程度上提升了交易成本。同时,中心化的交易和用户信息存储方式,使得当数据库受到攻击时,无法保障数据安全、交易安全和用户隐私。在 2019 年 12 月 7 日北京市人民政府与国务院发展研究中心联合举办的"2019 全球能源转型高层论坛"上,"区块链技术在能源领域的应用"成为亮点、热点话题。通过区块链技术,能源交易将向世界各地的所有消费者开放,以加密货币支付作为安全保障,而合同也将以智能合约的数字化形式呈现和保管。所有的交易都将被数千个"证人"验证,每笔交易都将以防篡改的方式被永久记录。

在区块链模式下,电力生产者、售电部门和消费者三者之间的关系通过"智能合同"约束各方。"区块链 + 电力"模式中,数据存储方式是分布式管理用户数据信息及相关交易记录,安全共享数据。在交易和供电模式上,电力系统各节点相互独立且平等,并分别进行决策,点对点进行能源交易,减少电力损耗,降低资源成本和交易成本。所有交易面向全网公开,但交易节点可以匿名,保证用户隐私及交易安全。交易数据可溯源,增强了交易各方的相互信任,提升网络安全,从而促使区块链电力系统生态良性循环发展。

4.2.6.2 权益保护

在雄安新区,从建设的每一栋楼、种下的每一棵树到每一位建设者的工资,都有区块链的影子。区块链技术让劳务工人的劳务工资实现了透明拨付。截至 2019 年 10 月,区块链资金管理平台累计为 11 万人次建设者按时发放工资;推出首例"区块链 + 订单融资"产品,合作银行成功授信 400 万元;实现项目工程、租地补偿一键拨付;上链企业约 1 700 多家,管理资金近 30 亿元……

利用区块链技术能将公民财产、数字版权相关的所有权证明存储在区块链账本中,可以极大优化权益登记和转让流程,减少产权交易过程中的欺诈行为。在身份验证方面,可以将身份证、护照、驾照、出生证明等存储在区块链账本中,实现不需要任何物理签名即可在线处理烦琐的流程,并能实时控制文件的使用权限。

信息系统整合、数据格式统一、数据实时共享是解决政务部门"信息孤岛"问题的关键。利用区块链技术可以实现各级政府之间、各部门之间的数据共享，有利于提升工作效率、降低行政成本，为公众带来更好的政务服务体验。目前，一些地方政府正在探索建设基于区块链的居民身份共识数据库，采集居民的身份、缴税、工作经历等相关信息作为身份与权利验证凭证，实现居民在办理不同事项时无须重复提交身份材料，从而较好地维护居民权益。

4.2.6.3　行政审批

2020 年 4 月 7 日，涵盖营业执照、婚姻信息、残疾人信息、专利证书信息等 4 类国家级数据、17 类市级数据、4 类区级数据，共计 25 类证照材料的 200 多项数据在海淀区政务服务 "一网通办" 平台运用区块链等新技术，实现实时核验材料和身份。这一试点，让海淀区在北京市乃至全国，第一次打破区块链技术只能在服务端应用的瓶颈，深入审批内部环节，通过区块链技术应用，进行流程改造，大幅减少审批环节，20 个场景由 "只跑一次" 变为 "一次不用跑"，11 个场景由 "跑两次以上" 变为 "只跑一次"。这一创新，打造了海淀区企业生命周期服务链，涵盖开办、生产经营、员工事务、政府补贴、清算注销 5 个环节 16 个场景的 109 个事项；以及个人生命周期服务链，包括出生、上学、婚姻、生育、户口档案、工作、专业资质、安居置业、社会保障、补贴救助、宠物饲养、退休、殡葬 13 个环节 19 个场景的 117 个事项[①]。

4.2.6.4　海关实践

> 坚持深化改革和科技创新两轮驱动，全面完成 "改革 2020" 设定的目标任务，继续推进大数据、人工智能、区块链等新技术的实战化应用。
>
> ——海关总署署长倪岳峰

---

① 北京海淀官方发布. 海淀又抢先了！区块链技术运用于行政审批，不止省时提效…… ［EB/OL］.（2020 - 04 - 16）［2020 - 04 - 23］. https：//baijiahao. baidu. com/s？ id = 1664136843121748936&wfr = spider&for = pc.

2018 年，世界海关组织发布海关区块链应用前景的研究报告指出：通过参与区块链的应用，海关将能够准确而及时地采集到需要的数据，甚至可以在区块链中实现自动的货物清关，促进税收的合规性，打击跨境金融犯罪。面对区块链带来的机遇和挑战，中国海关也开展了许多杰出的实践。

2019 年 4 月 17 日，天津口岸上线区块链验证试点项目。这是国内第一个海关的区块链验证系统，也是继之前区块链发票应用领域后的又一个应用落地试运行项目，也是我国利用区块链在行政领域提高效率的又一次尝试。项目上线试运行后，将实现区块链技术在天津口岸业务场景落地试验，服务范围涵盖天津海港口岸和空港口岸的监管部门、广大进出口企业、物流、认证及金融行业。

以首单申报区块链的罗姆半导体（中国）有限公司为例，该公司申报了一票"区块链"报关单，申报商品名称是"塑料框架"。该票报关单的通关流程中，收货人罗姆半导体公司、舱单传输人国货航天津运营基地、报关行嘉里大通公司均在"区块链"中分别上链进行信息的交叉验证。收货人传输发票、装箱单和运单信息，舱单传输人传输舱单信息，报关行传输报关单数据。正如海关总署科技司曹泉所指出的："通过区块链技术，海关获得企业材料和信用数据则是来自企业生产制造以及上下游等合作单位，企业自己造假简单，但是这个链条上所有企业都能提供虚假信息则非常困难，这也加大了企业造假成本，也提供了更加可靠的信息。[①]"

2020 年 3 月，青岛海关区块链数据分享系统进入实测，青岛海关辖区所有外贸企业均可以申请开通数据上链增信业务，通过区块链技术实现涉企信息有条件共享，将海关、企业、金融机构及其他监管部门的信息建立联盟链，为外贸企业增信，助力金融机构提高风险控制效率，缓解外贸企业融资难、融资贵问题。截至 3 月 23 日，系统已帮助 15 家外贸企业确认上链报关单数据 96 票，向中国工商银行、

---

① 每日经济新闻. 首个海关区块链验证系统在天津口岸上线 涵盖监管、进出口企业、物流及金融等行业［EB/OL］.（2019 – 04 – 18）［2020 – 04 – 21］. https：//baijiahao. baidu. com/s？id = 163113227288159 4279&wfr = spider&for = pc.

民生银行等 9 家银行分享数据 42 票。通过系统，青岛世纪瑞丰公司将数据分享给民生银行以后，该行加快了审核进度，最终在原有授信额度基础上增加了 600 万元的授信额度①。

天津海关副关长王利兵在 2019 年 10 月 8 日 "区块链解码跨境贸易，数字经济助力科技金融——天津口岸区块链科技金融赋能贸易新闻发布会" 上对深化区块链在海关监管中的应用进行了生动阐释："区块链是构建经济信任的新兴机制，也是价值传递的第三代互联网基础设施，2018 年以来，我们经过不断的努力，率先实现全国第一个地方关区将区块链运用到跨境贸易全流程中，今天我们看到区块链贸易平台实现落地和成功验证。天津海关先行先试，在模式创新上，区块链带来了全新的模式；业态上区块链去中心化，将贸易、物流、监管各方链接，实现了业态的互联互通。区块链实现了全贸易生态的降本生效，区块链让海关监管从传统的结果数据查验，实现了过程中的各节点查验，形成贸易中共同参与共同监管的模式，这对海关监管而言是一个伟大的创新。"

> 区块链提供了一种在不可信环境中，进行信息与价值传递交换的机制，是构建面向未来新一代互联网的基石，也为云网结合，打造全球一体的 "云网一体化" 提供了可能。因此，以区块链打通全球云网资源，跟踪到每一台设备，每一块板卡，每一个光模块，结合 AI 技术和海量数据库，实现类互联网的泛在接入和跨云对接，云网对接，破解 3A（认证/鉴权/计费）难题，以前所未有的高性价比支撑随需 SLA（Service Level Agreement，服务水平协议），从而实现全球算力的有效整合。2020 年，党中央、国务院多次强调：加快 5G 网络、数据中心等新型基础设施建设进度，推动大数据、云计算、物联网等深度融合，势必为我国 "云网一体化" 发展开辟广阔的上升空间。

① 人民日报海外版. 青岛海关区块链数据分享系统上线实测 ［EB/OL］. （2020 - 03 - 26）［2020 - 06 - 03］. http：//sd. people. cn/n2/2020/0326/c166194 - 33904998. html.

4.3 算力时代的低频"自证"向高频"他证"的转变

网络信息是跨国界流动的，信息流引领技术流、资金流、人才流，信息资源日益成为重要生产要素和社会财富，信息掌握的多寡成为国家软实力和竞争力的重要标志。信息技术和产业发展程度决定着信息化发展水平，要加强核心技术自主创新和基础设施建设，提升信息采集、处理、传播、利用、安全能力，更好惠及民生。

——习近平总书记

我们正在经历一场更大范围、更深层次的科技革命和产业变革。大数据、人工智能等前沿技术不断取得突破，新技术、新业态、新产业层出不穷。各国利益和命运紧密相连，深度交融。

——习近平总书记

当前，以大数据、云计算、人工智能、区块链等前沿技术为代表，以互联网、物联网为载体的第四次工业革命，将国与国、人与人、物与物、人与物的联系更加紧密，以互联互通共享共治为典型的万物互联、紧密交融的新格局为世界经济发展注入了强大动力，正在彻底改变传统的生产、生活方式，重塑经济社会发展格局。正如互联网的名字就在强调互联互通一样，以区块链为典型特征的算力时代正在把人与人、人与物、人与服务、人与场景和人与未来的连接变得更加紧密，大数据强化关联弱化因果的特征变得更加明显，一场由"自证"向"他证"的大数据建模思路革新也在越来越多地影响着人们的生产和生活。

尤其是当前，随着我国和全球"网络覆盖工程"加速实施，网络覆盖范围逐步扩大，入网门槛进一步降低，"数字鸿沟"正在被快速填平，万物互联的新业态和大数据格局正在逐步形成，连接已无处不在，将来终将一切相连。正如乔布斯视"一切都将无缝连接"为苹果的持续竞争优势；扎克伯格将"我们想要连接整个世界"视为首要目标；因为将"连接"视为新的生产要素，华为推出"全球连接指数"；腾讯通过打造生态性开放平台，努力成为"互联网的连接器"……随着越来越多的企业和产业注重连接的作用，着力强化连接的效能，各类信息和数据连接的广度和深度正在大幅拓展，很多过去隐藏的关联关系也被大幅挖掘出来并应用于实践。

正如2012年12月7日，习近平总书记在参观考察腾讯公司时所指出的："我看到你们做的工作都是很重要的，比如在这样的海量信息中，你们占有了最充分的数据，然后可以做出最客观、精准的分析。这方面对政府提供的建议是很有价值的。"习近平总书记鼓励腾讯公司发挥数据优势，辅助政府科学决策，体现了我国最高决策层对打破企业和政府数据界限的重视，这也意味着政府数据连接企业数据，企业数据辅助政府决策将越来越普遍，大数据建模由低频数据"自证"向高频数据"他证"的转型将加快，而这一转型也让人们收获了越来越多的意想不到的结果。

全球联接指数（Global Connectivity Index，英文缩写"GCI"）是对国家数字经济发展现状的量化评估指标，包括宽带、数据中心、云计算、大数据、物联网5大关键技术和40个评估、分析、预测指标。全球联接指数于2014年首次发布，聚焦探索创新的ICT技术是如何使能国家经济的发展。全球联接指数旨在通过量化国家和产业的数字化转型进程，为政策制定者提供决策参考和依据。华为编制的全球联接指数报告依据国家的GCI得分与人均GDP的正向关系，将50个国家分为三类：起步者、加速者、领跑者。

4.3.1 麦克阿瑟的感叹

2001 年恐怖袭击之后，本·拉登便成了美国政府的头号敌人，被美国列入它的主要通缉犯名单。美国军方开始了对他长达 10 年的搜索。然而，本·拉登就像人间蒸发了一样，到处都没有他的踪影。只有他的录像带或录音带会偶尔出现，证明这个人还没有消失。后来，美国中央情报局找到了一个从事大数据分析的公司，找到了本·拉登的蛛丝马迹。可以说，本·拉登是被大数据击毙的。

——康路晨《一本书读懂大数据时代》

协助美国中央情报局击毙本·拉登的是帕兰提尔公司。该公司不仅应用大数据深度挖掘技术协助美国政府找出了本·拉登，而且协助美国阿富汗驻军预测叛军的袭击，协助美国警方找到了谋杀美国海关人员的墨西哥贩毒集团成员。在讲述本·拉登丧命经过的《终结》（*The Finish*）一书中，作者马克·鲍登写道，帕兰提尔公司的软件"是名副其实的杀手级应用"。也因此，美国中央情报局前局长乔治·特尼特说："我真希望在'9·11'恐怖袭击之前，能拥有像帕兰提尔公司这样强大的工具。"

美国政府应用企业信息和数据进行深度数据挖掘取得了较为理想的结果，是因为有刻骨铭心的记忆。朝鲜战争爆发前 8 天，美国民间咨询公司兰德公司通过秘密渠道告知美国对华政策研究室，他们投入了大量人力和资金研究了一个课题："如果美国出兵朝鲜，中国的态度将会怎样？"而且第一个研究成果已经出来了，虽然结论只有一句话，却索价 500 万美元。当时美国对华政策研究室认为这家公司是疯了，于是一笑置之。但是几年后，当美军在朝鲜战场上被中国人民志愿军和朝鲜军队打得丢盔卸甲、狼狈不堪时，美国国会开始辩论"出兵朝鲜是否真有必要"的问题，在野党为了在国会上辩论言之有理，急忙用 280 万美元的价格买下了该咨询公司这份已经过了时的研究成果。研究的结论只有一句话，"中国将出兵朝鲜"，但是，在这一句结论后附有长达 600 页的分析报告，详尽地分析了中国的国情，以充分的证据表明中国不会坐视朝鲜的危机而不救，必将出兵并置美军于进退两难的境地。并且，这家咨询公司断定：一旦中国出兵，美国将以不光彩的姿态主动退出这场战争。从朝鲜战场回来的美军总司令麦克阿瑟将军得知这个研究之后，感慨道："我们最大的失策是怀疑咨询公司的价值，舍不得为一条科学的结论付出不到一架战斗机的代价，结果是我们在朝鲜战场上付出了 830 亿美元和十多万名士兵的生命。[①]"

4.3.2　为什么是马云？

> 数据是冰冷的，但是数据是说实话的，我们是拿数据来说话的。
>
> ——海关总署新闻发言人李魁文

图灵奖得主吉姆·格雷认为：科学研究存在四个范式，从低到高为：经验科学（基于观察得出结论，例如：钻木取火）、理论科学（基于工业文明得出结论，例如：相对论、牛顿三定律）、计算科学（基于计算机提升数据处理能力得出结论，例如：天气预报、模拟核试验）、数据密集型科学（基于密集的大数据分析和科学算法得出结论，例如：DNA 测序、病毒基因追踪）。从吉姆·格雷的科学四范式可以看出，谁掌握了数据密集型科学的本领无疑就占领科学研究的制高点，数据洞见能力将显著提升，也将为个人与单位赢得较为突出的发展优势和竞争优势，而这一点在马云身上得到淋漓尽致的体现。

2008 年之前，各国政府机关、智库鲜有对 2008 年经济危机进行准确预测的案例，而马云则提前对这一场蔓延全球的金融危机进行了预警。2008 年 7 月，马云在内部邮件中呼吁阿里巴巴全体准备过冬。"大家也许还记得，在二月的员工大会上我说过：'冬天要来了，我们要准备过冬！'当时很多人不以为然。我们对全球经济的基本判断

---

① 康路晨. 一本书读懂大数据时代［M］. 北京：民主与建设出版社，2015.

是经济将会出现较大的问题，未来几年经济有可能进入非常困难时期。我的看法是，整个经济形势不容乐观，接下来的冬天会比大家想象的更长！更寒冷！更复杂！我们准备过冬吧！"

凡事预则立，不预则废。为什么马云能够提前预测到 2008 年的金融危机呢？国家信息中心大数据发展部主任、数字中国研究院院长于施洋给出了解释"马云通过阿里巴巴平台上中小企业融资的数据而提前预测到了"，于施洋院长进一步提出：这就要求政府必须掌握大数据技术，而类似国家信息中心这样的智库单位，就更需要转变思维，运用大数据和互联网的思维工作①。

因为成功地发挥了高频密集数据对真相的洞见作用，马云掌舵的阿里巴巴公司屡次化危机为机遇，不到 20 年时间就成长为全球仅次于亚马逊的电子商务公司。截至 2020 年 4 月 28 日，在美上市的阿里巴巴总市值高达 0.555 万亿美元，相当于同期沪深股市近 4 000 家上市公司总市值的十九分之一。出色的数据洞见能力让阿里巴巴获得了丰厚的发展回报。

> 不单单是马云，福耀玻璃总裁曹德旺也根据欧洲企业与福耀玻璃的交易情况准确预测了美国次贷危机和欧债危机，并提前采取了防控措施。这种预测不同于"只要你持有一个固定观点的时间足够长，迟早你会是对的"的偶然中的必然，而是在市场经济瞬息万变的大潮中，对时间、地点、事件的准确判断。福耀玻璃能够成功出海，成为德国奥迪、德国大众、韩国现代、澳大利亚霍顿、日本铃木、日本三菱、捷克途胜等国际大车企的供应商，在国际市场上赢得一席之地，曹德旺出色的大数据洞见能力功不可没。

① 栾相科. 大数据不仅是新技术，更是全新的思维模式和工作方法［EB/OL］. （2018 - 09 - 21）［2020 - 04 - 23］. http：//thinktank. chinadevelopment. com. cn/Home/Article/detail/id/9890. html.

4.3.3 高频数据的力量

> 大数据是工业社会的"自由"资源，谁掌握了数据，谁就掌握了主动权。
>
> ——习近平总书记

数据密集型科学必须以密集数据，也称为高频数据的有效采集为基础，而马云、曹德旺成功预测危机并提前做好风险防范的关键也在于此。相比政府按照月度、季度采集的 PPI、CPI、GDP 等低频数据，淘宝网作为买卖交易的平台，其海量数据是对买卖双方每一笔交易的详细记录，以及由此扩展衍生的相关信息，可以真实地反映市场细微的变化和发展趋势，从而形成了极具商业价值的数据链条。这一数据链条包含了淘宝网外部的数据（广告点击、搜索引擎的搜索数据、社交网络上的推荐与链接、关联软件的操作与推荐等）、淘宝网访问数据（浏览器访问、软件访问等）、淘宝网交易数据（内部搜索、社交网络推荐、页面浏览与点击、会员及用户相关页面、购买与交易数据、后台管理数据以及即时通信数据信息等）。正是建立了数据深度挖掘机制，通过高频大数据模型，阿里巴巴盘活了海量的以秒计算和存储的高频数据资源，实现了商业价值的最大化，也帮助马云对交易中的风险和未来的发展趋势能够进行准确的预判，对即将到来的风险提前发出警报并做好防范。

事实上，对 2008 年金融危机的准确预警，也是因为阿里巴巴的数据每秒均在更新，马云团队发现很多交易在 2007 年下半年出现断崖式下跌，因此建立模型推演，从而预判全球经济将出现大的问题。马云对 2008 年金融危机的精准预测一定程度上改变了传统上由 PPI、CPI、GDP 等宏观经济数据预测经济发展趋势的做法，而是建立高频大数据模型，将企业微观交易数据聚沙成塔、集腋成裘，从而准确反映宏观经济运行态势和发展趋势。上述大数据建模方式逐渐被政府机关、企事业单位所重视和接纳。从某种意义上讲，习近平总书记在 2012 年视察腾讯公司时，对其数据优势的认可，也包含了对微信、QQ 等汇集的高频商务数据价值的肯定。商务数据和政府数据特征见表 4 – 1。

表 4 – 1 商务数据和政府数据特征

商务数据特征	政府数据特征
服务	监管
被动	主动
高频	低频
即时	滞后

当前，通过高频数据对宏观经济进行准确的评估和预测还有一个已经经过经济学家不断证实准确性的克强指数，由英国著名政经杂志《经济学人》于 2010 年编制，用于评估中国 GDP 增长量的指标，以中国国务院总理李克强的名字命名。克强指数是三种经济指标——工业用电量、铁路运货量和银行中长期贷款余额的结合。克强指数公式如下：克强指数 = 工业用电量增速×40% + 中长期贷款余额增速×35% + 铁路货运量增速×25%，其权重划分依据是根据三者增速与 GDP 增速拟合模型的一个简单的回归分析结果。克强指数月度波动见图 4 – 12。

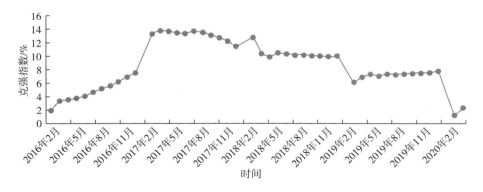

图 4 – 12 克强指数月度波动图

数据来自 Wind。

当前，挖掘机指数、超短裙指数、床垫指数等基于互联网高频商务数据的指数如雨后春笋般应运而生，使得非政府机构先于政府机关解读和预测经济发展的案例越来越多，一定程度上削弱了政府对经济引导的能力。从高频数据来看，虽然与企业高频商务数据相比，政府数据及时性、覆盖面相对较低，而且很多是周期性很长的季度、年度或半年度数据，但是，政府部门也有实时高频的数据，这些数据是对企业每一笔交易或贸易活动的准确记录，而且数据质量较高，只是主要集中在海关、税务、外汇等直接参与到市场监管的政府部门。由于上述高频数据业务专业性较高，致使相关应用和关注度较低，往往局限在本部门业务领域，作用发挥受到一定程度的限制。而通过耗电量、铁路货运量和贷款发放量3个高频数据分析经济运行状况，则为政府机关善于应用高频数据树立了榜样。当前，面对新冠疫情的冲击和全球经济发展的巨大不确定性，如何在传统的GDP、CPI、PMI等政府低频数据采集应用体系之外，建立海关、税务、外汇等高频数据的综合应用机制，搭建科学、动态、实时的宏观经济监测体系，实现秒级或者分钟级指标输出和风险识别，已经较为迫切。

4.3.4 高频数据的周期需求

增长与波动是宏观经济研究的两大命题，也是经济形势分析最基础的框架体系。潜在增速决定了经济运行的均衡趋势，经济周期决定了经济运行的波动态势。正如季有春夏秋冬、人有生老病死一样，经济周期是客观存在的。虽然每次的长度和深度不完全相同，但经济总是从繁荣到衰退周而复始地发生着，每个人都身处其中。刘鹤副总理用"历史不会重复自己，但会押着同样的韵脚"生动描述了历史周期律，但如何准确把握周期性规律，在下一次危机到来之前，找出风险隐患，克服危机根源，需要我们高效利用高频数据，采用归纳法、演绎法等科学建模方法，管中窥豹，见微知著，在一定概率下推断未来。

反观刘鹤副总理在《两次全球大危机的比较研究》所开出的"三味药方"：一是树立底线思维方法，对危机可能出现的最坏场景做出预案；二是把握我国战略机遇期内涵的重大变化，谋求中国利益和全球利益的最大交集；三是集中力量办好自己的事，抓好重大课题的务实超前研究。无不体现了对历史周期的现实关照和对危机起于秋萍之末的先知先觉的重视。

事实上，经济周期研究也是经济研究的重要课题，而且取得了较为丰硕的成果。例如，现代经典经济周期理论归纳出几大典型商业周期：短波的农业生产周期（又称蛛网周期），揭示的是农业对价格的生产反馈周期，1年左右；中短波的工商存货周期（又称基钦周期），揭示的是工商业部门的存货调整周期，3年左右；中长波的设备投资周期（又称朱格拉周期），揭示的是产业在生产设备和基础设施的循环投资活动，10年左右；长波的住房建设周期（又称库兹涅茨周期），主要是住房建设活动导致的，30年左右；超长波的创新周期（又称康德拉季耶夫周期），由创新活动的集聚发生及退潮所致，60年左右。

经济周期运行过程包括驱动因素和放大机制。初始的驱动因素包括太阳活动、过度投资、有效需求不足、创新、政策冲击等，放大机制包括乘数加速数、抵押品信贷、货币加速器（即商业银行的顺周期行为）、情绪等[1]。从周期的驱动因素和放大机制可以看出，几乎全部为微观的活动，对应的是经济活动中的高频数据。只有充分挖掘、善于应用、有效把握这些经济活动中的高频数据，我们才能"不畏浮云遮望眼，只缘身在最高层"，高屋建瓴地把握好周期，在关键的周期节点做出最恰当的抉择。社会活动中主要的周期类型见表4-2。

---

① 周金涛等. 涛动周期录——周期波动尽平生［M］. 北京：机械工业出版社，2019.

表 4 - 2 社会活动中主要的周期类型

类型	常用名称	学术名称	长度	原因
经济周期	农业生产周期	蛛网周期	1~12月	生产对价格的反应时滞
	工商存货周期	基钦周期	2~4年	增长与通货膨胀预期
	设备投资周期	朱格拉周期	6~11年	经济景气、设备寿命
	住房建设周期	库兹涅茨周期	20~40年	人口、移民
	创新周期	康德拉季耶夫周期	50~70年	创新的集聚发生及退潮
政治周期	—	—	4~5年	选举、政府换届
社会周期	—	—	—	社会历史循环

正如刘鹤副总理在《两次全球大危机的比较研究》所指出的"危机不仅具有对生产力发展的破坏作用，也有积极的创新作用，更有强烈的再分配效应。总之，大危机所分配的不只是一个国家国内的财富，而且是国家之间实力的对比。危机的再分配效应是无法抗拒的，世界经济秩序将继续发生稳步但不可逆转的重大变革。"我们建立高频数据模型，提前掌握历史周期的关键节点和典型特征，最终是为了转危为机，提升决策的科学性、可行性和针对性，最大限度地减少周期性的伤害，提升周期性的收益。

因为坚信周期的存在，中信建投前首席经济学家周金涛甚至将人的一生描述成一次康波周期、三个房地产周期、九个固定资产投资周期和十八个库存周期，并鲜明地提出：虽然轮回才是永恒，但周期的奥义是对过程的追逐。周期品的魅力就在于，你明知道它有来临的时候，但真正来临的时候依然让你心潮澎湃。我们建立高频大数据模型，准确地把握周期，预知和化解风险，采取防范措施，也许就是为了在"心潮澎湃"的时刻依然可以从容应对、笑看风云。

4.4 新思路、新实践、新收获

> 综合运用各方面掌握的数据资源，加强大数据挖掘分析，更好感知网络安全态势，做好风险防范。这项工作做好了，对国家、对社会、对企业、对民众都是有好处的。
>
> ——习近平总书记

当前，随着搜索引擎、社交媒体、视频音频、位置服务、卫星传感等日益普及，这些没有显著联系，甚至没有任何关系但又时刻均在生成的非结构化数据呈现爆发式增长的态势，并占据了人类社会新增数据量的绝大部分。如何处理和应用好这些每秒均在大量生成的高频非结构化数据，从中挖掘内在的规律，更好地为人们服务是摆在全人类面前的共同课题。有效挖掘这些高频非结构化数据，综合运用各方面掌握的高频数据资源，解决长期困扰人类的难题，也是算力时代大数据建模的新实践、新思路，而准确把握这一时代趋势的人们和组织也收获了巨大的成果。

传统数据分析和主要指标建模方式，如同盲人摸象，不同的人基于局部的信息产生不同的认识和理解，有人可能说是一堵墙，也有人可能说是一根绳，但是很难看到大象全貌。高频大数据建模不仅可以展现全貌，而且可以实现高频实时追踪，进而发掘海量数据背后的真正规律，以更好地指导人们的生产、生活。从某种意义上讲，这也是习近平总书记不断强调"综合运用各方面掌握的数据资源，加强大数据挖掘分析"的原因所在。不管是否已经做好高频大数据建模的准备，高频大数据已经汹涌而来并潜移默化地影响人们的生产和生活。2016 年，数据应用统计前 10 名几乎全部为高频数据，按照排名依次为：手机信令、GPS 数据（出租车、公交车、共享单车等）、网络开放数据（微博、点评、搜房等）、POI、刷卡、GIS 和遥感、普查和调查和检查、WIFI 探针和传感器、视频监控、环境和气象。传统建模与大数据高频建模的区别见图 4 – 13。

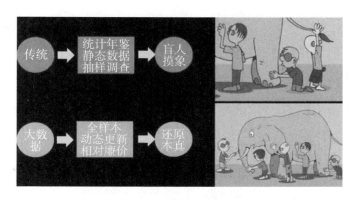

图 4 – 13　传统建模与大数据高频建模的区别

图片来源：赛文交通网《大数据看西安——手机信令在大西安规划领域应用初探》。

4.4.1　用媒体度量的宏观经济政策评估模型

宏观经济政策不确定性内涵广泛，因此在准确量化和评估宏观经济政策波动方面上存在不少困难，而宏观政策作为经济活动的重要影响因素，准确量化宏观经济政策的波动情况又是一个绕不开的话题，因此，学术界对宏观经济政策波动的评估和认识也在不断发展，许多评估方法也陆续被设计了出来。例如：将宏观经济指标 GDP、PPI、CPI、M2、利率的条件方差作为宏观经济政策不确定度的度量指标；芝加哥期权交易所将 S&P 500 指数 30 天内的连续波动率提炼为 VXO 或 VIX 指数，作为宏观经济政策不确定性指标。近年来，为了弥补宏观经济指标和市场波动指标存在的不足，采用媒体高频数据的评估方法日渐普及，对宏观经济政策波动的量化成效和对重要经济事件的准确反映也获得越来越多的认可。

4.4.1.1　指数编制情况

2016 年，美国学者 Scott R. Baker、Nicholas Bloom、Steven J. Davis 利用关键词汇在报纸中出现的频率和次数，设计了经济政策不确定性指数（EPU 指数），以评估世界及主要经济体的宏观经济政策不确定性。上述指数能够与政策变动相契合，对美国总统大选、海湾战争、"9·11"恐怖袭击、雷曼兄弟破产、2011 年债务上限争端等重大国际经济事件均有较为理想的反映。同时，该指数通过对香港《华南早报》的英文关键词监测，建立了中国经济政策不确定度指数。

2019 年，为弥补中国 EPU 指数媒体样本覆盖面窄且不具有典型性、月度指数时间跨度大的弊端，香港浸会大学学者陆尚勤和黄昀利用《北京青年报》《广州日报》《解放日报》《人民日报（海外版)》《上海早报》《南方都市报》《北京日报》《今晚报》《文汇报》《羊城晚报》编制了新的中国经济政策不确定性日度和月度指数（CEPU 指数，见图 4-14）。经实证分析，就中国宏观经济政策不确定性预测的效果而言，CEPU 指数要优于 EPU 指数，对 2001 年 12 月中国加入世贸组织、2002 年 11 月至 2003 年 7 月 SARS 爆发、2004 年 10 月央行加息、2005 年 8 月股权分置改革实施、2009 年 9 月美中战略与经济第一轮对话、2010 年 5 月美中战略与经济第二轮对话、2011 年 8 月美国主权信用评级下调、2011—2013 年欧债危机、2015 年 1 月股票发行登记制度改革方案、人民币汇率固定机制的变化、2016 年 1 月推出"断路器"机制等重大经济政策调整均有较为理想的印证。

4.4.1.2　指数编制方法

香港浸会大学陆尚勤、黄昀编制的 CEPU 指数，是从 114 种慧科新闻数据库报纸中，选取了 10 家报纸作为统计样本，通过搜索上述 10 家报纸中，含有经济、不确定性、政策至少一个关键词的文章数量，然后取 2000 年 1 月至 2011 年 12 月的平均标准差，再计算 10 家报纸每月系列报道的简单平均数，最后将 2000 年 1 月至 2011 年 12 月的平均值设为 100，进行数据标准化处理，计算得出 CEPU 指数。编制 CEPU 指数

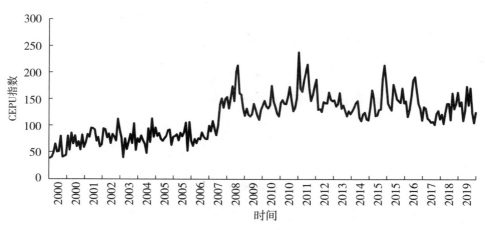

图 4 - 14　CEPU 指数波动情况

选取的关键词见表 4 - 3。

表 4 - 3　编制 CEPU 指数选取的关键词

Criteria（标准）	English（英文）	Chinese（中文）
economic	economic/economy/financial	经济/金融
uncertainty	uncertainty/uncertain volatile unstable/unclear unpredictable	不确定/不明确 波动/震荡/动荡 不稳/未明/不明朗/不清晰/未清晰 难以预计/难以估计/无法预料/无法预测/无法预计/不可预料/不可预测/不可预计
policy	policy/measures politics government/authority president prime minister reform regulation fiscal tax People's Bank of China/PBOC deficit interest rate	政策/制度/战略/措施/规章/规例/条例/政治/执政 政府/政委/国务院/人大/人民代表大会/中央 国家主席/总书记/国家领导人 总理 改革/整改 整治/规管/监管 财政 税 人民银行/央行 赤字 利率

从 EPU 指数和 CEPU 指数可以看出，通过媒体的高频数据较好地解决了宏观经济政策不确定度量化的难题，为各国政府准确把握政策出台的节奏和频率，评估政策出台的成效提供了抓手。从科学的评估与量化方法看，上述指数与克强指数有异曲同工之妙，但又比挖掘机指数、超短裙指数、床垫指数更为理性客观，对实际的经济活动更有指导意义。近年来，国家信息中心依托国家公共数据统一开放平台，先后开发了"一带一路"指数、产业风险指数、初创企业活力指数、消费升级指数、消费满意度指数、网民信心指数、高校毕业生初次就业薪酬指数等一批面向宏观决策的大数据特色指数，也反映出我国政府对高频数据的重视以及深度应用程度。

4.4.2　国家发改委钢铁企业"死灰复燃"监控模型

纵观各国大数据战略的实施，无一不是借助网络技术的更新迭代，深入推进海量数据被全面收集、整合、激活、分析与挖掘，最终实现数据共享与新的知识创造和价值创造。要努力提升并具备运用大数据思维进行政策分析、研究判断、信息捕捉的能力，切实担负起服务国家战略和全委中心工作的重大使命[①]。

——国家发展和改革委员会国际合作中心党总支书记黄勇

"地条钢"是指以废钢铁为原料，经过感应炉、中频炉等熔化，不能有效地进行成分和质量控制生产的钢及以其为原料轧制的钢材。"地条钢"企业往往设备简

---

① 栾相科. 大数据不仅是新技术，更是全新的思维模式和工作方法［EB/OL］.（2018 − 09 − 21）［2020 − 04 − 23］. http：//thinktank. chinadevelopment. com. cn/Home/Article/detail/id/9890. html.

陋甚至没有采取任何环保措施，会对周边环境造成较为严重的污染。2017 年 5 月 12 日，为落实党中央、国务院化解过剩产能实现脱困发展要求，国家发展改革委会同证监会等 22 个部门联合印发了《关于做好 2017 年钢铁煤炭行业化解过剩产能实现脱困发展工作的意见》，明确要求 2017 年 6 月 30 日前，"地条钢"产能依法彻底退出。受限于"地条钢"生产企业分布广、数量多、部分场址隐蔽、而执法人力又相对有限，分布在全国的"地条钢"企业被依法取缔后如何加强执法监测，防止专项行动过后再次"死灰复燃"、重新开工，成为坚决清理严厉查处"地条钢"违法违规产能的关键。

正如《关于做好 2017 年钢铁煤炭行业化解过剩产能实现脱困发展工作的意见》所要求的："创新监管措施，运用卫星遥感技术等手段监测钢铁煤炭去产能情况，加强统计监测工作，积极营造健康有序的市场秩序和发展环境。"为了有效监测被取缔的"地条钢"企业是否"死灰复燃"、重新开工，提高项目清理、淘汰落后、联合执法的针对性，于施洋团队只凭借从国家发展改革委拿到的被取缔的企业名单、地址和被取缔时间，辅助被取缔工厂地区的每天手机用户数量、用电量、空气指数、招聘信息、地表辐射等 10 个指标，成功利用大数据技术做到了远程监测。"我们抓取了通过特定算法来最终标记每个工厂，最后我们给出的报告中有部分工厂是'死灰复燃'可能性在99%以上；部分工厂是不确定；部分工厂是基本没有再开工。"于施洋表示，"尤其是'手机用户指标'非常好用，这就是运用互联网思维在工作，那些测算得到'死灰复燃'率在99%以上的企业，如果去现场检查，一定不会白跑一趟。"[①]

4.4.2.1 手机定位

鉴于于施洋团队没有公布手机用户指标的具体内容，我们将目前常用的手机用户定位指标进行介绍，并推测应用手机用户指标监测关停的钢铁企业是否重新开工

---

① 栾相科. 大数据不仅是新技术，更是全新的思维模式和工作方法 [EB/OL]. (2018 - 09 - 21) [2020 - 04 - 23]. http://thinktank. chinadevelopment. com. cn/Home/Article/detail/id/9890. html.

的逻辑如下：如果已经关停的"地条钢"钢铁企业重新开工，工人就要按时返厂上班，则工作时间段内工人手机定位数据在该厂地理范围内的用户数将会大幅增加，热力图变化也将更为显著。

当前，基于高频手机数据对用户位置进行分析，一般基于 GPS 定位数据、手机信令数据 2 种。与 GPS 数据相比，手机信令数据存在一定的偏差、个别样本的定位时间采样不够均匀，但人群覆盖数量、覆盖率和技术实现成本上具有明显优势。不同移动运营商采用手机信令数据的定位机制和定位技术不尽相同，移动定位技术的单点精度由每个基站的覆盖范围大小决定，城市环境下基站覆盖范围一般小于 500米，郊区宏蜂窝范围大约在 1 000 米以内，通过手机信令产生的定位数据，经过去除缺陷数据等处理后，转化成为 OD 调查的停留点（居民的轨迹就是由一个个停留点组合而成），能够基本满足绝大多数的位置定位需求。

2017 年，西安市就开始使用手机信令数据，用以掌握城市人群的分布状况，并通过对同一手机位置的长期跟踪，判断手机用户的居住地和工作岗位位置，从而得到城市规划最为关心的城市人口和岗位分布关系、工作地与居住地的关系、主要区域如机场的人流辐射情况、重点区域的关联关系、人口密度时间特征等。

通过手机信令数据建模分析，西安市不仅得出了居民精确的居住地与工作地的关系、流动人口方向等信息，而且发现了许多意想不到的情况，例如沣东就业岗位不足，职住失衡；与泾渭新城联系最紧密的是高陵阎良区域而非主城区……即使是如此，这也仅仅是手机信令数据应用成果的冰山一角，数据的挖掘深度和广度依然有大幅的提升空间。从上述应用也可以看出，于施洋团队通过大样本、客观性、连续性的手机用户信息监控关停钢铁企业是否复工确实抓住了问题的根本。关停钢铁企业违法违规重新开工也许可以躲过监管部门的巡视巡查，但是躲不过手机信令数据的监控和监测。

2020 年 4 月 24 日，吉利控股集团宣布："旗下时空道宇科技自主设计研发的首发双星各分系统正样产品已生产齐套。关键载荷完成地面应用验证，性能指标满足设计预期。目前，双星即将转入卫星装配后的各项环境试验，预计将于 6 月进行星箭合体试验。卫星完成全部考核后，在符合质量标准的前提下，正式在酒泉卫星发射中心发射入轨。"吉利汽车成为继美国 SpaceX 公司之后全球第二家发射卫星的公司，目的是通过低轨道卫星为自动驾驶提供高精度定位服务。不难看出，收集并应用客户定位数据已经成为企业赢得竞争优势的重要举措。可以想象的是，不远的将来，高频定位数据将发挥越来越重要的作用，在城市出行、智能驾驶、工业制造、政策评估等方面持续赋能。

> OD 调查即交通起止点调查，又称 OD 交通量调查。OD 交通量就是指起终点间的交通出行量。"O"来源于英文 Origin，指出行的出发地点，"D"来源于英文 Destination，指出行的目的地。通过手机信令数据进行 OD 调查的方式共有 3 类：话单数据、PS 域信令数据和 CS 域信令数据。话单数据信令是三个分类中最少的一类，只有当用户拨打或接听电话、发送或接收短信时才可以触发信令。CS 域信令则是指 BSC（基站）切换、位置更新、开关机和位置区切换等信令。PS 域信令增添了上网信令，受智能手机与 4G 网络的影响，因为手机上网的人数逐步增多，PS 域的数据量也在大幅度增长。目前，手机信令数据已经广泛应用于 POI（Point of Interest，兴趣点）推荐：通过手机信令数据对居民的出行特征进行刻画并根据其特征进行兴趣点推荐，以提升居民的出行体验。

4.4.2.2　卫星遥感

卫星遥感是指从远距离、高空，以至外层空间的卫星上，利用可见光、红外、微波等探测仪器，通过摄影或扫描、信息感应、传输和处理，从而识别地面物质的性质和运动状态的现代化技术，现已应用到政治、经济、军事、社会的众多领域。例如：土地利用、城市化及荒漠化监测；农作物、森林等可再生资源的监测和评估；灾害监测和环境监测等。

2020 年 3 月以来，随着国内疫情得到有效控制，复工复产成为各地方政府的主要工作，新华社卫星新闻实验室利用卫星灯光遥感数据对各地复工复产进度进行了有效监测和评估，并为"零疫区"对接、一企一策指导复工等政策措施落地提供了指引。同时，结合阿里巴巴企业交易数据，根据商家恢复营业获得首笔收入、复工后的持续营业时间等设计了"破 0"指数（见图 4 – 15），监测评估各地不同行业的商家复工复产情况。一束简单的灯光虽小，但灯火不熄的背后，是成千上万家企业的复工运行。利用灯光数据的监测评估往往比 GDP、CPI 等低频数据更为立体和深切，因为企业可以在抽样调查时刻意回避一些情况，从而致使调查数据失真，但不可能隐藏生产时的灯光强度，从而让卫星遥感做出误判。

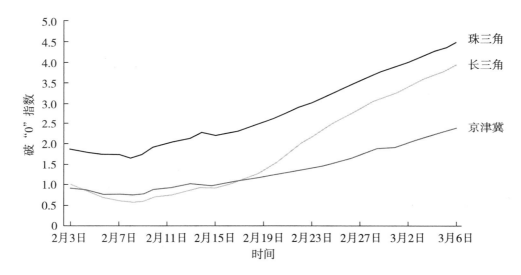

图 4 – 15　三大城市商圈外卖破"0"指数情况

图片来源：新华社《夜光遥感数据——卫星遥感从灯光看中国复工复产》。

夜间灯光数据只是卫星遥感应用的一种。近年来，夜间灯光数据在大数据建模中的应用越来越广泛。与传统的光学遥感卫星获取地表物辐射信息不同，夜间灯光遥感是获取夜间无云条件下地表发射的可见光——近红外电磁波信息。相比于普通的遥感卫星影像，夜间灯光遥感所使用的夜间灯光影像记录的地表灯光强度信息更直接反映了人类活动差异，因而被广泛应用于地表温度及植被指数测算、不透水面的计算、城镇建设用地评估、GDP 评估与预测、人口的空间分布、电力消耗和碳排放测算、空气污染测量、城市发展模式识别、渔船定位等领域。从于施洋团队的应用看，因为钢铁企业高耗能，其开工后容易造成地表温差的显著变化，对关停钢铁企业的监控大概率是通过卫星遥感监测关停钢铁企业地理空间上的温差变化。如果温差显著变大，则存在"死灰复燃"的可能。

4.4.3 海关总署智能识别模型

中国的跨境电商进出口总值这几年一直保持着非常高的发展速度。2017 年增速 80%，2018 年又增长了 50%。在 2018 年"双十一"这一天，需要海关清关的跨境电商商品超过 2 700 万票，最高峰的时候，我们一秒钟要放行跨境电商商品 1 000 单，这对海关监管提出了严峻的挑战。我们的关员们加班加点工作，同时我们在全世界率先使用了利用人工智能技术开发出来的智能审图技术，这使我们能保证有效监管的前提下实现快速通关。

——2019 年 3 月 5 日海关总署署长倪岳峰在"部长通道"接受采访时的发言

作为全国海关新一代信息系统建设的业务专家，笔者自 2017 年 9 月，脱产全程参与了智慧海关建设，并先后担任全国通关一体化报关单监控平台开发组组长、指标体系建设专项工作组组长、运行监控组组长、全国海关统一门户和个性桌面评审专家。在此过程中，笔者探索了全息投影、协同交互、系统整合、运行监控、统一桌面等先进技术应用，并代表海关总署现场向国务院督查组进行全流程业务监控科技成果演示汇报，演示了一个屏幕涵盖近 300 个原海关、检验检疫业务指标的全国通关一体化监控平台。因此，笔者对以建立大数据平台为核心，通过机器智能解放人力，不断提升全国海关监管服务效能的智慧海关、智慧政务建设体会真切、饱含深情。笔者认为：智能审图是全国海关应用高频大数据建模的上佳案例，可以为全国党政机关准确把握"机器替代人工"的时代潮流提供较好的经验借鉴。2020年，智能审图系统在全国海关推广应用，覆盖了海运、陆运、快件、跨境电商、邮件及旅检等各监管领域，对象牙等濒危物种制品走私犯罪产生了极大的震慑作用。截至 2019 年 12 月底，"大型集装箱/车辆检查设备"智能审图有效识别商品达 618 种，累计报警查获 1 922 起案例。"计算机断层扫描式 X 光机"智能审图有效识别商品达 670 种，累计报警查获 979 起案例。

从建模原理上，智能审图依托海关大数据云平台和海量"大型集装箱/车辆检查设备"及"计算机断层扫描式 X 光机"等机检设备图像数据，通过开展图像标注、模型研发、算法训练和图单比对系统研发，采用神经网络、三维分类网络、语义分割网络等技术研发出 30 多种算法模型，迭代优化算法 200 多次，持续提升智能审图快速、精准识别能力。目前，"大型集装箱/车辆检查设备"智能审图平均识别时间约为 10 至 15 秒，"计算机断层扫描式 X 光机"智能审图平均识别时间约为 2 至 5 秒。相比传统的"人工审图"模式，智能审图不知疲倦，"火眼金睛"，能有效应对监管现场 24 小时不间断工作模式，实现了海关关员敏锐触觉和系统算法稳定高效的优势叠加，在精准打击违法行为的同时，为广大守法旅客和企业提供了"零打扰"的通关体验①。

不仅仅是海关，公安部在智能审图方面也是成果丰硕。近年来，为了有效发挥"雪亮工程"上千万摄像头的作用，实现各类画面信息的有效管理，2017 年"全城覆盖、全网共享、全时可用、全程可控"的动态人脸识别与检索技术被列为公安部科技研究计划，人证合一验证系统（实现采集持证人相片与所持证件人相关信息发送至公安部身份证副本库进行生物特征比对，验证人与证是否一致的软硬件结合系统）、高准确度人脸识别系统等相继开发上线。2018 年，多名逃犯

---

① 人民网. 全国海关推广应用智能审图系统［EB/OL］. （2020 - 01 - 22）［2020 - 04 - 27］. http：//k. sina. com. cn/article_6456450127_180d59c4f02000u0lk. html.

在某演唱会现场被人脸识别抓获；2019 年 12 月，身负 7 条人命、潜逃 20 年的逃犯劳荣枝被人脸识别抓获；近几年，多名失踪多年的儿童通过人脸识别与亲生父母得以重聚……

当前，无论是智慧海关、智慧公安，还是智慧发改、智慧税务，都是以大数据、大系统、大平台建设为支撑，建设智慧决策大脑，实现智能展示、智能服务、智能治理、智能监管，而上述工作的核心无不是对大数据进行采集、汇聚、分析，通过大数据建模和算法优化最大限度地实现"机器替代人工"。对中国海关而言智能识别也仅仅是入门，识别商品也仅达到 618 种，对数以万计的进出口货物、物品而言，还仅仅是沧海一粟。另外，随着疫情的蔓延，海关口岸防疫、卫生检疫的压力更大，如何提前对感染新冠病毒、艾滋病病毒等病毒的旅客进行自动识别，实现由物到人的识别升级，可能难度更大，要求更高。随着我国数字政府建设的加快推进和政府大数据平台的日益完善，我国政府部门生产的高频数据也将不断被打通并越来越多地应用于科学决策和智能监管。

4.4.3.1 智能审图的实现条件

笔者以 2017 年获得海关总署科技征文三等奖的《扬帆"机智"海关：智能审像实现途径探析》为例，探讨政府机关智能审图的实现条件和主要方法。首先，政府部门通过科技解放人力、提升监管效能，摒弃长此以往形成的增一套设备加一套人马、人围设备转的老路，就必须走智能化、信息化的道路，实现人机交互，线上系统与线下资源的相辅相成，最终给机器注入"思想"，让机器去主动适应、配合、辅助人，达到"1 + 1 > 2"的效果。而实现上述目标的前提条件就是必须要解决政府部门大量的信息化系统互联互通、彼此反写的问题。例如：海关总署开展智能审图之前，就已经实现了查验管理系统（二期）、大型集装箱车辆检查设备联网集中图像分析系统与移动查验单兵系统、H2010 通关系统、舱单系统、转关系统、ATA 系统、企业信息管理系统、缉私案件线索移交反馈及综合应用系统、快件通关管理系统、估价系统、海关商品信息系统、归类化验决策信息管理系统、原产地管理系统、监管场所系统、多式联运系统、物流链可视化系统等系统间的数据交互和自动反写。上位机软件系统间的"藩篱"和屏障被打破，各业务系统独立为战、老死不相往来的局面被根本扭转，为智能审图算法汇聚各类数据资源，综合评估测算各种风险信息打下了坚实的基础。

4.4.3.2 智能审图的建模思路

对现场图像进行智能识别属于二维图像处理中的"物体检测"范畴，并且从已有的机检图像可以看出，一线海关操作现场的检测环境比较复杂，图像干扰因素较多，待检测物体的形状不规则，清晰度不高且存在一定的畸变、旋转和大小比例变化，而最难以解决的问题是存在车体、集装箱配件或货物等的遮蔽。因为单一的大数据模型算法很难解决上述所有问题，需要结合具体情况采取多种建模方式实现风险筛查和可疑图像的自动标记，这也是海关总署已经开发 30 多种算法模型进行智能审图的原因所在。

一是模板匹配法。模板就是一幅已知的小图像，模板匹配就是在一幅大图像中搜寻目标，或根据已知模式到另一幅图中寻找相应模式。模板匹配要求待检测图像中有要检测的目标，且该目标同模板有相同的尺寸、方向，通过一定的算法可以在图中找到目标，确定其坐标位置。当前比较常用的模板匹配算法包括 SQDIFF、TM CCORR 和 TM COEFF。模板匹配法第一步在原图像中截取模板用于比对，一般效果较好；第二步对所截取模板图像进行剔出遮挡处理后再进行比对，一般效果较差，原因可能因为对模板的处理效果不佳，但是通过完善模板来源有可能解决此问题。

二是局部特征匹配法。这里所用局部特征是指一些特殊的点，不会因为视角的改变、光照的变化、噪声的干扰而消失，比如角点、边缘点、暗区域的亮点以及亮区域的暗点。假设两幅图像中有相同的景物，无论两幅图像的大小是否相同，视角和角度是否一致，这些稳定点都会在两幅图像的相同景物上同时出现，利用这一点便能实现两幅图像中相同物体的检测和匹配。局部特征匹配法同样进行两步实现：第一步在原图像中截取样本作为比对图像，一般效果较好；第二步对所截取样本图像进行剔出遮挡处理后再进行比对，一般效果较差，无法获得相互之间的投影矩阵，原因可能是因为该方法对遮挡相对敏感，对模板的处理效果不佳，通过完善模板来源有可能解决此问题。

三是分类器匹配法。分类器匹配法需要足够多的效果较好的样本，并设计算法对上述图像进行模型训练，由算法对局部特征、典型模板进行提炼，形成机器自动识别、自动匹配的模式。采用分类器匹配法前期准备工作较多，且需要有较为丰富的业务积累和典型机检图像数据库，这也是海关总署先期汇总梳理数十万已有机检图像的原因。样本图像越丰富，体量越大，算法自我训练的效果就会越好。

> 于施洋主任在介绍国家信息中心大数据建设时，提出了打"标签"的方法："不论是监测新生企业存活率、就业情况、社保医疗情况等，都离不开企业法人和自然人这两个本体，因此国家信息中心大数据发展部正在建立两个本体库，在每一个库里，都会尽可能搜集更多的企业法人和自然人信息，给他们的每项特征都分别打上标签，方便后期抓取。"而智能审图的过程就是一个不断给显著特征打"标签"的过程，"标签"越多、越精准，则智能识别的效果就会越好。不同的是，国家信息中心是给自然人、法人打标签，而海关总署智能审图则是给商品、货物打标签。

4.4.4 典型映射模型

在算力时代，随着与人们日常生活和社会生产紧密相关的高频数据越来越多的生产出来，各类关联关系被大范围地挖掘并应用于实践。例如：美国 Skybox、Maxar Technologies、Planet Labs、ICEYE、Orbital Insight 等公司通过卫星影像测算某一地区建筑的阴影变化，进而判断该地区建筑行业是在繁荣上升还是在萧条下降，进而推算固定资产投资对 GDP 的拉动程度，或对该地区的 GDP 总量进行量化预测；通过分析停车场的数据来预测沃尔玛等零售商的季度销售情况，推算该地区社会零售商品总额；通过油罐阴影的面积分析全球原油储量，预测全球 GDP 增速；通过建筑物高度和屋顶材质测量数据，来衡量各地的财富情况，从而提高相关贫困数据的准确度；通过地面遥感监测跨境走私、人口贩卖等违法行为……随着新冠疫情在美国的蔓延，上述公司通过卫星拍摄的飞机场、港口、停车场、高速公路等信息对美国经济停滞情况进行了量化评估，部分成果已经成为指导美国复工复产的依据之一。

4.4.4.1 原油储量测算模型

原油的巨型储油罐顶通常有一个圆形的浮盖，用以防止原油的蒸发损失。通过卫星影像，可以观测到阳光照射在储油罐时在浮盖上的阴影。通过对不同时间段内的储油罐阴影的面积变化可以计算储存原油的情况。

例如：Skybox 公司发现利用储油罐浮顶随油量变化的几何关系，就可以计算出油罐中的油量。通过星下点和侧视两幅图像就可以得到计算浮顶油罐内石油存储量的必要数据，再通过统计石油储备库的油罐数量就可以得到一个石油储备库总的石油储量。石油作为现代经济的血液，石油储备量数据的用途关系国家安全、社会稳定和经济发展，它的商业价值也是十分突出，对各国政府提前进行政策调控、主要石油生产和消耗公司调整经营策略意义重大。虽然各公司利用卫星遥感推算原油储备量的大数据模型算法不尽相同，但基本原理大体一致。例如，Skybox 公司开发了基于 Skysat 星座进行浮顶油罐石油储量计算的算法：通过太阳高度角和阴影长度来计算储油罐的油量，基本上利用这样的方法能将全球 80% 以上的原油储量计算出来，而且是完全不可阻止的①。

4.4.4.2　厄尔尼诺映射模型

2010—2013年，笔者曾担任额济纳海关策克口岸监管设备管理员，而X光机及出入境通道中的2台门式车辆辐射探测仪是日常维护和管理的监管设备之一（见图4-16和图4-17）。为提升设备使用效能，笔者对上述设备建立了日常维护档案和运行监控记录，笔者发现，与2010年和2011年相比，2012年的门式车辆辐射探测仪的本底辐射数值经常出现异常波动，事后笔者对这些异常的本底辐射波动进行了理论分析，形成了《建设海关监管设备全国监控网络的实现路径及建议》，获得海关总署科技征文三等奖。在论文中，笔者对通过部署在全国各口岸的海关门式车辆辐射探测仪建立全国气候异常监测网络的可行性进行了探讨（见图4-18），并对策克口岸所在地的内蒙古阿拉善盟可能出现厄尔尼诺天气现象进行了预警。在2012年呼和浩特海关学会组织的论文研讨会上，笔者将上述情况与内蒙古党委研究室的专家也进行了交流探讨。

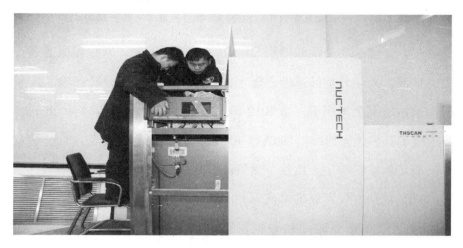

图4-16　笔者在进行日常监管设备X光机清洗维护

---

① 慧天地.从卫星影像到全球原油储量［EB/OL］.（2017-04-14）［2020-04-27］.https：//www.sohu.com/a/133983947_650579.

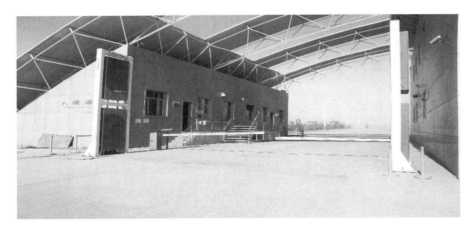

图 4 - 17　策克口岸入境通道门式车辆辐射探测仪

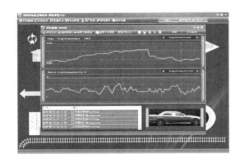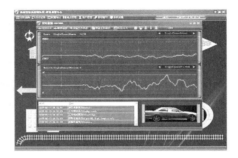

图 4 - 18　笔者论文中引用的策克口岸部分异常本底辐射监测记录

　　事过不久，上述关联关系即得到了验证。2013 年入春，阿拉善盟遭遇近年来同期最严重的旱情，大部分地区连续无降水日数已超过 100 天，局部地区人畜饮水困难。而阿拉善右旗则更为严重，自 2012 年 12 月 22 日至 2013 年 4 月 28 日，阿拉善右旗地区连续 120 多天无降水，创造近 40 年来最长连续无降水的历史纪录，造成土壤严重失墒，严重影响了天然牧草返青及农牧民的生产生活①。

　　通过门式车辆辐射探测仪的本底辐射监测映射当地是否会出现厄尔尼诺现象，只是海关大量监管设备实时高频数据发挥作用的冰山一角。2012 年，笔者起草《应用不确定度理论解决大宗散货溢短装问题》，获得当年海关总署监管征文二等奖。应用不确定度理论，不仅可以提升中国海关电子地磅的称重质量，而且可以推算对面蒙古国海关的电子地磅的误差情况和设备运行状况。

现在回看笔者2013年提出的建模思路，与5G时代物联网发展不谋而合，而海关监管设备一定程度上折射的气候变化、贸易国同类设备运行状况，也充分反映了大数据时代关联关系的复杂性和奇妙所在。在万物互联、人机互联的算力时代，也许中国海关在传统职能之外可以为祖国和人民做出更多、更大的贡献，而中国海关培养的这一大批业务技术兼通的复合型人才，则为这一作用淋漓尽致的发挥打下了坚实的人才基础。笔者也热切期待中国海关、中国政府、中国社会把现有的资源进一步盘活整合，进而发挥出更大的作用，以张开双臂热情拥抱"万物互联""人机交互"时代的到来。

4.5　数据洞见

4.5.1　找出真相

2020年4月29日，在媒体一片唱衰声中，美国第一季度GDP发布，即使是如此，很多媒体依然用"美国第一季度GDP下滑4.8%"为题进行报道，而且给出了"美国已经处于衰退之中"的结论。但是实际上呢？分别按照现价和不变价同比口径，美国2020年第一季度GDP分别比2019年第一季度GDP增长2.08%、0.3%，美国经济不仅没有收缩，而且相比2019年第一季度出现了较大幅度的扩张。在信息爆炸的算力时代，如何确保不被碎片化的信息切割，被情绪化、片面化的信息所误导，始终坚持理性、客观、冷静，保持找寻真相的能力是一个永恒的命题，也是一个人赢得竞争力的关键。那么，我们又该如何应用大数据关联关系推算美国第一季度GDP的合理性和必然性呢？

验证美国2020年第一季度GDP的合理性关键在于如何评估并量化新冠疫情对

经济的负面影响。在这里，我们不妨拉长历史的焦距，用中美两国第一季度 GDP 数据进行对比，并用 3 月 15 日美国总统宣布进入国家紧急状态和 1 月 23 日武汉封城作为疫情对经济影响的临界点。假设疫情前每天的 GDP 保持 2019 年的全年平均 GDP 增速 z，将疫情开始后的增速设为 x，美国和中国发布的第一季度 GDP 同比增速 y 作为 2020 年第一季度每天的平均增速，则可以推导如下公式：

$$中国：23 \times z + 68 \times x = 91 \times y$$

$$美国：74 \times z + 17 \times x = 91 \times y$$

GDP（国内生产总值）是一个价值量指标，其价值的变化受价格变化和数量变化两大因素影响。现价国内生产总值是指按当期价格计算的价值。鉴于疫情对 GDP 的冲击是短期实时的，在这里我们采用中美两国发布的现价 GDP，而非用基础年份修正后的不变价 GDP 增速进行代入计算（见表 4 - 4）。

表 4 - 4　2013—2020 年中美 GDP 同比增速对比

年（季）度	美国 GDP 同比增速/%		中国 GDP 同比增速/%	
	现价	不变价	现价	不变价
2013	3.6	1.8	10.10	7.77
2014	4.4	2.5	8.53	7.3
2015	4	2.9	7.04	6.91
2016	2.7	1.6	8.35	6.74
2017	4.3	2.4	11.47	6.76
2018	5.4	2.9	10.49	6.57
2019	4.1	2.3	7.79	6.1
2020 年第一季度	2.08	0.3	-5.3	-6.08

数据来自 Wind。

通过上述数据，我们分别得到中国第一季度武汉封城期间和美国进入国家紧急状态时间内的平均每天现价 GDP 平均增速分别为：-9.73%、-6.71%，如果将上述公式同步套入不变价 GDP 增速，则中美两国不变价 GDP 疫情期间平均增速分别为：-8.14%、-8.40%。从现价 GDP 冲击来看，因为中国采取的封城措施更加严格，而且经济几乎按下暂停键，疫情对中国 GDP 增速的负面影响要大于美国。从不变价 GDP 来看，美联储无限量 QE 和零利率的措施，使得价格出现了一定的浮动，因此疫情对美国不变价 GDP 冲击要大于变价 GDP 的冲击。通过中美两国的 GDP 增速互相验证，建立关联关系，可以让我们较好地验证美国 2020 年第一季度 GDP 的合理性。

从上述关联关系和公式结果也可以看出，鉴于美国已经逐步启动经济，复工复产已经开始，对疫情负面影响进行了缓冲，除非出现新的"黑天鹅"事件，2020 年第二季度美国变价 GDP 同比和不变价 GDP 同比应该会大于 −6.71%、−8.40% 的增速，基本上可以否定部分媒体预测的美国第二季度 GDP 30% 以上的下滑。但是从上述数据也可以看出，鉴于 4 月份的影响确实比较显著，除非 5、6 月份经济复苏显著发力，美国第二季度 GDP 同比将大概率跌入负值。

> 美国 GDP 折年数是相对于季度指标而言的，当季值乘以 4 等于折年数。季度环比折年率是在全年均保持本季度增长幅度的假设前提下，将环比增长率外推到全年而计算的 GDP 增长率。该方法在一定程度上弥补了环比增长率与年度增长率在增幅上不同步的缺陷，能清晰地反映经济内在的变动趋势及其出现的拐点情况。其计算公式为：环比折年率 = $\{$（季调后本季数÷季调后上季数）$^4 - 1\}$ ×100%。需要指出的是，美国不变价基期已经由 2009 年调整为 2012 年。

4.5.2　后续评估

当前，随着疫情在全球蔓延，在统筹新冠疫情防控和经济社会发展的大背景下，新基建成为我国当下热议的话题，包括 5G 基建、特高压、城际高速铁路和城际轨道交通、新能源汽车充电桩、大数据中心、人工智能和工业互联网 7 个领域。4 月 1 日，美国总统特朗普在签署 2 万亿美元财政刺激法案之后，又进一步提出实施 2 万亿美元的基础建设法案。加大基础设施建设投入，成为中美两国减少疫情冲击的不利影响，推动经济发展的重要抓手。那么，从大数据关联关系看，我们又应当怎样提前评估投资和基建对中美两国拉动经济的边际效应呢？

从表 4 – 5 可以看出，我国固定资产投资与 GDP 比值显著高于美国，如果单纯依靠传统的基建拉动经济增长，边际效应将递减。同时，考虑到我国企业、居民和部分地方政府的杠杆率已经较高，依靠大规模基建拉动经济的模式已经难以持续，从固定资产投资与 GDP 比值可以看出，从 2015 年最高点 80.07% 一路降至 2019 年的 55.66%。而且，疫情期间主要冲击的是餐饮、旅游、住宿等第三产业，我国第三产业占 GDP 比值（见表 4 – 6）虽然远低于美国等发达国家，但也超过了 50%，疫情对消费的抑制作用不容忽视。加快新基建建设，有利于促进新消费和数字化转型，推动经济社会新旧动能转换。因此，对我国而言，提高新基建的比重具有现实紧迫性和时代发展的必然性。

表 4 – 5 美国国内投资与中国固定资产投资对比

年度	美国				中国			
	现价 GDP/亿美元	国内投资			现价 GDP/亿元	固定资产投资		
		总额/亿美元	与 GDP 比值/%	政府投资/亿美元		完成额/亿元	与 GDP 比值/%	国家预算内资金/亿元
2010	149 921	28 100	18.74	6 445	412 119	241 414.93	58.58	13 104.67
2011	155 426	29 692	19.10	6 366	487 940	301 932.85	61.88	14 843
2012	161 970	32 428	20.02	6 210	538 580	364 835	67.74	18 958.66
2013	167 849	34 264	20.41	6 004	592 963	436 527.7	73.62	22 305
2014	175 273	36 467	20.81	6 026	643 563	502 004	78.00	26 745
2015	182 248	38 441	21.09	6 210	688 858	551 590	80.07	30 924
2016	187 150	38 139	20.38	6 352	746 395	596 500	79.92	36 211.67
2017	195 194	40 255	20.62	6 548	832 035	631 683	75.92	38 741
2018	205 802	43 155	20.97	6 872	919 281	635 636	69.14	/
2019	214 290	44 784	20.90	7 345	990 865	551 478	55.66	/

数据来自 Wind。

表4-6 中国第三产业 GDP 占比情况

年度	现价 GDP/亿元	现价第三产业/亿元	占比/%
2010	412 119	182 061.9	44.18
2011	487 940	216 123.6	44.29
2012	538 580	244 856	45.46
2013	592 963	277 983.6	46.88
2014	643 563	310 653.9	48.27
2015	688 858	349 744.7	50.77
2016	746 395	390 828	52.36
2017	832 035	438 356	52.68
2018	919 281	489 700.7	53.27
2019	990 865	534 233	53.92

数据来自 Wind。

对美国而言，因为政府投资长期处于低位，虽然政府投资总额不断增长，但与 GDP 总量相比，基数仍然较低，如果美国总统特朗普 2 万亿美元基建法案通过，以 2019 年的美国 GDP 为基数，则政府投资与 GDP 的比值将直接提升 2 倍以上，由 3.43% 激增至 10% 以上。而且美国近几年的政府投资对拉动 GDP 的作用也是较为明显，美国特朗普政府也确实不断在加大政府的投资额度。因此，疫情只是一个引子，美国政府投资额度的增加已经在不断发生。2016 年美国政府投资额同比增长 2.29%，2019 年则提高至 6.88%，是 2016 年增速的 3 倍（见表 4-7）。

表4-7 美国政府投资与 GDP 比值情况

年度	现价 GDP/亿美元	政府投资/亿美元	政府投资与 GDP 比值/%	政府投资同比变化/%
2010	149 921	6 445	4.30	—
2011	155 426	6 366	4.10	-1.23
2012	161 970	6 210	3.83	-2.45
2013	167 849	6 004	3.58	-3.32
2014	175 273	6 026	3.44	0.37
2015	182 248	6 210	3.41	3.05

续表

年度	现价 GDP/亿美元	政府投资/亿美元	政府投资与 GDP 比值/%	政府投资同比变化/%
2016	187 150	6 352	3.39	2.29
2017	195 194	6 548	3.35	3.09
2018	205 802	6 872	3.34	4.95
2019	214 290	7 345	3.43	6.88

数据来自 Wind。

> 固定资产投资完成额，指城镇和农村各种登记注册类型的企业、事业、行政单位及城镇个体户进行的计划总投资 500 万元及以上的建设项目投资和房地产开发投资，包含原口径的城镇固定资产投资加上农村企事业组织项目投资。该口径自 2011 年起开始使用，并将统计指标更名为"固定资产投资（不含农户）"，每月约 14 日由国家统计局发布。从固定资产投资完成额的采集口径可以看出，固定资产投资完成额只是我国整体投资总额的一部分，我国整体投资总额与 GDP 的比值还要更高。

4.5.3　调查之问

中国人民银行调查统计司城镇居民家庭资产负债调查课题组于 2019 年 10 月中下旬在全国 30 个省（自治区、直辖市）对 3 万余户城镇居民家庭开展了资产负债情况调查，起草完成了《2019 年中国城镇居民家庭资产负债情况调查》，也被部分国内媒体和机构认为是当前关于城镇居民资产负债情况最为完整、翔实的调查之一。调查显示：

一是城镇居民家庭户均总资产 317.9 万元，资产分布分化明显；家庭资产以实物资产为主，住房占比近七成，住房拥有率达到 96.0%；金融资产占比较低，仅为 20.4%，居民家庭更偏好无风险金融资产。

二是城镇居民家庭负债参与率高，为 56.5%，负债集中化现象明显，负债最高 20% 家庭承担总样本家庭债务的 61.4%；家庭负债结构相对单一，负债来源以银行贷款为主，房贷是家庭负债的主要构成，占家庭总负债的 75.9%。

三是城镇居民家庭净资产均值为 289.0 万元，分化程度高于资产的分化程度。与美国相比，我国城镇居民家庭财富分布相对均衡（美国净资产最高 1% 家庭的净资产占全部家庭净资产的比重为 38.6%，我国为 17.1%）。

四是城镇居民家庭资产负债率为 9.1%，总体稳健，少数家庭资不抵债；居民家庭债务收入比为 1.02，略高于美国居民水平（0.93）；偿债能力总体较强，偿债收入比为 18.4%，居民家庭债务风险总体可控。

五是需关注两方面的问题。（1）居民家庭金融资产负债率较高，存在一定流动性风险。（2）部分家庭债务风险相对较高，主要表现在以下几个方面：部分低资产家庭资不抵债，违约风险高；中青年群体负债压力大，债务风险较高；老年群体投资银行理财、资管、信托等金融产品较多，风险较大；刚需型房贷家庭的债务风险突出。

调查报告刊发后，部分结论引发了较大的舆论争议。这样一份事关城镇居民家庭资产负债情况的评估报告，里面的很多数据很有可能成为政府部门进行宏观调控的决策依据，报告的真实性和调查质量不容怀疑。但是，在用电量、卫星遥感、GIS、手机信令、银行流水等高频数据被大量使用的今天，不采用与城镇居民密切相关的高频数据进行测算是否合适？人民银行作为我国制定和执行货币政策，防范和化解金融风险，维护金融稳定的重要部门，采用调查的方式测算评估城镇居民的家庭资产负债情况本无可厚非，但又怎么避免如 2016 年美国总统选举暴露的"沉默投票者"偏差？如果调查样本出现偏差，又怎么确保调查结果真实有效而不是"盲人摸象"呢？在调查方法之外，人民银行是否可以探索应用高频数据对涉及每一位城镇居民信息的结果进行修正呢？

正如中房智库执行院长、中央财经大学副教授柴铎在《从央行〈2019 城镇家庭资产负债调查〉看楼市前景》中指出的，报告调查样本具有显著偏误。从调查省市城镇居民家庭平均收入水平看，全国仅有北京、上海、江苏、浙江、福建、广东、天津、河北位于平均线以上。根据本报告样本分布说明，调查样本数分别为 700 户、800 户、2 100 户、1 400 户、900 户、2 900 户、500 户、1 500 户，共计

10 800户。也就是说，这个调查在这8个"最富的"省份选择的家庭超过所有样本的1/3，在北京、上海选择的调查对象数高于宁夏、青海、甘肃、吉林。从这一点看，调查中城镇居民家庭平均资产多数调查的是发达地区的"富人"，"穷"的省份样本代表性不足，居民家庭资产整体水平值被高估了，这也是为何多数人感觉自己"被平均"的重要原因。

在这里，我们不对结论的正确性进行评判和探讨，只对如何把握算力时代的大数据建模新趋势进行研究。因为，如何通过大数据洞见真相，可能是今后一段时间内政府部门应当反复自我拷问的问题，尤其是当企业已经通过储油罐阴影成功测算全球原油储量，当欧美许多国家开始应用GIS进行居民税收测算和财富评估，当国家信息中心通过手机用户监控关停钢铁企业是否"死灰复燃"……我们又该怎样把握这样一个算力时代的机遇和挑战，在传统的调查问卷方式之外，按照习近平总书记的要求，用好大数据这一工业社会的"自由"资源，掌握工作主动权呢？

一份调查报告也许不仅仅反映了用大数据模型洞见真相的能力，还有如何通过大数据思维和模型思维舍弃传统的样本数据，进而应用全量数据的巨大差异。面对算力时代、DT时代低频"自证"向高频"他证"的大数据建模新趋势、新要求，我们也许还有许多的路要走，许多的功课要补上。

在接受《这就是中国》节目组采访时，科大讯飞医疗总裁陶晓东专门介绍了电话机器人在对出院新冠肺炎患者随访时的作用："电话机器人可以有几千路电话同时并发，所以短短一两个小时内，可以同时拨出上万通电话，然后自动地整理数据，把高危患者自动筛查出来。整个疫情期间，全国大概有3 000多万人次的电话。"如果单从数量上看，《2019年中国城镇居民家庭资产负债情况调查》覆盖的3万余户城镇居民家庭调查交由电话机器人来完成，可能需要不到一天的时间。算力时代的信息获取正在发生翻天覆地的变化。有效把握这一时代变化趋势，不仅可以大幅减少工作量，实现"机器替代人工"，而且因为样本获取更为丰富和准确，分析结果也更加贴合实际。

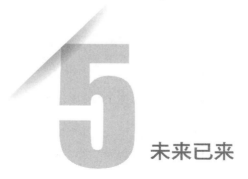

5 未来已来

全国海关要深入学习贯彻习近平总书记关于做好大数据应用工作的指示批示精神，坚持好用、管用、实用原则，抓住机遇、攻坚克难，用好大数据这个利器，支撑海关整体业务发展，推动海关监管服务更加科学、精准、高效。

——海关总署党委书记、署长倪岳峰

一场突如其来的新冠疫情是对社会治理能力和治理体系的考验，也更加凸显了加快推进社会治理能力和治理体系现代化的重要性。事实已经证明，以大数据模型为核心的大数据技术的有效运用是打赢疫情防控阻击战不可或缺的力量，也是智慧政府、智慧监管、智慧政务建设的重要内容。自 2008 年 IBM 首次提出"智慧地球"理念之后，作为智慧城市、智慧交通、智慧社区、智慧国家、智慧地球等各种"智慧体"建设的重心之一，具有决策科学化、办公快速化、治理高效化与服务便捷化特征的智慧政府建设已成为社会治理体系和治理能力现代化的重要支撑和关键因素，智慧海关、智慧发改、智慧税务、智慧公安、智慧工商等建设呈现加快推进的态势。2020 年，上海市出台《关于进一步加快智慧城市建设的若干意见》，明确提出，到 2022 年，将上海建设成为引领全国智慧社会、智慧政府发展的先行者，智慧美好生活的创新城市。科学集约的"城市大脑"基本建成，全量汇聚的数据中枢运行高效。

虽然不同政府部门、国家部委的职责不同，关注的重点迥异，但是加快大平台建设，打破"信息孤岛"，建设全量汇聚的数据中枢，打造"智慧大脑"，以更高的效率和更便捷的方式实现数据共享，推动政府、市场、社会多方协同的价值创造，做好动态决策、即时响应和智慧联动是共同的特征和竞相加速的建设目标。而上述智慧政府的建设过程中，优化大数据通用汇总、分析、挖掘等建模工具开发又处于政府"智慧大脑"建设的核心环节。在此，我们以海关来"解剖麻雀"，分析政府加快大数据通用分析平台建设的外在形势要求和内在发展动力。

> 近年来，世界海关组织提出建设数据驱动的"数字海关"的理念。发达国家海关正摒弃传统的"关口"检查模式，依托大数据构建"循数监管"的精准管理体系，结合风险管理方法手段，推动全球海关监管理念与监管模式加快变革。从某种意义上讲，"循数监管"与政府"智慧大脑"互为表里，数据是智慧分析的基础和前提，智慧分析又是"循数监管"成效的检验标尺之一。

5.1 推动政府大数据平台建设的外在形势

> 巨大的不对称性、复杂性和不确定性是当今社会最大的特征，也是正确决策的最大敌人。
>
> ——伊藤镶一《爆裂》

5.1.1 大数据的盈余性

大数据的盈余性是各行各业应用大数据所面临的共同挑战。大数据的体量巨大，在这海量的数据中，并非所有的数据都是有用的，大多数情况下，有用的数据可能只是其中的很小一部分。随着数据量的不断增加，无意义的冗余、垃圾数据也会越来越多，虚假信息和真实信息交叉互存。这样一来，对行业发展和政府决策较为重要的数据就被淹没在数据海洋里，有效抓取、精准识别存在较大困难。同时，数据库大量存储的是高频非结构化数据，如何对上述数据进行再加工和挖掘，将高频非结构化数据加工成为低频宏观结构化数据，以点带面，以小映大，发掘海量数据背后的深层次规律，形成正确的趋势性预判和预警性分析，避免被碎片化信息切割致使决策误判尤为重要。

当前，即使信息化水平相对较高、国际法较为完备的进出口贸易领域，也很难完全禁止企业为达到融资、套利目的而虚构贸易的情况，在各国海关保存的基础数据中依然可能存在虚假数据，企业与货物不符、单证与货物不符、经营与外贸不符等情况一定程度上存在。这些虚假数据存在于各国海关报关单、舱单、税单等海量单证信息之中，没有高效管用的大数据通用建模工具，很难进行有效的分析与剔除。2015 年 1 月 13 日，在国务院新闻办举办的新闻发布会上，海关总署新闻发言人郑跃声表示："海关总署和有关部门高度重视虚假贸易的蔓延，正不断地采取措施予以遏制，应当说海关贸易统计的数据基本上还是可以反映我国对外贸易进出口的实际情况。"

> 虚假贸易一般包括"套利贸易""作假贸易""套利、作假混合贸易"三种。《国务院关于 2013 年度中央预算执行和其他财政收支的审计工作报告》显示：银行有 3 750 亿元人民币贷款投放存在问题，25 家黄金加工企业 2012 年以虚假贸易，进行跨境、跨币种循环滚动贷款累计 944 亿元，套取汇差和利差 9 亿多元。近年来，虚假贸易被有效遏制，但完全根除虚假贸易仍然需要一定的时间，而虚假贸易也只是反映了大数据盈余性的一个侧面。

5.1.2　复合型人才的稀缺性

> 建设网络强国，要把人才资源汇聚起来，建设一支政治强、业务精、作风好的强大队伍。"千军易得，一将难求"，要培养造就世界水平的科学家、网络科技领军人才、卓越工程师、高水平创新团队。
>
> ——习近平总书记

人才是第一资源。古往今来，人才都是富国之本、兴邦大计，"智慧政府"建设和大数据建模也概莫能外。正如兮易控股董事长、北京兮易信息技术有限公司总经理陈广乾所言："大数据和智能制造其实是一个个体的不同侧面，其在企业落地的关键点在于理解其业务逻辑。"对业务逻辑的理解关键在于熟悉业务、精通技术的人。如果仅精通业务而不熟悉技术，很容易"望数兴叹"；仅精通技术而不熟悉业务，又容易守着海量数据而摸不着头脑，难以将大数据模型落地。尤其是近年来，随着我国经济规模持续增长，业务模式不断丰富，新经济业态竞相涌现，政府面临的监管要求与压力也呈现指数级增长的态势，与业务对应的数据表、数据项、记录条数也在大幅扩张。以中国海关为例，随着机构改革关检融合的深入推进，海关大数据池汇总的各类数据表已经高达上万张，而表格中包含的字段也是数十万之巨（例如：仅 ENTRY_LIST 单张数据表就包含 479 个字段，而上述字段几乎每天由人工填制或系统自动反写不断在生成新的数据，进行系统留痕）。如果不精通海关业务，找不到每张表、每个数据项与海关现实业务的对应关系，上述数据也仅是一个个杂乱的、没有任何信息含义的 0、1 代码而已，很难从中挖掘出进出口贸易的规律和发展趋势，更遑论进行风险预警、决策支持了。

同时，随着业务越来越复杂，在业务流程、法律法规、操作步骤不断跟随形势变化的同时，底层的数据表、数据项也在同步发展。长期以来，业务人员与技术人员两条线式的并行发展，又让这种业务与技术的对应变得更加复杂，使得同时熟悉业务和技术的人员更加稀少和可贵。例如：在海关大数据平台，名称中包含"报关单"关键字的数据表的数量就高达 55 张，这 55 张表由不同的技术人员开发、设计，对应不同的信息化系统，这也一定程度上造成了数据项缺失、数据描述不一致、语义理解有困难等实际应用时暴露的问题。又如：2019 年 1 月，海关总署发布 2019 年第 18 号关于修订《中华人民共和国海关进出口货物报关单填制规范》的公告，对第三条第五项、第七条第四项等做了相应调整和修改。在我国进出口贸易已经几乎实现 100% 无纸化通关的情况下，几乎每一个细微的业务调整均涉及底层数据表或字段的对应调整，并需要对信息化系统进行同步修改，这也进一步加大了培养兼通业务与技术人才的难度。

此外，随着政府机关数据交换日益普遍，国内外机构交换数据日益普及，政府部门购买外部数据逐渐常态化，这就要求建模人员要同时熟悉其他部门的业务和底层技术逻辑，能够对外文进行直接阅读并抓取有用的信息，对建模人员的业务积累和技术储备提出了更高的要求。例如：笔者建立的数字经济海关税基侵蚀模型需要同时应用海关、外汇高频数据；中美经贸摩擦监控评估模型、产业转移监控评估模型、进出口营商环境评价模型等需要同时应用海关、税务、外汇等部门高频数据。

海关总署与国家税务总局、国家外汇管理局、原国家工商总局等签署的《关于实施信息共享开展联合监管的合作机制框架协议》，海关总署发起设立的"一带一路"海关信息交换和共享平台，以及海关总署购买的 BvD 境外企业、亿海蓝全球船舶轨迹等数据，为开展大数据建模进行风险分析、形势研判提供了越来越丰富的源数据，但是有效利用、综合分析上述数据也对建模人员的能力和水平提出了更高要求。正如 1990 年，伊拉克侵占科威特后，抢夺了大量的霍克防空导弹系统、美国导弹发射架和 100 多枚 MM40 "飞鱼"导弹，但是因为不会操作，不懂应用，在后来的海湾战争中，伊拉克没有能够成功地发射出 1 枚"飞鱼"导弹。如果没有精通业务技术的人员，再先进的武器和实用的工具也仅是一堆废铁。这也是 2017 年海关总署启动"智慧海关"建设之初就强调"业务技术一体化推进""成立业务技术人员共同参与的专项小组"的原因。

5.1.3 "循数监管"的复杂性

> 根据 BNET 商学院对中国政府部门的调查分析显示，政府部门以数据分析作为决策支撑并没有形成气候，将数据分析作为核心竞争力的只占 5.6%，比起美国和英国等政府开源力度差距巨大[①]。
>
> ——《听五年大数据专家深度解析：大数据的大价值，大数据五大成功案例》

当前，随着数字政府、数字社会、数字地球的不断推进，传统的科层制日益被打破，集中的权力不断被消解，扁平化的特征日益明显，每一个自然人、法人组织、群团组织都变成了媒体源，彼此互联互通和自由信息交换日益普遍，信息呈现出透明、开放、直接交互和分享的趋势，这样就使得数据之间的关联关系日益隐蔽和复杂，"循数监管"的复杂性和难度日益加大。首先，可利用的关联数据日益增多，使收集、挖掘、研判、发布、共享大数据成为常态，对大数据深度挖掘提出了更高要求。其次，服务型政府是智慧政府建设的必然要求，而有效落实"服务群众零距离"的理念，让"让数据多跑路，让群众少跑腿或不跑腿"成为常规，需要从已有的关联关系反证传统的群众证明或提交事项，"循数监管""循数服务"的标准不断提高，也在不断倒逼政务服务标准化和公共治理规范化。最后，传统的空对空的理论探讨和居高临下式的"威权"说教和"压力"管理越来越难以获得群众的认可，"用数据说话、凭数据决策"已经成为全社会的共识，使依靠直觉判断的"经验式决策"必须转向依靠数据的"智慧式决策"，对"循数监管""循数决策"提出了更高要求。

---

① 知乎. 听五年大数据专家深度解析：大数据的大价值，大数据五大成功案例［EB/OL］.（2020 – 05 – 04）［2020 – 05 – 12］. https：//zhuanlan. zhihu. com/p/138096432.

本节通过通关单一个事例，探讨"循数监管"的复杂性和高难度。文中事例和数据大多是 2018 年机构改革之前（为避免歧义，2018 年机构改革之前的海关、检验检疫下文均称"原海关、检验检疫"）的状况，笔者予以保留也是为了让读者真实地感受历史的脉络和发展情境。2018 年，笔者在担任全国海关通关一体化报关单监控平台开发组组长时，为了实现机构改革后原海关及检验检疫信息化系统、人工作业全流程、同一口径同屏监控，对原海关、检验检疫机构分分合合过程中产生的通关单进行了研究，相关研究成果已在《海关科技》发表。我们重新探讨已经成为历史的"通关单"，是因为"历史是面对现实、走向未来的镜子"，客观、全面、深入地剖析关检重大业务配合、党和国家机构改革的历史经验和发展启示，有利于避开片面性误区和盲目性陷阱，帮助我们深入理解政府部门"循数监管"的紧迫性和必然性。

5.1.3.1 什么是通关单联网核查？

2008 年 1 月 1 日，按照海关总署、国家质量监督检验检疫总局 2007 年第 68 号公告（关于通关单联网核查有关问题的公告）的要求，为提高口岸通关效率，推进无纸通关改革，有效防范和打击逃漏检行为，方便合法进出，海关总署与国家质量监督检验检疫总局对法定检验进出口商品，实行出入境货物通关单电子数据与进出口货物报关单电子数据的联网核查，即"通关单联网核查"。根据海关总署与国家质量监督检验检疫总局商定的电子报文格式，检验检疫部门按照有关法律法规的规定对列入《出入境检验检疫机构实施检验检疫的进出境商品目录》（以下简称《法检目录》）的进出口货物（包括转关运输货物）签发通关单，实时将通关单电子数据通过质检电子业务平台、经电子口岸信息平台传输给海关，海关将报关单相关数据与通关单电子数据核对，并在办结海关手续后实时将通关单核销回执反馈质检部门。通关单联网核查系统业务流程见图 5－1。

通关单是进出口需要法检（商检）商品的一种通行文件，即通常所说的商检单。通关单是报关单证之一，属于《法检目录》的商品出口时需要出具通关单海关才给予放行。

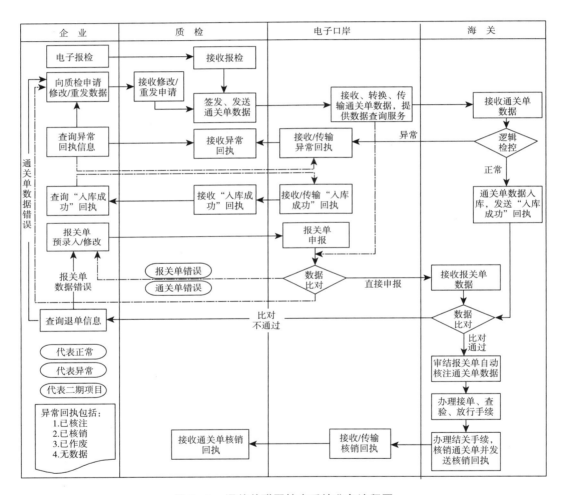

图 5 – 1　通关单联网核查系统业务流程图

5.1.3.2　积极意义

2008 年实施的通关单联网核查是对《海关总署、质量监督检验检疫总局关于印发〈海关总署、质量监督检验检疫总局关于建立关检合作机制备忘录〉的通知》（署厅发〔2005〕125号）"积极支持和推进口岸电子执法系统建设，应用推广电子通关（通关单电脑联网核查）、原产地证、'一单两报'（一次录入，分别申报）、物流信息、统计信息等信息交换，实现信息共享"要求的具体落实。通关单联网核查的实现，使得原海关、检验检疫部门通过统一的公共数据平台，实现跨部门信息共享，联合监管，一方面联合打击逃漏检行为，规范进出口秩序，另一方面简化了通关手续，降低了企业贸易成本，提高了口岸通关效率。

5.1.3.3　暴露的问题

1. 申报项较多重合

通关单联网核查后，原检验检疫通关单进出口商品申报数据项为96项、原海关报关单进出口商品申报数据项为73项，而上述申报事项高度重合。2013年7月24日，随着海关总署与国家质量监督检验检疫总局《关于进一步扩大关检合作"三个一"试点工作的通知》（署监函字〔2013〕179号）下发，关检合作"三个一"（"一次申报、一次查验、一次放行"）试点工作全面推开，其中，仅"一次申报"数据项就由169项精简整合为92项，企业录入工作量同比降低47%。从报关单、通关单"一次申报"压缩项可以看出，通关单申报项几乎涵盖了绝大部分报关单申报项。

2. 名称不尽统一

通关单联网核查的实现，暴露出原海关、检验检疫部门对同一概念的对象采取不同名称的问题。例如：报关单的经营单位与通关单的收/发货人含义一致；报关单上的运抵国/起运国或地区与通关单的输往国家或地区/输出国家或地区含义一致。又如：原海关、检验检疫部门对商品编码分别采用《商品名称及编码协调制度》（HS编码）、《出入境货物检验检疫分类代码》（CIQ代码）。上述情况的存在，一定程度上造成进出口企业的认知障碍，增加了报关、报检行为的复杂度。

3. 存在法律法规冲突

以通关流程为例：通关单联网核查的基本流程是"先报检、后报关"，而《中华人民共和国进出口商品检验法实施条例》第十六条规定："海关放行后 20 日内，收货人应当依照本条例第十八条的规定，向出入境检验检疫机构申请检验。"作为部门规章的 2007 年第 68 号公告（关于通关单联网核查有关问题的公告）"先报检、后报关"的规定与《中华人民共和国进出口商品检验法实施条例》"海关放行后再申请检验"存在冲突。

4. 标准不尽统一

以企业管理为例：原海关、检验检疫部门分别出台了《海关企业信用管理暂行办法》《出入境检验检疫企业信用管理办法》。其中，《海关企业信用管理暂行办法》根据企业信用状况将企业认定为认证企业、一般信用企业和失信企业。《出入境检验检疫企业信用管理办法》将企业信用等级分为 AA、A、B、C、D 五级。上述情况的存在，不仅造成了进出口企业被动适用原海关、检验检疫不同的评定标准，也一定程度上造成同一进出口企业在原海关、检验检疫评级倒挂现象，不利于政府公信力的树立和进出口货物整体通关效率的提升。

5. 存在事权重叠与交叉

根据《中华人民共和国海关法》第二条，中华人民共和国海关是国家的进出关境监督管理机关。海关依照本法和其他有关法律、行政法规，监管进出境的运输工具、货物、行李物品、邮递物品和其他物品，征收关税和其他税、费，查缉走私，并编制海关统计和办理其他海关业务。按照 1998 年国务院批复的《国家出入境检验检疫局职能配置、内设机构和人员编制规定》，国家出入境检验检疫局是主管出入境卫生检疫、动植物检疫和商品检验的行政执法机构。上述法律和方案未对货物监管与商品检验的执法边界进行严格限定，致使原海关、检验检疫部门对货物、物品、商品等通关环节的查验、放行等事权重叠与交叉的情况日益突出。《国务院办公厅关于支持外贸稳定增长的若干意见》（国办发〔2014〕19 号）"全面推进'一次申报、一次查验、一次放行'，实现口岸部门和地方政府信息共享"的出台，从国家层面对原海关、检验检疫部门执法权进行了一定意义上的确认。2018 年 3 月，国家口岸管理办公室印发《提升跨境贸易便利化水平的措施（试行）》，将报检报关"串联"改"并联",实现报检、报关同步"并联"受理,其作为优化口岸营商环境,提升我国跨境贸易便利化水平的重要举措,是对通关单联网核查"先报检、后报关"通关模式的进一步修正,但未从根本上解决事权交叉、通关流程烦琐的问题。

从上述分析可以看出,通关单联网核查有效推进了原海关、检验检疫部门的信息共享,但是也在一定程度上暴露出我国进出口通关环节监管部门重叠、执法权交叉、流程较为烦琐等体制机制问题,在影响我国整体通关效率和贸易便利的同时,也在一定程度上致使我国国际贸易分值排名持续走低,与2013年我国超过美国,成为世界第一大货物贸易国的国际地位极不匹配。2017年,李克强总理在中央经济工作会议和第一次国务院常务会议上均提及世界银行发布的《营商环境报告》。近年来,我国跨境贸易分值世界排名在《营商环境报告》中持续走低,从2007年的38位跌至2017年的96位,并于2015年,首次由我国整体营商环境改善的积极因素转变为我国整体营商环境改善的拖累。2015年以来,在《营商环境报告》中我国跨境贸易分值与营商便利度总分世界排名差距持续扩大,由2015年差距8位扩大至2017年的18位(见图5-2)。上述问题也引起党和国家的高度重视。2017年,习近平总书记在中央财经领导小组第16次会议上明确要求,要切实解决进口环节制度性成本高,检验检疫和通关流程烦琐、企业投诉无门等突出问题。

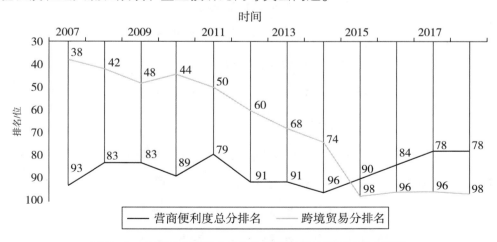

图5-2　我国营商便利度总分与跨境贸易分项世界排名情况

5.1.3.4 探寻历史脉络

> 重视历史、研究历史、借鉴历史，可以给人类带来很多了解昨天、把握今天、开创明天的智慧。
>
> ——习近平总书记

深入探析通关单反映出来的我国进出口领域长期存在的体制机制障碍及根源，需要全面审视我国检验检疫的机构变迁史和原海关、检验检疫部门的分合史，一方面从中找出答案，另一方面也让我们深切感受"循数监管"的复杂性和高难度。

1. 1949 年之前检验检疫发展史

1886 年，上海仁记洋行代办水险和船舶检验、鉴定业务，成为我国第一家商检机构。随后一些规模较大的外国检验机构，先后到上海及其他重要口岸设立公证检验机构，办理洋行贸易商品的检验、鉴定工作。1873 年，为防止印度、泰国、马来西亚等地霍乱传播，上海、厦门等地海关开展登轮检疫。1903 年，中东铁路管理局建立铁路兽医检疫处，对来自沙俄的肉类食品开展检疫工作。1928 年以后，国民政府先后出台《商品出口检验暂行规定》《商品检验暂行条例》《商品检验法》，成立商检局，承担品质检验、卫生检疫和动植物检疫等职责，打破了商检机构林立、法律不统一、外商把持商检机构的格局。

2. 1949—1978 年检验检疫发展史

1949 年 10 月 1 日，中华人民共和国成立后，中央贸易部国外贸易司设立商品检验处，统一领导全国商检工作，并在改造国民政府遗留下来的天津、上海、青岛、广州、汉口、重庆 6 地商检局的基础上，在大连、新疆设立了商品检验局。除青岛、新疆两局只管辖所在省和自治区的检验业务外，其他商检局均实行按大行政区划和商品的流向，跨省（区、市）检验的体制。1951 年，中央人民政府政务院财政经济委员会发布《商品检验暂行条例》，并规定"凡输入输出商品的衡量、鉴定等公证事项，统由商品检验局办理"，中国境内不得设立外国检验机构，不准外国检验机构派员来华办理公证鉴定业务。1952 年，中央贸易部分为商业部和对外贸易部，在对外贸易部内设立商品检验总局，统一管理全国的进出口商品检验工作。1953 年，政务院在《商品检验暂行条例》的基础上，制订了《输出输入商品暂行条例》，规定：商检局统一办理对外公证鉴定工作，并将国有企业外贸合同规定应经商检的商品和应检验的动植物及其产品有无害虫、病菌的商品列为法定检验的范围。1960 年，各地商检局下放地方，实行双重领导体制。1964 年，动植物检疫从商检分离，划归农业部管辖。1973 年，因商检总局在调查进口物资检验中发现大量进口设备材料，特别是国防建设的大型、精密、尖端设备，国务院改革商检体制，将各地商检机构改为中央领导，编制、人事、财务、固定资产、基本建设等统一划归中央。

3. 改革开放以来检验检疫发展史

1990 年，按照国家调整口岸进口食品卫生监督检验管理体制的要求，行使进口食品卫生监督检验权的卫检部门划归卫生部管辖。至此，"三检"（国家进出口商品检验局、农业部动植物检疫局、卫生部卫生检疫局）全部分离。1998 年，为解决口岸查验政出多门、重复管理、重复检验检疫、重复收费、通关效率低、企业负担重等问题，实现一次报验、一次取（采）样、一次检验检疫、一次卫生除害处理、一次收费、一次发证放行（即"六个一"）改革，将国家进出口商品检验局、卫生部卫生检疫局、农业部动植物检疫局共同组建国家出入境检验检疫局，由海关总署管理。2001 年，为解决入世多边谈判进程上"我国两个检验机构、双重标准、重复收费、重复认证"问题，将国家质量技术监督局与国家出入境检验检疫局合并为国家质量监督检验检疫总局。2018 年，《中共中央关于深化党和国家机构改革的决定》和《深化党和国家机构改革方案》规定"将国家质量监督检验检疫总局的出入境检验检疫管理职责和队伍划入海关"。

5.1.3.5 解析深层次原因

1. 机构整合与业务融合脱节

1997—2001 年，检验检疫部门经历了"三检合一"、并入海关、脱离海关、合并质监 4 次较大的机构调整与整合，致使业务融合与快速的机构变迁脱节，为后续我国进出口领域制度性成本高、检验检疫和通关流程烦琐等体制机制问题埋下隐患。以通关单为例，合并前的进出口商品检验局、进出境卫生检疫局、进出境动植物检疫局各类对外单证有上百种，项目、类别繁多，且部分证书交叉、重复。"三检合一"后，海关总署管理检验检疫部门期间，海关总署、检验检疫局在整合原"三检"的报检申请单、货物报检单、法定检验进口货物登记单、放行通知单、调离单、食品卫生检验检疫报检单、集装箱鉴定报检单、外商投资财产价值鉴定申请单、出境货物预检申请单、包装检验申请单、品质证、数量证、规格证、重（数）量证、残损证、价值鉴定证等基础上，设计出台了通关单，并于 2000 年 1 月 1 日，按照新的检验检疫货物通关制度，实施"先报检、后报关"的通关模式，也启动了 CIQ2000、H2000 通关管理系统开发事宜。该通关模式运行仅一年，为落实中国加入世界贸易组织的要求，检验检疫局从海关总署剥离，与国家质量技术监督局合并，进出境领域报关单与通关单、检验检疫与海关通关管理进一步融合进程被迫中断。随着加入世界贸易组织后我国进出口贸易飞速发展，报关、报检分离的问题越来越突出。2013 年，为实现关检"一次申报"，就涉及互联网、海关预录入系统、H2000、集成通、QP、电子口岸专网、检验检疫 CIQ2000、全申报系统、信城通、报检平台等众多软件系统和信息化平台。

2. 法治建设未同步跟进

我国现行的出入境检验检疫法律，分别是 1986 年、1989 年、1991 年、1995 年颁布的《中华人民共和国国境卫生检疫法》（以下简称《卫检法》）、《中华人民共和国进出口商品检验法》（以下简称《商检法》）、《中华人民共和国进出境动植物检疫法》（以下简称《动检法》）、《中华人民共和国食品卫生法》（以下简称《食品卫生法》）。上述法律分别由原卫生部、原农业部、原国家商检局起草，并经全国人大常委会审议通过。由于出台的政治经济背景、起草部门不同，一定程度上存在法律竞合与冲突的问题。一是称谓不统一。"三检合一"后，上述法律虽经过多次修改，但《动检法》《商检法》《卫检法》《食品卫生法》中的执法主体分别是口岸动植物检疫机关、进出口商品检验部门、国境卫生检疫机关、出入境检验检疫机构。二是内外检分离。"三检合一"，尤其是2001年国家出入境检验检疫局与国家质量技术监督局合并成立国家质量监督检验检疫总局后，内外检业务分离的局面没有从根本上解决。国内产品适用《中华人民共和国产品质量法》，进出口产品适用《商检法》；国内卫生检疫适用《中华人民共和国传染病防治法》，国境卫生检疫适用《卫检法》；国内动物防疫适用《中华人民共和国动物防疫法》，进出口动物防疫适用《动检法》，致使国内食品、商品、卫生与进出口食品、商品、卫生的检验检疫双重标准，从而形成了一定时期内出口产品质量普遍优于内销产品的怪象。三是存在扩权现象。以《法检目录》为例：《商检法》对部分商品实施强制性检验，并采取目录管理，而《动检法》《卫检法》未对目录管理进行规定，容易出现该检的不检、不该检的检了、个别该检的重复检验的情况。四是立法滞后。按照《国际卫生条例（2005）》要求："在世界卫生组织所规定的期限之内，若其任何成员国不能完全依据本条例调整本国的国内法律和行政法规，则在规定的申明期限内该国要向世界卫生组织的总干事说明本国尚需做出的调整；对于实现上述调整的时效要求是，该缔约国承诺该条例在该国生效后的12个月内，必须实现上述调整。"《实施动植物卫生检疫措施的协议》（SPS协议）规定：当一成员国出现急需处理的检疫情况时，如果缺乏充分的相关法律法规等证据，该国可参考相关国际组织的规则惯例或其他成员国的检验检疫措施，并据此实施临时措施；同时，该国还应当更加广泛客观地获取能够评估该风险检疫情况的各类必需的科学信息，根据上述评估信息在一定的合理期限内制订出应对该风险疫情的检验检疫措施。对此，国家质量监督检验检疫总局于2001年9月24日公布了《出入境检验检疫风险预警及快速反应管理规定》；2004年修订的《对外贸易法》规定：为了保护环境、保护人类和动植物的健康和生命安全，在需要的程度范围内可禁止或限制相关的进出口或国际贸易。但我国《卫检法》《动检法》的相关修改工作仍具有一定的滞后性。

3. 内外贸监管分离

按照《国务院办公厅关于印发国家出入境检验检疫局职能配置内设机构和人员编制规定的通知》（国办发〔1998〕102 号，以下简称《通知》）："国境卫生检疫法律、法规的起草，由卫生部负责；进出境动植物检疫法律、法规的起草，由农业部负责；进出口商品检验方面的法律、法规的起草，由对外贸易经济合作部负责。"执法者与法律起草者的分离，致使出入境检验检疫领域的法律法规滞后于形势发展。国家出入境检验检疫部门虽统一行使出入境卫检、动检和商检职能，是《卫检法》《动检法》《商检法》的执法主体，但社会呼声较高的《中华人民共和国出入境检验检疫法》始终未能出台，检验检疫部门的法律确权工作至今未能完成。立法的滞后，致使内外贸具体的检验项目、检验力度、合格标准等不尽统一的问题始终未能解决。法律与体制的冲突，也致使内外检机构分设，实验室设备和相关的检验检疫技术人员分别配备的情况，造成了资源、人才、岗位的浪费及重复检验问题。例如：经过国内强制性认证的商品，以及经过企业卫生注册登记的食品、化妆品仍在《法检目录》内，存在二次检验。上述问题，在世界银行发布的《营商环境报告》中反映得较为明显，我国跨境贸易排名与营商便利度排名长期逆向发展，我国内外贸割裂的问题已十分突出。

4. 市场行为与政府监管错位

《通知》在转变职能方面有以下几方面要求。一是将实验室检验检疫、隔离检疫等技术工作以及与出入境检验检疫业务和技术有关的研究、咨询、风险分析的职能，交给下属事业单位。二是将对认可的检验（鉴定、卫生监督、食品卫生监督检验、动植物检疫）技术人员的培训和考核、实验室资格评审的职能，交给下属事业单位。三是将健康体检和预防接种的职能，交给下属事业单位。四是将技术标准的研究制定和技术开发、推广、服务以及计算机信息系统运行、维护、应用开发的职能，交给下属事业单位。五是将非法定检验检疫、鉴定工作，委托检验、鉴定工作，涉外资产评估职能，卫生检疫、动植物检疫的除害和卫生处理工作，交给企事业单位。上述措施是通过分离技术保障与行政执法捋顺"市场与政府关系"。上述措施在《国家质量监督检验检疫总局职能配置内设机构和人员编制规定》中被进一步确认，"将有关技术性评审及事务性工作交给符合法定条件的相关事业单位承担"。但是，受限于法律确权一直未完成等原因，技术支持与行政执法、市场与政府的关系一直未捋顺。例如：我国强制性标准老化问题日益突出，我国技术标准的平均使用寿命在 10 年左右，有的长达 40 余年；而国际标准的使用寿命通常在 3～5 年。又如：《法检目录》中需出境检验检疫的商品高达 2 967 项，占总体法定检验检疫商品项的 64.6%，与国际通常把进口商品作为检验检疫重点的做法不符，如日本出口强制检验商品不到 20 种。落实政企分开、政事分开、事企分开要求，将专业性强的具体业务，交由企事业单位，将检验检疫执法机构从具体的技术性工作中解脱出来，已经成为必须解决的问题。

5.1.3.6 改革依然在路上

改革没有"休止符"，发展永远在路上。从检验检疫发展史可以看出，中华人民共和国成立以来，海关与检验检疫机构长期分离是主线，仅在 1998 年至 2001 年 3 年内，国家检验检疫局由海关总署管理。在改革开放以来的 8 次国务院机构改革中，仅 1998 年、2018 年对关检机构整合提出要求。从 1998 年《国务院机构改革方案》和 2018 年《深化党和国家机构改革方案》不难看出，两次机构改革虽然前后相距 20 年，面临的改革形势和要求仍有许多共同之处。一是均是对我国长期以来形成的高度集权模式的摒弃，目的均是建立适应市场经济体制改革需要的中国特色社会主义行政管理体制。二是均为转变政府职能，实现政府职能向创造良好发展环境、提供优质公共服务、维护社会公平正义转变，确保政府组织机构及人员编制向科学化、规范化、法制化转变，行政运行机制和政府管理方式更加规范有序、公开透明、便民高效，推动政府从社会管理向社会治理转型，着力建设人民满意的服务型政府。两次关检机构整合对比可扫描二维码 5－1 查看。

二维码 5－1　两次关检机构整合对比表

无论是"循数监管"还是"循数决策",均需要"依数治理",把人与人、人与物关联起来,建立从"数据"到"决策"到"执行"再到"反馈"的完整链条,真正实现智慧闭环,最终促使整个政府监管工作模式的改变。无论是智慧海关,还是智慧公安、智慧发改、智慧税务,在行业监管中"让数据说话",实现"机器替代人工"都是共同面临的课题和宏达的发展愿景,这也是大数据关联思维的典型应用场景之一。正是因为"循数监管""循数决策"日益普遍,单纯依靠某一类数据自身来预测这一类数据所代表场景的发展趋势和风险偏好几乎是不可能,这也进一步加快了大数据建模由低频"自证"向高频"他证"的转型。过去已去,未来已来,能否把握"循数监管""循数决策"的时代潮流,也是影响"智慧政府"建设的关键因素之一。我们坚信:随着"循数监管"的快速推进和关检机构深度融合,改革的红利将进一步释放,全国海关对进出口商品的非接触式测量、模式识别、风险预警、发展预测等智能化水平将不断提高,涵盖海关内外和国内外的多种关联关系复杂应用的案例将不断涌现,海关高频大数据模型辅助党中央、国务院科学决策的作用将进一步提升,全国海关高频大数据的突出价值将显著发挥。

5.2 倒逼政府大数据平台建设的内在动力

> 运用大数据是转变政府职能的重要手段。
>
> ——李克强

如果说大数据的盈余性、复合型人才的稀缺性、"循数监管"的复杂性是推动政府部门开展大数据通用分析平台、建模平台建设的外在形势要求，那么，破解基层监管部门面临的执法困境、打破烟囱林立的信息化系统、实现累进式"数文明"驱动发展则是推动政府部门加快大数据平台建设的内在因素动力。作者结合分别获得海关总署 2015 年、2016 年、2017 年全国征文一、二等奖的《从"8·12"天津爆炸事件解析海关管理和执法困境》《审而优则计：建设数据海关的时代选择》《数据智慧：开启智慧海关建设的关键密匙》对上述因素进行探讨。鉴于上述论文已经公开发表，原文中引用的文献已经进行了标注，本书中不再进行引用说明。

> 深入挖掘大数据，让阿迪达斯发现了很多规律，并应用于销售实践，推动了销售额大幅增长。例如，通过大数据，阿迪达斯发现以下规律：中国南方的部分城市受中国香港风尚影响较大，部分城市的消费者则更愿意追随韩国潮流；气候是导致北京和上海消费趋势不同的主要原因；一线城市消费者需要不同风格的服装以应对上班、吃饭、喝咖啡、逛夜店等不同场合活动的需要，在低线城市的女性往往只需要上班、休闲、宴请三种不同风格的服饰。相同案例在神州租车上反映得更为明显：当客户车辆使用率达到一定百分比之后会出现业务瓶颈，使得部分车辆处于空置状态。因此，神州租车聘请 SAP Hana 设计了一个租用流程优化算法，从而使车辆使用率再次提高了 15%。虽然业务领域、关注重点、工作性质显著不同，但政府部门与企业一样，依然需要应用大数据破解一些瓶颈问题。

5.2.1 破解基层的执法困境

2015 年 8 月 12 日，位于天津滨海新区塘沽开发区的天津东疆保税港区瑞海国际物流有限公司所属危险品仓库发生爆炸，因被评级机构惠誉预计仅爆炸的保险损失就高达 15 亿美元，成为中国近年来代价最高的灾难事件。事故发生后，国家按照《危险化学品安全管理条例》等法律法规对其中涉及的失职渎职和违法违章行为启动了严肃追责。海关作为当时危险品审批、进出口管理的非法定责任部门，被国务院追责并被最高检立案侦查。从最高检通报看，涉及海关的法律追责为违规行为，即"危化品进出口监管活动中对工作严重不负责任，对瑞海公司日常监管工作失察，对其违法从事危化品经营活动未及时发现并查处；给不具备资质的瑞海公司开辟绿色进出关通道，放纵瑞海公司从事违法经营活动"。今天，痛定思痛，我们再次回望和探析海关在执法管理中出现的问题，依然能够清晰地看到基层部门面临的执法困境。

5.2.1.1 责任与能力的错位

1. 2015 年的海关不具有危险品安全监管的技术能力

2015 年，海关作为《危险化学品安全管理条例》不具有主体监管责任的部门，不具有相关审批权和危险品鉴别的专业能力。《危险化学品安全管理条例》规定质量监督检验检疫部门负责核发危险化学品及其包装物、容器（不包括储存危险化学品的固定式大型储罐，下同）生产企业的工业产品生产许可证，并依法对其产品质量实施监督，负责对进出口危险化学品及其包装实施检验。由此我们也能看出，立法者已经考虑到海关在危险化学品监管方面的技术能力限制，对这项技术能力要求很高的专项工作，明确交由质量监督检验检疫部门负责对进出口危险化学品及其包装实施检验。

2. 海关把关与服务的平衡点较难把握

瑞海国际物流有限公司所属危险品仓库所在的天津东疆保税港区是海关特殊监管区域，属于"国境内关境外"。2014 年 12 月 28 日，第十二届全国人大常委会通过的成立中国（天津）自由贸易试验区的决定，主体就是东疆保税港区。监管要求的法律硬约束与促进经济社会发展的政策软环境之间的矛盾，反映的是海关平衡把关职责与服务需求的难度大幅增加。

3. 顶层设计加大了基层海关的执法难度

2015 年的海关作为非专业技术机构，面对验核危险品单证、建设标准要求等专业性、技术性很高的法律法规，基层海关较难完全落实条款要求。例如：《中华人民共和国海关监管场所管理办法》第二章第六条第四款规定"经营液/气体化工品、易燃易爆危险品等特殊许可货物仓库的，应当持有特殊经营许可批件"；第七条规定申请企业应当向直属海关提交"特殊经营许可批件的复印件"。《中华人民共和国海关监管场所设置标准》对储罐类监管场所（如液/气体专用储罐堆场等）建设标准提出了明确要求。而上述要求，当时的基层海关在执法管理中很难做到：一是政府核发单证联网尚未实现，即使企业提交了危险品各类证件，基层海关也很难鉴别并核实真伪；二是海关不具备建筑施工、危险品防护的专业知识，难以监督企业建设是否真正满足监管要求；三是危险品审批部门众多，专业性强，技术水平要求高，基层海关执法关员难以尽数掌握。

4. 经济社会强烈的发展需求对海关做好通关服务的压力越来越大

一方面，地方经济社会巨大的发展效益迫切需要海关优惠政策和监管制度创新的支撑。以郑州新郑综合保税区为例，运行面积只有 2.3 平方千米，2013 年进出口总值达到 358 亿美元，占河南省外贸进出口总值近 60%，实现了"小区推动了大省"；另一方面，自贸区、期货保税交割、跨境电子商务、融资租赁、文化贸易等新型贸易业态在海关特殊监管区域发展的需求日益强烈，越来越多的新理念、新技术带来的新的商业模式大多期待先行先试。尤其是 2013 年我国自由贸易试验区战略出台后，国家对海关支持自贸区加快发展的政策要求给基层海关做好把关与服务带来了巨大的压力。

5. 国家层面的法律法规滞后一定程度上造成无法可依，有法难依

一是海关特殊监管区域包括保税区、出口加工区、保税物流园区、跨境工业

区、保税港区、综合保税区等6类共140余个。各类海关特殊监管区域的监管、税收等政策规定分散于不同的批复、法规、规章等文件中，各关区间甚至同关区不同部门间都可能出现沟通协调不顺畅、执法尺度不一的现象；二是缺少高层次统一的专门性法律法规，导致各地的海关特殊监管区在行政级别设置、海关监管模式、企业入园标准、政策优惠力度等方面存在一定的差异性；三是国家尚未针对自由贸易试验区出台有关法律法规，能够满足海关监管要求的法规体系尚未完全建立。也正因如此，面对2014年瑞海公司将危化品存储变更至业务范围内的行为，在天津市交通运输委员会发放经营许可证，滨海新区规划和国土资源管理局批准危险化学品仓储业务规划，天津市滨海新区塘沽环境保护监测站出具"瑞海公司跃进路堆场改造工程"环保验收报告，天津中滨海盛卫生安全评价监测有限公司出具《天津港东疆保税港区瑞海国际物流有限公司跃进路堆场改造工程安全验收评价报告》的情况下，基层海关很难找到法律依据对变更业务范围的行为提出明确的反对意见。

5.2.1.2 还原事故真相

按照国务院"8·12"天津滨海新区爆炸事故调查组发布的《天津港"8·12"瑞海公司危险品仓库特别重大火灾爆炸事故调查报告》，调查组现场勘验表明，起火部位无电气设备，电缆为直埋敷设且完好，附近的灯塔、视频监控设施在起火时还正常工作，可以排除电气线路及设备因素引发火灾的可能。同时，从"运抵区为物理隔离的封闭区域，起火当天气象资料显示无雷电天气，监控视频及证人证言证实起火时运抵区内无车辆作业，可以排除遗留火种、雷击、车辆起火等外部因素"的报告描述中也可以看出，发生爆炸的仓库地点在硬件设施方面无较大的缺陷。最终，调查组认定的起火原因如下：

硝化棉（$C_{12}H_{16}N_4O_{18}$）为白色或微黄色棉絮状物，易燃且具有爆炸性，化学稳定性较差，常温下能缓慢分解并放热，超过40℃时会加速分解，放出的热量如不能及时散失，会造成硝化棉温升加剧，达到180℃时能发生自燃。硝化棉通常加乙醇或水作湿润剂，一旦湿润剂散失，极易引发火灾。实验表明，去除湿润剂的干硝化棉在40℃时发生放热反应，达到174℃时发生剧烈失控反应及质量损失，自燃并释放大量热量。如果在绝热条件下进行实验，去除湿润剂的干硝化棉在35℃时即发生放热反应，达到150℃时即发生剧烈的分解燃烧。

经对向瑞海公司供应硝化棉的河北三木纤维素有限公司、衡水新东方化工有限公司调查，企业采取的工艺为：先制成硝化棉水棉（含水30%）作为半成品库存，再根据客户的需要，将湿润剂改为乙醇，制成硝化棉酒棉，之后采用人工包装的方式，将硝化棉装入塑料袋内，塑料袋不采用热塑封口，用包装绳扎口后装入纸筒内。据瑞海公司员工反映，在装卸作业中存在野蛮操作问题，在硝化棉装箱过程中曾出现包装破损、硝化棉散落的情况。对样品硝化棉酒棉湿润剂挥发性进行的分析测试表明：如果包装密封性不好，在一定温度下湿润剂会挥发散失，且随着温度升高而加快；如果包装破损，在50℃下2小时乙醇湿润剂会全部挥发散失。事发当天最高气温达36℃，实验证实，在气温为35℃时集装箱内温度可达65℃以上。

以上几种因素耦合作用引起硝化棉湿润剂散失，出现局部干燥，在高温环境作用下，加速分解反应，产生大量热量，由于集装箱散热条件差，致使热量不断积聚，硝化棉温度持续升高，达到其自燃温度，发生自燃。

集装箱内硝化棉局部自燃后，引起周围硝化棉燃烧，放出大量气体，箱内温度、压力升高，致使集装箱破损，大量硝化棉散落到箱外，形成大面积燃烧，其他集装箱（罐）内的精萘、硫化钠、糠醇、三氯硅烷、甲基三氯硅烷、甲酸等多种危险化学品相继被引燃并介入燃烧，火焰蔓延到邻近的硝酸铵（在常温下稳定，但在高温、高压和有还原剂存在的情况下会发生爆炸；在110℃开始分解，230℃以上时分解加速，400℃以上时剧烈分解、发生爆炸）集装箱。随着温度持续升高，硝酸铵分解速度不断加快，达到其爆炸温度（实验证明，硝化棉燃烧半小时后达到1 000℃以上，大大超过硝酸铵的分解温度）。23时34分06秒，发生了第一次爆炸。

距第一次爆炸点西北方向约20米处，有多个装有硝酸铵、硝酸钾、硝酸钙、甲醇钠、金属镁、金属钙、硅钙、硫化钠等氧化剂、易燃固体和腐蚀品的集装箱。受到南侧集装箱火焰蔓延作用以及第一次爆炸冲击波影响，23时34分37秒发生了第二次更剧烈的爆炸。据爆炸和地震专家分析，在大火持续燃烧和两次剧烈爆炸的作用下，现场危险化学品爆炸的次数可能是多次，但造成现实危害后果的主要是两次大的爆炸。经爆炸科学与技术国家重点实验室模拟计算得出，第一次爆炸的能量约为 15 吨 TNT 当量，第二次爆炸的能量约为 430 吨 TNT 当量。考虑期间还发生多次小规模的爆炸，确定本次事故中爆炸总能量约为 450 吨 TNT 当量。

经过上述分析和研判，调查组最终认定事故直接原因是：瑞海公司危险品仓库运抵区南侧集装箱内的硝化棉由于湿润剂散失出现局部干燥，在高温（天气）等因素的作用下加速分解放热，积热自燃，引起相邻集装箱内的硝化棉和其他危险化学品长时间大面积燃烧，导致堆放于运抵区的硝酸铵等危险化学品发生爆炸。

5.2.1.3 用大数据破题

我们用较大的篇幅来复原国务院调查组的事故原因分析过程，就是要从这一次惨痛的事故起因中找出破题的方法，防微杜渐、防患于未然，避免此类事故再次发生。一次因集装箱内湿润剂散失而引发的恶性事故，造成 165 人遇难，8 人失踪，798 人受伤住院治疗，304 幢建筑物、12 428 辆商品汽车、7 533 个集装箱受损，直接经济损失 68.66 亿元人民币。同时，事发时瑞海公司储存的 111 种危险货物的化学成分，确定至少有 129 种化学物质发生爆炸燃烧或泄漏扩散，其中，氢氧化钠、硝酸钾、硝酸铵、氰化钠、金属镁和硫化钠这 6 种物质的重量占到总重量的 50%。爆炸还引燃了周边建筑物以及大量汽车、焦炭等普通货物。本次事故残留的化学品与产生的二次污染物逾百种，对局部区域的大气环境、水环境和土壤环境造成了不同程度的污染，损失十分巨大，教训也非常惨痛。

我国作为全球第一大货物贸易国，危险化学品进出口数额和数量均十分巨大。随着 2018 年关检融合的深入推进，出入境制度、法律法规等顶层制度设计正在快速优化，海关专业能力和技术水平也在显著提升。但是，如 2015 年天津大爆炸"集装箱内湿润剂散失"般的导火索因素应该不是个例，类似的导火索也隐藏在每天数千亿级的进出口货物以及仓储场地之中，如何让基层执法海关第一时间感知并识别这类初看危险不大甚至司空见惯，但是放到海量的进出口货物又容易耦合产生化学反应的危险因素，是摆在全国海关面前的课题。而解决上述难题，最好的办法就是数据下沉，让基层海关拥有丰富的素材、尽可能多地获取数据，进而建立各种风险模型，建设"智慧大脑"，实现基于知识引擎和大数据深度挖掘的智能识别和智慧决策，从而防患于未然。同时，建立以各种高性能传感器为神经末梢的物联网体系，利用 5G 网络大范围建设的便利，将传统的进出口数据与物联网信号数据相结合，搭建基层进出口通关的实时感知机制，畅通与"智慧大脑"相配套的进出口现场的神经网络，实现海量数据的迅速挖掘，以迅速识别风险并第一时间进行处置，坚决避免风险持续发酵最终酿成不可挽回的惨剧。

正如第二次世界大战时期，美国参战回来的飞机，几乎清一色的机翼部分有明显弹孔。因为对于飞机的重量必须加以控制，有人提出加固飞机机翼的方案，但经过模型分析，美国军方最终加固了油箱和驾驶员驾驶舱，从而降低了飞机的损毁率。真相往往隐藏在表象的背后，数据挖掘就是从海量的、不完全的、有噪声的、模糊的、随机的大型数据库中发现隐含在其中有价值的、潜在有用的信息和知识进而支持科学决策和快速反应的过程，是数理统计与机器学习等技术相结合的产物。一是通过分类模型，将数据库中的数据项映射到给定的类别中。二是通过函数挖掘数据映射关系来发现属性值之间的依赖关系。三是针对数据的相似性和差异性将一组数据分为几个类别，实现聚类整合。四是从海量原始数据中检索所有的高频项目组，并设计关联规则。五是通过处理非线性的、模糊、不完整、不严密的知识或数据实现对数据的自行处理、存储和容错、纠错。六是通过从 Web 文档结构和使用的集合中发现隐含的模式，实现 Web 数据流挖掘。从天津大爆炸事件的诱因提前识别需求可以看出，需要整合物联网、互联网和内部局域网，同时应用聚类整合、映射关系、关联规则等数据挖掘方法，并进行大数据模型分析，应用难度相对较高。

5.2.2 打破烟囱林立的信息化系统

随着 2018 年以来关检融合的深入推进，按照国务院《政务信息系统整合共享实施方案》的统一部署，推进关检机构转隶后信息系统整合共享，不仅是破除"放管服"改革难点堵点的必然举措，也是落实习近平总书记"必须敏锐抓住信息化发展的历史机遇""发挥信息化对经济社会发展的引领作用"指示的客观要求，有利于破解长期形成的信息系统"各自为政、条块分割、烟囱林立、信息孤岛"的问题。因此，消除数据壁垒，将原海关、检验检疫机构分散的、独立的信息系统整合为一个互联互通、业务协同、信息共享的"大系统"，才能为关检职能有效整合与业务深度融合提供信息化支撑和保障。

5.2.2.1 原海关信息系统建设的历史及成效

海关是我国最早应用计算机的政府部门之一。1978 年，深圳和拱北海关率先使用计算机进行旅客行李征税。1982 年，上海和广州海关引进 DEC 公司计算机用以处理单证业务。1989 年，全国海关 H883 通关业务系统试点运行，1993 年全国推广使用。之后，H2000、H2010 核心通关系统渐次开发上线并部署完成。敏捷迭代发展的海关信息化建设，有力支持了我国进出口贸易的快速发展，为进出口通关环境优化做出了较大贡献。

1. 核心通关管理系统建设情况

1986 年 4 月 15 日，劳动人事部批准海关总署建立全国海关电子计算中心，同年 6 月，批准建立全国海关通讯网络指挥中心。之后，"两中心"合并组建全国海关信息中心，并先后主持开发了 H883、H2000、H2010 海关核心通关系统。

（1）H883。H883 是全国海关建设的第一个大型信息化核心业务系统，以报关单为"红线"，把涉及进出口的 1 万多项法律、法规和政策浓缩到软件中，基本实现了海关通关业务的电子化。H883 不仅大幅提高了通关效率，而且一定程度上解决了南北执法不统一的难题。因 H883 采取集中开发、分散应用（大集中、小自由）的模式，各通关口岸可对部分参数和具体业务流程进行调整，并直接在 H883 上开发新模块，出现了因信息系统版本不统一导致不同口岸海关之间执法不统一的现象。同时，H883 采用 C/S 结构，由各海关口岸自行维护，其数据也存储在本地，每天晚上向海关总署集中传送。受网络不稳定等因素影响，H883 时常出现数据传输中断现象。例如：理论上，海关每天开出的税单和国库当天收到的关税必须平衡，考虑到部分关税在途，国库当天收到的钱要比海关开出的税单少才合理，但因税单在传输中丢失，出现国库当天收到的钱比海关开出的税单多的情况。

（2）H2000。为解决 H883 分散应用带来的难题，实现集中开发、集中应用，1996 年，海关总署党组决定建设 H2000 系统。经过 3 年的技术选型和总体方案设计，1999 年年底该系统正式进入开发阶段；2001 年年底，进入测试阶段；2003 年年底，在北京和广州海关试点；2004 年年底，在全国海关推广应用，H883 正式退出历史舞台。H2000 作为集中应用系统，不仅大幅缩短了报关时间，而且保证了数据的完整性和准确性。进出口企业通过互联网登录电子口岸数据中心填写报关单，电子口岸转发到海关信息中心服务器，关员从服务器直接调取报关单信息办理通关手续，并将处理结果反写服务器，供其他部门使用，较好地解决了执法不统一的问题。同时，采取信息中心与广州分中心"双运行模式"，提高了实时异地容灾备份水平。

（3）H2010 系统。2008 年以来，为积极应对国际金融危机蔓延的影响，有效落实党中央、国务院进一步优化通关环境，打击走私违法和恐怖活动，保障中央财政税收的安全和稳定，提升统计监测预警频率，加大对重点商品、重点出口市场的专题分析，为中央决策和企业经营提供参考的要求，海关总署启动了 H2010 综合管理信息系统的开发工作，在 H2000 通关管理系统基础上，新增加决策管理系统、物流监控系统、企业管理系统以及动态数据仓库。H2010 系统结构见图 5-3。

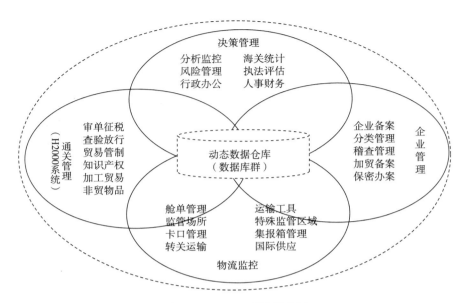

图 5 - 3　H2010 系统结构图

H2010 相比 H2000 具有以下优点：一是采取 SOA 面向服务的理念，建设可整合、可拓展、多平台（物流平台、数据仓库等外挂 MB）、松耦合架构（见图 5 - 4）；二是建设风险管理和决策支持的动态数据仓库；三是数据、实物一体化的物联网和移动应用；四是现场级双运行容灾备份，提供了全面安全等级保护。

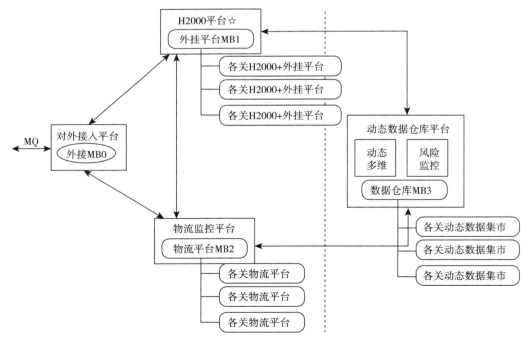

图 5 - 4　H2010 多平台、松耦合架构图

2. **整体信息化工作推进情况**

（1）金关工程。20 世纪 90 年代以来，采用 EDI 技术处理外贸业务成为潮流，一些国家和地区甚至宣布对不采用 EDI 技术方式的贸易将推迟或不予运输，倒逼我国采用 EDI 技术，尽快建设现代化的外贸电子信息网，实现海关、商检、外经外贸、金融、外汇管理、税务等企业和部门的业务系统计算机联网。1993 年，国务院提出实施金关工程，取代传统的报关方式，着力推动海关报关业务电子化，以节省单据传送的时间和成本。1996 年 5 月，国务院信息化工作领导小组第一次全体会议通过：由外经贸部统一组织和负责、海关总署等部委协同配合，启动国家重大信息工程——金关工程建设，并于 1997 年 2 月组建国家金关工程领导小组和领导小组办公室。金关工程前期主要是制定进出口企业代码和进出口商品代码两套标准（由海关总署、对外经贸部负责），建设好进出口配额许可证管理、进出口统计、出口退税、出口收汇和进口付汇核销 4 个计算机应用系统，实现进出口贸易跨部委（海关、税务、外汇、银行、商检等 10 个部委）的网络互联和信息共享；中长期目标是逐步推行各类对外经贸业务单证的计算机网络传输。1999 年年底，在完成了主干网通信平台、数据交换平台、信息平台和网络备份工程建设，实现各地外经贸管理机关、部分企业、我国驻外经商机构、相关国家部委联网的基础上，国家信息化领导小组正式批准外经贸部作为国家第八个独立的互联网接入单位，构架中国经济贸易互联网。2001 年，金关工程正式启动。海关总署也以电子口岸中心为核心，开展了"三网一库"政务信息化建设，即建立连接全国各海关与全国政府系统的办公业务资源网，建设与国际互联网物理隔离的海关系统政务信息网、各海关单位内部的政务信息网、以互联网为依托的中国海关公众信息网，以及各级海关单位共建、共享的电子信息资源库。

（2）金关工程（一期）。金关工程（一期）是电子海关、电子总署、电子口岸全面建设阶段。2003 年 6 月，海关总署向国家发展改革委提出了建设"金关工程"的建议书。2006 年 4 月，国家发展改革委根据国务院办公会纪要批复了项目建议书，海关正式启动了金关工程（一期）建设，工程总投资 7.28 亿元。金关工程

（一期）网络覆盖海关总署及全国全部直属、隶属海关单位的 600 多个业务现场及 4 000 余个作业点，并通过电子口岸专网与全部省会城市和部分计划单列市实现连接。当时，海关总署会同国家发展改革委、公安部等 15 个部门共同建设了国家电子口岸中心（又称"口岸电子执法系统"），将商务、海关、工商、税务、外汇、运输等部门的信息流、资金流、货物流的电子底账数据，集中存放于公共数据中心，实现了跨部门、跨行业的联网数据核查，使企业可在网上办理出口退税、报关、结售汇核销、转关运输等手续，也为海关与其他单位之间进行数据交换提供了网络平台及技术支持服务，实现了口岸"大通关"数据共享。通过金关工程（一期）建设，企业实现了网上报关和缴税，促进了全国海关业务操作的规范统一、与口岸相关管理部门的信息交换和联网核查，实现了进出口领域综合治理，为国家出台宏观政策、实施动态调控提供了及时、有效的数据支撑和决策参考。

（3）金关工程（二期）。2012 年年初，为实现海关工作效能的全面提升，将金关工程建设成进出口管理机关及口岸协作共建、公信度高、信息共享的管理系统，进出口过程的企业诚信监督系统，海关服务进出口企业和优化口岸管理的辅助系统，不断优化海关实时监管和宏观调控能力，保持国内相关领域的领先地位，并且能够达到国际海关的先进水平，海关总署向国家申请建设金关工程（二期）；同年 9 月，国务院批准立项，工程总预算 34.28 亿元。金关工程（二期）是"十二五"期间国家重大电子政务工程项目，工程自 2013 年 7 月启动建设，历时四年多，共建设了 20 个项目群 109 个项目，并重点建设了以下系统。一是打造了纵向指挥有力、横向协作紧密、整体运转高效的监控指挥系统，实现了海关总署和 42 个直属海关及 156 个隶属海关的全国三级监控指挥中心视频监控、视频会议、语音的互联互通。二是建立了全面、动态、自我完善的企业信用评估模型，落实"失信惩戒、守信激励"的管理机制，实现了海关企业管理全部常规业务的一次操作、当天办结。三是构建了智能审核、无纸作业、集约管理、信息共享、顺势监管的加工贸易信息化监管体系，为全国 135 个海关特殊监管区域及相关辅助系统整合提供了有力支撑。四是构建了全国底账统一、物流链全程可视的物流监控体系，其利用物联网技术，实现了"事前预测、事中监管、事后分析"的全程监管，减少了人工干预，提升了物流通关效率。

5.2.2.2 原检验检疫信息系统建设的历史及成效

1. 通关管理系统建设情况

（1）CIQ2000 系统。1998 年 8 月，采取 C/S 两层架构的 CIQ2000 出入境检验检疫综合业务管理系统实施开发。随着 2000 年 1 月 1 日新检验检疫制度和"先报检、后报关"通关制度的实施，CIQ2000 部署运行，成为国家"口岸电子执法系统"的重要组成部分，初步实现了检验检疫机构内部受理报检、签证、统计、计收费、鉴定、包装等"电子签证、电子报检、电子转单"。随着业务量和数据量大幅增加，CIQ2000 业务数据分散存储、基础资料不能共享，不同口岸检验检疫部门的业务模式、规范、流程不统一等问题不断凸显。同时，由于服务器分散在各个分支机构，系统维护、升级、管理不便的问题日益突出。

（2）e-CIQ 系统。为解决检验检疫数据分散存储和多系统并行等问题，2006 年，国家质量监督检验检疫总局启动 e-CIQ 大集中系统开发论证工作。2016 年 4 月，该系统在京津冀试点运行。2017 年 1 月，该系统在全国正式运行。该系统采用 UI 设计风格，主要覆盖 CIQ2000、集中审单、进出口货物电子监管 3 个核心业务应用系统，全面整合与核心业务系统密切相关的通关单联网核查、口岸内地联合执法、直通放行等 13 个信息系统，直接接入风险预警系统、备案许可系统，并分批建设和完善实验室管理系统、基地备案、食品化妆品标签、报检员管理等 24 个专项业务系统（系统整体框架见图 5–5）。随着 e-CIQ 的上线运行，通过进出口商品唯一报检号"一号到底"，进出口企业可以选择在全国任意检验检疫机构办理报检、领证等手续，检测结果在各机构间互认，实现了进出口货物在口岸和内地不同检验检疫机构间的"通报、通检、通放"，做到一次报检、一次查验、一次放行。

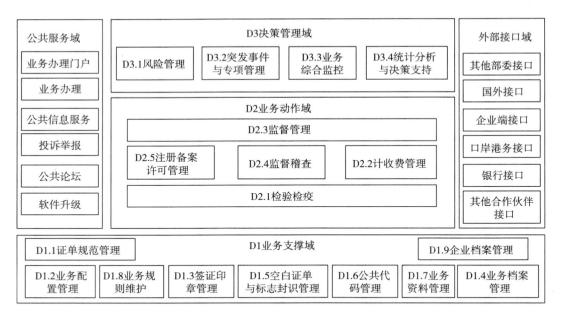

图 5 – 5　e-CIQ 系统整体框架图

2. 整体信息化工作推进情况

（1）金质工程（一期）。金质工程是我国电子政务建设的 12 个重点应用工程之一。目标是依托国家电子政务平台，通过推进"一网一库三系统"（质检业务监督管理系统、质检业务申报审批系统、质检信息服务系统，质检业务数据库群，软硬件及网络平台），搭建质检信息化标准体系，提高信息资源共享程度和执法透明度，促进质检系统执法电子化、信息化、标准化。2006 年下半年，国家质量监督检验检疫总局全面启动金质工程（一期），该工程至 2012 年 4 月竣工验收，共计建设了包括 1 个基础应用平台和 16 个应用系统在内的应用体系、由 10 大类 66 项标准组成的标准体系以及覆盖全国的广域网网络平台，建成了机关政务内网，完善了总局机关和全国 35 个直属检验检疫局的软、硬件平台，建立了信息安全保障体系。

（2）金质工程（二期）。2010 年 9 月，时任国家质量监督检验检疫总局副局长魏传忠指出，金质工程（二期）需求分析工作是信息化规划的一个主要组成部分，不仅要纳入质检信息化发展"十二五"专项规划中去，而且还要力争纳入国家重大信息化工程规划中去。2011 年，《质检信息化发展"十二五"专项规划》要求"把信息技术与质检业务深度融合，高起点地做好金质工程（二期）规划立项，进一步做好电子检验检疫主干系统的规划建设"。2016 年，《质量监督检验检疫事业发展"十三五"规划》要求"以'金质工程'深化应用为基础，加快推进质检系统电子政务内网统一规范及建设"。《2018 年质量监督检验检疫工作要点》要求优化中国电子检验检疫（e-CIQ）主干系统，但未对做好金质工程（二期）的相关工作提出要求，金质工程（二期）未进入正式项目实施阶段。

从上述分析可以看出，一方面经过数十年的积累，原海关、检验检疫信息化建设成果丰硕，有效支撑了我国全球货物第一大贸易国的地位；另一方面，信息化作为业务有效开展的重要基础，没有信息化的有效整合，业务整合往往会出现夹生饭的情况。因此，有效落实习近平总书记"发挥信息化对经济社会发展的引领作用"的指示要求，化零为整、破旧立新，关检融合后的新海关面临更为艰巨的信息化整合任务。

新海关面临的信息化系统整合任务仅是我国机构改革的一个缩影，所折射的是我国政府部门艰巨的信息化系统整合形势与要求。改革开放以来，国务院已于 1982 年、1988 年、1993 年、1998 年、2003 年、2008 年、2013 年、2018 年完成了 8 次改革，改革的指导思想和原则围绕建立起与市场经济体制相适应的行政体制逐步深入。

1982 年，以精简机构为核心，国务院各部委、直属机构、办事机构由原先的 100 个减为 61 个，编制压缩为 3 万名，精简 25%。

1988 年，为有效应对 1982 年机构改革后国务院组成部门陆续增加的形势，按照党中央"转变政府职能是机构改革的关键"要求，国务院机构数量由 72 个压缩为 65 个，人员编制减少 9 700 人。

1993 年，为解决历次机构改革"精简与膨胀往复循环"的怪圈，按照党中央"理顺关系、调整职能、精兵简政、提高效率，建立适应社会主义市场经济需要的管理体制和组织机构"的要求，国务院机构数量由 86 个减至 59 个，后又陆续削减为 40 个。

1998 年，为破解长期形成的"大政府""集约式""管制型"的管理思维和模式，按照党中央"建立办事高效、运转协调、行为规范的政府行政管理体系，完善公务员制度，建设高素质的专业化国家行政管理干部队伍，建立适应社会主义市场经济体制的有中国特色的行政管理体制"和"坚持一件事情由一个机构管理为主，减少职责交叉"的要求，国务院组成部门由 40 个精简为 29 个，行政编制由 3.23 万名减至 1.67 万名，精简 47.5%，成为国务院机构改革中精简力度最大的一次。

2003 年，为应对 2001 年我国加入世界贸易组织（WTO）后政府经济管理体制及运行机制必须与国际接轨的新形势，按照"行为规范、运转协调、公正透明、廉洁高效"的原则，和"决策、执行、监督三权相协调"的要求，除国务院办公厅外，国务院组成部门由 29 个调整为 28 个。

2008 年，按照党中央建设服务型政府要求，通过"转变职能、理顺关系、优化结构、提高效能，转变政府职能和理顺部门职责关系，探索实行职能有机统一的大部门制"，建设"权责一致、分工合理、决策科学、执行顺畅、监督有力的行政管理体制"，国务院部门进行了职能的整合，国务院组成部门由 28 个减少为 27 个，累计减少正部级机构 4 个，大部制改革首次纳入整体行政改革进程。

2013 年，按照党的十八大关于建立中国特色社会主义行政体制的目标要求，围绕"以职能转变为核心，继续简政放权、推进机构改革、完善制度机制、提高行政效能，稳步推进大部门制改革"，国务院组成部门由 27 个压缩为 25 个，累计减少正部级机构 4 个。

2018 年，为解决"机构设置不够优化、职能配置不够协同、机制运行不够高效"等体制性障碍，以加强党的全面领导为统领，以国家治理体系和治理能力现代化为导向，以推进党和国家机构优化协同高效为着力点，开启了新一轮党和国家机构改革，着力改革机构设置，优化职能配置，深化转职能、转方式、转作风，提高党和国家机构的整体效率效能。与改革开放以来的4次党的机构改革和7次国务院机构改革相比，此次机构改革更加注重系统性、整体性、协同性，强调统筹推进党政军群机构改革，既要解决当前最突出矛盾和短板，又要关注基础性和长远性的体制和框架建设，既要深化党政机构改革，又要同步推进群团组织、企事业单位、社会组织的机构改革，既要推动中央层面的改革，又要促进地方和基层的改革，改革力度之大，影响面之广，触及的利益关系之复杂，都是少有的，是一场系统性、整体性、重构性的变革。其中，仅国务院正部级机构就累计减少8个，副部级机构累计减少7个。

5.2.2.3 新海关信息化整合的新形势、新要求

原海关、检验检疫信息化系统建设历史和发展成效突出显示了以下几方面。一是核心通关系统和整体信息化工作开展相对较早，且成效显著，均搭建了较为完整的信息系统体系，涵盖了原海关、检验检疫部门各类主要业务，为改革开放以来我国通关环境持续优化和进出口贸易飞速发展创造了条件。二是均能够主动适应主要信息技术迭代发展的趋势，积极对主要通关系统和与之有密切关联的其他信息系统进行升级完善，完成了从集中开发、分散应用向集中开发、集中应用的转型，有力地促进了原海关、检验检疫部门的执法统一性建设，为后续全国通关一体化改革提供了有力支撑。三是均出现信息系统之间不能互联共享的问题，"信息烟囱"和"信息孤岛"现象较为突出，导致各系统数据不能互相利用，难以进行深层次的数据挖掘与综合分析，因此信息系统整合需求较为迫切。目前，仅金质工程（一期）、中国电子检验检疫"大通关"项目、金关工程（二期）就分别建设完成了3大类16个业务应用系统、65个应用软件、20个项目群109个项目，原海关、检验检疫部门均面临较为繁重艰巨的信息系统整合共享任务。按照国务院《政务信息系统整合共享实施方案》要求，《海关政务信息系统整合共享实施方案》（以下简称《实施方案》）、《质检信息资源整合与共享服务平台顶层设计方案》（以下简称《设计

方案》）先后出台。四是均采取了"开着汽车换轮子"式的核心通关系统升级方式。海关从 H883 向 H2000 升级过程中，保持了原有 H883 系统安全持续运转。由于 e-CIQ 采用瘦客户端模式，安装程序大、更新次数频繁，在集中升级下载时极易造成网络拥堵。因此，为解决上述问题，将外挂系统作为 e-CIQ 上线后、CIQ2000 下线前的临时过渡措施，建立下发库和中间池，实现 CIQ2000 系统逐步停用、e-CIQ 分步部署。上述措施确保了核心通关系统无缝连接、平稳过渡。五是采取了相似的新老核心通关系统数据的迁移策略。两个系统均是先进行数据清洗，然后进行一次性的数据迁移，最后进行整体性的数据调整。

1. 信息系统整合共享任务繁重

依托国家金关工程、金质工程，相比其他政府部门，原海关、检验检疫部门充分把握了 20 世纪 90 年代 EDI 信息技术的发展大潮，信息系统建设经历了从无到有、从有到繁的发展历程，起步早，发展快，均构建了完整、庞杂的政务业务信息系统体系，有力支撑了我国进出口贸易大幅增长和各项改革的顺利进行。关检机构整合后，仅金关二期、金质工程已完成的信息系统建设项目就高达数百个。按照泰勒·考恩在《大停滞》中对"低垂的果实"的论述，在信息化系统建设的初级阶段，由业务引领技术，根据业务需求独立开发信息系统的模式，能够快速弥补信息系统的空白，迅速实现手工操作到电子化的升级。但是，当信息系统规模和数量发展到一定阶段，缺少统筹、彼此独立的信息系统，容易造成"各自为政、条块分割、烟囱林立、信息孤岛"的情况，在不同信息系统间登录、切换占用了大量时间，成为使用人员的拖累。同时，不同信息系统数据不统一、架构不一致等问题，也导致使用人员陷入"手表定律"的窘境。对新海关而言，按照国务院《政务信息系统整合共享实施方案》《"十三五"国家信息化规划》的要求，加快信息系统整合共享，建设"内外联动、点面结合、上下协同"的"大平台、大数据、大系统"，构建深度应用、上下联动、纵横协管的协同治理大系统已是当务之急。

2. 信息系统建设理念亟待转型

当前，做好信息系统整合共享，核心问题依然是如何处理业务与技术的关系，明确"先有鸡还是先有蛋"的问题，即在信息系统整合共享过程中是业务引领技术、倒逼技术，还是技术引领业务、倒逼业务。在信息化工程建设之初，业务部门提出需求，技术部门照章开发的科技应用项目开发模式能够快速解决信息化工具有无的问题。但是，当信息化工程经历数十年的发展，信息技术快速迭代，信息系统总量已十分庞杂繁复，系统更新日新月异的情况下，单一的业务部门已经很难立足全部信息系统提出有效的整合共享需求。如何妥善处理业务与技术的关系，改变传统的信息化建设模式，是做好信息系统整合共享工作首先要解决的问题。

3. 科技建设已经告别"低垂的果实"

习近平总书记在阐述工作方法论时指出："因事而化、因时而进、因势而新。"当前，随着几十年来原海关、检验检疫信息化建设的飞速发展，"低垂的果实"基本已摘完，科技部门不能再被动响应业务部门的"等、靠、要"项目需求，而是要以"更挽藤梢上上头"的精神，向高处谋划，主动对标前沿科技成果，明规立矩，提纲挈领，主动引导和规范业务需求的提出。一是建立科技应用清单。"工欲善其事，必先利其器"，按照基础应用和拔高应用两个层级建立科技应用清单。基础应用强调普适性科技成果，如软件 C/S 结构、B/S 结构、EDI 等。拔高应用主要针对当前前沿科技成果向海关业务应用的转化，如阿尔法狗人工智能、数据模型应用等。《设计方案》提出设立"数字质检发展战略和关键技术研究""全国质量信息资源共享平台关键技术研究""关于质量大数据应用关键技术研究"等课题，研究解决关键技术的实践转化问题，已经迈出了可喜一步。二是建立工程开发规则清单。建立普适性规则清单，只要列入清单内的规则，即使业务部门不提出该项需求，亦应在信息工程推进中做出要求，如系统结构的模块化扩充原则、软件开发的工程管理原则等。三是建立通用名称清单。严格限定系统、中心、平台、模块等概念，统一系统命名规则。四是建立功能清单。坚持"法无授权不可为，法定授权必须为"的法治海关建设要求，对涉及需流程审批、内部核批、权力行使等的信息系统开发需求，严格按照内部核批目录清单、权力清单核批，没有依法授权的审批事项的信息系统建设需求，转由法制部门处置。对已上线运行的重合功能，进行归并整合。尤其是关检整合时期，按功能梳理信息系统，依法筛查重合功能和没有上位法依据的审批核批功能，而非简单建立信息系统清单，不仅有利于关检系统的有效对接和深度整合，而且有利于在法治建设的轨道上，实现信息系统有效支撑行政权力的实现与公共服务的优化，持续深化法治海关建设。

5.2.2.4 用大数据破题烟囱林立

从国务院、海关总署对信息系统整合共享的要求看，其主要是通过对网络、系统、数据三者的有效整合，实现部署在不同网络上的信息系统的高效协同和不同功能模块的有效交互，最终将部署在不同网络的众多系统整合为一个互联互通、业务协同、信息共享的"大系统"，而网络、系统、数据的整合，基础又在于数据。

1. 用数据跨系统交互破除烟囱屏障

考虑到不同部门、年代开发的信息化系统所用的技术结构、编程语言不尽相同，采用同一系统架构对所有的原海关、检验检疫信息化系统进行同一标准的改造不仅难而且几乎不可能。通过网络和系统接口，实现数据跨系统交互，使操作人员摆脱跨系统登录的束缚，用数据的自由流通和交互消解不同信息化系统之间的屏障，在功能上实现"一个平台""一个系统"，不失为一个低成本、高成效的办法。

国务院《政务信息系统整合共享实施方案》将服务对象界定为自然人、法人，属于法律概念上的行为主体。可以按照以下原则确定信息系统整合后的服务对象，实现数据跨系统交互，确保既与国务院信息系统整合共享后的服务目标群体一致，又能充分响应人工智能快速发展的时代潮流。一是法律概念上的"人"，包括自然人（海关关警员、进出境旅客等）、法人（进出口企业等）、非法人组织。二是考虑到"机器代人"是"智慧海关"建设的重要内容，将与自然人、法人、非法人组织发起协同交互的机器或信息系统的功能模块作为人工智能（也可称为机器人），赋予其法律行为能力和事件发起属性，将其作为与自然人、法人、非法人组织并列的四个目标群体之一，把实现四个目标群体之间的高效沟通协作，作为信息系统整合的重要目标。例如，将被 H4 参数捕中并自动转人工的事项，视为由机器人发起的、与自然人协作的行为事件。同时，为进一步减少跨系统、跨网络登录等人工操作，提升用户体验，有关部门应逐步建立全部信息系统共用的唯一的人员注册信息数据库。将注册信息数据库上记录的人员注册账户与信息系统、Windows 系统域账户绑定，实现"一次登录，多系统自动认证"。使用人员通过注册信息数据库在互联网、管理网、运行网、对外接入局域网上注册的任一 Windows 系统域账户登录，均能自动触发并登录本登录人员已经获得授权的信息系统。

鉴于实现不同信息系统功能模块间高效对接的工作量十分巨大，理论上是功能模式 n 的 n 次方，即 n^n，且并非所有的功能模块之间均有通信要求。因此，可以在全部信息化系统之上设计开发协同交互平台，作为整合后各类信息系统产生信息的数据搜集与结果处置的功能接入平台，实现由服务对象承担的所有岗位的全部相关信息的统一采集与结果的集中处置，将 n^n 的功能模块联通任务压缩为 n，并将扁平化蝶形联通方式变为总线式梯形联通方式，使得所有用户只需面对最顶层的协同交互平台。最顶层的协同交互平台以具体岗位间的协同交互"行为"为客体，而具体"行为"对应的是已开发完成并在用的各类信息系统的功能模块。因此，已开发完成的信息系统将依据法律法规授权，按照规则交互、自由交互的行为分类，切割成不同的"功能"模块，并统一将功能模块接入最顶层的协同交互平台。由开发完成后的协同交互平台采集各类与登录人员（服务对象）相关的协同交互信息，并将处理结果自动反写进信息系统的底层数据库。上述方案具有以下优点。一是充分利用原有信息系统建设成果，按功能将已建成的信息系统切割，取长补短，扬长避短，不存在对信息系统的整体取舍。二是充分继承"开着汽车换轮子"的过往海关、检验检疫核心信息系统升级经验，先通过信息系统并行运行，再优化整合，逐步稳妥地实现信息系统的过渡整合。对于不同信息系统承载的同类型协同交互行为的功能模块，通过一段时间的并行运行，由顶层的协同交互平台根据用户的使用效率、受欢迎程度等进行评估，淘汰长期闲置的僵尸模块，对普遍应用的同类型模块，提出整合优化建议。三是便捷性、兼容性、扩展性强。登录人员通过顶层的协同交互平台即可完成与本人所承担的所有岗位相关的全部协同交互事项，节省了在不同系统登录、访问的时间。同时，顶层的协同交互平台仅是信息采集和结果处置的平台，具体协同交互行为的发起、处置仍由具体信息系统的功能模块来承担，开发人员只需做到功能模块有效接入顶层协同交互平台即可，后续可源源不断地纳入新的使用人员，接入新的信息系统的功能模块。

2. 建立面向数据的事件驱动机制

实现数据跨系统自由交互的目的是更好地解决现实事务，将各项事务办理得更流畅，最大限度地降低协调沟通、跨系统登录等内部损耗，用流批数据驱动事件快速办理。实现上述目标则需要满足以下条件。

（1）以"岗位"为协同交互的行为主体。鉴于受人力资源限制，各政府部门"一人多岗""一岗多责"的情况普遍存在，出于对严格整合共享后的信息系统协同交互的发起、处理的标准及风险防控要求的考虑，行为主体需要与具体岗位职责相对应。因此，以上游岗位（谁让干）、登录人员（谁在干）、下游岗位（让谁干）为基础单元，作为协同交互的行为主体和流批数据办理的上下游节点（岗位关系见图5－6）。同时，考虑到岗位划分是以法律法规为依据的，所以组织内部对权利与义务需要进行精细化分工。因此，除作为自然人的海关关警员存在"一人多岗"的情况外，法人、非法人组织、人工智能（机器人）均是"一人一岗"。对信息系统而言，作为服务对象的法人、非法人组织、机器人与作为自然人的行为主体是完全一致的。

（2）以"行为"作为协同交互的客体，并作为流批数据的跨系统流动载体。按照"权责一致"的法治海关、法治政府建设要求，将法律概念上的"行为"作为主体岗位之间协同交互的表现形式，并按照法律属性，将所有主体之间的协同交互行为划分为两类，并对应不同的数据流内容。一是规则交互，即有明确的协同交互内容、目标、要求，严格限定流程及层级，具有明确的法律作为与不作为责任的行为，强调协同交互的法律权利与义务，如行政审批、内部核批等。二是自由交互，即可实时发起的、满足不同岗位之间即时沟通协调的行为，强调协调交互的便捷与效率，包括两个岗位之间的对点交互和多人共同进行的多点交互，如视频会议等。

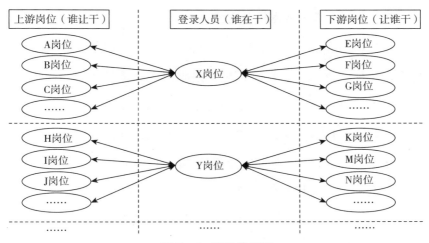

图 5-6　岗位关系图

　　将信息系统按照规则交互、自由交互的对应事项进行切割，建立功能清单，对应不同的数据流，确保不同的功能模块可以有序接入顶层的协同交互平台，实现数据跨系统自由流动，是种类繁多、数量庞大的信息系统有效整合共享的关键，也是破解信息系统烟囱林立的突破口。因此，可以把跨系统数据交互分为规则交互和自由交互，分别对应规则交互功能切割和自由交互功能切割。规则交互功能切割按照国务院"实施目录管理，做到目录之外无行政审批"的规定，严格"有法可依、有法必依、执法必严、违法必究"的要求，建立健全"海关执法领域内部核批事项目录表""经办关员直接办理的内部核批事项表""海关总署权责事项表"，并将与上述表单对应的事项切割为规则交互功能模块，通过目录管理切实做到"法无授权不可为，法定授权必须为"，以及不属于海关内部核批目录的，又需要层级审核的事项，则走协调单的流程，按照协调事项办理。自由交互功能切割是指不需层级审核，不同岗位人员之间即时发起的协调、沟通事项，主要用于统一意见、交流认识、弥合分歧、查明情况等，不存在法律作为与不作为义务，由顶层协同交互平台完成。

3. 为机构改革提供坚实的数据平台支撑

落实将"分散独立的系统整合为一个'大系统'"的信息系统整合共享要求，不是简单地将信息系统进行分类组合，也不是简单地将信息系统通过规则协议实现互联互通，而是严格按照法治海关建设要求，依法定权、依权定责、依责定功能、依功能整合，实现与法律人相关的各类协同交互数据跨网络、跨系统、跨部门、跨层级统一采集、集中处置、自动反写，促进关检各类信息系统深度整合共享，最终实现关检业务深度融合，流程有效整合。因此，从最初的改头换面到后续的脱胎换骨，关检信息系统整合共享是一个长期渐进的过程，是在原金关工程、金质工程基础上的再优化、再启动、再出发，目的是通过对信息系统各功能的优化协同，将信息工程建设从"由无到有、由有到繁"向"由繁向简、由简向优"转型，实现信息系统登录主体即自然人、法人、非法人组织、机器人之间的高效便捷交流协作，为关检整合后的海关业务健康发展提供有效的信息化保障和支撑。鉴于关检现有的信息系统已数量庞大、种类繁多，且传统的业务提出需求、引领技术的开发模式已根深蒂固，实现技术引领和倒逼业务整合仍有一个转变过程，通过建立统一的协同交互平台，采取先将已开发信息系统的法定功能接入，实现各功能并行运行和数据统一处置，再通过智能评价逐步实现功能优化的两步走策略，有利于在充分继承和集成各信息系统优点的基础上，逐步拓展信息系统与协同交互平台对接的数量和范围，稳步实现信息系统整合共享的目标。

同时，对接入协同交互平台的各项功能模块建立智能评价机制，一方面对不同岗位、人员、部门、单位完成协同交互的工作量、成效等进行评价和考察，提出人力资源合理化配置的建议，确保有限的人力资源向任务量重、标准要求高的岗位集中；另一方面对是否存在"僵尸"系统或重叠功能进行评估，对可由机器完成的交互事项提出人力退出建议，逐步实现敏捷迭代开发和"机器替代人工"，该机制有利于关检信息系统边整合、边评估、边优化、边建设。在不影响整体进出口通关业务的前提下，逐步将关检烟囱林立、数量庞杂的信息系统整合为一个深度应用、上下联动、纵横协调的大系统，切实提升整体用户体验和进出口企业的获得感。

> 协同交互平台就是信息化系统的"神经中枢",而不同的功能模块就是神经末梢,通过数据的统一采集、处置、分发,实现信息化系统整合目标,从这个意义上讲,协同交互平台就是大数据通用分析平台的功能延伸。

5.2.3 实现累进式"数文明"驱动发展

> 即使我们无所畏惧地闯入浩渺无际的业务之海,也掘不完自身最大的潜力,更达不到当今内部审计师的终极目标。
>
> ——劳伦斯·索耶《现代内部审计实务》
>
> 中国没有大数据的土壤。"差不多先生""大概齐"的文化标签一直存在。很多时候,各级政府不太需要"大数据",形成决策的关键性数据只有一个数字比率(GDP)而已[①]。
>
> ——《听五年大数据专家深度解析:大数据的大价值,大数据五大成功案例》

涂子沛在《数据之巅》中指出,数据文化的匮乏,是中国之所以落后的一个重要原因,建设这种文化,中华文明的面貌将焕然一新。鉴于"数据文化"和"数文明"的命题比较宏大,因此,笔者选取海关"审计"这一走在各部委前列的业务领域,探析如何实现累进式"数文明"驱动发展的方式,并从"数文明"的视角认识和解构海关在"审好"的基础上,如何进一步提升"计"的量化能力和"评"的整体水平。因为本章参考文献《审而优则计:建设数据海关的时代选择》获得了 2016 年全国海关综合类征文一等奖,获得当年评委的普遍肯定,因此对原文表述不做过多的修订。

---

① 知乎. 听五年大数据专家深度解析:大数据的大价值,大数据五大成功案例［EB/OL］.(2020 - 05 - 04)［2020 - 05 - 12］. https: //zhuanlan. zhihu. com/p/138096432.

> 《数文明》是涂子沛继《大数据》《数据之巅》之后的又一部著作，2018 年 9 月由中信出版社出版，主要是阐述大数据时代"数文明"这一新的文明形态，从据数、数惧和数权，到数纹、数力和数体，再到数基、数明和数治，用大数据重塑人性、文明和天下。

5.2.3.1 "审"而有力

1. 审计抓得早

海关内部审计机构创始于 1984 年，经历了从无到有、从简单到相对完善的过程。特别是 1998 年国家审计体制改革后，审计署正式将在海关总署内设立的驻海关总署审计局由派驻机构改为派出机构，不再担负对海关系统内部审计的指导工作后，海关设立了专门的督察审计部门，并将内部审计纳入海关督察体系中，至 2001 年，海关已全面推广实施局、处两级关长任期经济责任审计制度，海关内部审计的模式也由最初的对各项业务指标逐项详细审查转为海关内部控制制度基础审计。内审人员通过对海关各业务领域内部控制制度的研究、评价，确定开展实质性测试的性质、时间和范围，收集审计证据，形成审计意见。审计方法也从初步的抽样审计发展为以测试内部控制为基础的全面审计，海关督察审计长效机制初步建立。

2. 制度落得实

2003 年，在全国海关督察审计工作会议上，海关总署提出"建立督察审计监督制约长效内控机制"，并制定了《建立健全海关督察审计长效内控机制指导方案》，从督察审计角度对海关内部控制建设进行了规划部署。之后，海关总署、直属海关、隶属海关的内控工作机构先后建立，"一把手"工程成为内部控制的重点，业务流程、事权划分、岗位标准等进行了相应的统筹整合，内控理念在关税、监管、稽查、缉私等主要业务作业领域深入落实，自觉实施内控、自觉接受监督、主动参与内部控制建设的思想意识逐步形成，岗位操作手册、绩效考评办法、开展执法评估等措施陆续实施。尤其是随着 1986 年《海关内部审计工作实施办法》、2005 年《海关督察审计工作暂行规定》、2010 年《海关执法内部控制基本规范》、2011 年《海关执法领域内部控制执行、监控、评估、监督体系优化整合方案》、2014 年《总署经济责任审计项目操作规程》等的出台实施，海关系统常态化、机制化的内部审计制度全面建立。

3. 问题定得准

2010 年以来，内部控制在转变海关职能实现方式、更好地防范新形势下海关执法、管理、廉政风险中的作用更加突出。海关总署按照内部控制整体框架理论，将海关内部控制划分为制度规范、执行控制、职能监控、专门监督、处置评估 5 个方面，全面覆盖了海关各业务领域，并通过职能监控，由海关法制、关税、监管、加工贸易、统计、稽查、缉私等业务职能部门事后对执行控制进行再监督以及对执法作业状况开展评估，形成了内部控制的闭合链条。海关内部控制手段和控制措施的丰富性和完整性，确保了审计体系不存在重大遗漏和重大缺陷。近年来，虽然海关面临的情况越来越错综复杂，但通过审计对海关各业务领域作业的全覆盖，对可嵌入计算机系统的执行控制节点的嵌入等，扫除了审计死角，确保海关各业务门类均处于审计和内控的覆盖范围。

4. 重点盯得紧

一是将海关高风险部门、岗位和人员定为重点控制节点，通过信息化手段，设置执行控制、职能监控和专门监督三道防线。目前海关执法领域已经形成《执行控制节点字典》《职能监控节点字典》《职能评估指标字典》，海关非执法领域也已基本形成内部控制节点指标体系。二是按照不相容职务相分离原则设置岗位，形成不同岗位间的制衡，实现了对同一执法对象（如同一个案件、同一票报关单证、同一本加工贸易手册等）的业务办理流程中，相互间有制约或监督关系的执法操作不能由同一人员完成。三是启动内控执行控制节点开关，对海关作业系统中内嵌的内控执行控制要求进行人工调控，并于 2011 年下发《海关作业系统内控执行控制节点开关管理办法》，对海关作业系统开关管理职责权限、开关设置状态变更程序及条件进行了规范。四是 2012 年出台《通关管理系统授权管理办法》，实现各业务岗位、各职务序列对应相应的执法事权，并在授权批准范围内行使职权和承担责任，"法无授权不可为""法定职责必须为"、权责一致、用权受监督的理念深入贯彻。

通过上述措施，仅 2012 年至 2013 年，全国海关通过内控就查发问题 5 176 个，健全规章制度、操作规程 225 项，对 155 位副厅局级以上署管干部、1 126 位隶属海关单位负责人实施经济责任审计，共发现问题 9 300 个，补征税款 4.5 亿元，提出审计建议 4 000 余条，促进完善制度 396 项，对近百名相关责任人进行了不同程度的责任追究。海关内部审计，实现了海关权力良性运行与领导干部科学管理的有效互动，和海关大多数执法活动"进系统、留痕迹、可追溯、能监督"，确保了在人员总数基本保持不变而监管量和税收大幅增长的情况下，海关队伍局部塌方等问题得到了有效控制，尤其是 2000 年以后，以"直属海关一把手"为首的塌方式腐败再未出现，全国海关队伍整体保持了廉洁稳定，海关审计发挥了切实有效的作用，走在了国务院各部门的前列。

5.2.3.2 "计"而有法

> 任何事情：如果你不能量化它，你就不能真正理解它；如果你不能真正理解它，你就不能真正地控制它；如果你不能真正控制它，你就不能真正地改变它。
>
> ——比尔·盖茨《我希望挥舞量化的魔棒》

1. 海关的紧迫感始终存在

海关总署《关于建立现代海关制度的决定》指出：长期困扰我国海关管理的各种深层次矛盾和困难并没有从根本上解决。新形势下我国社会经济发展产生的各种需要与海关在管理理念、管理制度、管理方法和管理手段等方面的不相适应的表现比较突出，比如：严密海关监管与方便合法进出有时顾此失彼，监督制约与效率效能兼顾得不尽合理；再如：上级海关决策、监督、控制的能力不够全面有力，下级海关的执行不够规范统一。尤其是当前，海关改革已经进入了深水区，面对制约海关全面有效履职的体制机制障碍和深层次的矛盾问题，海关审计必须能够量化它们、理解它们、控制它们，最终解决它们，进而倒逼海关业务的改进和完善，确保海关社会托管责任的有效履行。

2. 缺少统一的评价标准体系，难以形成阶段性共识

由于海关总署制定的内控机制建设整体框架并未为各直属海关提供专门的内部审计控制评价实用工具，未制订可供操作的内部审计控制评价标准，致使不仅在不同海关之间，即使在同一海关的不同审计时间段内，评价标准也出现了一定程度上的不一致的情况，这也在一定程度上制约了审计成果向倒逼和促进海关业务持续完善和改进转化。例如：对海关"把关"和"服务"两大职责以及"管得住"与"通得快"等延伸目标之间关系的把握失衡，造成有时审计侧重于海关优化通关时效的指标的落实，而有时又将查验率、查验离散度等指标落实情况作为重点。又如：对查验时效的起始时间的认识不统一，督审部门对查验时效坚持认为"查验结果录入与打印查验记录单时间"，监管部门认为应是"查验关员系统录入的查验开始时间到查验结果录入时间"，并通过《海关总署关于不断优化监管查验机制进一步支持外贸稳定发展的通知》（署监发〔2016〕123号）进行了明确。总署部门间的意见不统一，并各自按照各自制定的标准去要求和评价，造成了"数出多门、数据打架"，诱发执行障碍，严重削弱了审计通报的公信力。再如：笔者在2016年参加某直属海关关长离任审计时，将2011年以来总署离任审计通报的监管通关领域问题整体分类汇总为查验、"四位一体"物流监控、通关环节、重大决策落实、行邮监管5大类61小项，通过对比评估，80%以上的审计通报的问题覆盖率未能达到上述总量的三分之二。

3. 评价主体较为单一，难以形成远程大规模协作

当前，海关审计主要依靠督察审计部门，具体实施内部控制评价的主体大多为审计人员。对海关内部控制有效性的评价，主要是依靠审计人员的专业技能与对被审计单位业务流程的了解。这种单一评价主体对审计人员知识技能、业务素养等依赖较大。尤其是当前海关的内部审计控制建设已完成由传统的对执法领域的单一控制转向对执法、非执法领域内部控制的全覆盖，且执法领域的内部控制也向着分工更细、环节更多、措施更严密的要求发展，专业审计人员仅仅依靠自身的知识技能显然较难满足这些需要。加上审计人员与被审计单位之间"检查者"与"被检查者"的关系，彼此间存在天然的不完全信任，下级海关在迎接上级开展的审计中，总是小心翼翼地提防。上述情况的存在，把审计相关人割裂为单一的个体，缺乏全体关警员的参与，容易在关警员中造成审计是督审部门的事、"内控与我无关"的思想，在一定程度上阻碍了内部审计控制评价发现海关更深层次问题的能力。同时，若关警员被动强制地接受审计改进建议，容易产生逆反抵触心理，不利于整改措施的有效落实。例如："隔日派单"问题，审计多将其与"查验超时"并列，但《查验操作规程》规定"未能实施查验的已派报关单，应当取消派单，再隔日派单"，而是否已经实施查验，查验关员最了解情况。审计通报将"未能隔日派单"与"查验超时"并列，被许多一线查验人员情绪化地理解为"找茬"。又如：执法评估系统将"查验处理"过程中企业掏箱等准备措施一并纳入海关通关时效，而不是按照海关作业和企业配合的口径细化，不仅使得审计整改难以落实，也让基层海关和一线关员不服不忿。

4. 评价结果运用成效不高，累进式数据处理机制未形成

通过内部审计发现问题，提出改进的意见建议，进而不断地修改和调整，使海关业务向着更规范、更完善的方向前进，是实施内部审计的主要目标。现阶段，由于海关对内控审计评价结果处置的过程尚未按照纠错、评估、奖惩的过程有序实施，审计问题发现后及时纠错要求的落实仍不十分到位，容易导致"新人不理旧事"，一些内部审计时发现的问题一错再错，内部审计的效果大打折扣。深入分析原因，没有在审计后，运用科学方法和管理理论对被审计单位进行综合评估，用数据作论据，加权平均后进行综合评价，明确被审计单位问题的边界和改进的方向，并接受被审计单位的充分辩驳，让后人的改进站在前人的阶梯之上，形成累进式数据处理模式是根本原因。2016年，笔者全程参与了某直属海关关长的离任审计，通过与其前任的离任审计通报对比，发现前后通报之间并未存在内在逻辑关系，也不能完全综合评价该关业务、政务、后勤等整体的发展进步情况，以及在全国海关和同类海关中的档次，累进式审计，通过审计整体定档排序，渐进式、持续倒逼被审计单位业务改进和完善的机制未能完全建立。对此，全国海关也有清醒认识，《海关全面深化改革总体方案任务分解表》明确将"加快推进审计信息化建设，构建海关审计数据系统"作为全面深化改革的重要目标之一。

面对上述"计"艺不足问题，建设数据海关，培育海关数据文化迫在眉睫。所谓数据海关和"数文明"政府，就是不把数据作为资源，而是当成土壤，把数据的开放、透明、共享，转化为这片土壤上流淌的河流，土壤所到之地，河流所淌之处，纵向可对比，横向可权衡，各方皆能充分参与、激烈辩驳，进而形成阶段性共识，不断搭建完整的认知体系，形成业务发展累进机制。

18世纪，英国一名普通的海关专员亚当·斯密立足英国国际贸易实践，写作的《国富论》奠定了自由主义市场经济的理论基础，也成为英国坚持了三个多世纪的国策。20世纪80年代以来，我国改革开放波澜壮阔的实践和国际贸易突飞猛进的发展，同样为中国海关和中国政府提供了丰富的实践土壤。尤其是海关作为国家进出境监督管理机关，处于对外开放的最前沿，有效落实"四个全面"战略布局，助力国家发展大局，不能在新理念、新形势、新常态下，削足适履，旧瓶装新酒，而是一切从实际出发，立足民族国家大的纵向发展脉络和现代经济社会横向发展背景，对新情况、新问题、新挑战、新机遇，大胆假设，小心求证，给出新常态下，海关人理论拓荒和方法创新的答案和选择。审计，作为海关走在国务院各部门前列并成效显著的工作，打破固有的思维框架，开展理论探索和方法创新更是具有示范和引领意义，也有利于更好地发挥审计倒逼海关业务持续改进和完善的作用，为海关创新落实全面深化改革目标，建设以"数文明""数字政府"为显著特征的新海关，为全国海关更加有效践行社会托管责任试水与破冰。

5.3　打造黄金罗盘：变革的方向

> 我们面对的重大问题永远不能在产生问题本身的层次上被解决。
>
> ——爱因斯坦
>
> 虽然中国政府在 2007 年就发布了《政府信息公开条例》，但目前政府公布的数据大部分还是报告和报表，没有标准的格式，不能以数据的形式查到，因此也无法进行深入的分析、加工和挖掘[①]。
>
> ——《听五年大数据专家深度解析：大数据的大价值，大数据五大成功案例》

　　软件技术总是处于不断发展变化中，尤其是随着国家全面深化改革和海关业务改革的不断深入，海关新的信息化需求层出不穷，软件系统的复杂性日益增长，新工具、新技术迭代速度持续加快，客观上要求全国海关在软件应用和开发方面不断寻找新途径、寻求新突破。

　　当前，按照面向程序理念开发的海关核心通关作业系统 H2010 的软件技术已经相对老化，技术架构日显封闭，系统兼容和扩容性不足，制约了中国海关整体软硬件效能的充分发挥及与 WCO 数据库等国际数据标准的对接，一定程度上成为中国海关有效落实全面深化改革要求，深入推进国际海关"三互"大通关合作、加快"三智"（智慧海关、智能边境、智享联通）建设的羁绊。但是，在当前政府部门有限的人力资源和系统开发财力的基础上，面对大数据平台建设的外在形势要求和内在发展动力，以大数据通用分析挖掘平台建设为牵引，实现整体软件设计的迭代升级，以原海关、检验检疫业务技术深度融合推动关检机构深度整合，不能平均用

---

　　①　知乎. 听五年大数据专家深度解析：大数据的大价值，大数据五大成功案例［EB/OL］.（2020 – 05 – 04）［2020 – 05 – 12］. https：//zhuanlan. zhihu. com/p/138096432.

力、撒胡椒面，必须突出重点、找准着力点，以点带线、以线带面，加快以大数据模型开发为核心的"政府大脑"建设，夯实"循数监管""循数决策"的科技基础和人才支撑，为海关履职尽责整体提质增效提供大数据支持。

在推动大数据通用分析平台建设中，不能为了建设平台而建设平台，把采集支撑不同信息化系统的数据库数据作为目标，而应站在更高的层面，俯视大数据通用分析平台建设，把数据连成线、结成网，搭建知识图谱、表单族谱，建立底层表单、字段、参数、逻辑规则与上层信息化系统的关联关系，把几十年来政府信息化建设的成果拧成一根绳，汇成一股劲，切实把数据打造成流动的资源，以数据有效治理支撑大数据应用能力建设和应用项目建设，方便使用者随时抓取和应用数据，为"循数监管""循数决策"提供可视化展示和立体式支持。从这个意义上讲，建设大数据通用分析平台绝不是技术部门一家的事情，而是需要业务技术人员同步参与和协同。大数据通用分析平台主体架构见图 5 – 7。在笔者参加海关总署智慧海关建设过程中，智慧海关指标体系建设和全国通关一体化报关单监控平台为实现上述目标提供了上佳的案例，也代表了新一轮变革的方向。从某种意义上讲，谁能更好地把握住这一轮变革方向，谁就能在"循数监管""循数决策"中下好先手棋、打好主动仗，实现量质效并举，同步提升监管服务的能力与水平。

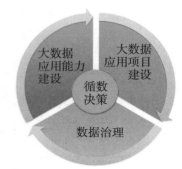

图 5 – 7 大数据通用分析平台主体架构

5.3.1 指标体系：立体式盘活数字资产

海关总署高度重视指标体系建设，2017 年智慧海关建设之初就将建设全国海关统一的指标体系作为智慧海关建设的六个公共需求之一（智能分析、协同交互、运行监控、个性桌面、报关单结构修改和指标体系），举全国海关之力加快推进。之后，《海关全面深化业务改革 2020 框架方案》将"建立全国海关统一的业务指标体系，实施目录管理"作为业务改革的重要内容。

海关总署之所以如此重视指标体系建设，也是基于问题导向。一是指标林立，数出多门。随着关检融合的深入推进，除原海关、检验检疫部门存在大量如查获率、检出率等异名同类指标外，原海关业务司局对查验率、查获率等同一指标的加工方法、计算口径也不尽一致，将关检指标合二为一，统一新海关业务指标口径，不仅意义重大，而且难度较大。二是数量繁多，工作量大。仅2017年原海关梳理完成的H2010系统《数据资产目录》涉及的字段就高达十几万个，关检机构整合之后，字段数量更是大幅增长，部分参数、逻辑规则需要3个系统同时抽取数据，完成H2010系统、e-CIQ系统、H2018系统并行运行时期的指标梳理的工作量较大。三是系统较多，关系复杂。业务应用面广线多，经前期梳理，仅原海关信息化系统引用报关单号字段的表单就高达上千张，有效建立数据项族谱，清晰梳理基础数据项在不同作业系统的引用情况，难度倍增。四是牵涉面广，协调困难。很多指标涉及非海关部门，且最终确认也不在海关。例如：牛肉制品参数，最终口径确定在农业部门，存在一定的协调难度。鉴于以上情况，经过反复研究讨论，为了统一思想认识，明确指标体系建设的标准和方向，2019年，海关总署出台《海关业务指标管理办法》，以实现全国海关业务指标的统一定义、统一来源、统一加工、统一发布。

1853年，英俄两国之间爆发了克里米亚战争。因为英国已经经历了近40年的和平，士兵缺少战争经验，致使伤亡惨重。同时，英国战地医院缺少吗啡、麻药等药品，且老鼠横行，卫生状况糟糕，因为受伤之后没有得到及时救治的感染和并发症成为比敌人的武器威胁更大的杀手。因为当时英国的官僚体系漠视士兵的生死，南丁格尔争取3万件衣服帮助伤员过冬也需要表决通过，致使被冻死的伤员不计其数。后来，南丁格尔雇用了300多名工人改建医院，改善伤员的生活环境和医疗环境，整顿手术室和食堂，让之前只能容纳1700人、4个人还得挤一张床铺的战地医院，扩展至可以容纳4000人。在南丁格尔的努力下，英军的死亡率从40%降到了2%。而且，为了获得更多的拨款，南丁格尔还自创"南丁格尔玫瑰"统计图，将不同季节中士兵死亡的原因和数量等指标直观地表现出来，成功说服了维多利亚女王、陆军大臣、英国民众，给伤员争取到了更好的待遇。为了表彰南丁格尔的巨大贡献，国际护士理事会决定把南丁格尔的生日，也就是 5 月 12 日，设定为国际护士节。从南丁格尔的经历可以看出，准确的业务指标及其直观的展示具有巨大力量和强大魅力。

5.3.1.1 海关业务指标管理办法

《海关业务指标管理办法》共 5 章 19 条，对数据项、参数、逻辑规则及其数学运算结果的管理原则及方法进行了明确，具体内容如下。

第一章　总则

第一条　为加快推进海关业务指标（以下简称"指标"）体系建设，提升指标管理科学化、规范化水平，更好服务国家宏观决策、海关改革发展，制定本办法。

第二条　本办法所称指标是指海关业务管理过程中产生的，能够反映海关业务特征，具有特定含义和应用价值的数据项、参数、逻辑规则及其数学运算结果。

第三条　指标管理坚持共建共享、规范标准、开放灵活、保障安全的原则，实现统一定义、统一来源、统一加工、统一发布。

第四条　指标管理包括指标的创建、变更、发布、应用和评估。

第二章　组织机构及职责

第五条　总署成立全国海关指标管理委员会，分管统计分析工作的副署长任组长，总署相关业务司局为成员单位，负责制定指标管理制度，确定指标管理范围，审定《海关业务指标目录》，协调解决指标管理重大问题。全国海关指标管理委员会办公室设在统计分析司。

直属海关成立本关指标管理委员会，负责指导、协调本关指标管理工作。

第六条　统计分析司负责指标的日常管理，组织开展数据项、参数、逻辑规则及其数学运算结果规范化工作，研究制定海关业务指标定义规范，编制《海关业务指标目录》，报全国海关指标管理委员会审定并发布。

直属海关统计部门负责本关指标的收集和整理，定期报总署统计分析司审批，协助总署统计分析司开展指标日常管理工作。

第七条　科技发展司负责组织指标信息化实现的技术管理工作。

第八条　信息中心负责指标管理的技术实施、工具建设及维护，统筹指标的存储与加工，为全国海关提供指标应用服务。

第九条　总署、各直属海关业务部门（以下简称"业务部门"）负责提出指标创建、变更和应用需求。

第三章　指标创建与变更

第十条　业务部门向统计分析司提出指标创建或变更需求，统计分析司审核并送相关业务部门会签后提交信息中心实施，涉及信息化系统修改完善的需求会签后提交科技发展司组织实施。

第十一条　信息中心根据指标创建或变更需求进行技术实施，定期向统计分析司和科技发展司报备创建或变更实施情况。

第十二条　统计分析司根据指标创建或变更情况动态维护并发布《海关业务指标目录》。

反映海关重点工作和业务运行基本情况以及对外发布的指标，应纳入《海关业务指标目录》管理。已经在使用中的指标，整理后统一发布。

第十三条　指标以共享为原则，不共享为例外。指标创建或变更时未明确共享范围的，视为海关内部无条件共享。

第四章　指标应用与评估

第十四条　业务部门申请内部应用指标的，向信息中心提出申请，由信息中心按照《海关业务指标目录》所列指标共享标准直接提供；对外发布的，需经主管业务部门审批，并向统计分析司报备。

第十五条　信息中心定期向统计分析司、科技发展司报备指标应用情况。

第十六条　统计分析司定期对指标创建、变更和应用情况进行评估，根据评估结果提出指标完善、退出等意见，并向全国海关指标管理委员会报告。

第五章　附则

第十七条　各部门在指标创建、变更、发布、应用和运维过程中，应当维护国家安全和社会公共安全，保守国家秘密、商业秘密和海关工作秘密，任何单位和个人不得违规利用业务指标数据谋取商业利益、不得利用指标从事违法犯罪活动。

第十八条　本办法由海关总署负责解释。

第十九条　本办法自 2019 年 12 月 1 日起施行。

5.3.1.2　变革的方向

本节详细介绍《海关业务指标管理办法》并进行全文引录，不是因为笔者全程参与了业务指标管理办法起草、业务指标梳理的全过程，对此比较了解，而是由衷地认为：《海关业务指标管理办法》及加工标准，相比传统的指标加工和管理更为深入和细致，不仅通过逻辑规则和数学运算结果在大数据顶层应用层面实现了标准统一，而且通过数据项、参数，在字段、数据表层面实现了数据资产的重新整理、盘活，并通过字段和数据表将顶层的信息化系统串成了线，连成了面。就像阿迪达斯将基于外部环境、消费者调研和门店销售数据的收集、分析视为"黄金罗盘"一样，《海关业务指标管理办法》有潜力成为通用大数据分析平台的"黄金罗盘"。

通过业务指标立体式盘活全量的数据资产，找出数据之间的关联，把大量非结构化数据转化为结构化数据，进而为大数据有效应用和大数据通用分析平台建设提供标准化的数据支持。如果党中央、国务院将《海关业务指标管理办法》推广到所有的国家部委及相关部门，并作为落实《国务院政务信息系统整合共享实施方案》成效的技术标准之一，有可能摸清当前我国政府的大数据存量和信息化系统开发应用运行整体情况，建立科学的指标体系支撑的信息化系统清单，并通过统筹应用和优化整合，从而进一步激活信息化系统潜力，推动政府信息化系统建设由数量扩张向质量提升转型。

1. 数据项

数据项是指海关数据资产中，具有特定数据结构的字段，在实际数据项梳理中共包含以下信息，见表 5 – 1 和表 5 – 2。

表 5 – 1　数据项梳理明细表

梳理事项		说明
中文名称		字段的中文名称，由技术部门根据系统留存汇总，业务部门确认
英文名称		字段的英文名称，由技术部门根据系统留存汇总，业务部门确认
维护类型		增加、修改、确认、其他四种
类别	代码	1：数据项；2：参数；3：逻辑规则；4：数学运算结果
	名称	
作业环节	代码	技术部门填写，业务部门确认（若由企业填写生成数据为"01"，即"企业申报类"，若由海关关警员操作或系统自动反写生成则为"02"，即"海关监管类"）
	名称	
直属海关编号		若为直属海关开发系统，则填写对应的海关编号
流水号		Excel 表自动生成
版本号		Excel 表自动生成
是否为海关类		技术部门填写，业务部门确认（若为海关掌握数据则填写"是"，若是外部交换购买数据则填写"否"）

续表

梳理事项		说明
指标编号		Excel 公式自动生成，公式为：= E3&G3&I3&J3&K3（第 1 位表示类别，1 表示数据项，2 表示参数，3 表示逻辑规则，4 表示运算结果。第 2~3 位表示作业环节。当 2~3 位为字母时，为非海关数据项。第 4~5 位为直属海关编号，当 4~5 位为 00 时，该数据项为全国海关信息化系统生成。直属海关自开发系统数据项不得与全国海关数据项竞合冲突。第 6~9 位为流水号，由统计部门编制。第 10 位为版本号，由统计部门编制，当第 10 位为 0 时，该数据项已废止。）
长度		存储数据所占的字符个数（单位为比特）
精度		数据项类型为浮点型时，小数点的位数
数据项类型		数据项对应字段的数据格式，包括字符串型、整型、浮点型、日期型、日期时间型、时间型
原始表	中文名称	数据项对应字段最先产生的数据表。例如：实征税款字段在报关单表体表、税单表体表皆有，中英文名称一致，但实征税款的字段数据在税单表体表最先生成，实征税款数据项的原始表单为税单表体表
	英文名称	
引用表		含有该数据项对应字段的非原始表单（该项目也是《海关业务指标管理办法》最大创新点，通过该项内容即可知道该项数据被多少信息化系统引用，因为内容较多，单列附表。）
数据项结构		数据项存储数据的中文含义。只有明确了数据项结构，才能有效进行后续大数据建模（例如：海关报关单号，1~4 位对应海关关区代码集；5~8 位为年份；9 位 1 为进口、0 为出口；10~18 位为流水号。）
共享范围		可以公开的人员、单位范围

表 5-2　引用表梳理明细表

事项	说明
编号	系统序号
数据表中文名	引用表中文名称
数据表英文名	引用表英文名称
业务主题	按照对应司局划分，涉及多个业务司局则填写多行，合并同类项统一编号。若不明确可为空，在备注中注明情况
系统来源	涉及多个系统则填写多行，合并同类项统一编号。若不明确可为空，在备注中注明情况
业务联系人	按照系统签字负责人进行填写
技术联系人	按照系统签字负责人进行填写

从数据项梳理事项和引用表事项可以看出，海关数据项梳理需要业务、技术共同参与。一方面，随着业务不断改革，底层技术数据表表述未同步进行变更，致使业务、技术两张皮现象，通过数据项梳理可以较好地解决上述问题。例如：报关单表（ENTRY_LIST）等依然在用产销国字段（ORIGIN_COUNTRY），但是按照《中华人民共和国海关进出口货物报关单填制规范》，上述表述已经进行了变更，如果建模人员不掌握上述情况，则很难建立准确的监控模型。另一方面，以技术部门最基本的字段为单位，对数据之间的关联关系（引用表、原始表）进行梳理和排查，对某一数据被其他信息化系统引用情况进行了全面梳理，对底层字段进行统一编码，不仅打通了底层数据之间的联系而且将信息化系统进行了重新画像，从而建立了完整的知识图谱和数据项族谱、表单族谱、信息化系统族谱，为后续大数据建模挖掘大数据关联关系打下坚实的基础。

即使按照国务院要求进行了信息化系统整合，如果最底层的数据表、字段没有梳理清楚，内部的数据资产情况没有完全掌握，也许信息化系统的整合成效也是应当打一个问号。按照大数据关联关系思维，依据《海关业务指标管理办法》对数据项进行重新盘整、梳理，虽然耗时耗力，但是从根本上解决了大数据底账盘查和大数据综合应用的问题，可以成为落实《国务院政务信息系统整合共享实施方案》情况的检验标准之一。从某种意义上讲，《国务院政务信息系统整合共享实施方案》作为业务推进方案十分完备，但缺少技术标准的支持，往往容易导致落实标准层次不齐，从而弱化信息系统整合共享的成效。

2. 参数

参数是指海关数据资产中，具有特定含义的同一类数据项对应的码值及码值含义的集合，在实际参数梳理中共包含以下信息，见表5-3。

表 5 - 3　参数梳理明细表

梳理事项		说明
名称		参数的中文名称
维护类型		增加、修改、确认、其他四种
类别	代码	1：数据项；2：参数；3：逻辑规则；4：数学运算结果
	名称	
对象属性	代码	企业类（01）、货物类（02）、物品类（03）、场所类（04）、交通运输工具类（05）、人员类（06）、国别类（07）、国内区域类（09）、国际区域类（10）、其他（99）等。例如："一带一路"沿线国家和地区、上海经合组织成员、欧盟国家、自贸协定伙伴国为国际区域类参数；长江经济带、泛珠江、京津冀为国内区域类参数；禁止类商品、限制类商品为货物类参数
	名称	
直属海关编号		若为直属海关独立设置的参数，则填写对应的海关编号
流水号		Excel 表自动生成
版本号		Excel 表自动生成
是否为海关类		若为海关编写的参数则填写"是"
指标编号		Excel 公式自动生成，公式为：= E3&G3&I3&J3&K3（第 1 位表示类别，1 表示数据项，2 表示参数，3 表示逻辑规则，4 表示运算结果。第 2～3 位表示对象属性。当 2～3 位为字母时，为非海关参数。第 4～5 位为直属海关编号，当 4～5 位为 00 时，该参数为全国海关参数。直属海关参数不得与全国海关参数竞合冲突。第 6～9 位为流水号，由统计部门编制。第 10 位为版本号，由统计部门编制，当第 10 位为 0 时，该参数已废止。）
码值长度		参数数值的字节位数
码值集合		参数码值的数值
码值含义		对应的数值的中文含义
共享范围		可以公开的人员、单位范围

　　如果说数据项是对大数据最底层的梳理，则参数也反映了相关政府部门大数据建模应用情况及关注的重点。从参数的复杂性和梳理的难度也一定程度上反映了政府信息化系统建设的历史脉络和整体情况。参数码值含义对应表见表 5 - 4。

表5-4　参数码值含义对应表

序号	码值			码值含义	
	A 系统	B 系统	C 系统	中文	英文
……	……	……	……	……	……

　　A 系统是指原海关核心通关系统 H2010 系统，B 系统是指原检验检疫核心通关系统 e-CIQ 系统，C 系统是整合关检业务后的 H2018 系统。鉴于 A、B 系统均是超大规模的系统，C 系统很难短时间内开发完成并完全取代 A、B 系统，因此，A、B、C 系统并行运行的情况将长期存在，准确建立新海关的监控模型需要从 A、B、C 系统同步调取参数，这也增加了大数据建模的难度和对算力能力的要求。同时，即使 A、B 系统完全退出历史舞台，其数据库中留存的数据作为中国政府和中国人民的执法记录和历史记录，依然是宝贵的数据资产，依然离不开原参数的综合挖掘应用。例如：美国对应的码值在 A、B、C 系统分别为 502、840、USA，如果需要在 A、B、C 系统分别抽取数据则需要对应不同的国别参数。

　　3. 逻辑规则

　　逻辑规则是指海关数据资产中，具有特定含义的多类数据项对应的码值及码值含义的集合。与参数的区别在于，逻辑规则需要多个字段才能加工完成。在实际逻辑规则梳理中共包含以下信息，见表5-5。

表5-5　逻辑规则梳理明细表

梳理事项		说明
名称		逻辑规则的中文名称
维护类型		增加、修改、确认、其他四种
类别	代码	1：数据项；2：参数；3：逻辑规则；4：数学运算结果
	名称	

续表

梳理事项		说明
对象属性	代码	企业类（01）、货物类（02）、物品类（03）、场所类（04）、交通运输工具类（05）、人员类（06）、国别类（07）、国内区域类（09）、国际区域类（10）、其他（99）等
	名称	
直属海关编号		若为直属海关独立设置的逻辑规则，则填写对应的海关编号
流水号		Excel 表自动生成
版本号		Excel 表自动生成
是否为海关类		若为海关编写的逻辑规则则填写"是"
指标编号		Excel 公式自动生成，公式为：= E3&G3&I3&J3&K3（第 1 位表示类别，1 表示数据项，2 表示参数，3 表示逻辑规则，4 表示运算结果。第 2~3 位表示对象属性。当 2~3 位为 00 时，为非海关逻辑规则。第 4~5 位为直属海关编号，当 4~5 位为 00 时，该逻辑规则为全国海关逻辑规则。直属海关逻辑规则不得与全国海关逻辑规则竞合冲突。第 6~9 位为流水号，由统计部门编制。第 10 位为版本号，由统计部门编制，当第 10 位为 0 时，该逻辑规则已废止。）
码值长度		逻辑规则数值的字节位数
对应参数	名称	应用到参数的情况
	编码	
对应的数据项		应用到数据项的情况
共享范围		可以公开的人员、单位范围

4. 数学运算结果

数学运算结果是指按照海关业务规则，对已知数据项、参数、逻辑规则进行数学运算得出新数据的方式。数学运算结果与传统的指标相近，是承载具体指标业务逻辑的单元，在技术上对应的是编写指标的计算机脚本，在业务上对应的是编写指标的业务含义。在实际数学运算结果梳理中共包含以下信息，见表 5-6。

表 5-6　数学运算结果梳理明细表

梳理事项	说明
名称	数学运算结果的中文名称
含义	指标的业务逻辑
维护类型	增加、修改、确认、其他四种

梳理事项		说明
类别	代码	1：数据项；2：参数；3：逻辑规则；4：数学运算结果
	名称	
对象属性	代码	企业类（01）、货物类（02）、物品类（03）、场所类（04）、交通运输工具类（05）、人员类（06）、国别类（07）、国内区域类（09）、国际区域类（10）、其他（99）等
	名称	
直属海关编号		若为直属海关独立设置的数学运算结果，则填写对应的海关编号
流水号		Excel 表自动生成
版本号		Excel 表自动生成
业务领域	编号	口岸管理类（01）、政策法规类（02）、综合管理类（03）、自贸区和特殊区域监管类（04）、风险管理类（05）、关税征管类（06）、卫生检疫类（07）、动植物检疫类（08）、食品安全类（09）、商品检验类（10）、口岸监管类（11）、统计管理类（12）、企管类（13）、打击走私类（14）、财务类（15）、涉及 2 个以上业务领域的综合类（99）
	名称	
计算方式	编号	总和类（1）、比值类（2）、差值类（3）、其他类（9）
	名称	
是否为海关类		若为海关编写的数学运算结果则填写"是"
指标编号		Excel 公式自动生成，公式为：= E3&G3&I3&J3&K3（第 1 位表示类别，1 表示数据项，2 表示参数，3 表示逻辑规则，4 表示运算结果。第 2～3 位表示业务领域。当 2～3 位为 00 时，为非海关运算结果。第 4～5 位为直属海关编号，当 4～5 位为 00 时，该运算结果为全国海关运算结果。直属海关运算结果不得与全国海关运算结果竞合冲突。第 6～9 位为流水号，由统计部门编制。第 10 位为版本号，由统计部门编制，当第 10 位为 0 时，该运算结果已废止。）
涉及参数	名称	应用到的参数情况
	编码	
涉及逻辑规则	名称	应用到逻辑规则的情况
	编码	
涉及数据项		应用到数据项的情况
脚本		计算机代码
共享范围		可以公开的人员、单位范围

从《海关业务指标管理办法》对数据项、参数、逻辑规则、数学运算结果的梳理要求及关键事项可以看出，严格落实指标梳理要求不仅能够有效解决数据打架、数出多门、标准不一的情况，大幅提升大数据应用建设的成效，而且在实现数据资产全量盘活整理的基础上，建立数据项、参数、逻辑规则、数学运算结果环环相扣的指标链条，夯实大数据能力建设和应用项目建设的数据治理基础，从而成为大数据通用分析平台发展评估的"黄金罗盘"和信息化系统整合的检验标尺之一。2020年3月30日，《中共中央　国务院关于构建更加完善的要素市场化配置体制机制的意见》明确提出："加快培育数据要素市场。优化经济治理基础数据库，加快推动各地区各部门间数据共享交换，制定出台新一批数据共享责任清单。研究建立促进企业登记、交通运输、气象等公共数据开放和数据资源有效流动的制度规范。"而《海关业务指标管理办法》的有效实施和推广复制，从而建立全国统一的数据资源制度规范，有可能为加快培育全国统一的数据要素市场，建设不同部门之间的数据关联关系，统一数据加工标准，降低大数据应用门槛，打破部门数据利益，提供了有效的技术标准和管理标尺。

5.3.2　全流程实时全息监控：经济社会运行的"指南针"

近20年来，我国外贸保持近20%平均增长速度。但自2012年开始，我国经济下行压力加大，外贸增速明显放缓。尤其是2015年、2016年、2019年外贸增速分别为 -8.1%、-6.77%、-0.98%（见表5-7），面临着进出口增长由正转负的压力。随着新冠疫情的全球蔓延，经济发展中的"黑天鹅"事件不断增多，新情况、新问题不断涌现，单纯依靠月度发布的数据进行决策已经难以满足快速响应的要求，有必要建立全国统一的实时监控运行机制以快速地感知风险，判断形势发展变化。

表5-7 2010—2019年我国外贸进出口数据表

年份	进出口		出口		进口	
	货值/亿美元	同比/%	货值/亿美元	同比/%	货值/亿美元	同比/%
2010	29 740	—	15777.53	—	13 962.48	—
2011	36 418.64	22.46	18 983.81	20.32	17 434.83	24.87
2012	38 671.19	6.19	20 487.14	7.92	18 184.05	4.30
2013	41 589.93	7.55	22 090.05	7.82	19 499.9	7.24
2014	43 015.27	3.43	23 422.93	6.03	19 592.35	0.47
2015	39 530.33	-8.10	22 734.68	-2.94	16 795.65	-14.27
2016	36 855.57	-6.77	20 976.31	-7.73	15 879.26	-5.46
2017	41 071.37	11.44	22 633.46	7.90	18 437.92	16.11
2018	46 224.43	12.55	24 866.95	9.87	21 357.48	15.83
2019	45 773.27	-0.98	24 933.63	0.27	20 779.65	-2.71

数据来自 Wind。

5.3.2.1 运行监控的内涵

运行监控的内涵见图5-8。

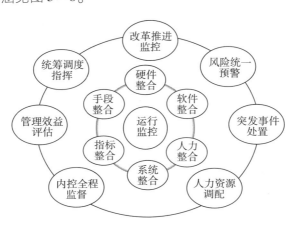

图5-8 运行监控的内涵

当前，政府部门开展运行监控承载着越来越多的任务和内容，需要做好 6 方面的整合（手段、硬件、软件、人力、系统、指标），实现风险统一预警、突发事件处置、人力资源调配、内控全程监督、管理效益评估、统筹调度指挥……从而对业务技术的深度融合和整体业务运行情况的全面掌握提出了更高要求。例如：从实时运行监控的效果来看，杭州市"城市大脑"建设走在了前列，见图 5－9。

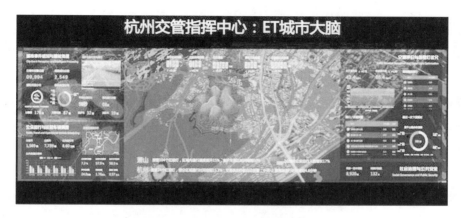

图 5－9　杭州市"城市大脑"监控图
图片来自：中国青年报《杭州城市大脑如何实现从 0 到 1》。

5.3.2.2　海关的探索与实践

中国海关全国通关一体化报关单运行监控（见图 5－10）相比杭州市"城市大脑"又前进了一大步。一是改变了展示指标弱耦合的关系，实现了指标之间的层层嵌套，每一个节点均是流入等于流出与在办理之和，而流入数据包含了全部的上一环节的任务来源，流出数据为该节点实时办结任务情况，并明确了流入的下一个环节，真正实现了业务全流程监控（上述监控屏幕每一条线上均有滑动指标）。二是实现原海关、检验检疫同一口径监控（参数、指令、查验岗、综合业务岗均是原海关、检验检疫相同的业务口径）。例如：所有的岗位均有已处置、未处置、超时办结等指标，进一步点击超时办结可以对报关单详细情况、作业人员、超时未办结的原因等进行查看，并具体到经办人、组织机构。三是实现了每 5 分钟同步从 H2010、e-CIQ 通关系统生产库中实时调取数据并进行脚本运算。四是实现了通关过程中原海关、检验检疫全部人工作业和企业申报行为的全量监控，可以对任何一异常数据进行深度挖掘，对国内外突发事件进行实时追踪。例如：新冠疫情初期，可以将上述屏幕加上湖北省或武汉市的限制条件，则可以成为湖北省或武汉市外贸的实时监控；又如：2020 年 5 月 12 日，国务院税则委员会公布了第二批对美加征关税商品第二次排除清单，在所有监控指标中加入上述商品限制条件，则可以对上述清单执行情况进行实时监控和评估；再如：加入"一带一路"沿线国家和地区的限制政策，则可以实现对"一带一路"沿线国家和地区进出口情况进行实时监控评估。五是可以灵活对上述监控指标进行组合加工。例如：可以通过已放行报关单和企业申报报关单计算当日报关单当日放行率，也可以通过待放行报关单评估进出口企业的纳税时间，还可以通过未被参数和指令捕中且不需要综合业务岗现场处置的报关单计算信息化系统的自动审结率。

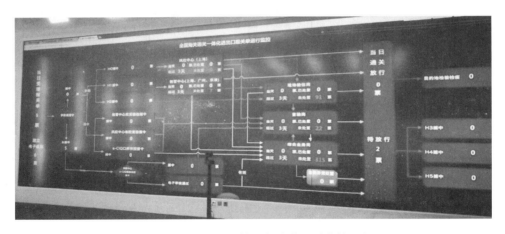

图 5 – 10　全国通关一体化报关单实时监控运行图

5.3.2.3　先进的经验

将原来属于两个国家部委且均是超大规模信息化系统中的所有人工作业全部纳入监控范围并形成同一口径的数据流批监控图，除了培养业务骨干和专家人才，还需要在以下方面做好储备：

一是建立数据实时抽取机制。例如：当时由海关总署信息中心实时从 e-CIQ 生产数据库每 5 分钟采集一次业务表，并与海关数据表进行拼表汇总计算，以准确计算新海关各项业务开展情况。这也为党中央、国务院从各部委、地方政府数据库实时抽取数据进行全国经济社会运行情况实时监控积累了经验，并进行了可行性验证。

二是切实熟悉不同系统的底层架构。例如：原海关 ENTRY_ WORKFLOW 表和原检验检疫 PROCESS_ NODE 表均是工作流记录表，但 ENTRY_WORKFLOW 表只有在操作完成后才反写状态，但 PROCESS_ NODE 表每进入一个新的环节均记录进入时间和操作完成时间，这样就造成计算原海关各岗位、部门作业时间时需要从上一个环节算起，而原检验检疫作业则从作业环节的起始时间截取即可。这是因为底层系统的架构和开发理念不同而导致的不同的处理技巧和方法。又如：原海关系统均不允许调回操作，但原检验检疫系统允许部分报检单处理完成后再回流处理。为保持口径的一致性，上述回流操作纳入单独监控范围。

三是实时监控与历史数据查询存在显著不同。例如：待放行列表（PCD_ ALC_ WORK）是一张临时表，报关单一旦放行之后，相关的记录不再留存，因此只能查看当时正处于待放行状态的报关单情况，一旦被放行，则历史数据无法查询。这也是为什么开发历史查询功能时不再加入待放行报关单统计的原因。

四是同一作业环节要采用相关的口径。例如：现场验估岗、原税管中心、原风控中心作业环节均在 30 环节，因此对已处置、未处置、超期未办结采用同一个标准，确保全部人工作业不漏统、不重复计算。

五是避免某项人工作业被重复统计或遗漏。例如：原检验检疫查验岗、综合业务岗严格以现场查验环节为分界线，确保数据没有重复统计；将原检验检疫人工审单、报检受理、施检分单纳入综合业务岗，避免人工操作有遗漏。又如：原海关查验岗以 53 环节查验指令下达为起点，避免机检查验有遗漏。

六是岗位作业时间严格从经手办理起算。虽然信息化系统自动处置时间较短，但考虑到部分黑箱遗漏等系统漏洞有可能出现，严格限定各岗位超时作业的起算时间。

七是建立指标验核机制。考虑到系统指标较多且涉及两个系统数据库不断实时抽取数据，为确保平台运行可靠，笔者用海关总署云擎平台建立了若干模型，每日随机验核数据的准确性。

综合业务岗作业时间校验模型及脚本可扫描二维码 5 - 2 查看。该模型不包含 H2018 系统综合业务岗业务逻辑。

二维码 5 - 2　综合业务岗作业时间校验模型及脚本

5.3.2.4　算力的考验

为了监控平台如期上线，确保 2018 年 8 月 1 日凌晨关检统一申报改革监控到位，开发组 20 余名同志连续 3 个星期通宵加班，逐个验核业务指标逻辑和脚本运算结果。但是，这还不是最大的考验，真正的考验来自算力。在两个超大规模系统间实现数据同步抽取、表单关联和同一流程、同一口径运行监控，是一个海量的算力需求。例如：仅涉检报关单 1 个指标，就需要将原海关数据库中的报关单表（ENTRY_HEAD）和原检验检疫数据库中的报检单表（ENTRY_CERTIFICATE）进行拼表处理，计算原海关、检验检疫业务同步作业情况，而上述两张表均是关检两方超大规模数据存储表，一次脚本运算就在万亿次，而整个监控平台有 300 个左右的监控指标需要 5 分钟运算 1 次。虽然为了保障平台运行已经对超时报关单等进行清零处理，但 5 分钟一次的数据实时抽取和运算依然是一个海量的算力需求。同时，从笔者进行验证的综合业务岗作业时间校验模型也可以看出，每一个指标均包含了复杂的业务逻辑，对应的是海量的表单截取、运算需求。而这一需求，随着改革的不断深入，新的信息化系统人工作业环节不断产生，业务逻辑只会越来越复杂，算力需求越来越庞大。

笔者非常赞同当时开发组一名技术专家的描述：关检融合后的通关一体化报关单监控平台相当于在现有的人类技术条件下，把北京市从地球整体搬迁到月球。为解决业务逻辑复杂的问题，大家可以加班加点进行学习；为解决工作量繁重的问题，大家可以通宵加班、吃住在办公室。但算力能力的制约则是一个难以短期回避和解决的问题。面对新冠疫情在全球肆虐，党中央、国务院将数据中心建设作为新基建的重要内容和关键领域。笔者也深以为然：赢得算力竞争优势，势必成为一个国家、企业、个人培树整体竞争优势的重要支撑。

> 如果说，海关指标体系建设为大数据通用平台有效建设提供了最底层的检验标尺，是术的层面；那么，中国海关全国通关一体化报关单监控平台则从道的层面对如何充分发挥政府大数据，尤其是高频数据的作用树立的一个标杆。中国海关的大数据实践已经如火如荼地开展，而以《海关业务指标管理办法》和全流程全息监控为代表的大数据应用新潮流、新趋势已经迎面而来。把握住这一趋势和潮流无疑将为加快我国治理能力和治理体系现代化建设提供坚实的大数据支撑和复合型人才保障。

5.4 潮头在哪里？

2020 年 5 月 7 日，海关总署公布我国前 4 个月的货物贸易情况：进出口总值 9.07 万亿元，比 2019 年同期（下同）下降 4.9%，降幅比第一季度收窄 1.5 个百分点。其中，出口 4.74 万亿元，下降 6.4%；进口 4.33 万亿元，下降 3.2%；贸易顺差 4 157 亿元，减少 30.4%。按美元计价，前 4 个月，中国进出口总值 1.3 万亿美元，下降 7.5%。其中，出口 6 782.8 亿美元，下降 9%；进口 6 200.5 亿美元，下降 5.9%；贸易顺差 582.3 亿美元，减少 32.6%。4 月份，中国外贸进出口 2.5 万亿元，同比微降 0.7%；其中，出口 1.41 万亿元，增长 8.2%；进口 1.09 万亿元，下降10.2%；贸易顺差3 181.5亿元，增加2.6倍。按美元计价，4月份中国外贸进出口3 552.2亿美元，下降5%；其中，出口2 002.8亿美元，增长3.5%；进口1 549.4亿美元，下降14.2%；贸易顺差453.4亿美元，增加2.5倍。上述数据一经发布就引发多方热议，也产生了很多截然相悖的观点，这也充分反映了面对新冠疫情这一全球经济"黑天鹅"事件的冲击，大家的认识还不尽一致。面对4月份出口超预期强、进口超预期弱的情况，主要观点如下。

出口强。一是因为2019年同期基数低。二是因为海外疫情致其他国家生产停滞，我国商品对全球的生产替代效应明显。三是因为前期订单积压，4月份需求爆发。四是疫情相关产品出口规模大，做出较大贡献。

进口弱。一是因为2019年同期基数高。二是因为全球大宗商品价格走低引起的进口商品价格下降。三是因为国内需求低迷难带动进口。四是并非我国内需低迷，而是前期国内原材料堆积尚未消化，导致进口减少。

鉴于以上分析，部分专家学者认为我国进出口数据表现亮眼，说明外贸甚至整体经济在回升，我国经济将实现V型反转，下一步出口预计继续走强。另一部分专家学者则认为：数据亮眼体现在前期已签订单及进口原材料的积压上，还有海外疫情的迟滞效应上，后续出口不容乐观。面对众说纷纭的形势，政府部门又当如何基于高频数据建立模型辅助科学决策呢？

2020年5月14日，习近平总书记在政治局常务会议上指出，要充分发挥我国超大规模市场优势和内需潜力，构建国内国际双循环相互促进的新发展格局。而"双循环"的成效监测与政策评估离不开有效的全流程经济社会运行监控手段。如果党中央、国务院参考借鉴海关总署整合原海关、检验检疫信息系统实现实时同屏全流程监控的做法，可以利用全国大数据平台，将海关、税务、外汇、港务、公安、商务、电力、金融、交通、电信、气象等部门的高频数据实时抽取到大数据平台统一分析，并按照《海关业务指标管理办法》进行清洗、加工，建立中国经济一体化的内外贸传导和经济社会运行全流程监控图。通过上述全流程监控图，建立基于高频大数据的关联关系和交互印证逻辑，也许可以清晰地实时监测我国乃至全球内外贸运行情况和整体经济发展态势，并基于此进行形势分析和发展研判。一方面，将不同政府部门生产的高质量的高频数据形成数据链条，不断印证和推算中国经济乃至世界经济的真实情况，为全球各国做好"循数决策""循数监管"提供帮助；另一方面，也打通了不同政府部门数据之间的壁垒，打碎政府大数据综合应用的玻璃门，切实发挥大数据辅助科学决策的作用，减少信息传递失真，用反复验证的科学高效的大数据模型成果最大限度地凝聚发展合力和共识。应用海关、税务、外汇等部门的高频数据，笔者已经开展了相关尝试，并测算了数字经济对税基的侵蚀、我国口岸营商环境评估、中美经贸摩擦产业转移评估等情况，效果较为显著。

如果海关、税务、外汇、商务、公安、电力、金融、交通、电信、气象等政府全部高频数据经过反复验证后，以同一口径统一到中国经济全景实时监控图，其算力需求也将成百上千倍的增长。虽然工程浩大，但是一旦建成，上述学术争论和发展争议将在政府层面和社会层面不再会形成涟漪，因为答案已经在这张经济运行图上实时进行了反映和精准的监测评估。而且，这张经济社会运行图一旦建成，可以按照不用的口径和监控重点建立分屏，以辅助精准决策和专项评估。如果以数据中心建设为重要内容的新基建是我国当代的发展潮流，那么毫无疑问，以大数据有效应用、统一加工为前提的全流程经济社会实时运行监控图就是这一潮流的潮头，只有勇立潮头、奋勇搏击，才能不畏浮云遮望眼、只缘身在最高层，真正掌握自身发展的主动权。

明者因时而变，知者随事而制。2020 年 5 月 13 日，外交部发言人赵立坚在主持例行记者会时表示："受疫情影响，全球经济下行风险增加，不稳定、不确定因素增多，不少发展中国家经济发展面临挑战，债务风险上升。中国一直秉持人类命运共同体理念和正确义利观，为其他发展中国家的减贫与发展积极提供力所能及的帮助。近期，中国参与了二十国集团'暂缓最贫穷国家偿还债务倡议'，同意有关国家在 2020年 5 月 1 日至 2020 年年底暂停还本付息。"当前，面对全球经济下行风险不断加大，部分经济体债务违约风险上升，基于经济全球化的视野建立经济社会实时运行监控机制，积极构建以宏观经济运行微观化为导向的运行监控指标体系，以提前感知和预判风险，变得更为迫切，也是身处"百年未有之大变局"之中，打造黄金罗盘和指南针的必由之路，可以说恰逢其时、正当其时。未来的不确定性使得预测或者控制没有太多的价值，而准确客观的监控和评估并基于此随机应变、灵活权变则更有意义，也许这也是习近平总书记不断强调"明者因时而变，知者随事而制"的原因。

浩渺行无极，扬帆但信风。未来已来，过去已去。中国海关的指标体系建设和通关一体化报关单监控平台的开发实践，为政府部门乃至企事业单位深化大数据应用、优化大数据机制提供了新的参考借鉴和评价标准。随着这一实践的不断深入，相信不远的将来，我国大数据应用实践将会越来越丰富，循数监管、循数决策将会越来越普遍并深入人心，成为一个个人、一个组织、一个政府、一个国家最核心的竞争力和最亮眼的名片！

党的十八大以来，习近平总书记多次强调指出，要运用大数据提升国家治理现代化水平，要建立健全大数据辅助科学决策和社会治理的机制，推进政府管理和社会治理模式创新，实现政府决策科学化、社会治理精准化、公共服务高效化。目前，关键数据信息缺乏已经成为制约大数据综合应用的重要因素。例如：对"一带一路"沿线国家和地区信息的缺乏一定程度上制约了"一带一路"倡议的实施，从海量数据找寻关键的关联因素成为重要的大数据深度挖掘手段。建设汇集我国政府绝大多数高频数据的经济社会全流程运行监控图，实现政府决策科学化、社会治理精准化、公共服务高效化，需要参考借鉴应用卫星遥感测算原油储量和农产品产量、应用施工现场测算GDP和消费趋势等先进的大数据建模经验，建立更多克强指数等实用的监测指标，形成立体的、互相印证的、强耦合的监控指标体系。对我国政府而言，如何应用卫星遥感、船舶轨迹、交通运输等数据建立覆盖全球的监控分析体系，让我国不再单纯依靠各国公布的GDP、CPI、PPI等数据，从而实时测算、提前预判全球经济社会运行状态，对我国政府的大数据应用能力与水平提出了较高挑战。

6

海关可视化大数据建模平台

> 大数据不但是一项新技术，更是一种全新的思维模式和工作方法。期待国家发展改革委委内的数据也能尽早打通，真正实行智慧发改[①]。
>
> ——国家信息中心大数据发展部主任于施洋

工欲善其事，必先利其器。在智慧海关建设过程中，统一的大数据池建设和通用大数据建模平台作为"海关大脑"，始终处于核心位置（见图6-1）。于施洋主任的期待在海关系统已经超质量完成，不仅将海关内部的各类数据统一汇总到了海关大数据池，而且对国际海关交换数据、国家部委交换数据、公开渠道购买数据等完成了清洗、加工，统一汇总到了海关大数据池，并建立了可视化的大数据建模平台和云计算算力保障，方便业务人员上手，建立各种检测评估模型，实现精准的形势评估和风险预警。2009年1月21日，美国总统奥巴马一上任就签署了"开放政府"备忘录，要求在45天内所有政府部门无一例外地必须向社会开放3个有价值的数据源。从美国政府对数据开放的重视程度可以看出，跨政府部门数

---

① 栾相科．大数据不仅是新技术，更是全新的思维模式和工作方法［EB/OL］．（2018-09-21）［2020-04-23］．http：//thinktank．chinadevelopment．com．cn/Home/Article/detail/id/9890．html.

据的综合应用及相关模型质量和数量，可以作为检验我国数据开放程度的标尺之一。如果政府部门大多在用自己部门生产的数据进行建模，我们不能因此否认该模型的质量和水平，但是政府数据的开放共享水平和综合应用能力就值得怀疑和商榷。

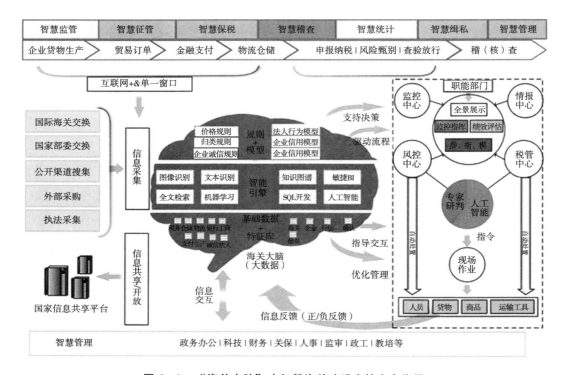

图 6 - 1　"海关大脑"在智慧海关建设中的突出作用

2000 年，海关总署报送的《全国报关单联网核查系统工程》项目获得国家科技进步二等奖。正如项目牵头人、时任海关总署总工程师杨国勋在领奖后所指出的："国家最高科技奖让自己看到了不足，看到了科研工作需要长久和坚韧的毅力。"中国海关之所以能够在大数据可视化建模平台中走在前列，引领新一轮的大数据通用分析工具建设的发展潮流，是与全国海关长期以来对信息化、科技化建设的长久坚持和持续努力的传统和历史积淀分不开的。

6.1　可视化大数据建模的优势

　　借助图形、地图、动画等生动直观的方式来展现数据的大小，诠释数据之间的关系和发展趋势，可以更好地理解和使用数据分析的结果。因为需要良好的视觉表现形式，数据可视化不仅需要数据，还需要美学设计，是科学和艺术的结合，能够快速、生动、形象地展示数据，还能分析数据，帮助人们发现、确定事情之间的逻辑关系和关联关系，也更容易被使用者所接受，从而发挥更大的作用。从某种意义上说，正是因为南丁格尔采用"南丁格尔玫瑰"这一可视化的指标展示方式，让复杂、晦涩的医学术语转化成了政府官员易于接受的表达方式，从而推动了战地医院的实施。海关可视化大数据建模的实践及有益经验，不仅仅在于打通了海关内外的数据联系，而且通过将晦涩的编程语言、函数表达式转化为可视化的功能模块，使得业务人员也可以快速上手，从而大幅降低了大数据建模的专业门槛，从而实现了大数据集成应用的产品化、功能化、个性化、集约化和智能化。

　　尤其是，大数据的盈余性决定了海量且难以准确判断彼此之间关系的非结构化数据占据了绝大部分，只有应用大数据分析平台才能最大限度地挖掘数据智慧，把分散的数据组合拼接起来，找出其中的时空关联关系，最大限度地把非结构化数据转化为结构化数据，从而形成严密完整的逻辑分析链条，为企业经营、政府决策、社会管理提供更多的有价值的信息。目前，新闻中广泛报道的金融助小微、大数据帮助企业复工复产等案例，均是从大数据中有效挖掘关联关系，从而更好地指导实践、推动工作。

　　随着越来越多的关联关系被大数据模型挖掘出来，大数据辅助科学决策、精准施策的效果将会越来越突出。正如伏尔泰所言：雪崩的时候，没有一片雪花是无辜的。而时代的一粒灰，落在个人头上，又往往是一座山。大数据就是这样的一把利器，在雪崩之前，提前计算雪崩的临界点，避免大型灾难的发生，同时又准确地计算出时代的那粒"灰尘"的落脚点，避免掉落到个人的头上。

6.2 海关可视化大数据建模平台的创新

海关通用大数据分析平台又称为"云擎"，由基础架构层、数据架构层、支撑层和应用层构成，基础架构层涵盖了基础设施、存储、计算等资源和组件；数据架构层由原始数据、数据底盘、分析主题库和管理库构成；支撑层是支撑系统的各类组件和工具，包含：H4A 统一安全管理平台、搜索引擎、BI 分析工具、关联分析和建模平台等；应用层为云站、云搜、云脑、云视、云享、云审、云管等各种面向用户的应用。因为海关总署已经出台了详细的操作说明书，笔者仅对可视化建模平台及与函数的对应关系进行详细的介绍。

6.2.1 可视化操作与展示

进入建模工厂，主要用到模型、组件两个模块（见图 6 - 2 和图 6 - 3），模型模块主要为建立的模型存储列表，双击某个模型可进入具体操作界面。

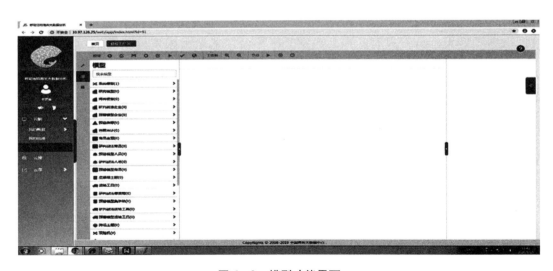

图 6 - 2　模型功能界面

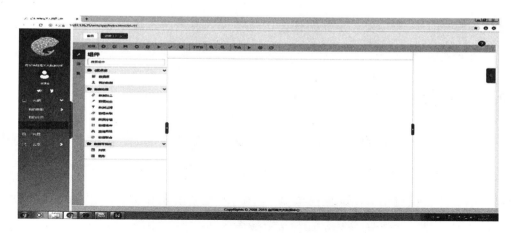

图 6 − 3　组件功能界面

选择新建或者双击已建模型后，进入大数据建模界面，进行具体模型设计和开发，见图 6 − 4。

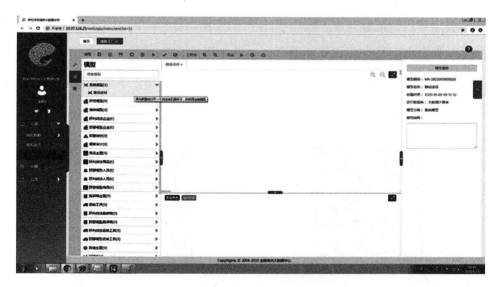

图 6 − 4　建模界面

从建模界面可以看出，上侧为功能按钮，包括"新建""修改""删除""保存""发布""运行""运行当前节点""删除当前节点""从当前模型新建""图形放大""图形缩小"等功能，主要用于海关人员对采集的数据进行数据分析、数据挖掘、数据建模等，是对传统的 SQL 编程功能的可视化。中间为建模的编译区，通过拖拽左侧的组件来实现。下侧为模型运行结果的展示区，可以展示具体的 SQL 运行脚本和模型运算结果。

6.2.2 数据自主加工

源数据增加了"我的数据"，可以由建模人员自建数据源，组建特色的数据表单。例如：笔者建立的"上市公司监控模型"中沪深股市上市的公司明细（包括子公司）以及"主要进出口商品监控模型"中的主进主出表和国务院税则委员会发布的 2018 年商品表，海关大数据池中没有相关的数据信息，由笔者自主加工上传后用于模型建设。

6.2.3 简化建模难度

采取可视化、拖拽式建模，可以大幅简化建模的技术难度。笔者将上市公司监控模型和主要进出口商品监控模型及其脚本列出（可扫描二维码 6 – 1 和二维码 6 – 2 查看），读者可以一目了然。如果采用传统的 SQL 编程方式，建立上述模型将十分烦琐且难度较高。

二维码 6 – 1　上市公司监控模型
及脚本

二维码 6 – 2　主要进出口商品监控模型
及脚本

6.2.4 数据字典可视化呈现

目前，海关大数据平台已经汇集了上万张数据表单、数十万字段，如果不能将上述表单、字段的中英文名称进行对照呈现，每次使用均从数据字典中查找，将耗费大量的人力和精力，大幅降低建模效率。因此，海关可视化建模平台直接将数据字典进行了可视化呈现，从而大幅降低了建模人员的查找工作量（见图6-5和图6-6）。

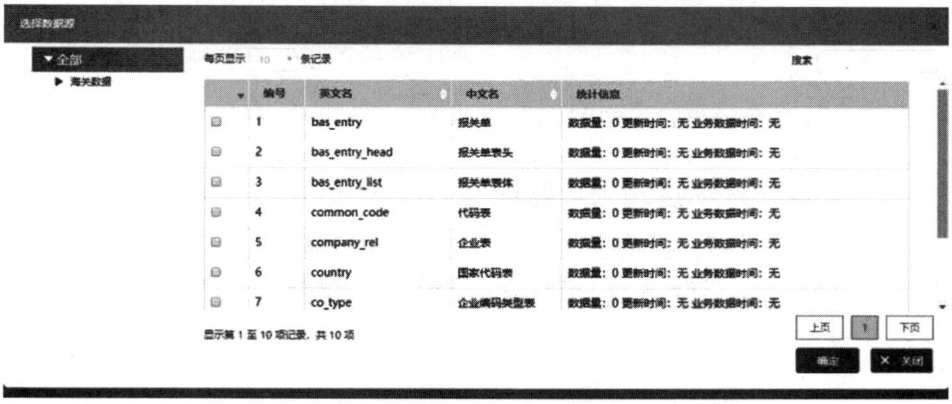

图6-5　数据表字典（电子数据或我的数据可进入表单选择界面）

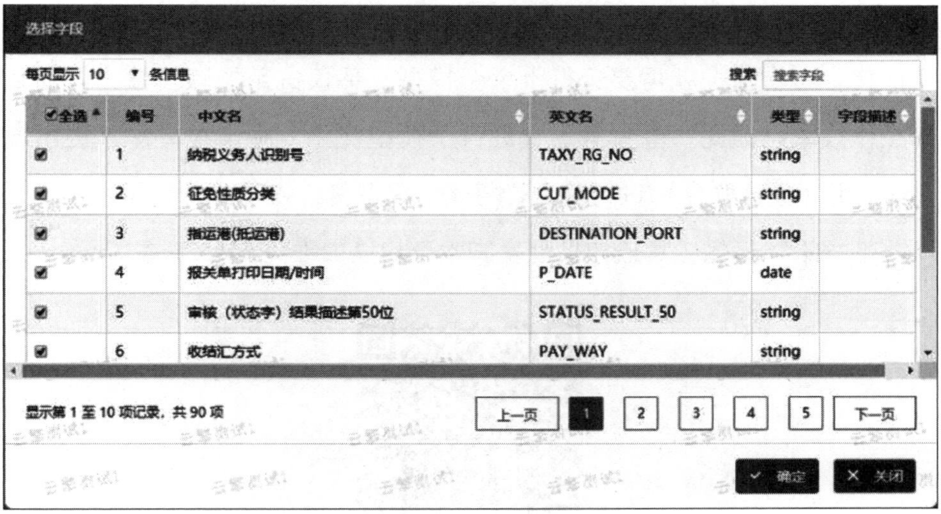

图6-6　字段字典（选取表单后进入字段选择界面）

6.3　模型优化

海关可视化大数据建模平台虽然极大简化了建模的难度，但是对技术理解和逻辑细化的要求丝毫没有降低，同样面临较为严格的模型优化要求。例如：主要进出口商品监控模型如果采用交叉连接，然后用 insert 函数对两个字段是否为包含关系进行判断，则能够将脚本行数减少一半。因为新版云擎需要统一转换为 CSV 格式，对字段中含有逗号的字段处置并非强项，笔者也是应用 SPSS 软件进行基本处理，且实际建模过程中也不可能把上述模型整体迁移，因此笔者不建议采用海关可视化大数据建模平台对基本数据进行拆分处理，所以对优化后的脚本不做详细阐述。

6.3.1 "一带一路"运输工具监控

目前，做好与"一带一路"沿线国家和地区贸易的运输工具监控，有利于实时动态评估我国与"一带一路"沿线国家和地区的贸易情况。对直属海关而言，运输工具不仅是汽车、火车、轮船、飞机，还需要从申报口岸、进出境口岸两个口径掌握本关区实际进出口货物运输情况。考虑到汽车运输如果采用集中申报模式的话，报关单填制规则又与火车、轮船、飞机不同，需要同步调取舱单数据，如果不进行模型优化，一次监控就需要运行十余个模型，不仅占用了较多算力，而且不利于提高工作效率。因此，笔者第一次进行了模型优化，将申报口岸、进出境口岸通过 union all（数据联合）进行整合，将 8 个模型整合为了一个模型。全口径优化后的"一带一路"运输工具监控模型及脚本可扫描二维码 6 - 3 查看。

二维码 6 - 3 全口径优化后的"一带一路"
运输工具监控模型及脚本

6.3.2 集中申报优化后模型

虽然按照申报口岸和进出境口岸优化后，模型数量大幅降低，但汽车运输的数量依然需要独立统计，因此笔者又进一步整合优化模型，把集中申报考虑进来，实现汽车、火车、轮船、飞机在一个模型之中统计汇总。集中申报优化后的"一带一路"运输工具监控模型及脚本可扫描二维码6-4查看。

维码6-4　集中申报优化后的"一带一路"
运输工具监控模型及脚本

　　笔者之所以采取上述步骤逐步实现模型优化，是依据《中华人民共和国海关进出口货物报关单填制规范》对"运输工具名称及航次号"填制规范的要求。采用集中申报模式的汽车运输货物监控口径，也是依据上述填制规范对"采用集中申报通关方式办理报关手续的，报关单填报集中申报"的规定确定的。因此，一个优秀的建模人员首先应该是精通海关业务的专家，其次才是技术专家。这一点，在全流程运行监控中表现得更为明显，如果不清楚每个岗位的操作标准和要求，不明确上下游岗位的衔接关系和内控节点的设置标准，很难厘清不同岗位的监控口径，甚至会遗漏大量的人工操作，或者将非本岗位的人工作业统计了进来，造成了监控指标与实际业务运行严重偏离。例如：在原海关H2010通关系统中，布控指令与查验指令采用一套编码规则，准确统计风险防控中心（目前为风险防控局）下达的布控指令数量需要将查验指令剔除，避免重复统计。又如：全国海关两中心改革实施后，因为海关核心通关系统已经运行了十几年，因此在系统内没有给一级风险防控中心设置独立机构或者在上一作业环节设置独立的标签，因此较难区分一级风险防控中心和二级风险防控中心的作业量。因此，在实际监控中，与税管中心作业由机构到人的监控思路不同，开发组变换了一种思路，即由人到机构：按照编制内一级风险防控中心的人员反推一级风险防控中心的作业情况。如果对上述业务情况不熟悉、不掌握，是很难进行有效的岗位监控的，即使监控了，也很难让基层的关警员心服口服。因为，所有的监控指标是否真实反映情况，开发组都要随机抽取大连、上海等业务现场手工统计的数据进行验核。

6.3.3 企业活跃度监控模型的优化启示

让企业不再需要从口岸海关和属地海关来回跑，激发企业经营活力、降低贸易成本，是全国海关区域通关一体化改革和全国通关一体化改革的初衷。做好企业活跃度监控，一方面可以更好地评估改革的成效，为下一步深化改革提供经验借鉴和方向指引，另一方面也为直属海关准确掌握辖区企业经营状况，做好改革进程的监控和企业的定向帮扶，提供了量化抓手。

笔者建立了 3 个模型，从本关区企业未纳入本关区贸易额、本地区企业未纳入本地区贸易额、本关区企业同时未纳入本关区和本地区贸易额 3 个角度对企业活跃度进行了考核和监控。从某种意义上讲，这 3 个角度是对传统的海关进出口贸易额监控逻辑的再优化，从 3 个侧面印证和诠释进出口贸易额的影响因素，以及税款流失和贸易额流失的情况。对笔者来说，上述模型较为简单，仅是对原有海关统计口径的优化和拓展，因此仅将模型脚本展示，以资借鉴。

6.3.3.1 本关区企业未纳入本关区贸易额模型脚本

```
SELECT G.OWNER_NAME AS OWNER_NAME,
sum(G.RMB_PRICE)AS RMB_PRICE
from MDB_ENTRY_LIST G
where (G.TRAF_MODE in ('3','2','4','5','6','9')
```

and

(substr((G.TRADE_MODE),3,2))

in ('10','11','12','13','14','15','16','17','18','19','20','21','22','23','24',
'25','26','27','28','29','30','31','32','33','34','35','36','37','38','39',
'41')

and G.CLEAR_DATE >= '2019-01-01 00:00:00'

and G.CLEAR_DATE <= '2019-10-27 23:59:59')

and (substr((G.OWNER_CODE),1,2)) = '31'

and (substr((G.ENTRY_ID),1,2)) <> '22')

group by G.OWNER_NAME

order by RMB_PRICE desc

6.3.3.2　本地区企业未纳入本地区贸易额模型脚本

SELECT G.OWNER_NAME AS OWNER_NAME,

sum(G.RMB_PRICE)AS RMB_PRICE

from MDB_ENTRY_LIST G

where (G.TRAF_MODE in ('3','2','4','5','6','9')

and

(substr((G.TRADE_MODE),3,2))

in ('10','11','12','13','14','15','16','17','18','19','20','21','22','23','24',
'25','26','27','28','29','30','31','32','33','34','35','36','37','38','39',
'41')

and

G.CLEAR_DATE >= '2019-01-01 00:00:00' and G.CLEAR_DATE <= '2019-10-27 23:59:
59')

and ((substr((G.TRADE_CO),1,2)) <> '31'

and (substr((G.OWNER_CODE),1,2)) = '31')

group by G.OWNER_NAME

order by RMB_PRICE desc

6.3.3.3　本关区企业同时未纳入本关区和本地区贸易额模型脚本

```
SELECT G.OWNER_NAME AS OWNER_NAME,
sum(G.RMB_PRICE)AS RMB_PRICE
from MDB_ENTRY_LIST G
where (G.TRAF_MODE in ('3','2','4','5','6','9')
and
(substr((G.TRADE_MODE),3,2))
in ('10','11','12','13','14','15','16','17','18','19','20','21','22','23','24',
'25','26','27','28','29','30','31','32','33','34','35','36','37','38','39',
'41')
and G.CLEAR_DATE >='2019-01-01 00:00:00'
and G.CLEAR_DATE <='2019-10-27 23:59:59')
and ((substr((G.TRADE_CO),1,2))<>'31'
and (substr((G.OWNER_CODE),1,2))='31'
and (substr((G.ENTRY_ID),1,2))<>'22')
group by G.OWNER_NAME
order by RMB_PRICE desc
```

根据模型运算结果，笔者曾参与后续调研，发现主要情况如下：一是总部经济使然，集团公司统一由一家下属公司负责全部进出口事宜，使得异地报关、异地签署协议较为普遍。二是部分地方政府为了拉升贸易额，存在贴息买单的情况。三是部分企业作为生产或消费单位，并不掌握具体的贸易渠道。四是海关全国通关一体化改革大幅提升了企业通关便利度，使得地域限制被削弱，企业经营活跃度大幅增强。

6.4　函数对应关系

海关可视化大数据建模并不是摒弃了 SQL 编写语言中的函数和指令，而是将上述函数和指令隐藏在可视化模块背后。当我们确定下来建模思路和目标并选定数据源之后，就开启了数据分析、加工、清洗、挖掘、关联之旅，而隐藏在功能模块背后的各类函数和指令也将走上前台。本节操作图片均来自海关总署信息中心、杭州海关联合编制的《全国海关大数据通用分析系统（云擎）用户使用手册》。

6.4.1　检索数据

图 6 − 7 中的检索对应 SQL 中的 select ＊ from somewhere，进而选择相应的表单字段，例如：select a，b，c from table，相当于从 table 中选择 a、b、c 3 个字段。但是应当注意的是，可视化简化了函数键入的工作量，但是不支持通配符，例如不支持 select distinct a，b，c from table。

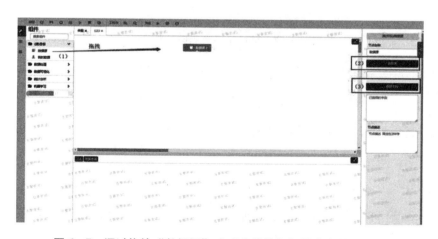

图 6 − 7　通过拖拽"数据源"或"我的数据"检索表单和字段

6.4.2　检索数据排序

检索数据排序见图 6 − 8 和图 6 − 9。

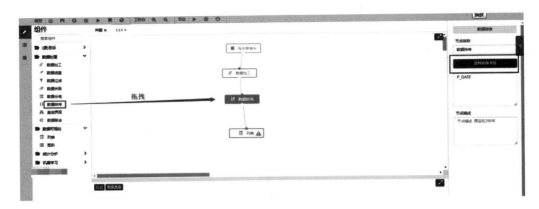

图 6-8　通过拖拽"数据排序"到可视化工作台区域并选择排序字段

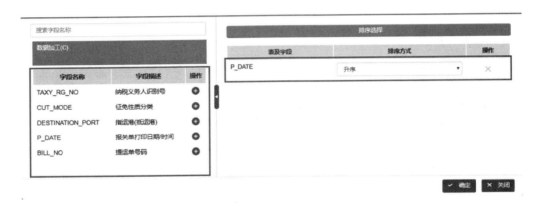

图 6-9　选择排序字段以及升降序

根据图 6-8 检索出的数据并不是以纯粹的随机顺序显示的。如果不排序，数据一般以它在底层表中出现的顺序显示。因此，如果不明确控制的话，不能（也不应该）依赖该顺序，这也是可视化建模必须要对数据进行排序的原因，具体排序语法如下：

```
select <variables> from <table> order by <variable> [desc]
```

对 select 语句检索出的数据进行排序，可以使用 order by 子句。order by 子句取一个或者多个列的名字，据此对列表的数据进行排序。DESC 为降序，ASC 为升序排序。可视化建模中的数据排序是将 order by 与 DESC（降序）、ASC（升序）函数进行可视化。

例如：SELECT Company，OrderNumber FROM Orders ORDER BY Company 含义

是：从数据表 Orders 中选择 Company 和 OrderNumber 两个字段，并按照 Company 字段进行升序排序。

6.4.3 数据过滤

数据过滤见图 6 – 10 和图 6 – 11。

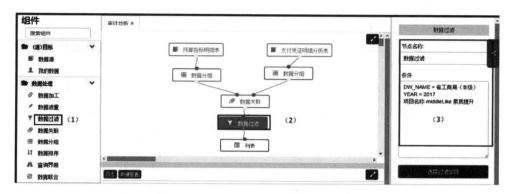

图 6 – 10 通过拖拽"数据过滤"到可视化工作台区域进行字段过滤

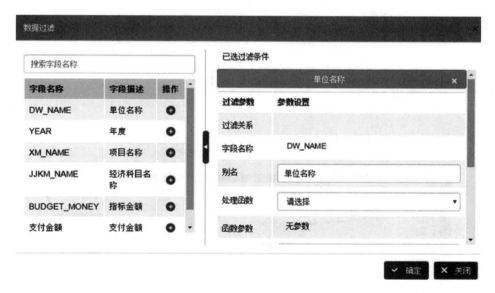

图 6 – 11 字段过滤界面

在 select 语句中，数据根据 where 子句中指定的搜索条件进行过滤。where 子句在表名（from 子句）之后给出。操作符及对应可视化中文含义见表 6 – 1。

表 6 – 1   操作符及对应可视化中文含义

操作符	对应可视化中文含义
=	等于
< >	不等于
<	小于
< =	小于或等于
>	大于
> =	大于或等于
BETWEEN	在指定的两个值之间
ISNULL	为空
IS NOTNULL	非空
IN	在范围内取值
LIKE % 字段%	包含字段内容
LIKE % 字段	以字段内容结束
LIKE 字段%	以字段内容开始
AND	和
OR	或

6.4.4   加工字段

加工字段见图 6 – 12 和图 6 – 13。

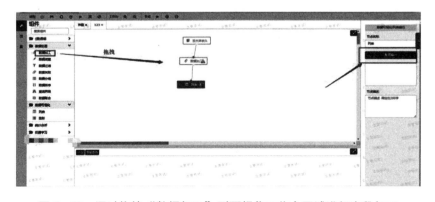

图 6 – 12   通过拖拽"数据加工"到可视化工作台区域进行字段加工

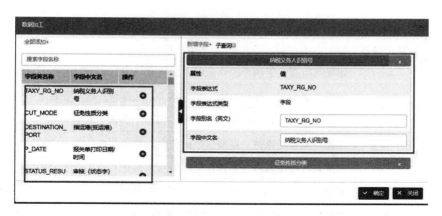

图 6 – 13 字段加工界面

字段加工是技术层面进行模型优化和建立较为复杂模型的基础，相当于 SQL 中的子函数和嵌套函数，也就是通过字段加工直接编写脚本，实现复杂的业务逻辑计算。字段加工支持通过运算符加工生成新的字段。运算符类型、符号及含义描述见表 6 – 2。

表 6 – 2 运算符类型、符号及含义描述

类型	运算符符号	运算符含义描述
算数 运算符	＋ 加法	把运算符两边的值相加
	－ 减法	左操作数减去右操作数
	＊ 乘法	把运算符两边的值相乘
	／ 除法	左操作数除以右操作数
	％ 取模	左操作数除以右操作数后得到的余数
比较 运算符	＝ ＝	检查两个操作数的值是否相等，如果相等则条件为真
	！ ＝	检查两个操作数的值是否相等，如果不相等则条件为真
	＜ ＞	检查两个操作数的值是否相等，如果不相等则条件为真
	＞	检查左操作数的值是否大于右操作数的值，如果是则条件为真
	＜	检查左操作数的值是否小于右操作数的值，如果是则条件为真
	＞ ＝	检查左操作数的值是否大于等于右操作数的值，如果是则条件为真
	＜ ＝	检查左操作数的值是否小于等于右操作数的值，如果是则条件为真
	！ ＜	检查左操作数的值是否不小于右操作数的值，如果是则条件为真
	！ ＞	检查左操作数的值是否不大于右操作数的值，如果是则条件为真

续表

类型	运算符符号	运算符含义描述
位运算符	&	如果同时存在于两个操作数中，二进制 AND 运算符复制一位到结果中
	||	如果存在于任一操作数中，二进制 OR 运算符复制一位到结果中
	~	二进制补码运算符是一元运算符，具有"翻转"位效应
	<<	二进制左移运算符。左操作数的值向左移动右操作数指定的位数
	>>	二进制右移运算符。左操作数的值向右移动右操作数指定的位数
逻辑运算符	AND	AND 运算符允许在一个 SQL 语句的 WHERE 子句中有多个条件的存在
	BETWEEN	BETWEEN 运算符用于在给定最小值和最大值范围内的一系列值中搜索值
	EXISTS	EXISTS 运算符用于判断子查询中条件的真假，真则返回主查询，否则不返回
	IN	IN 运算符用于把某个值与一系列指定列表的值进行比较
	NOT IN	IN 运算符的对立面，用于把某个值与不在一系列指定列表的值进行比较
	LIKE	LIKE 运算符用于把某个值与使用通配符运算符的相似值进行比较
	NOT	NOT 运算符是所用的逻辑运算符的对立面。比如 NOT EXISTS、NOT BETWEEN、NOT IN，等等，它是否定运算符
	OR	OR 运算符用于结合一个 SQL 语句的 WHERE 子句中的多个条件
	ISNULL	NULL 运算符用于把某个值与 NULL 值进行比较
	IS	IS 运算符与 = 相似
	IS NOT	IS NOT 运算符与 ! = 相似
	||	连接两个不同的字符串，得到一个新的字符串
	UNIQUE	UNIQUE 运算符用于搜索指定表中的每一行，确保唯一性（无重复）

因为海关可视化数据加工不支持 group by 应用，因此除运算符外，SQL 中的函数和指令并不能完全支持，因此笔者分别将可支持的函数和指令与不支持的函数和指令分别列出。所谓不支持是指不能与其他字段进行 group by 分组，如果建模人员没有其他的建模方式，在数据分组嵌套的函数依然不能满足的前提下，可以将部分指令通过数据加工单列，然后再通过交叉连接进行数据拼表处理，虽然建模比较复杂，且对算力占用较多，但是这样能较好地回避数据加工不支持 group by 的问题。

6.4.4.1　支持的函数和指令

1. DE 函数

日期字符串格式：yyyy – mm – dd hh：mi：ss。

字符串含义：

年：yyyy；

月：mm（01 ~ 12）；

日：dd（01 ~ 31）；

时：hh（00 ~ 23）；

分：mi（00 ~ 59）；

秒：ss（00 ~ 59）。

2. dateadd 函数

命令格式：dateadd（datetime，delta，datepart）。

用途：按照指定的单位和幅度修改 datetime 的值。

参数说明：

datetime：datetime 类型，日期值。若输入为 string 类型会隐式转换为 datetime 类型后参与运算，其他类型会抛出异常。

delta：bigint 类型，修改幅度。若输入为 string 类型或 double 类型会隐式转换为 bigint 类型后参与运算，其他类型会抛出异常。若 delta 大于 0，加；否则减。

datepart：string 类型常量，修改单位，支持格式对天的修改"dd"，对月的修改"mm"，对年的修改"yyyy"，对小时的修改"hh"，对分钟的修改"mi"，对秒的修改"ss"，此外也支持扩展的日期格式，年"year"，月"month"或"mon"，日"day"，小时"hour"。非常量、不支持的格式或其他类型会抛出异常。

返回值：返回修改后的结果，datetime 类型。若任一输入参数为 NULL，返回 NULL。

备注：按照指定的单位增减 delta 时导致的对更高单位的进位或退位，年、月、时、分、秒分别按照 10 进制、12 进制、24 进制、60 进制、60 进制计算。当 delta 的单位是月时，计算规则如下：若 datetime 的月部分在增加 delta 值之后不造成 day 溢出，则保持 day 值不变，否则把 day 值设置为结果月份的最后一天。

示例：

加一天：dateadd(trans_date,1,'dd')

减一天：dateadd(trans_date,-1,'dd')

加二十个月：dateadd(trans_date,20,'mm')

若 trans_date = '2005 - 02 - 28 00:00:00'，dateadd(transdate,1,'mm') = '2005 - 03 - 28 00:00:00'

若 trans_date = '2005 - 01 - 29 00:00:00'，dateadd(transdate,1,'mm') = '2005 - 02 - 28 00:00:00'

若 trans_date = '2005 - 03 - 30 00:00:00'，dateadd(transdate,-1,'mm') = '2005 - 02 - 28 00:00:00'

3. datediff 函数

命令格式：datediff（datetime1，datetime2，datepart）。

用途：计算两个时间的差值，并转换成指定的单位，如：秒。

参数说明：

datetime1，datetime2：datetime 类型，被减数和减数，若输入为 string 类型会隐式转换为 datetime 类型后参与运算，其他类型会抛出异常。

datepart：string 类型常量，修改单位为 yyyy、mm、dd、hh、mi、ss 中的一个，指定时间差，也支持扩展的日期格式，年"year"，月"month"或"mon"，日"day"，小时"hour"。若 datepart 不符合指定的几种 pattern 或者其他类型则会抛出异常。

返回值：返回时间差值，int 类型。若任一输入参数是 NULL，返回 NULL。

备注：计算时会按照 datepart 切掉低单位部分，然后再计算结果。

示例：

若 start = '2005 - 12 - 31 23:59:59'，end = '2006 - 01 - 01 00:00:00'：

```
datediff(end,start,'dd')=1

datediff(end,start,'mm')=1

datediff(end,start,'yyyy')=1

datediff(end,start,'hh')=1

datediff(end,start,'mi')=1

datediff(end,start,'ss')=1
```

4. datepart 函数

命令格式：datepart（datetime，part）。

用途：提取日期中 part 指定的部分。

参数说明：

datetime：datetime 类型，日期值，若输入为 string 类型会隐式转换为 datetime 类型后参与运算，其他类型会抛出异常。

part：string 类型常量，支持的 pattern 包括 yyyy、mm、dd、hh、mi、ss，此外也支持扩展的日期格式，年"year"，月"month"或"mon"，日"day"，小时"hour"。不支持的 pattern 或其他类型会抛出异常。

返回值：返回值类型为 bigint。若任一输入参数为 NULL，返回 NULL。

5. datetrunc 函数

命令格式：datetrunc（datetime，format）。

用途：返回截取后的日期值。

参数说明：

datetime：datetime 类型，日期值，若输入为 string 类型会隐式转换为 datetime 类型后参与运算，其他类型会抛出异常。

format：string 类型常量，候选值为：yyyy－年，mm－月，dd－日，hh－小时，mi－分钟，ss－秒，也支持扩展的日期格式，年"year"，月"month"或"mon"，日"day"，小时"hour"。非常量、其他类型或不支持的格式会引发异常。

返回值：返回 datetime。

备注：输入任意一个参数为 NULL 的时候返回 NULL。

示例：

datetrunc("2011-12-07 16:28:46","yyyy")返回"2011-01-01 00:00:00"

datetrunc("2011-12-07 16:28:46","month")返回"2011-12-01 00:00:00"

datetrunc("2011-12-07 16:28:46","DD")返回"2011-12-07 00:00:00"

6. from_ unixtime 函数

命令格式：from_ unixtime（unixtime）。

用途：将数字型的 unix 时间日期值转为 DE 日期值。

参数说明：

unixtime：bigint 类型，秒数，unix 格式的日期时间值，若输入为 string，double 类型会隐式转换为 bigint 类型后参与运算。

返回值：datetime 类型的日期值，unixtime 为 NULL 时返回 NULL。

7. getdate 函数

命令格式：getdate（）。

用途：获取当前系统时间。

返回值：返回当前日期和时间，datetime 类型。

备注：在一个任务中，即使有多个 NSTANCE，getdate 总是返回一个固定的值。

8. isdate 函数

命令格式：isdate（datetime，format）。

用途：判断一个日期字符串能否根据对应的格式串转换为一个日期值，如果转换成功返回 TRUE，否则返回 FALSE。

参数说明：

datetime：string 格式的日期值，若输入为 bigint，double，datetime 类型会隐式转换为 string 类型后参与运算，其他类型会报异常。

format：string 类型常量，指定日期格式。其他类型或不支持的格式会抛出异常。如果 formatstring 中出现多余的格式串，则只取第一个格式串对应的日期数值，其余的会被视为分隔符。如果用 isdate（'1234 - yyyy','yyyy - yyyy'），会返回 TRUE，如果用 to_date（'1234 - yyyy','yyyy - yyyy'）则会返回 1234 - 01 - 01 00：00：00。

返回值：返回 BOOLEAN，如 dt 或 fmt 为 NULL，返回 NULL。

9. lastday 函数

命令格式：lastday（datetime）。

用途：取一个月的最后一天，截取到天，时分秒部分为 00：00：00。

参数说明：

datetime：datetime 格式的日期值，若输入为 string 类型会隐式转换为 datetime 类型后参与运算，其他类型报异常。

返回值：返回 datetime，如输入为 NULL，返回 NULL。

10. to_date 函数

命令格式：to_date（datetime，format）。

用途：将一个字符串按照 format 指定的格式转成日期值。

参数说明：

datetime：string 类型，要转换的字符串格式的日期值，若输入为 bigint，double，datetime 类型会隐式转换为 string 类型后参与运算，为其他类型时抛异常，为空串时抛异常。

format：string 类型常量，日期格式。非常量或其他类型会引发异常。format 参数中标识时间类型的元素（如年、月、日等），其他字符作为无用字符在 parse 时忽略。format 参数至少包含 yyyy，否则引发异常，如果 formatstring 中出现多余的格式串，则只取第一个格式串对应的日期数值，其余的会被视为分隔符。如 to_date（'1234 - 2234','yyyy - yyyy'）会返回 1234 - 01 - 01 00：00：00。

返回值：返回 datetime 类型。若任一输入为 NULL，返回 NULL。

备注：format 参数在 parse 时，出于效率考虑，会要求 yyyy 对应的部分是四个字符，mm、dd、hh、mi、ss 对应的部分是分别是两个字符，否则会引发异常。

示例：

to_date('20080718','yyyymmdd')返回'2008 - 07 - 18 00:00:00'

to_date('2008718','yyyymmdd')会引发异常

11. to_char 函数

命令格式：to_char（datetime，format）。

用途：将日期类型按照 format 指定的格式转成字符串。

参数类型：

datetime：datetime 类型，要转换的日期值，若输入为 string 类型会隐式转换为 datetime 类型后参与运算，其他类型抛异常。

format：string 类型常量。非常量或其他类型会引发异常。format 中的日期格式部分会被替换成相应的数据，其他字符直接输出。

返回值：返回值为字符串类型。任一输入参数为 NULL，返回 NULL。

示例：

to_char(trade_date,'从前有座山')返回从前有座山

to_char(trade_date,'yyyyyy')返回2010yy

12. unix_timestamp 函数

命令格式：unix_timestamp（datetime）。

用途：将日期转化为整型的 unix 格式的日期时间值。

参数说明：

datetime：datetime 类型，日期值，若输入为 string 类型会隐式转换为 datetime 类型后参与运算，其他类型抛异常。

返回值：整型 unix 格式日期值，datetime 为 NULL 时返回 NULL。

13. weekday 函数

命令格式：weekday（datetime）。

用途：返回一个日期值是星期几。

参数说明：

datetime：datetime 类型，日期值，若输入为 string 类型会隐式转换为 datetime 类型后参与运算，其他类型抛异常。

返回值：返回 bigint，若输入参数为 NULL，返回 NULL。

星期一：0；星期二：1；星期三：2；星期四：3；星期五：4；星期六：5；星期天：6。

14. weekofyear 函数

命令格式：weekofyear（datetime）。

用途：返回一个日期位于那一年的第几周。周一作为一周的第一天。

参数说明：

datetime：datetime 类型，日期值，若输入为 string 类型会隐式转换为 datetime 类型后参与运算，其他类型抛异常。

返回值：bigint 类型，属于一年的第几周，数字。若输入为 NULL，返回 NULL。

15. abs 函数

命令格式：double abs（double number）；bigint abs（bigint number）。

用途：返回绝对值，若输入为 NULL，返回 NULL。

参数说明：

number：double 或 bigint 类型，输入为 bigint 类型时返回 bigint 类型，输入为 double 类型时返回 double 类型。若输入为 string 类型会隐式转换到 double 类型后参与运算，其他类型抛异常。

备注：当输入 bigint 类型的值超过 bigint 的最大表示范围时，会返回 double 类型，这种情况可能会损失精度。

16. acos 函数

命令格式：double acos（double number）。

用途：反余弦函数。

参数说明：

number：double 类型，$-1 \leqslant$ number $\leqslant 1$。若输入为 string 类型或 bigint 类型会隐式转换到 double 类型后参与运算，其他类型抛异常。

返回值：double 类型，值域在 $0 \sim \pi$。若 number 为 NULL，返回 NULL。

17. asin 函数

命令格式：double asin（double number）。

用途：反正弦函数。

参数说明：

number：double 类型，$-1 \leqslant$ number $\leqslant 1$。若输入为 string 类型或 bigint 类型会隐式转换到 double 类型后参与运算，其他类型抛异常。

返回值：double 类型，值域在 $-\pi/2 \sim \pi/2$。若 number 为 NULL，返回 NULL。

18. atan 函数

命令格式：double atan（double number）。

用途：反正切函数。

参数说明：

number：double 类型，若输入为 string 类型或 bigint 类型会隐式转换到 double 类型后参与运算，其他类型抛异常。

返回值：double 类型，值域在 $-\pi/2 \sim \pi/2$。若 number 为 NULL，返回 NULL。

19. conv 函数

命令格式：string conv（string input，bigint from_base，bigint to_base）。

用途：进制转换函数。

参数说明：

input：以 string 表示的要转换的整数值，接受 bigint，double 类型的隐式转换。

from_base，to_base：以十进制表示的进制的值，可接受的值为 2，8，10，16。接受 string，double 类型的隐式转换。转换过程以 64 位精度工作，溢出时报异常。

输入如果是负值，即以"－"开头，报异常。

返回值：string 类型。任一输入为 NULL，返回 NULL。

备注：如果输入的是小数，则会转为整数值后进行进制转换，小数部分会被舍弃。

20. cos 函数

命令格式：double cos（double number）。

用途：余弦函数，输入为弧度值。

参数说明：

number：double 类型，若输入为 string 类型或 bigint 类型会隐式转换为 double 类型后参与运算，其他类型抛异常。

返回值：double 类型。若 number 为 NULL，返回 NULL。

21. cosh 函数

命令格式：double cosh（double number）。

用途：双曲余弦函数。

参数说明：

number：double 类型，若输入为 string 类型或 bigint 类型会隐式转换到 double 类型后参与运算，其他类型抛异常。

返回值：double 类型。若 number 为 NULL，返回 NULL。

22. cot 函数

命令格式：double cot（double number）。

用途：余弦函数，输入为弧度值。

参数说明：

number：double 类型，若输入为 string 类型或 bigint 类型会隐式转换到 double 类型后参与运算，其他类型抛异常。

返回值：double 类型。若 number 为 NULL，返回 NULL。

23. exp 函数

命令格式：double exp（double number）。

用途：指数函数。

参数说明：

number：double 类型，若输入为 string 类型或 bigint 类型会隐式转换到 double 类型后参与运算，其他类型抛异常。

返回值：double 类型。若 number 为 NULL，返回 NULL。

24. rand 函数

命令格式：double rand（seed）。

用途：返回 double 类型的随机数，返回值区间是的 0 ~ 1。

参数说明：

seed：bigint 类型，随机数种子，决定随机数序列的起始值。

25. round 函数

命令格式：round（number，[decimal_places]）。

用途：四舍五入到指定小数点位置。

参数说明：

number：double 类型，若输入为 string 类型或 bigint 类型会隐式转换到 double 类型后参与运算，其他类型抛异常。

decimal_places：bigint 类型常量，四舍五入计算到小数点后的位置，其他类型参数会引发异常，如果省略，表示四舍五入到个位数。

返回值：返回四舍五入的结果，double 类型。若 number 或 decimal_places 为 NULL，返回 NULL。

备注：decimal_places 可以是负数。负数会从小数点往左开始 round，并且不保留小数部分；如果 decimal_places 超过了整数部分长度，返回 0。

示例：

```
round(125.315,0)返回125；
round(125.315,1)返回125.3；
round(125.315,2)返回125.32；
round(125.315,3)返回125.315；
round( -125.315,2)返回 -125.32；
round(null)返回null。
```

26. floor 函数

命令格式：bigint floor（double number）。

用途：向下取整，返回比 number 小的整数值。

参数说明：

number：double 类型，若输入为 string 类型或 bigint 类型会隐式转换到 double 类型后参与运算，其他类型抛异常。

返回值：返回向下取整的结果，bigint 类型。若 number 为 NULL，返回 NULL。

示例：

```
floor(1.2) =1；
floor(1.9) =1；
floor(0.1) =0；
floor( -1.2) = -2；
floor( -0.1) = -1；
floor(0.0) =0；
floor( -0.0) =0。
```

27. sin 函数

命令格式：double sin（double number）。

用途：正弦函数，输入为弧度值。

参数说明：

number：double 类型，若输入为 string 类型或 bigint 类型会隐式转换到 double 类

型后参与运算，其他类型抛异常。

返回值：double 类型。若 number 为 NULL，返回 NULL。

28. sinh 函数

命令格式：double sinh（double number）。

用途：双曲正弦函数。

参数说明：

number：double 类型，若输入为 string 类型或 bigint 类型会隐式转换到 double 类型后参与运算，其他类型抛异常。

返回值：double 类型。若 number 为 NULL，返回 NULL。

29. sqrt 函数

命令格式：double sqrt（double number）。

用途：计算平方根。

参数说明：

number：double 类型，必须大于 0，小于 0 时引发异常。若输入为 string 类型或 bigint 类型会隐式转换到 double 类型后参与运算，其他类型抛异常。

返回值：平方根，double 类型。若 number 为 NULL，返回 NULL。

30. tan 函数

命令格式：double tan（double number）。

用途：正切函数，输入为弧度值。

参数说明：

number：double 类型，若输入为 string 类型或 bigint 类型会隐式转换到 double 类型后参与运算，其他类型抛异常。

返回值：double 类型。若 number 为 NULL，返回 NULL。

31. tanh 函数

命令格式：double tanh（double number）。

用途：双曲正切函数。

参数说明：

number：double 类型，若输入为 string 类型或 bigint 类型会隐式转换到 double 类型后参与运算，其他类型抛异常。

返回值：double 类型。若 number 为 NULL，返回 NULL。

32. trunc 函数

命令格式：trunc（number，[decimal_places]）。

用途：将输入值截取到指定小数点位置。

参数说明：

number：double 类型，若输入为 string 类型或 bigint 类型会隐式转换到 double 类型后参与运算，其他类型抛异常。

decimal_places：bigint 类型常量，要截取到的小数点位置，其他类型参数会引发异常，省略此参数时，默认截取到个位数。

返回值：返回值类型为 double。若 number 或 decimal_places 为 NULL，返回 NULL。

备注：truncate 掉的部分补 0。decimal_places 可以是负数，负数会从小数点往左开始 truncate，并且不保留小数部分；如果 decimal_places 超过了整数部分长度，返回 0。

示例：

```
trunc(125.815)返回125；

trunc(125.815,0)返回125；

trunc(125.815,1)返回125.8；

trunc(125.815,2)返回125.81；

trunc(125.815,3)返回125.815；

trunc(-125.815,2)返回-125.81；

trunc(125.815,-1)返回120；
```

trunc(125.815,-2)返回100;

trunc(125.815,-3)返回0。

33. ln 函数

命令格式：double ln（double number）。

用途：返回 number 的自然对数。

参数说明：

number：double 类型，若输入为 string 类型或 bigint 类型会隐式转换到 double 类型后参与运算，其他类型抛异常。

备注：若 number 为 NULL，返回 NULL；若 number 为负数或零，则抛异常。

34. log 函数

命令格式：double log（double base，double x）。

用途：返回以 base 为底的 x 的对数。

参数说明：

base：double 类型，若输入为 string 类型或 bigint 类型会隐式转换到 double 类型后参与运算，其他类型抛异常。

x：double 类型，若输入为 string 类型或 bigint 类型会隐式转换到 double 类型后参与运算，其他类型抛异常。

备注：若 base 和 x 中存在 NULL，则返回 NULL；若 base 和 x 中某一个值为负数或 0，会引发异常；若 base 为 1（会引发一个除零行为）也会引发异常。

35. pow 函数

命令格式：double pow（double x，double y）。

用途：返回 x 的 y 次方，即 x^y。

参数说明：

x：double 类型，若输入为 string 类型或 bigint 类型会隐式转换到 double 类型后参与运算，其他类型抛异常。

y：double 类型，若输入为 string 类型或 bigint 类型会隐式转换到 double 类型后参与运算，其他类型抛异常。

备注：若 x 或 y 为 NULL，则返回 NULL。

36. chr 函数

命令格式：chr（ascii）。

参数说明：

ascii：bigint 类型，ascii 值，若输入为 string 类型或 double 类型会隐式转换到 bigint 类型后参与运算，其他类型抛异常。

返回值：string 类型。

用途：将给定的 ascii 转换成字符，参数范围是 0～255，超过此范围会引发异常。输入值为 NULL，返回 NULL。

37. concat 函数

命令格式：concat（stringA，stringB……）。

参数说明：

A、B……为 string 类型，若输入为 bigint，double，datetime 类型会隐式转换为 string 类型后参与运算，其他类型报异常。

返回值：string 类型。

用途：返回值是将参数中的所有字符串连接在一起的结果。

备注：如果没有参数或者某个参数为 NULL，结果均返回 NULL；concat（），concat（null，'a'），concat（'a'，NULL，'b'）返回值都是 NULL。

38. instr 函数

命令格式：instr（string1，string2，[start_position，[nth_appearance]]）。

用途：计算一个子串在字符串中的位置。

参数说明：

string1：string 类型，搜索的字符串，若输入为 bigint，double，datetime 类型会隐式转换为 string 类型后参与运算，其他类型报异常。

string2：string 类型，搜索的子串，若输入为 bigint，double，datetime 类型会隐式转换为 string 类型后参与运算，其他类型报异常。

start_position：bigint 类型，其他类型会抛异常，表示从 string1 的第几个字符开始搜索，默认起始位置是第一个字符位置 1。开始位置如果小于或等于 0 会引发异常。

nth_appearance：bigint 类型，大于 0，表示子串在字符串中的第 n 次匹配的位置，如果 nth_appearance 为其他类型或小于或等于 0 会抛异常。

返回值：string2 在 string1 中出现的位置。

备注：如果在 string1 中未找到 string2，返回 0。任一输入参数为 NULL，返回 NULL。如果 string2 为空串时总是能匹配成功，因此 instr（'abc'，''）会返回 1。

示例：

```
INSTR（'Techonthenet'，'e'）返回 2；
INSTR（'Techonthenet'，'e'，1,1）返回 2；
INSTR（'Techonthenet'，'e'，1,2）返回 11；
INSTR（'Techonthenet'，'e'，1,3）返回 14。
```

39. keyvalue 函数

命令格式：

keyvalue（stringsrcStr，stringsplit1，stringsplit2，stringkey）

keyvalue（stringsrcStr，stringkey）//split1 = "；"，split2 = "："

用途：将 srcStr 按 split1 分成 key – value 对，按 split2 将 key – value 对分开，返回 key 所对应的 value。只有两个参数时，split1 = '；'，split2 = '：'；split1 或 split2 为 NULL 时，返回 NULL；srcStr，key 为 NULL 或者没有匹配的 key 时，返回 NULL；如果有多个 key – value 匹配，返回第一个匹配上的 key 对应的 value。

示例：

```
keyvalue("；decreaseStore:1;xcard:1;isB2C:1;tf:21910;cart:1;shipping:2;pf:0;
market:shoes;instPayAmount:0;","；","：","tf")返回"21910"。
```

40. length 函数

命令格式：length（string）。

参数说明：

string：string 类型，若输入为 bigint，double，datetime 类型会隐式转换为 string 类型后参与运算，其他类型报异常。

用途：返回一个字符串的长度。返回值为整型。若 string 是 NULL，返回 NULL。

41. lengthb 函数

命令格式：lengthb（string）。

参数说明：

string：string 类型，若输入为 bigint，double，datetime 类型会隐式转换为 string 类型后参与运算，其他类型报异常。

用途：返回一个字符串的以字节为单位的长度。返回值为整型。若 string 是 NULL，返回 NULL。

42. md5 函数

命令格式：md5（value）。

返回值：输入字符串的 md5 值。

参数说明：

value：string 类型，如果输入类型是 bigint 或 double 会隐式转换成 string 类型后参与运算，其他类型报异常。若 string 为 NULL，返回 NULL。

43. regexp_instr 函数

命令格式：regexp_instr（source，pattern，［start_position，［nth_occurrence，［return_option］］］）。

返回值：视 return_option 指定的类型返回匹配的子串在 source 中的开始或结束位置。

参数说明：

source：string 类型，待搜索的字符串。

pattern：string 类型常量，pattern 为空串时抛异常。

start_position：bigint 类型常量，搜索的开始位置。不指定时默认值为 1，其他类型或小于等于 0 的值会抛异常。

nth_occurrence：bigint 类型常量，不指定时默认值为 1，表示搜索第一次出现的位置。小于或等于 0 或者其他类型的值会抛异常。

return_option：bigint 类型常量，值为 0 或 1，其他类型或不允许的值会抛异常。0 表示返回匹配的开始位置，1 表示返回匹配的结束位置。

用途：返回字符串 source 从 start_position 开始和 pattern 第 n 次（nth_occurrence）匹配的子串的起始/结束位置。任一输入参数为 NULL 时返回 NULL。

示例：

```
regexp_instr("ilovewww.taobao.com","o[[:alpha:]]{1}",3,2),返回14。
```

44. regexp_replace 函数

命令格式：regexp_replace（source，pattern，replace_string，occurrence）。

返回值：将 source 字符串中匹配 pattern 的子串替换成指定字符串后返回，当输入 source，pattern，occurrence 参数为 NULL 时返回 NULL，若 replace_string 为 NULL 且 pattern 有匹配，返回 NULL；若 replace_string 为 NULL 但 pattern 不匹配，则返回原串。

参数说明：

source：string 类型，要替换的字符串。

pattern：string 类型常量，要匹配的模式，pattern 为空串时抛异常。

replace_string：string 类型，将匹配的 pattern 替换成的字符串。

occurrence：bigint 类型常量，必须大于或等于 0，表示将第几次匹配替换成 replace_string，为 0 时表示替换掉所有的匹配子串。其他类型或小于 0 时抛异常。当引用不存在的组时，不进行替换。

示例：

```
regexp_replace("123.456.7890","([[:digit:]]{3})\.([[:digit:]]{3})\.([[:dig-it:]]{4})","(\1)\2-\3",0)结果为(123)456-7890;
```

regexp_replace("abcd","(.)","\1 ",0)结果为"a b c d ";

regexp_replace("abcd","(.)","\1 ",1)结果为"a bcd";

regexp_replace("abcd","(.)","\2",1)结果为"abcd",因为 pattern 中只定义了一个组,引用的第二个组不存在;

regexp_replace("abcd","(.*)(.)$","\2",0)结果为"d";

regexp_replace("abcd","a","\1",0),结果为"1bcd",因为在 pattern 中没有组的定义,所以 1 直接输出为字符。

45. regexp_ substr 函数

命令格式:regexp_ substr(source,pattern,[start_position,[nth_occurrence]])。

返回值:source 中匹配 pattern 指定模式的子串,任一输入参数为 NULL 返回 NULL。

参数说明:

source:string 类型,搜索的字符串。

pattern:string 类型常量,要匹配的模型,pattern 为空串时抛异常。

start_position:整型常量,必须大于 0。其他类型或小于或等于 0 时抛异常,不指定时默认为 1,表示从 source 的第一个字符开始匹配。

nth_occurrence:整型常量,必须大于 0,其他类型或小于或等于 0 时抛异常。不指定时默认为 1,表示返回第一次匹配的子串。

用途:返回字符串 source 从 start_ position 开始和 pattern 第 n 次(nth_ occurrence)匹配的子串,没有匹配时返回 NULL。

示例:

regexp_substr("I love aliyun very much","a[[:alpha:]]{5}"),返回"aliyun";

regexp_substr('I have 2 apples and 100 bucks!','[[:blank:]][[:alnum:]]*',1,1),返回"have";

regexp_substr('I have 2 apples and 100 bucks!','[[:blank:]][[:alnum:]]*',1,2),返回"2"。

46. sample_function 函数

命令格式：sample_function（sample_parameter，column_name）。

用途：对所有读入的 column_name 的值，sample_function 根据 sample_parameter 的要求做 sample，并过滤掉不满足 sample 条件的行。

参数说明：

sample_parameter 为 x，y，代表哈希为 x 份，取第 y 份。y 可省略，省略时取第一份。x，y 为整型常量，大于 0，其他类型或小于或等于 0 时抛异常，若 y > x 也抛异常。x，y 任一输入为 NULL 时返回 NULL。

column_name 是采样的目标列。column_name 可以省略，省略时根据 x，y 的值随机采样。任意类型，列的值可以为 NULL，不做隐式类型转换。如果 column_name 为常量 NULL 会报异常。

备注：为了避免 NULL 值带来的数据倾斜，对于 column_name 中为 NULL 的值，会在 y 个 bullet 中进行均匀哈希。例如：SELECT * FROM TBLA where sample（4，1，COLA）= TRUE，表示数值会根据 COLA 哈希为 4 份，取第 1 份。

47. split_part 函数

命令格式：split_part（string，separator，start，[end]）。

用途：拆分字符串，返回指定的部分。

参数说明：

string：string 类型，要拆分的字符串。如果是 bigint，double，datetime 类型会隐式转换到 string 类型后参与运算，其他类型报异常。

separator：string 类型常量，拆分用的分隔符，可以是一个字符，也可以是一个字符串，其他类型会引发异常。

start：bigint 类型常量，必须大于 0，非常量或其他类型抛异常，返回段的开始编号（从 1 开始），如果没有指定 end，则返回 start 指定的段。

end：bigint 类型常量，大于或等于 start，返回段的截止编号，非常量或其他类型会引发异常。

start 必须大于 0，end 必须大于或等于 start，否则抛异常，结果为 start 到 end 的闭区间。

返回值：separator 连接的字符串片段。若任意参数为 NULL，返回 NULL；若 separator 为空串，返回 string。

备注：如果 separator 不存在于 string，且 start 指定为 1，返回整个 string。若输入为空串，则输出为空串。如果 start 越区，比如字符串拆分完有 6 个片段，但 start 大于 6，则返回空串（"）。若 end 大于片段个数，则按片段个数处理。

48. to_char 函数

命令格式：to_char（boolean）；to_char（bigint）；to_char（double）。

用途：将布尔型、整型或者浮点型数值转为对应的字符串表示参数类型。单参数的 to_char 可以接受布尔型、整型或者浮点型输入，其他类型抛异常。

返回值：用对应值的字符串表示，如果输入为 NULL，则返回 NULL。

示例：

```
to_char(123)返回'123';

to_char(true)返回'TRUE';

to_char(1.23)返回'1.23';

to_char(cast(nullasbigint))返回 NULL。
```

49. substr 函数

命令格式：substr（string1，start_position，[length]）。

用途：返回字符串 string1 从 start_position 开始长度为 length 的子串。

参数说明：

string1：string 类型，若输入为 bigint，double，datetime 类型会隐式转换为 string 类型后参与运算，其他类型报异常。

start_position：bigint 类型，当 start_position 为负数时表示开始位置是从字符串的结尾往前倒数，最后一个字符是 -1，其他类型抛异常。

length：bigint 类型，大于 0，其他类型或小于或等于 0 时抛异常。

返回值：在 string1 中的子串，若任一输入为 NULL，返回 NULL。

备注：当 length 被省略时，返回到 string1 结尾的子串。

示例：

```
substr('abc',2),返回 bc；
substr('abc',2,1),返回 b。
```

50. tolower 函数

命令格式：tolower（source）。

用途：输入字符串对应的小写字符串。

参数说明：

source：string 类型，若输入为 bigint，double，datetime 类型会隐式转换为 string 类型后参与运算，其他类型报异常。

返回值：小写字符串，输入为 NULL 时返回 NULL。

示例：

```
tolower('aBcd')返回'abcd'；
tolower('哈哈 Cd')返回'哈哈 cd'。
```

51. toupper 函数

命令格式：toupper（source）。

用途：输入字符串对应的大写字符串。

参数说明：

source：string 类型，若输入为 bigint，double，datetime 类型会隐式转换为 string 类型后参与运算，其他类型报异常。

返回值：大写字符串，输入为 NULL 时返回 NULL。

示例：

```
toupper('aBcd')返回'ABCD'；
toupper('哈哈 Cd')返回'哈哈 CD'。
```

52. trim 函数

命令格式：trim（string）。

用途：将输入字符串去除左右空格。

参数说明：

string：string 类型，若输入为 bigint，double，datetime 类型会隐式转换为 string 类型后参与运算，其他类型报异常。

返回值：string 类型，输入为 NULL 时返回 NULL。

53. cast 函数

命令格式：cast（expr as）。

用途：将表达式的结果转换成目标类型，如 cast（′1′as BIGINT）将字符串′1′转为整数类型的 1，如果转换不成功或不支持的类型转换会引发异常。

参数说明：

cast（double as bigint），将 double 值 trunc 成 bigint。

cast（string as bigint）在将字符串转为 bigint 时，如果字符串是以整型表达的数字，会直接转为 bigint 类型。如果字符串是以浮点数或指数形式表达的数字，则会先转为 double 类型，再转为 bigint 类型。

cast（string as datetime）或 cast（datetime as string）时，会采用默认的日期格式 yyyy－mm－dd hh：mi：ss。

54. coalesce 函数

命令格式：coalesce（expr1，expr2……）。

用途：返回列表中第一个非 NULL 的值，如果列表中所有的值都是 NULL 则返回 NULL。

参数说明：

expr1：要测试的值。所有这些值类型必须相同或为 NULL，否则会引发异常。

返回值：返回值类型和参数类型相同。

备注：参数至少要有一个，否则引发异常。

55. greatest 函数

命令格式：greatest（var1，var2……）。

用途：返回输入参数中最大的一个。

参数说明：var1，var2 可以为 bigint，double，datetime，string 类型。NULL 为最小。当输入参数类型不同时，double，bigint，string 类型之间的比较转为 double 类型；string，datetime 类型之间的比较转为 datetime 类型。不允许其他类型的隐式转换。

返回值：输入参数中的最大值，当不存在隐式转换时，返回同输入参数类型；有隐式转换时，double，bigint，string 类型之间的转换返回 double 类型。string，datetime 类型之间的转换返回 datetime 类型。

56. ordinal 函数

命令格式：ordinal（bigintnth，var1，var2……）。

用途：将输入变量按从小到大排序后，返回 nth 指定位置的值。

参数说明：

nth：bigint 类型，指定要返回的位置。var1，var2 类型可以为 bigint，double，datetime，string。NULL 为最小。当输入参数类型不同时，double，bigint，string 类型之间的比较转为 double 类型；string，datetime 类型之间的比较转为 datetime 类型。不允许其他类型的隐式转换。

返回值：排在第 nth 位的值，当不存在隐式转换时，返回同输入参数类型；有隐式转换时，double，bigint，string 类型之间的转换返回 double 类型。string，datetime 类型之间的转换返回 datetime 类型。

示例：

```
ordinal(3,1,2,2,3,4,5,6)返回2。
```

57. least 函数

命令格式：least（var1，var2…）。

用途：返回输入参数中最小的一个。

参数说明：var1，var2 可以为 bigint，double，datetime，string 类型。NULL 为最小。当输入参数类型不同时，double，bigint，string 类型之间的比较转为 double 类

型，string，datetime 类型之间的比较转为 datetime 类型。不允许其他类型的隐式转换。

返回值：输入参数中的最小值，当不存在隐式转换时，返回同输入参数类型；有隐式转换时，double，bigint，string 类型之间的转换返回 double 类型。string，datetime 类型之间的转换返回 datetime 类型。

6.4.4.2 不支持的函数和指令

1. avg 函数

命令格式：double avg（double value）。

用途：计算平均值。

参数说明：

value：double 或者 decimal 类型，若输入为 string 或 bigint 类型会隐式转换到 double 类型后参与运算，其他类型抛异常。value 值为 NULL 时，该行不参与计算。boolean 类型不允许参与计算。

返回值：若输入 decimal 类型，返回 decimal 类型，其他合法输入类型返回 double 类型。

2. count 函数

命令格式：count（［distinct］expr）.over（partitionbycol_list1［orderbycol_list2］［windowing_clause］）。

用途：计数值。

参数说明：

distinct：指定 distinct 关键字时，表示取唯一值的计数值。

expr：任意类型，当 value 值为 NULL 时，该行不参与计算。

col_list1：指定开窗口的列。

col_list2：不指定 orderby 时，返回当前窗口内 expr 的计数值；指定 orderby 时，返回结果以 col_list2 指定的顺序排序，并且值为当前窗口内从开始行到当前行的累计计数值。

返回值：bigint 类型。

3. max 函数

命令格式：max（expr）over（partitionbycol_list1［orderbycol_list2］［windowing_clause］）

用途：计算最大值。

参数说明：

expr：除 bool 以外的任意类型，当 value 值为 NULL 时，该行不参与计算。

col_list1：指定开窗口的列。

col_list2：不指定 orderby 时，返回当前窗口内的最大值；指定 orderby 时，返回结果以 col_list2 指定的方式排序，并且值为当前窗口内从开始行到当前行的最大值。

4. median 函数

命令格式：double median（double number）。

用途：计算中位数。

参数说明：

number：double 类型，若输入为 string 类型或 bigint 类型会隐式转换到 double 类型后参与运算，其他类型抛异常。当输入值为 NULL 时忽略。

返回值：double 类型。

5. min 函数

命令格式：min（value）。

用途：计算最小值。

参数说明：

value：可以为任意类型，当列中的值为 NULL 时，该行不参与计算。Bool 类型不允许参与计算。

6. stddev 函数

命令格式：double stddev（double number）。

用途：计算总体标准差。

参数说明：

number：double 类型，若输入为 string 类型或 bigint 类型会隐式转换到 double 类型后参与运算，其他类型抛异常。当输入值为 NULL 时忽略。

返回值：double 类型。

7. stddev_samp 函数

命令格式：double stddev_samp（double number）。

用途：计算样本标准差。

参数说明：

number：double 类型，若输入为 string 类型或 bigint 类型会隐式转换到 double 类型后参与运算，其他类型抛异常。当输入值为 NULL 时忽略。

返回值：double 类型。

8. sum 函数

命令格式：sum（value）。

用途：计算汇总值。

参数说明：

value：double 类型，若输入为 string 类型或 bigint 类型会隐式转换到 double 类型后参与运算，当列中的值为 NULL 时，该行不参与计算。Bool 类型不允许参与计算。

9. dense_rank 函数

命令格式：dense_rank（）over（partitionbycol_list1orderbycol_list2）。

用途：连续排名。

参数说明：

col_ list1：指定开窗口的列。

col_ list2：指定排名依据的值。

返回值：bigint 类型。

10. lag 函数

命令格式：lag（expr，offset，default）over（partitionbycol_ list1orderbycol_ list2）。

用途：按偏移量取当前行之前第几行的值，如当前行号为 rn，则取行号为 rn – offset 的值。

参数说明：

expr：任意类型。

offset：bigint 类型常量，若输入为 string 或 double 类型会隐式转换到 bigint 类型后参与运算，offset >0。

default：offset 指定的范围越界时的缺省值，常量。

col_ list1：指定开窗口的列。

col_ list2：指定返回结果的排序方式。

11. lead 函数

命令格式：lead（expr，offset，default）over（partitionbycol_ list1 orderbycol_ list2）。

用途：按偏移量取当前行之后第几行的值，如当前行号为 rn，则取行号为 rn + offset 的值。

参数说明：

expr：任意类型。

offset：bigint 类型常量，若输入为 string 或 double 类型会隐式转换到 bigint 类型后参与运算，offset >0。

default：offset 指定的范围越界时的缺省值，常量。

col_ list1：指定开窗口的列。

col_list2：指定返回结果的排序方式。

12. rank 函数

命令格式：rank （） over （partitionbycol_list1orderbycol_list2）。

用途：计算排名。

参数说明：

col_list1：指定开窗口的列。

col_list2：指定排名依据的值。

返回值：bigint 类型。

13. row_number 函数

命令格式：row_number （） over （partitionbycol_list1orderbycol_list2）。

用途：返回行号，从 1 开始。

参数说明：

col_list1：指定开窗口的列。

col_list2：指定结果返回时排序的值。

返回值：bigint 类型。

6.4.5　数据关联

数据关联见图 6 – 14 和图 6 – 15。

对于 2 张数据表，海关可视化大数据建模平台提供等于、大于、小于、大于或等于、小于或等于、不等于等多种关联关系，同时提供内连接（INNER JOIN）、左连接（LEFT JOIN）、全连接（FULL JOIN）、交叉连接（CROSS JOIN）4 种连接方式。

6.4.6　数据滤重

因为 group by 不能对重复的数据记录条进行剔除，该模块是在数据源选定的字段中加入 distinct 函数，见图 6 – 16。

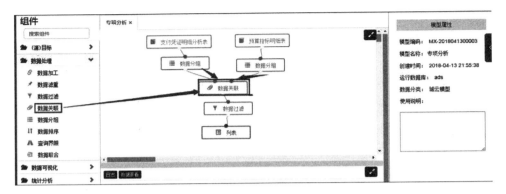

图 6 – 14 通过拖拽 "数据关联" 到可视化工作台区域进行表单拼接

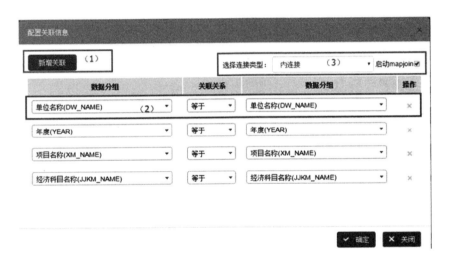

图 6 – 15 数据关联界面

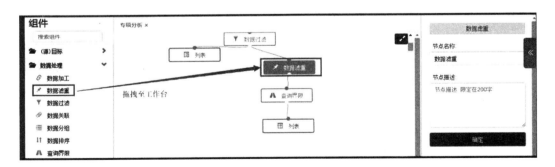

图 6 – 16 通过拖拽 "数据滤重" 到可视化工作台区域进行数据滤重

6.4.7 查询界限

查询界限对应 limit 函数，对展示数据条数进行限制，见图 6 – 17。

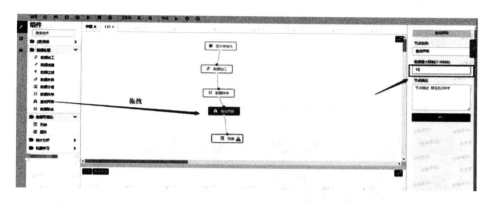

图 6 – 17　通过拖拽"查询界限"到可视化工作台区域进行数据展示限制

6.4.8 数据联合

数据联合对应 union all 函数，是对两个同样的表进行纵向的拼表，见图 6 – 18。

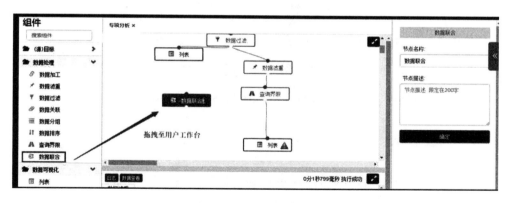

图 6 – 18　通过拖拽"数据联合"到可视化工作台区域进行表单处理

6.4.9 数据分组

数据分组见图 6 – 19 和图 6 – 20。

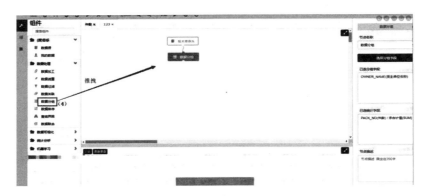

图 6 – 19　通过拖拽"数据分组"到可视化工作台区域进行字段分组

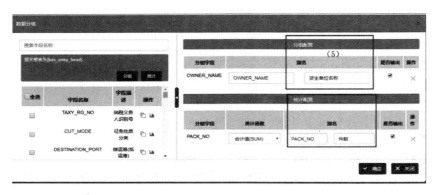

图 6 – 20　数据分组操作界面

　　数据分组对应 group by 函数，by 后面写字段名，表示根据该字段进行分组，并配合聚合函数使用。目前，海关大数据建模平台数据分组集成了如下聚合函数：sum、max、min、avg、count、count_distinct、algqyd2、stddev、stddev_samp 等。

6.4.10　列表展示

　　数值、时间的显示可以设置小数点位数和时间格式。字段展示顺序可以通过上移、置顶、下移、置底进行操作。列表展示见图 6 – 21 至图 6 – 22。

6.4.11　图形展示

　　图形展示见图 6 – 23 至图 6 – 24。

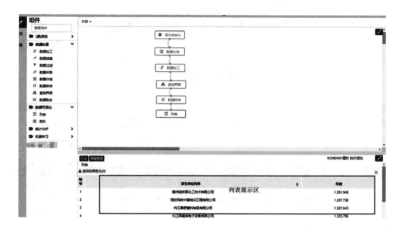

图 6 – 21 通过拖拽"列表"到可视化工作台区域进行展示字段选择

			输出字段	字段格式	字段说明	列宽	上移	下移

输出列表格式配置

添加所有 +

搜索字段名称

公务卡基本信息表(cz_gk_gwkxxb)

字段名称	字段描述	操作
XGRQ	修改日期	(2) +
DW_NAME	单位名称	+
GWK_NAME	持卡人	+
XZQH_CODE	行政区划编码	+
GWK_TYPE	卡类型	+

☐ 全选 | 输出字段 | 字段格式 | 字段说明 | 列宽 | 上移 | 下移

☑ 修改日期 无 无需设置数据格式 80 ↑± ↓±

☑ 单位名称 无 无需设置数据格式 80 ↑± ↓±

☑ 持卡人 无 无需设置数据格式 80 ↑± (4)

☑ 行政区划编码 无 无需设置数据格式 80 ↑± ↓±

☑ 卡类型 无 无需设置数据格式 80 ↑± ↓±

☑ 身份证(15位) 无 无需设置数据格式 80 ↑± ↓±

图 6 – 22 展示字段选择界面

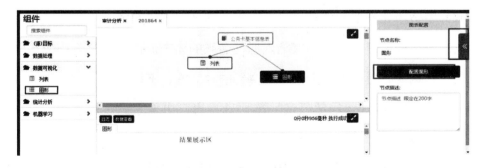

图 6 – 23 通过拖拽"图形"到可视化工作台区域进行图形展示字段

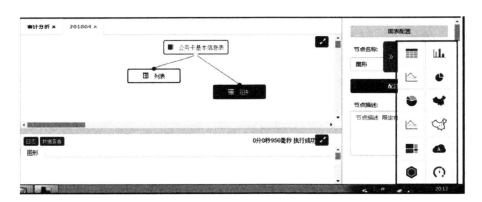

图 6-24　图形样式

　　大数据的广泛应用应当采用新工具和新思维，如组建新型工作平台。而且大数据应用要扩大视野，不能局限于自己的"一亩三分地"。当前，非可视化大数据建模存在显著不足之处，主要是对技术能力和水平要求较高，业务人员上手比较慢，一定程度上造成技术与业务的割裂，而海关大数据建模平台直接将晦涩的函数隐藏在可视化模块之后，降低了业务人员上手的技术门槛，有利于发挥业务人员的积极性和主动性。

6.5　完善的方向：财政赤字货币化之问

　　财政赤字货币化并非新话题，过去业内对这一问题少有谈及，主要是因为不受约束的财政纪律曾一度令一些国家陷入恶性通胀的痛苦泥淖中，甚至引发了严重的社会问题。也因此，过去不少国家强调央行的独立性，不能成为财政政策的"钱袋子"。《中华人民共和国人民银行法》就明确提出，中国人民银行不得对政府财政透支，不得直接认购、包销国债和其他政府债券。但是近期，随着疫情冲击下经济下行压力持续增大和美联储无限量 QE 实施，财政赤字货币化又一次成为各方热议的话题，支持方和反对方均言之凿凿。

2020 年 5 月 9 日，中国财政科学研究院院长刘尚希在一次会议上提出可以在我国进行"财政赤字货币化"的观点，一石激起千层浪。支持一方认为：当前财政赤字货币化具有合理性、可行性和有效性，并建议如果由央行直接购买特别国债，不但可以避免国债向市场发行产生的挤出效应，而且可以产生和央行扩大货币供应不同的效果。金融危机发生后，日本、美国等国家实施大规模量化宽松政策后并未引发通货膨胀就是较好的例证。反对一方认为：国外财政赤字货币化未引发通货膨胀，却忽视欧美等国近十年来不断拉大的贫富差距，是片面、不客观的。一味地使用财政货币刺激手段，而忽视结构性改革，是欧美等国面临的共性问题。对中国来说，当前的物价水平呈现结构性问题，一方面，食品价格通胀，工业品价格通缩；另一方面，我国现行的统计口径中，房价变动并未纳入统计，通胀数据并不完善。经济衰退时扩大财政赤字有必要，但财政刺激在挽救经济的同时，要兼顾财政纪律和长期的制度约束。财政赤字货币化短期内虽然会带来经济企稳、稳定市场信心的甜头，但这类政策是把未来押作赌注，必须对这一问题慎之又慎①。

　　笔者不是经济学家，对当前我国是否应当进行财政赤字货币化不做讨论，而是对如何应用大数据模型对财政赤字货币化政策进行合理性评估进行探讨。因此，笔者较为赞同徐高先生在《从破窗理论看财政赤字货币化 中国没到"财政赤字货币化"的时候》一文中的观点：对财政赤字货币化的分析一定要放在经济背景中，而不能简单地赞成或反对。从经济运行的角度来看，砸碎一扇窗户可能是好事，也可能是坏事，是好是坏关键取决于经济是否处在需求不足的状态。类似地，在不同的宏观经济环境中，财政赤字货币化有可能利大于弊，也可能弊大于利。因此，就政策讲政策的讨论，其实错失了讨论的关键。

　　按照徐高的思路，不能单纯地就政策讲政策，就理论讲理论，而应将财政赤字货币化放在一定的经济背景中，进行严密的计量经济学论证，这样就离不开对各种

---

①　证券时报 . 财政赤字货币化需慎之又慎［EB/OL］.（2020 – 05 – 11）［2020 – 05 – 17］. https：// baijiahao. baidu. com/s？id = 1666322162564360101&wfr = spider&for = pc.

经济因素的量化，进而对利弊进行评估。这一过程，也恰恰揭示了海关大数据建模平台的短板，以及下一步应当进行功能完善的方向。

> "现代货币理论"（Modern Monetary Theory，MMT）内涵比较庞杂，但简单总结起来就是政府印钞票有益无害：印钞票能拉动实体经济增长（货币不是中性的），还不会带来通胀。拥有这等好用的"法宝"，政府应该扮演"最后雇主"（Employer of Last Resort）的角色，印足够多的钞票来确保经济处在充分就业的状态。当然，印出来的钞票需要有人去花。最好的花钱人就是政府（不然会引出为什么把钱给张三而不给李四的收入分配的头痛问题），这就是财政扩大开支。而由央行印钱来填补财政留下的赤字——财政花钱、央行买单，用学术语言来说，就是"财政赤字货币化"[①]。

6.5.1 不只是财政赤字货币化

作为宏观经济决策的重要领域，"财政赤字货币化会不会带来通货膨胀"，也就是财政赤字货币化的政策实施后对微观经营活动和经济活动的传递及影响是社会各界关注的焦点。其实这是一个永恒的话题，宏观经济政策不确定性如何影响特定的微观经济活动，可谓是包罗万象，今天我们选取宏观经济政策不确定性对制造业企业研发投入的影响一个案例进行剖析，解析应用大数据模型量化政策成效评估的过程及思路。

为什么支持和反对财政赤字货币化政策的双方很难说服彼此，很重要的原因是缺少严密的推导过程。各方更多的是观点的冲撞而非具体影响因素和影响量的反复辩驳和剖析，进而形成阶段性的共识甚至达成一致。其实最初，关于宏观经济政策不确定性对制造业企业研发投入是抑制还是促进作用，在理论上也是存在完全对

---

① 徐高. 从破窗理论看财政赤字货币化 中国没到"财政赤字货币化"的时候［EB/OL］. （2020 – 05 – 17）［2020 – 05 – 17］. http：//finance.ifeng.com/c/7wXn8yShV8i.

立、截然相反的争论，但是随着计量经济学回归模型的日益完善，各方的意见也越来越统一，也为政府部门因企施策、定向施策提供了模型借鉴。

关于宏观经济政策不确定性对企业研发投入的影响，一方认为：经济政策不确定性对企业的研发投入起到一定的抑制作用。因为较高的经济政策不确定性会给企业的发展预期和未来盈利带来挑战，增加信息不对称和不充分性，致使企业投资收益的波动风险增加，使得企业的研发投入决策更加谨慎。上述作用机制同样适用于制造业企业，当经济政策不确定性提升时，融资约束制约了制造业企业研发投入。另一方认为：受我国特殊国情影响，经济政策不确定性的增加对企业研发投入起到一定的促进作用。基于先进技术对企业摆脱经营困境的巨大作用，随着经济政策不确定性的增加，企业会倾向于扩大创新研发的资金投入，以提升产品竞争力，扩大企业未来的经营利润。这种正向的激励作用，对制造业企业依然发挥作用。

6.5.2　选取样本

为了计算宏观经济政策不确定性对制造业企业研发投入到底是正向的激励作用还是负向的抑制作用，需要立足我国国情准确选取样本。因此，考虑到数据的丰富性和可采集性，按照证监会对制造业的行业分类，在沪深股市上市的制造业企业占总上市公司数量的比重也相对较多，研究沪深股市上市的制造业企业的面板数据样本较为丰富。同时，按照《中华人民共和国财政部关于〈公司法〉施行后有关企业财务处理问题的通知》（财企〔2006〕67 号）要求，上市公司年报披露信息出现较大调整，2006 年之后研发投入披露较为详细，故选取 2006—2019 年时间段内的沪深股市上市制造业企业的经营数据，并进行如下数据处理：一是将销售收入小于 0 的企业剔除；二是将当年上市的企业剔除；三是将资产规模异常增长的企业剔除；四是将相关财务数据缺失的企业剔除；五是进一步降低极端异常值的影响，数据进行前后 1% 的 Winsorize 缩尾处理。经济政策不确定性指数采用香港浸会大学陆尚勤、黄昀编制的 CEPU 指数。

6.5.3　建立模型

$$II_{i,t} = \beta_0 + \beta_1 \text{CEPU}_t + \beta_j \sum \text{Controls}_{i,t} + \varepsilon_{i,t}$$

借鉴计量经济学回归分析原理，建立控制变量和宏观经济政策不确定性对企业研发投入影响的回归模型。探讨经济政策不确定性对制造业企业的研发投入占总资产比重的影响，其中 $II_{i,t}$ 为制造业企业的研发投入占总资产比重（其中，i 为第 i 家制造业企业，t 为统计年度），CEPU_t 为经济政策不确定性指数（其中，t 为统计年度），$\varepsilon_{i,t}$ 为随机误差项（其中，i 为第 i 家制造业企业，t 为统计年度），$\text{Controls}_{i,t}$ 为控制变量（其中，i 为第 i 家制造业企业，t 为统计年度）。而控制变量选取的是否科学合理，直接决定了宏观经济政策不确定性对微观制造业企业研发投入影响的量化效果，而控制变量的选取更加考验建模人员的理论水平和业务功底，以及对我国经济运行的熟稔程度。

6.5.4　选取变量

变量选取是一个复杂且需要反复校验的过程。以融资约束为例，目前，学术界测量融资约束的常用指标有：WW 指数、KZ 指数、SA 指数。鉴于流动性资产配置已经作为控制变量之一，而流动性资产配置包含的货币现金、股利、分红收益等与 KZ 指数、WW 指数重合，且 SA 指数与 KZ 指数、WW 指数相比不包含企业内生性的数据，为避免数据的重复利用，同时降低数据之间的多重共线性，以准确度量制造业企业研发投入的影响因素，故采用 SA 指数作为融资约束的指标，主要包含企业资产规模数据和企业年限数据。鉴于 SA 指数为负数，故统一取绝对值，数值越大，说明企业所受的融资约束越严重。具体算法如下：

将企业账面资产视为企业规模，设为 $Size$，企业上市时间设为 Age，融资约束公式为：

$$Constraint_{i,t} = |-0.737Size + 0.043Size^2 - 0.04Age|$$

最终选取的变量及标准化处理见表 6 - 3。

表6－3　变量名称及定义

变量名称	变量定义
研发投入	企业研发支出总额/总资产×100
	企业研发支出总额的自然对数
经济政策不确定性指数	当年每月CEPU指数的算数平均值/100
企业现金流	企业现金流量/期末资产总额
融资约束	SA指数
企业规模	企业期末资产总额取自然对数
企业成长性	（本期主营业务收入÷上期主营业务收－1）×100
企业价值	市场价值/资产总额
财务杠杆率	期末负债总额/资产总额
盈利能力	净利润/期末净资产
固定资产比例	期末固定资产/资产总额
行业	行业代码后两位的自然对数
公司股权集中度	前十大股东持股比例平方和
董事会规模	董事会人数的自然对数
企业年龄	企业上市时间（所在年度－上市年度＋1）的自然对数

6.5.5　变量相关性分析

利用SPSS软件对上述变量之间的关联关系进行Pearson系数分析。从相关系数分析可以得出，经济政策不确定性与企业研发投入的相关系数显著为负，说明当经济政策不确定性提升后，企业会相应地减少研发投入，经济政策不确定性对上市公司中的制造业企业的研发投入具有较为显著的抑制作用。同时，经济政策不确定性与企业现金流水平、盈利水平等企业经营活动的相关系数为负数，说明经济政策不确定性对沪深股市上市的制造业企业的现金流、盈利活动具有一定的抑制作用。

Pearson系数是考察两个变量之间相关程度的系数。如果两个变量Pearson系数为0，则说明两个系数无关系。如果一个值增大，另一个值减小，或一个值减小，另一个值增大，两个变量为负相关，相关系数在 $-1.00 \sim 0$；如果一个值增大或减小，而另一个值同时增大或减小，则两个变量为正相关，相关系数在 $0 \sim 1.00$。同时，相关系数的绝对值越大，说明两个变量的相关性越强。

Pearson 系数公式如下：

假设有两个变量 X、Y，X、Y 的平均值分别为：$\bar{X}$ 和 $\bar{Y}$，则 Pearson 系数为：

$$\frac{\sum (X - \bar{X})(Y - \bar{Y})}{\sqrt{\sum (X - \bar{X})^2 \sum (Y - \bar{Y})^2}}$$

当 Pearson 系数在 $0 \sim 0.19$ 时，为极低相关；在 $0.2 \sim 0.39$ 时，为低度相关；在 $0.4 \sim 0.69$ 时，为中度相关；在 $0.7 \sim 0.89$ 时，为高度相关；在 $0.9 \sim 1.00$ 时，为极高相关。

6.5.6 显著性检验

当各项变量通过相关性检验之后，通过最小二乘法对回归方程进行显著性检验，如果通过，则说明回归分析结果可信。通过 SPSS 软件，按照最小二乘法对函数进行回归分析，通过显著性检验，F 值大于 1 100，显著性水平均小于 0.001。

最小二乘法广泛应用于贝叶斯分析、回归分析、线性拟合等计量经济学分析领域。最小二乘法通过计算误差平方和的最小值，计算实际数值与拟计算数值的最优解。该方法最先由数学家高斯于 1809 年应用于其发表的《天体运动论》。最小二乘法推算过程如下：

$$\sum_{j=1}^{n} X_{ij}\beta_j = y_i(i = 1,2,3,\cdots,m)$$

其中，m 为 m 个等式，n 为 n 个未知的 β，其向量如下：

$$X = \begin{bmatrix} X_{11} & X_{12} & \cdots & X_{1n} \\ X_{21} & X_{22} & \cdots & X_{2n} \\ \vdots & \vdots & & \vdots \\ X_{m1} & X_{m2} & \cdots & X_{mn} \end{bmatrix}, \beta = \begin{bmatrix} \beta_1 \\ \beta_2 \\ \vdots \\ \beta_n \end{bmatrix}, y = \begin{bmatrix} y_1 \\ y_2 \\ \vdots \\ y_m \end{bmatrix}$$

经过向量转化为：$x\beta = y$

引入残差平和后得出如下函数：

$$\delta(\beta)^2 = \| x\beta - y \|^2$$

将 $\delta(\beta)^2$ 取最小值，表达式为：

$$\hat{\beta} = \mathrm{argmin}(\delta(\beta))$$

对上述公式求微分并转置矩阵，可得：

$$X^{\mathrm{T}}X\hat{\beta} = X^{\mathrm{T}}y$$

若 $X^{\mathrm{T}}X$ 非 0，则可得：

$$\hat{\beta} = (X^{\mathrm{T}}X)^{-1}X^{\mathrm{T}}y$$

上述为最小二乘法的推导过程，在实际计算中，SPSS 软件可自动求出 $\hat{\beta}$ 值并进行相关显著性检验。

6.5.7　回归分析结果

经过回归分析，CEPU 指数与制造业企业研发投入总额及研发投入占总资产比值的回归系数分别为 −1.053 和 −0.559，说明随着经济政策不确定性增加，沪深股市上市的制造业企业会相应地降低研发投入总额，同时研发投入占资产总额的比重也相应降低，宏观经济政策不确定性对制造业企业的研发投入具有显著的抑制作用。考虑到经济政策不确定性对企业研发投入的影响可能存在滞后性，这种影响可能同样作用于制造业企业，因此，对因经济政策不确定性影响滞后一期的制造业企业研发投入情况进行了回归分析，同样得出上述结论。

从上述分析可以看出，严密的分析论证可以让论辩双方在细节上进行讨论，而不是基于观点反复辩驳，从而陷入循环论证甚至诡辩的怪圈。当控制变量考虑得越来越充分，影响因素分析得越来越完善时，对宏观经济政策不确定性对制造业企业研发投入的影响评估就越接近实际。而上述大数据建模过程也是海关大数据建模平台所不具有的功能。大数据时代，基于大数据关联思维，深入挖掘不同数据维度之间的关联关系是发挥大数据价值的重要途径和必然选择，这也是大数据通用分析平台所应承载的通用功能之一。从 Pearson 系统和最小二乘法的推导也可以看出，不依靠大数据平台，仅凭人工进行推算，几乎是不可能完成的任务。

通过上述案例，一方面，笔者希望海关大数据建模平台可以进一步完善相关功能，为其他政府部门、企事业单位开展可视化大数据建模平台建设提供更为丰富的经验借鉴；另一方面，笔者也迫切希望，面对财政赤字货币化这一涉及国际民生的重大政策调整，严格按照回归分析的建模过程进行评估，让更多的专家学者对控制变量进行反复论证，以不断完善模型公式，确保量化分析更贴近当前我国的经济发展实际。当大数据模型和回归分析方程对我国当前财政赤字货币化的经济背景和主要影响因素量化清楚了，也许是否应当出台财政赤字货币化的政策也就清晰明了了。

政府部门有效开展大数据建模工作，不能仅把眼光停留在自身业务和产生数据的范畴，而应跳出部门看部门，跳出数据看数据，用更加丰富的思路，开展综合比较分析，深入挖掘内在的关联关系。因为，对大数据而言，每一个部门的数据仅是完整链条上的一环，开展整体性的研究与监控，需要搭建完整的数据链条，这也是挖掘大数据关联关系的内在原因。正如美国波士顿开展的"领养一个消防栓"活动那样，消防机构在地图上将消防栓公布出来并进行大数据模型标注，学生上传清扫图片时既参与了游戏，又完成了公益活动，还获得了快乐，成功解决了冬天消防栓积雪清理的问题。如果政府部门换一种思路提供公共服务，或者应用大数据模型建立完整的公共服务数据生产、加工、上传、反馈链条，也许网格化、扁平化的大数据关系将推动政府与企业、公民协同治理更快地实现。

海关可视化大数据建模实践

笔者引用的案例大多已在《中国口岸科学技术》《海关与经贸研究》等刊物公开发表，原文对引用文献已做标注，在此不再做引用说明，具体见《中美真实贸易情况及海关应对贸易摩擦措施研究》（《海关与经贸研究》2019 年 04 期）、《数字经济对中国海关税基侵蚀及对策研究》（《中国口岸科学技术》2020 年 01 期）、《从通关常数探析口岸营商环境持续优化的新着力》（《中国口岸科学技术》2020 年 02 期）。

7.1　中美经贸摩擦监控评估模型

随着 2019 年 6 月 4 日美国贸易代表和财政部发布声明，公开回应指责中方《关于中美经贸磋商的中方立场》白皮书，中美双方在核心立场上的分歧日益明显，中美经贸摩擦短时期内难以消除并将持续发酵。海关作为进出境监督管理机关，处于对外开放最前沿，有义务发挥大数据建模优势，做好中美经贸摩擦的量化评估、形势监测、风险预警。同时，中美两国作为世界上两个最大的经济体，其加征关税涉及数万种 8 位税目商品，运算量大且逻辑复杂。准确计算加征关税后企业增加的税负，实现量化评估和动态监测，为国家宏观决策和精准施策提供支持，需要借助大数据技术，研究建立中美贸易摩擦监控评估指标。因此，笔者基于大数据应用，提出了中美加征关税增加企业成本的测算方法，对函数的选择、运算公式、字段加工、表单拼接、脚本编写等关键问题进行了探讨，上述模型成果已经应用于研究实践，为海关总署多个署级课题和内蒙古政府专报提供了大数据模型支持。

7.1.1 中美经贸摩擦整体情况

笔者将 2018 年 7 月 6 日中美正式互对 340 亿美元商品加征 25% 的关税，作为中美贸易摩擦开始的起点，对此过程中主要的加征关税事件进行了梳理。从该梳理可以看出，准确测算中美互相加征关税的外溢影响，必须将商品、税率、时间变化等因素均融入大数据模型的业务逻辑。中美经贸摩擦概况见表 7 - 1。

表 7 - 1　中美经贸摩擦概况表

轮次	开始时间	国家	内容
第一回合	2018 - 07 - 06	美国	对原产于中国的 818 项约 340 亿美元商品实施加征 25% 关税
		中国	对原产于美国的 545 项 340 亿美元商品实施加征 25% 关税
第二回合	2018 - 08 - 23	美国	对原产于中国的 279 项约 160 亿美元进口商品加征 25% 关税
		中国	对原产于美国的约 160 亿美元 333 个税目进口商品加征 25% 关税
第三回合	2018 - 09 - 24	美国	对从中国进口的 9 558 项约 2 000 亿美元商品加征 10% 关税
		中国	对原产于美国的约 600 亿美元进口商品加征关税（对 2 493 和 1 078 个税目商品加征 10% 关税，对 974 和 595 个税目商品加征 5% 关税）
第四回合	2019 - 05 - 10	美国	对原产于中国的 9 558 项约 2 000 亿美元商品加征的关税税率由 10% 提高到 25%
	2019 - 06 - 01	中国	对已实施加征关税的原产于美国的约 600 亿美元商品中的部分商品，提高加征关税税率（对 2 493、1 078、974 和 595 个税目商品分别实施 25%、20%、10% 或 5% 加征关税）
第五回合	2019 - 09 - 01	美国	对 3 000 亿美元商品的关税税率，由原定的 10% 提高至 15%，分别自 2019 年 9 月 1 日、2019 年 12 月 15 日实施。同时，对 2 500 亿美元商品的关税税率，从 25% 提高到 30%，于 2019 年 10 月 1 日生效
		中国	对原产于美国的 5 078 个税目约 750 亿美元商品，加征 10%、5% 不等关税，分别于 2019 年 9 月 1 日 12 时 01 分、12 月 15 日 12 时 01 分起实施

轮次	开始时间	国家	内容
第六回合	2020-02-14	美国	美国3 000亿美元商品清单加征关税税率从15%降至7.5%，自2020年2月14日美国东部时间00：01实施
		中国	2019年9月1日起已加征10%关税的商品，加征税率调整为5%；已加征5%关税的商品，加征税率调整为2.5%，自2020年2月14日13时01分起实施

7.1.2 主要模型特征

企业是现代经济活动的基本单元和进出口贸易的绝对主体。中美经贸摩擦的不利影响通过商品直接作用于企业，并通过增加企业的微观运营成本，传递到中美两国乃至世界经济的宏观运行之中。因此，只有准确评估中美经贸摩擦对企业的影响情况，做好中美经贸摩擦监控评估模型的设计与开发，才能切实发挥大数据优势，实现对中美经贸摩擦的发展形势、演化趋势、外溢影响的准确量化和科学评价。

7.1.2.1 依据国际贸易惯例，统一企业进出口成交价格

当前，准确核算因中美两国加征关税而增加的企业成本，需要结合《1980年国际买卖公约》、海牙规则、汉堡规则等国际法和国际贸易惯例，综合确定国际贸易成交价格、运费、保险费、杂项费等相关开支，并依据中美两国完税价格产生方式，在逐项核算每项商品加征税率和增加成本的基础上，计量单个企业的整体成本增加情况（具体见表7-2）。

表7-2 国际贸易成交价格的构成和交货条件表

英文及缩写	中文全称	交货地点	风险划分	出口报关	进口报关	适用运输方式	标价注明
ex works，EXW	工厂交货	卖方处所	买方接管货物后	买方	买方	各种运输方式	指定地点
free carrier，FCA	货交承运人	合同规定的出口国内地、港口	承运人接管货物后	卖方	买方		

续表

英文及缩写	中文全称	交货地点	风险划分	出口报关	进口报关	适用运输方式	标价注明
free alongside ship, FAS	船边交货	装运港船边	货交船边后	卖方	买方		装运港名称
free on board, FOB	船上交货	装运港船上	货物已上船 (on board)	卖方	买方	海运，内河运输	目的港名称
cost & freight, CFR	成本加运费			卖方	买方		
cost, insurance and freight, CIF	成本加保险费加运费			卖方	买方		
carriage paid to, CPT	运费付至	合同规定的出口国内地、港口	承运人接管货物后	卖方	买方	各种运输方式	目的地名称
carriage & insurance paid to, CIP	运费、保险费付至			卖方	买方		
delivered at frontier, DAF	边境交货	两国边境指定地	买方接管货物后	卖方	买方	多用于陆运方式	边境指定地点
delivered ex ship, DES	目的港船上交货	目的港船上	买方在船上收货后	卖方	买方	海运、内河运输及目的港船上交货的多式联运	目的港名称
delivered ex quay, DEQ	目的港码头交货	目的港码头	买方在目的港收货后	卖方	买方		
delivered duty unpaid, DDU	未完税交货	进口国指定地	买方在指定地收货后	卖方	买方	任何运输方式	目的地名称
delivered duty paid, DDP	完税后交货			卖方	卖方		

鉴于国际贸易成交价格形成样式较为复杂，且国际贸易以 CIF、FOB 为主，为统一处理中美两国货物在途运输费用，解决企业在美国的申报价格不易获取的问

题，将中国出口美国货物统一设定为 CIF 价格方式，以离岸价格作为企业在美的申报价格；将美国出口中国货物统一设定为 FOB 价格方式，以到岸价格作为企业在中国的申报价格。

7.1.2.2 深化大数据应用，建立企业进出口多息画像

当前，依据现代统计学和计量学基本原理，建立中美经贸摩擦加征关税商品模型、企业成本增加模型，剔除粗大误差和虚假贸易情况，系统、全面、客观、科学地度量中美经贸摩擦增加企业税负成本情况，精确核算对中美两国进出口贸易乃至世界经济的传导系数和影响因子，必须发挥多行业大数据优势，综合应用国务院税则委员会、海关总署、国家市场监管总局、国家统计局等数据，以进出口企业基本通关活动为研究单元，对多元分散的数据进行深度挖掘，进而总结规律、提炼特征（具体见表 7 – 3）。

表 7 – 3 大数据模型数据源表

数据源	表单名称
海关总署	报关单表头/表体
	企业注册信息表
国家市场监管总局	企业基本信息表
国务院税则委员会	2019 年进出口商品税则表
国家统计局	国民经济行业分类及代码表
自制表单	中国加征美国关税商品清单
	美国加征中国关税商品清单

7.1.3 建模步骤

7.1.3.1 制作中美加征关税商品基础表单

1. 中国加征美国关税商品清单

截至 2020 年 5 月 18 日，中国反制美国加征商品关税清单累计 6 批次。因商品

数量较多，且存在同一商品加征税率上下浮动的情况，例如：商品编码为04090000的天然蜂蜜的加征税率，由2018年9月24日的10%提高至2019年6月1日的25%，而商品编码为87059099的其他特殊用途的机动车辆等167项商品的加征税率则由2018年9月24日的5%降至2019年6月1日的0。因此，为准确反映加征税率对商品的影响，建立《中国加征美国关税商品清单》，其中批次字段分为750亿美元、600亿美元、340亿美元、160亿美元4个码值（具体见表7-4）。

表7-4 中国加征美国关税商品清单样例表

序号	税则号列	原加征税率/%	批次	生效时间	加征税率/%	生效日期
1	01012900	10	600亿美元	2018-09-24	25	2019-06-01
2	01069090	10	600亿美元	2018-09-24	25	2019-06-01
3	02042200	10	600亿美元	2018-09-24	25	2019-06-01
4	02102000	10	600亿美元	2018-09-24	25	2019-06-01
5	02109900	10	600亿美元	2018-09-24	25	2019-06-01
6	03054120	10	600亿美元	2018-09-24	25	2019-06-01
7	04090000	10	600亿美元	2018-09-24	25	2019-06-01
8	04100049	10	600亿美元	2018-09-24	25	2019-06-01
9	04100090	10	600亿美元	2018-09-24	25	2019-06-01
10	05040011	10	600亿美元	2018-09-24	25	2019-06-01
11	05040012	10	600亿美元	2018-09-24	25	2019-06-01
12	05040029	10	600亿美元	2018-09-24	25	2019-06-01
13	05080010	10	600亿美元	2018-09-24	25	2019-06-01
14	05080090	10	600亿美元	2018-09-24	25	2019-06-01
15	05119990	10	600亿美元	2018-09-24	25	2019-06-01

2. 美国加征中国关税商品清单

截至2019年5月18日，美国共加征中国商品关税清单累计6批次，因中美两国商品编码不同，为准确反映加征税率对我国进出口贸易的影响，将美国发布的加征中国商品的8位商品编码对应翻译为国务院税则委员会发布的《2019年进出口商品税则表》中的8位HS商品编码，累计涉及2万项左右的商品。因商品数量较多，且存在加征税率变动的情况，为准确反映加征税率对商品的影响，建立《美国加征中国关税商品清单》，其中批次字段分为 3 000 亿美元、2 000 亿美元、340 亿美元、160 亿美元 4 个码值（具体见表 7－5）。

表 7－5　美国加征中国关税商品清单样例表

序号	税则号列	批次	生效时间	原加征税率/%	加征税率/%	生效日期
1	02032900	2 000 亿美元	2018－09－24	10	25	2019－05－10
2	02061000	2 000 亿美元	2018－09－24	10	25	2019－05－10
3	02081010	2 000 亿美元	2018－09－24	10	25	2019－05－10
4	02081020	2 000 亿美元	2018－09－24	10	25	2019－05－10
5	02081090	2 000 亿美元	2018－09－24	10	25	2019－05－10
6	02089090	2 000 亿美元	2018－09－24	10	25	2019－05－10
7	02101900	2 000 亿美元	2018－09－24	10	25	2019－05－10
8	03011100	2 000 亿美元	2018－09－24	10	25	2019－05－10
9	03011900	2 000 亿美元	2018－09－24	10	25	2019－05－10
10	03019110	2 000 亿美元	2018－09－24	10	25	2019－05－10
11	03019190	2 000 亿美元	2018－09－24	10	25	2019－05－10
12	03019210	2 000 亿美元	2018－09－24	10	25	2019－05－10
13	03019290	2 000 亿美元	2018－09－24	10	25	2019－05－10

为简化模型脚本数量，将《中国加征美国关税商品清单》《美国加征中国关税商品清单》相同字段采用同一编码规则设置（具体见表 7－6）。

表 7－6　自建表格字段中英文名称对照表

表名	字段中文名	字段英文名
中国加征美国关税商品清单	税则号列	HS8
	批次	PICI
	生效时间	RIQI1
	原加征税率	SHUILV1
	加征税率	SHUILV2
	生效日期	RIQI2

续表

表名	字段中文名	字段英文名
美国加征中国关税商品清单	税则号列	HS8
	批次	PICI
	生效时间	RIQI1
	原加征税率	SHUILV1
	加征税率	SHUILV2
	生效日期	RIQI2

7.1.3.2　编写基础维度企业信息脚本

1. 省区维度

按照海关企业编码规则，依据编码前两位对应的省区信息，区分企业注册省区。脚本如下：

```
case
whensubstr(#TRADE_CO,1,2) = '11' then   '北京'
whensubstr(#TRADE_CO,1,2) = '12' then   '天津'
whensubstr(#TRADE_CO,1,2) = '13' then   '河北'
whensubstr(#TRADE_CO,1,2) = '14' then   '山西'
whensubstr(#TRADE_CO,1,2) = '15' then   '内蒙古'
whensubstr(#TRADE_CO,1,2) = '21' then   '辽宁'
whensubstr(#TRADE_CO,1,2) = '22' then   '吉林'
whensubstr(#TRADE_CO,1,2) = '23' then   '黑龙江'
whensubstr(#TRADE_CO,1,2) = '31' then   '上海'
whensubstr(#TRADE_CO,1,2) = '32' then   '江苏'
whensubstr(#TRADE_CO,1,2) = '33' then   '浙江'
whensubstr(#TRADE_CO,1,2) = '34' then   '安徽'
whensubstr(#TRADE_CO,1,2) = '35' then   '福建'
whensubstr(#TRADE_CO,1,2) = '36' then   '江西'
```

```
whensubstr(#TRADE_CO,1,2)='37' then  '山东'
whensubstr(#TRADE_CO,1,2)='41' then  '河南'
whensubstr(#TRADE_CO,1,2)='42' then  '湖北'
whensubstr(#TRADE_CO,1,2)='43' then  '湖南'
whensubstr(#TRADE_CO,1,2)='44' then  '广东'
whensubstr(#TRADE_CO,1,2)='45' then  '广西'
whensubstr(#TRADE_CO,1,2)='46' then  '海南'
whensubstr(#TRADE_CO,1,2)='50' then  '重庆'
whensubstr(#TRADE_CO,1,2)='51' then  '四川'
whensubstr(#TRADE_CO,1,2)='52' then  '贵州'
whensubstr(#TRADE_CO,1,2)='53' then  '云南'
whensubstr(#TRADE_CO,1,2)='54' then  '西藏'
whensubstr(#TRADE_CO,1,2)='61' then  '陕西'
whensubstr(#TRADE_CO,1,2)='62' then  '甘肃'
whensubstr(#TRADE_CO,1,2)='63' then  '青海'
whensubstr(#TRADE_CO,1,2)='64' then  '宁夏'
whensubstr(#TRADE_CO,1,2)='65' then  '新疆'
else  '其他'
end
```

2. 企业性质维度

按照海关企业编码规则，依据企业注册码第六位对应的企业属性信息，区分企业类别。脚本如下：

```
case
whensubstr(#TRADE_CO,6,1)='1' then  '国有企业'
whensubstr(#TRADE_CO,6,1)  in ('2','3','4') then  '外商投资企业'
whensubstr(#TRADE_CO,6,1)='5' then  '集体企业'
whensubstr(#TRADE_CO,6,1)='6' then  '私营企业'
whensubstr(#TRADE_CO,6,1)='7' then  '个体工商户'
```

```
else '其他'
end
```

3. 加征关税时间限定

因中美两国不同批次加征关税商品的税率生效时间不同，需要严格限定加征关税商品的受影响时间节点，同时要对同一商品编码不同时间的加征税率进行区分，以准确评估企业增加的税负成本。因此，采用 datediff 函数以"秒"为单位严格界定加征关税生效时间，并用 case when 函数对同一批次不同的加征税率时间进行区分，具体脚本如下：

```
case
when datediff(#CLEAR_DATE,substr(#RIQI1,1,19),'ss')>'1' then '1'
else '0'
end
```

需要注意的是，数据库会自动将日期补齐到秒，因此采用 substr 函数来规范补齐后的日期时间字段。同时，考虑到中美两国货物在途运输时间，中国出口美国商品采用 CLEAR_ DATE 结关时间，美国出口中国商品采用 D_ DATE 申报时间。

4. 企业增加税负核算

因中美两国在运输过程中的保险、杂费等成本难以准确核算，按照进口 FOB、出口 CIF 的价格核算方式，采用离岸价格作为中国出口美国商品的税负核算基数，公式为：离岸价格×美国加征关税税率；采用到岸价格作为美国出口中国商品的税负核算基数，公式为：到岸价格 −［到岸价格/（1 + 中国加征关税税率）］。考虑到部分商品不同批次存在税率波动的情况，对不同启征时间点的税负成本进行分项计算，脚本如下：

```
case
when （AB.CLEAR_DATE） >'2018 − 07 − 06 00：00：00'
and
(AB.CLEAR_DATE) < '2019 − 06 − 01 00：00：00'
```

```
and datediff((AB.CLEAR_DATE),((dateadd(((substr((BB.RIQI1),1,19)))),-1,
'yyyy')))),'ss')>'1'
    then (((AB.RMB_PRICE)*(BB.SHUILV1)*0.01))
    when (AB.CLEAR_DATE) > '2019-06-01 00:00:00' and (BB.PICI) like '%2000%'
    then (((AB.RMB_PRICE)*(BB.SHUILV2)*0.01))
    when (AB.CLEAR_DATE) > '2019-06-01 00:00:00' and (BB.PICI) like '%
340%'
    then (((AB.RMB_PRICE)*(BB.SHUILV1)*0.01))
    when (AB.CLEAR_DATE) > '2019-06-01 00:00:00' and (BB.PICI) like '%
160%'
    then (((AB.RMB_PRICE)*(BB.SHUILV1)*0.01))
    when (AB.CLEAR_DATE) > '2019-09-01 00:00:00' and (BB.PICI) like '%
3000%' and (AB.CLEAR_DATE) < '2020-02-14 12:01:00'
    then (((AB.RMB_PRICE)*(BB.SHUILV1)*0.01))
    when (AB.CLEAR_DATE) > '2020-02-14 12:01:00' and (BB.PICI) like '%
3000%'
    then (((AB.RMB_PRICE)*(BB.SHUILV1)*0.01))*0.5
    else '0'
    end
```

需要注意的是：一是 SHUIKUANFUDAN、SHUIKUANFUDAN2 为新建字段，分别对应中美两国同一商品不同批次的不同启征时间的不同税率，具体内容为企业增加税负的公式计算方法。二是为准确监测中美两国加征关税商品情况，采取基期与同期比较的模式。同时，为准确反映同期商品变化，采用 dateadd（substr（#RIQI1，1，19），-1，'yyyy'）函数，确保加征关税商品计入时间与基期加征关税日期相差一年。同时，随着时间推移，也将出现同期时间范围内，有商品开始纳入加征税率商品目录，因此应同步计算企业同期增加的关税成本。例如：测算 2018年 7 月 6 日至 2019 年 8 月 28 日因中美加征关税企业所增加的贸易成本，同期的日期范围相应为 2017 年 7 月 6 日至 2018 年 8 月 28 日，因有 2018 年 7 月 6 日至 2018

年 8 月 28 日时间段，已经涉及关税成本的增加。三是基期与同期数据关联需充分考虑关联字段的全面性。例如：测算某一省区企业影响量排名，需要将企业名称、企业编码、企业性质等一并作为 inner join 对象，避免因企业信息改变，致使数据关联错行。

7.1.3.3　建立加征关税商品监控模型

将海关报关单表头、报关单表体通过报关单号进行拼接，选取商品编号、监管方式等字段，并通过 8 位 HS 商品编码与《美国加征中国关税商品清单》进行关联，再将加征关税商品及相关企业筛选出来，并通过企业税负核算模型、加征关税时间限定等，将不同企业增加的成本准确计算出来。需要注意的是，通过 datediff 函数严格限定了加征关税商品生效时间，如果选取的起始时间在 2018 年 7 月 6 日之前，且结束时间一致，则模型运算数据相同，该原则是验证模型是否建立成功的重要标准。同时，通过省区、企业类型等进行 group by 分组，可以计算省区、企业类型、企业名称等维度的加征关税商品货值、增加税款负担、同比增长情况等，将监控对象由企业维度向区域、国家、行业、进出口货值等维度扩展，可以将中美经贸摩擦下企业微观经营活动的监控提升为中美两国进出口宏观经济运行监控。

7.1.3.4　建立贸易战增加税负企业精准画像

在信息化、国际化、全球化迅猛推进的时代，建立企业的精准画像，很难从单个部门数据中准确提炼，需要通过跨部门、跨行业、跨区域的大数据分析，结合主客观因素，准确标定受中美经贸摩擦影响的企业特征标签，以精确评估中美经贸摩擦对中美两国乃至世界贸易的整体影响。因此，在有效样本企业筛查基础上，通过企业编码与海关企业注册信息表进行二次拼表，通过企业名称与国家市场监管总局企业基本信息表进行三次拼表，挖掘有效样本企业的多维信息，共计 6 大类 19 项（具体见表 7 - 7）。

表 7 - 7 贸易战影响企业画像表

序号	类别	字段	字段阈值及含义
1	企业情况	企业性质（国有等）	按照海关注册码第 6 位含义，1 为国有企业；2、3、4 为外商投资企业，5 为集体企业，6 为私营企业，7 为个体工商户
2		经营单位名称	企业的中文名称
3		企业编码	企业的海关注册码
4		企业级别	认证企业、一般信用企业、失信企业，其中考虑到海关企业管理级别的过渡，系统中 AA、A 类企业默认为认证企业，B 类企业默认为一般信用企业，C、D 类企业默认为失信企业，通过 CASE 函数进行自动转换，减少人工作业量
5		注册日期	企业在海关注册的日期
6	区位	所在省区	企业注册地海关所在省区
7	所属行业	行业种类名称	企业注册时标注的行业信息，如果为行业代码的，按照《国民经济行业分类及代码表》转化为中文含义
8		主要产品	报关企业、进出口收发货人、临时注册登记等企业通关过程中的行为身份认定
9		企业经营范围	企业注册时标注的经营范围
10		企业性质	报关企业、进出口收发货人、临时注册登记等企业通关过程中的行为身份认定
11	贸易战直接影响	加征关税货值/亿元	进入美国加征中国商品目录的商品出口美国的货值（加征关税商品代码精确至 8 位 HS 编码）
12		加征关税商品增长率/%	查询日期范围内，进入美国加征中国商品目录的商品出口美国货值与同期进入美国加征中国商品目录的商品出口美国货值的增长率，公式为：（基期货值 - 同期货值）/同期货值×100
13		增加税款负担/亿元	由加征关税货值按照企业增加税负核算方法计算的企业增加成本数额，公式为：到岸价格 - [到岸价格/（1 + 中国加征关税税率）]
14	对美国进出口情况	对美出口占比/%	查询日期范围内，加征关税货值与出口美国货值的比值，公式为：加征关税货值/出口美国货值×100
15		出口美国货值/亿元	查询日期范围内，全部出口美国商品货值
16		进口美国货值/亿元	查询日期范围内，全部进口美国商品货值

续表

序号	类别	字段	字段阈值及含义
17	整体进出口情况	进口全部货值/亿元	查询日期范围内，全部进口商品货值
18		全部出口占比/%	查询日期范围内，加征关税货值与出口全部货值的比值，公式为：加征关税货值/出口全部货值×100
19		出口全部货值/亿元	查询日期范围内，全部出口商品货值

因涉及多个不同表单的连续拼接，且存在多级脚本嵌套，为减少模型数据运算量，提高运算效率，加征关税货值、增加税款负担、出口美国货值、进口美国货值、出口全部货值等主要指标采取 group by 后再拼表的模式。同时，鉴于部分企业在海关注册时，填写的行业信息为《国民经济行业分类及代码表》中的行业代码，需要以行业代码为 inner join 连接对象，将行业代码转化为易于分辨的中文行业信息。

7.1.4 模型成果

7.1.4.1 出口监控模型

因省区监控、企业监控、商品监控仅涉及字段调整，因此为节省篇幅，仅展示省区监控模型及脚本，可扫描二维码 7 - 1 查看。

二维码 7 - 1 出口监控模型及脚本

2020 年 1 月 15 日签署的中美第一阶段经贸协议，使持续一年多的中美贸易摩擦出现缓和迹象，但作为经贸摩擦的挑起国，只要美国将中国视为战略竞争者的定位不改变，中美经贸摩擦不排除起伏反复的可能，甚至由经贸摩擦向金融战、科技战升级。因此，在现有中美经贸摩擦实时监控模型基础上，有必要进一步打通部门信息壁垒，组建海关、税务、商务、财政、发改、工信等业务技术兼通的复合型专家队伍，并利用我国大数据平台汇总各部门相关大数据资源，应用计量经济学等现代经济理论和 SPSS、SQL 等大数据建模手段，研究建立科学完整的中美经贸摩擦监控评估指标体系，以精准锁定问题，实现风险预警、发展预判、形势预估，优化大数据辅助靶向决策、因企施策的科学机制，为我国有效应对中美经贸摩擦外溢影响提供大数据支持。

7.1.4.2 进口监控模型

进口监控模型及脚本可扫描二维码 7 - 2 查看。

二维码 7 - 2 进口监控模型及脚本

当前，国内外学术界对中美经贸摩擦评估模型的研究成果较为丰富，也提出 GTAP、MRIO、DID 等不同的评估模型设计方法。但受限于基础数据不丰富，缺少以商品项、企业、报关单等为对象的颗粒度较细的微观经济活动监测数据，普遍以政府正式公开的宏观统计数据为分析研究单元，数据深度挖掘不足，缺少对中美经贸摩擦影响中美两国乃至世界经济最基本经济活动的微观视角，容易引入粗大误差，也难以发掘和锁定关键影响因素。因此，海关总署、国家市场监管总局、国务院税则委员会等政府部门，有义务发挥掌握企业部分微观运行情况的职能优势，集成各方大数据资源，建立企业、行业、商品等中美经贸摩擦多维微观监控模型，再由微观经济活动监控反证或推演宏观经济运行，实现发展形势评估、发展趋势预测、重大风险预警，为有效防止中美经贸摩擦不利于因素外溢，切实建立经济防火墙，维护全球多边贸易体制贡献力量。同时，政府部门发挥云计算和大数据集成优势，不断丰富相关模型的运算结果，提质扩维，也将为社会各界做好中美经贸摩擦的理论研究、形势分析、决策预判、措施预评，有效降低贸易战负面因素影响，切实反击贸易霸凌主义和贸易保护主义的不实指责提供基础论据支撑，确保最大限度地发挥数据这一先进生产力和重要资源的优势，提升我国在构建全球新型经贸关系和多双边命运共同体的话语权。

7.2　关税排除清单效果评估模型

目前，中美两国均已建立了加征关税排除机制，例如：根据《国务院关税税则委员会关于试行开展对美加征关税商品排除工作的公告》（税委会公告〔2019〕2号），国务院关税税则委员会组织对申请主体提出的有效申请进行审核，并按程序决定，对第二批对美加征关税商品，第二次排除其中部分商品，对附件清单所列商品，自2020年5月19日至2021年5月18日（一年），不再加征我国为反制美国"301"措施所加征的关税。对已加征的关税税款予以退还，相关进口企业应自排除清单公布之日起6个月内按规定向海关申请办理。

国务院税则委员会排除商品分为两个清单，清单一内的商品在豁免日期内不再加征我国为反制美国"301"措施所加征的关税，对已加征的关税税款予以退还；清单二内的商品不再加征我国为反制美国"301"措施所加征的关税，已加征的关税税款不予退还。

7.2.1 建立排除商品清单

按照国务院税则委员会分批次发布的结果，汇总清单见表7-8。

表7-8 排除商品清单表

序号	批次	清单	EX	税则号列	申报商品编号	起始日期	终止日期
1	第二批	清单一	ex	44039100	4403910090	2020 - 02 - 28	2021 - 02 - 27
2	第二批	清单一		44039960	4403996000	2020 - 02 - 28	2021 - 02 - 27
3	第二批	清单一	ex	44079100	4407910019	2020 - 02 - 28	2021 - 02 - 27
4	第二批	清单一	ex	44079100	4407910099	2020 - 02 - 28	2021 - 02 - 27
5	第二批	清单一		44079400	4407940010	2020 - 02 - 28	2021 - 02 - 27
	第二批	清单一		44079400	4407940090	2020 - 02 - 28	2021 - 02 - 27
6	第二批	清单一		44079500	4407950019	2020 - 02 - 28	2021 - 02 - 27
	第二批	清单一		44079500	4407950099	2020 - 02 - 28	2021 - 02 - 27
7	第二批	清单一		44079930	4407993010	2020 - 02 - 28	2021 - 02 - 27
	第二批	清单一		44079930	4407993090	2020 - 02 - 28	2021 - 02 - 27
8	第二批	清单一	ex	47032100	4703210090	2020 - 02 - 28	2021 - 02 - 27
9	第二批	清单一		47062000	4706200000	2020 - 02 - 28	2021 - 02 - 27
10	第二批	清单一		49019900	4901990000	2020 - 02 - 28	2021 - 02 - 27
11	第二批	清单一		49021000	4902100000	2020 - 02 - 28	2021 - 02 - 27
12	第二批	清单一		49029000	4902900000	2020 - 02 - 28	2021 - 02 - 27
13	第二批	清单一		84122100	8412210000	2020 - 02 - 28	2021 - 02 - 27
14	第二批	清单一		84122910	8412291000	2020 - 02 - 28	2021 - 02 - 27
15	第二批	清单一		84123100	8412310001	2020 - 02 - 28	2021 - 02 - 27
	第二批	清单一			8412310090	2020 - 02 - 28	2021 - 02 - 27
16	第二批	清单一	ex	84135010	8413501020	2020 - 02 - 28	2021 - 02 - 27
17	第二批	清单一	ex	84135020	8413502020	2020 - 02 - 28	2021 - 02 - 27
18	第二批	清单一	ex	84135031	8413503190	2020 - 02 - 28	2021 - 02 - 27
19	第二批	清单一	ex	84136021	8413602190	2020 - 02 - 28	2021 - 02 - 27
20	第二批	清单一	ex	84136022	8413602290	2020 - 02 - 28	2021 - 02 - 27
21	第二批	清单一		84136031	8413603101	2020 - 02 - 28	2021 - 02 - 27
	第二批	清单一			8413603110	2020 - 02 - 28	2021 - 02 - 27
	第二批	清单一			8413603190	2020 - 02 - 28	2021 - 02 - 27

序号	批次	清单	EX	税则号列	申报商品编号	起始日期	终止日期
22	第二批	清单一	ex	84136040	8413604090	2020 - 02 - 28	2021 - 02 - 27
23	第二批	清单一	ex	84141000	8414100060	2020 - 02 - 28	2021 - 02 - 27
24	第二批	清单一		84212300	8421230000	2020 - 02 - 28	2021 - 02 - 27
25	第二批	清单一	ex	84212990	8421299010	2020 - 02 - 28	2021 - 02 - 27
26	第二批	清单一	ex	84212990	8421299040	2020 - 02 - 28	2021 - 02 - 27
27	第二批	清单一	ex	84219990	8421999010	2020 - 02 - 28	2021 - 02 - 27
28	第二批	清单一		84254210	8425421000	2020 - 02 - 28	2021 - 02 - 27
29	第二批	清单一		84335920	8433592000	2020 - 02 - 28	2021 - 02 - 27
30	第二批	清单一		84561100	8456110010	2020 - 02 - 28	2021 - 02 - 27
	第二批	清单一			8456110090	2020 - 02 - 28	2021 - 02 - 27
31	第二批	清单一		84564010	8456401000	2020 - 02 - 28	2021 - 02 - 27
32	第二批	清单一		84615000	8461500010	2020 - 02 - 28	2021 - 02 - 27
	第二批	清单一			8461500090	2020 - 02 - 28	2021 - 02 - 27
33	第二批	清单一		84621010	8462101000	2020 - 02 - 28	2021 - 02 - 27
34	第二批	清单一		84621090	8462109000	2020 - 02 - 28	2021 - 02 - 27
35	第二批	清单一	ex	84798999	8479899952	2020 - 02 - 28	2021 - 02 - 27
36	第二批	清单一		84805000	8480500000	2020 - 02 - 28	2021 - 02 - 27
37	第二批	清单一		84812010	8481201000	2020 - 02 - 28	2021 - 02 - 27
38	第二批	清单一		84821010	8482101000	2020 - 02 - 28	2021 - 02 - 27
39	第二批	清单一	ex	84821040	8482104010	2020 - 02 - 28	2021 - 02 - 27
40	第二批	清单一	ex	85076000	8507600020	2020 - 02 - 28	2021 - 02 - 27
41	第二批	清单一		90121000	9012100000	2020 - 02 - 28	2021 - 02 - 27
42	第二批	清单一		90129000	9012900000	2020 - 02 - 28	2021 - 02 - 27
43	第二批	清单一		90132000	9013200010	2020 - 02 - 28	2021 - 02 - 27
	第二批	清单一			9013200020	2020 - 02 - 28	2021 - 02 - 27
	第二批	清单一			9013200030	2020 - 02 - 28	2021 - 02 - 27
	第二批	清单一			9013200040	2020 - 02 - 28	2021 - 02 - 27
	第二批	清单一			9013200050	2020 - 02 - 28	2021 - 02 - 27
	第二批	清单一			9013200060	2020 - 02 - 28	2021 - 02 - 27
	第二批	清单一			9013200070	2020 - 02 - 28	2021 - 02 - 27
	第二批	清单一			9013200080	2020 - 02 - 28	2021 - 02 - 27
	第二批	清单一			9013200091	2020 - 02 - 28	2021 - 02 - 27
	第二批	清单一			9013200092	2020 - 02 - 28	2021 - 02 - 27
	第二批	清单一			9013200099	2020 - 02 - 28	2021 - 02 - 27

序号	批次	清单	EX	税则号列	申报商品编号	起始日期	终止日期
44	第二批	清单一	ex	90139010	9013901090	2020 – 02 – 28	2021 – 02 – 27
45	第二批	清单一		90149010	9014901000	2020 – 02 – 28	2021 – 02 – 27
46	第二批	清单一	ex	90181291	9018129190	2020 – 02 – 28	2021 – 02 – 27
47	第二批	清单一		90181390	9018139000	2020 – 02 – 28	2021 – 02 – 27
48	第二批	清单一	ex	90189030	9018903090	2020 – 02 – 28	2021 – 02 – 27
49	第二批	清单一		90213900	9021390000	2020 – 02 – 28	2021 – 02 – 27
50	第二批	清单一		90221990	9022199010	2020 – 02 – 28	2021 – 02 – 27
	第二批	清单一			9022199020	2020 – 02 – 28	2021 – 02 – 27
	第二批	清单一			9022199090	2020 – 02 – 28	2021 – 02 – 27
51	第二批	清单一		90223000	9022300000	2020 – 02 – 28	2021 – 02 – 27
52	第二批	清单一	ex	90271000	9027100010	2020 – 02 – 28	2021 – 02 – 27
53	第二批	清单一		90318031	9031803100	2020 – 02 – 28	2021 – 02 – 27
54	第二批	清单一		90328100	9032810000	2020 – 02 – 28	2021 – 02 – 27
55	第二批	清单一	ex	90329000	9032900001	2020 – 02 – 28	2021 – 02 – 27
56	第二批	清单二	ex	90192000	9019200010	2020 – 02 – 28	2021 – 02 – 27
57	第二批	清单二	ex	90251910	9025191010	2020 – 02 – 28	2021 – 02 – 27
58	第二批	清单二	ex	90269000	9026900010	2020 – 02 – 28	2021 – 02 – 27
59	第二批	清单二	ex	90273000	9027300010	2020 – 02 – 28	2021 – 02 – 27
60	第二批	清单二	ex	90273000	9027300020	2020 – 02 – 28	2021 – 02 – 27
61	第二批	清单二	ex	90273000	9027300030	2020 – 02 – 28	2021 – 02 – 27
62	第二批	清单二	ex	90275000	9027500010	2020 – 02 – 28	2021 – 02 – 27
63	第二批	清单二	ex	90275000	9027500020	2020 – 02 – 28	2021 – 02 – 27
64	第二批	清单二	ex	90278099	9027809910	2020 – 02 – 28	2021 – 02 – 27
65	第二批	清单二	ex	90309000	9030900010	2020 – 02 – 28	2021 – 02 – 27
66	第一批	清单一		03063610	0306361000	2019 – 09 – 17	2021 – 09 – 16
67	第一批	清单一		12141000	1214100000	2019 – 09 – 17	2021 – 09 – 16
68	第一批	清单一	ex	12149000	1214900001	2019 – 09 – 17	2021 – 09 – 16
69	第一批	清单一		23012010	2301201000	2019 – 09 – 17	2021 – 09 – 16
70	第一批	清单一		27101991	2710199100	2019 – 09 – 17	2021 – 09 – 16
71	第一批	清单一		27101992	2710199200	2019 – 09 – 17	2021 – 09 – 16
72	第一批	清单一	ex	29349990	2934999022	2019 – 09 – 17	2021 – 09 – 16
73	第一批	清单一	ex	29349990	2934999091	2019 – 09 – 17	2021 – 09 – 16
74	第一批	清单一		34021300	3402130090	2019 – 09 – 17	2021 – 09 – 16
75	第一批	清单一		34031900	3403190000	2019 – 09 – 17	2021 – 09 – 16
76	第一批	清单一		34039900	3403990000	2019 – 09 – 17	2021 – 09 – 16

续表

序号	批次	清单	EX	税则号列	申报商品编号	起始日期	终止日期
77	第一批	清单一		90221400	9022140010	2019－09－17	2021－09－16
78	第一批	清单二	ex	04041000	0404100010	2019－09－17	2021－09－16
79	第一批	清单二	ex	27101299	2710129920	2019－09－17	2021－09－16
80	第一批	清单二	ex	27101919	2710191920	2019－09－17	2021－09－16
81	第一批	清单二	ex	27101993	2710199310	2019－09－17	2021－09－16
82	第一批	清单二	ex	27101999	2710199910	2019－12－26	2020－12－25
83	第一批	清单二	ex	27129010	2712901010	2019－12－26	2020－12－25
84	第一批	清单二	ex	39012000	3901200011	2019－12－26	2020－12－25
85	第一批	清单二	ex	39012000	3901200019	2019－12－26	2020－12－25
86	第一批	清单二	ex	39014010	3901401010	2019－12－26	2020－12－25
87	第一批	清单二	ex	39014020	3901402010	2019－12－26	2020－12－25
88	第一批	清单二	ex	39021000	3902100020	2019－12－26	2020－12－25

注："ex"表示排除商品为在该税则号列相应的税目项下。

7.2.2　模型成果

关税排除清单效果评估模型及脚本可扫描二维码7-3查看。

二维码7-3　关税排除清单效果评估模型及脚本

应用上述模型，可实现对清单一可返还税款及免征税款，以及清单二免征税款按照省区和我国两个口径进行统计汇总，进而监控清单排除后执行情况及效果。

7.3　产业转移评估模型

当前，如何监测和评估企业跨境产业转移的情况是一个复杂的课题，单个部门的数据很难形成完整的数据链条，而且需要建立多个模型进行反复校验分析。因此，笔者从中美经贸摩擦引发的产业转移意愿这一视角，对产业转移企业和产业转移发展形势进行监控评估。主要思路是：以2019年6月产业转移企业调查汇总表为基础对象，通过综合应用海关报关单、企业注册和国家市场监管总局企业基本信息等大数据，建立中美经贸摩擦加征关税商品模型、企业模型，剔除粗大误差和企业不准备填报项，建立较为系统、全面、准确的产业转移企业的特征模型，进而评估产业转移的总体量值及对我国外贸的影响。

因《产业转移企业意愿调查表》是由企业主观填制所得，鉴于填制人对企业整体产业转移意愿、形势、决策执行的掌握程度不尽相同，一定程度上存在受主观影响造成客观上的认识偏差，需要对上述偏差进行剔除。同时，调查问卷包含项目较为丰富，需要借助大数据技术，综合利用海关、国家市场监管总局等企业信息，结合省区、行业、企业性质、受影响量、进出口额、对美国进出口额及占比等大数据，剔除粗大误差，对产业转移企业进行精准画像，进而建立大数据模型，将调查问卷之外的同类企业一并进行整体产业转移形势刻画和评估，以精准评估产业转移形势，以及对我国进出口的影响量。数据表使用情况见表7-9。

表7-9 数据表使用情况

数据来源	数据表名称
海关总署	报关单表头
	报关单表体
	企业注册信息表
国家市场监管总局	企业基本信息表
国务院税则委员会	2019年商品税则表
国家统计局	国民经济行业分类及代码表
自加工表单	产业转移企业意愿调查表
	中国加征美国关税商品清单
	美国加征中国关税商品清单
	调查企业特征表

7.3.1　制作《产业转移企业意愿调查表》

产业转移企业意愿调查表见表 7－10。

表 7－10　产业转移企业意愿调查表

字段	字段阈值及含义
应对加征关税的方法	A. 与美方客户协商，分担美国加征的关税 B. 联合美方企业，向美国政府提出征税清单产品排除申请 C. 拓展美国以外的其他出口市场 D. 扩大内销的比例 E. 缩减企业规模，开始裁员 F. 减少或停止相关产品的生产 G. 企业外迁建厂（海外布局） H. 降价甚至亏本销售 I. 提升产品质量和技术水平，增加议价能力 J. 寻求政府指导和建议 K. 转为生产未涉税产品 L. 其他
关税分摊方式	A. 全部自行承担 B. 全部由美国买方承担 C. 双方分摊，自行承担比例为_____％
转移产能意向	A. 已经转移部分产能 B. 正在着手安排 C. 观望，犹豫不决 D. 没有这个打算
产业转移方向	A. 欧盟 B. 北美地区 C. 南美地区 D. 日韩 E. 东盟 F. 其他

考虑到企业填写错误或漏填等事项，脚本编写时增加"无效内容"选项，表示

企业该字段填制不规范，以"应对加征关税的方法"字段字母与含义转化为例，脚本编写如下：

```
Case
when #CS_TPE  like  '% A% 'then  '与美方客户协商,分担美国加征的关税'
when #CS_TPE  like  '% B% 'then  '联合美方企业,向美国政府提出征税清单产品排除申请'
when #CS_TPE  like  '% C% 'then  '拓展美国以外的其他出口市场'
when #CS_TPE  like  '% D% 'then  '扩大内销的比例'
when #CS_TPE  like  '% E% 'then  '缩减企业规模,开始裁员'
when #CS_TPE  like  '% F% 'then  '减少或停止相关产品的生产'
when #CS_TPE  like  '% G% 'then  '企业外迁建厂(海外布局)'
when #CS_TPE  like  '% H% 'then  '减少或停止相关产品的生产'
when #CS_TPE  like  '% F% 'then  '降价甚至亏本销售'
when #CS_TPE  like  '% I% 'then  '提升产品质量和技术水平,增加议价能力'
when #CS_TPE  like  '% J% 'then  '寻求政府指导和建议'
when #CS_TPE  like  '% K% 'then  '转为生产未涉税产品'
when #CS_TPE  like  '% L% 'then  '其他(请填写具体措施)'
else '无效内容'
end
```

7.3.2 建立有效样本企业筛查模型

将加征关税商品监控模型通过企业编码与《产业转移企业意愿调查表》进行二次拼表，将没有对美进出口贸易的企业剔除。因不存在加征关税商品的进出口贸易，即使企业有产业转移意愿或者已经着手开展产业转移工作，理论上中美经贸摩擦不是其产业转移的主要推动力量。

7.3.3 建立产业转移企业精准画像

在信息化、国际化、全球化迅猛推进的时代，建立企业的精准画像，很难从数个因素中准确提炼，需要通过跨部门、跨行业、跨区域的大数据分析，结合主客观因素，以《产业转移企业意愿调查表》为基础对象，准确提炼受中美经贸摩擦影响大概率进行产业转移的企业标签特征，进而放大到全量进出口企业，以精确评估产业转移对我国外贸的整体影响。因此，在有效样本企业筛查模型基础上，通过企业编码与海关企业注册信息表进行二次拼表，通过企业名称与国家市场监管总局企业基本信息表进行三次拼表，提取有效样本企业以下基础信息，共计7大类20项。产业转移企业精准画像见表7-11。

表7-11 产业转移企业精准画像表

序号	类别	字段	字段阈值及含义
1	产业转移情况	转移意愿	与《产业转移企业意愿调查表》中"转移产能意向"字段相同
2	企业情况	企业性质（国有等）	按照海关注册码第6位含义，1为国有企业；2、3、4为外商投资企业，5为集体企业，6为私营企业，7为个体工商户
3		经营单位名称	企业的中文名称
4		企业编码	企业的海关注册码
5		企业级别	认证企业、一般信用企业、失信企业，其中考虑到海关企业管理级别的过渡，系统中AA、A类企业默认为认证企业，B类企业默认为一般信用企业，C、D类企业默认为失信企业，通过CASE函数进行自动转换，减少人工作业量
6		注册日期	企业在海关注册的日期
7	区位	所在省区	企业注册地海关所在省区
8	所属行业	行业种类名称	企业注册时标注的行业信息，如果为行业代码的，按照《国民经济行业分类及代码表》转化为中文含义
9		主要产品	报关企业、进出口收发货人、临时注册登记等企业通关过程中的行为身份认定
10		企业经营范围	企业注册时标注的经营范围
11		企业性质	报关企业、进出口收发货人、临时注册登记等企业通关过程中的行为身份认定

续表

序号	类别	字段	字段阈值及含义
12	贸易战直接影响	加征关税货值/亿元	进入美国加征中国商品目录的商品出口美国的货值（加征关税商品代码精确至 8 位 HS 编码）
13		加征关税商品增长率/%	查询日期范围内，进入美国加征中国商品目录的商品出口美国货值与同期进入美国加征中国商品目录的商品出口美国货值的增长率，公式为：（基期货值 − 同期货值）/同期货值 × 100
14		增加税款负担/亿元	由加征关税货值按照企业增加税负核算方法计算的企业增加成本数额，公式为：到岸价格 − ［到岸价格/（1 + 中国加征关税税率）］
15	对美国进出口情况	对美出口占比/%	查询日期范围内，加征关税货值与出口美国货值的比值，公式为：加征关税货值/出口美国货值 × 100
16		出口美国货值/亿元	查询日期范围内，全部出口美国商品货值
17		进口美国货值/亿元	查询日期范围内，全部进口美国商品货值
18	整体进出口情况	进口全部货值/亿元	查询日期范围内，全部进口商品货值
19		全部出口占比/%	查询日期范围内，加征关税货值与出口全部货值的比值，公式为：加征关税货值/出口全部货值 × 100
20		出口全部货值/亿元	查询日期范围内，全部出口商品货值

备注：产业转移企业精准画像模型与加征关税商品监控模型、有效样本企业筛查模型为递进关系，已涵盖加征关税商品监控模型、有效样本企业筛查模型全部字段。

因涉及多级表单拼接，为减少模型数据运算量，提高运算效率，加征关税货值、增加税款负担、出口美国货值、进口美国货值、出口全部货值等主要指标采取 group by 后再拼表的模式。同时，鉴于企业在海关注册时，填写的行业信息为《国民经济行业分类及代码表》中的行业代码，需要以行业代码为 inner join 连接对象，进行拼表，将行业代码转化为易于分辨的中文信息。

7.3.4　模型成果

产业转移评估模型及脚本可扫描二维码 7-4 查看。

二维码 7 – 4 产业转移评估模型及脚本

7.4 数字经济海关税基侵蚀模型

当前，统筹疫情防控和经济社会发展，要把握机遇，大力发展数字经济，以数字技术为支撑助力疫情防控工作，以数据为生产要素推动高质量发展。

——习近平总书记

虽然数字经济造成国际税基侵蚀和利润转移，致使国家间数字鸿沟持续扩大，带来全球经济有效治理新难题，日渐引发国际社会广泛关注和共鸣，但是，数字经济至今在世界范围内尚没有一个被广泛接受和认可的定义。2013 年 6 月，全球经济合作与发展组织（OECD）受 G20 财长和央行行长会议委托，发布《税基侵蚀和利润转移（BEPS）行动计划》。上述计划虽然由 G20 国家领导人背书，并推动 67 国于 2017 年 6 月 7 日签订《实施税收协定相关措施以防止税基侵蚀和利润转移（BEPS）的多边公约》（以下简称《公约》），但数字经济助推的税基侵蚀、利润转移等挑战并没有从根本上解决。基于数字经济的数字贸易带来的数字化交付，极大拓展了税收全球筹划和利润转移的空间，也让全球范围内税负和发展的不公平性愈演愈烈。

7.4.1 数字经济对海关税基侵蚀较为突出

随着全球数字经济和数字贸易的发展，越来越多的结构化和非结构化数字产品通过互联网进行数字化交付，使得跨国公司在全球范围内进行税务筹划的空间持续拓展，部分跨国公司甚至采取较为激进的利润转移手段，确保税款负担最小化和利润收益最大化，致使当地政府税基不断侵蚀，也造成了其他经济组织的税款负担和创新发展的不公平性，从制度层面降低了其他经济组织的市场竞争力。

7.4.1.1 数字经济造成的分歧与鸿沟日益突出

1. 数字经济规模已经十分巨大

因为数字经济没有统一定义，很难进行准确测算，但可从美国最早的官方公布中略知一二。美国作为数字经济最为发达的国家，虽然其对数字经济的认识有一个不断变化的过程，但其对数字经济的重视程度始终没有改变。2013年，美国国际贸易委员会报告认为：仅2012年，数字贸易就贡献了240万个就业岗位和7 100亿美元的GDP，将美国的实际工资水平提高了4.8%以上。2017年，该委员会对数字经济进行了重新定义，在2013年将数字经济定义为通过互联网传输产品和服务的商业活动的基础上，将全球价值链的数据流、实现智能制造的服务以及其他在线平台和应用纳入数字经济的范畴。如果按照2017年美国对数字经济的定义重新测算，美国数字经济的规模将更加庞大。因此，2015年6月，美国通过《贸易促进授权法案》，以确保世界贸易组织（WTO）的当前承诺适用于数字贸易，保持电子传输免税规则和数据传输自由性，禁止贸易国强制性的本地化要求等。奥巴马政府时期着力推动的"跨太平洋伙伴关系协定"（TPP）也将电子商务作为谈判文本的独立章节，禁止数字关税和强制性技术转让。

2. 税制差异是税负不公平的根本原因

不同国家的税收制度和商品税率存在显著差异，税收条款的竞合与冲突造成不同国家、地区间的税制真空与摩擦普遍存在，致使全球不同经济体间对同一企业或商品的双重征税、双重不征税、征税不足等问题并存，也为企业利用国际税收规则和税收体制存在的不足，以及各国税制差异和征管漏洞，将利润转移到生产场所以外的地方，实现不缴税或少缴税提供了制度土壤。而跨国数字贸易作为新型经济业态，其数字化交付、股债交叉、法人与实体分离等造成的贸易虚拟化、可复制、难监管等问题，又加剧了上述不缴税或少缴税情况。例如：在欧洲开展业务的美国科技公司采用"荷兰三明治"法避税，在税率较低的爱尔兰、卢森堡等国缴纳企业所得税。根据 OECD 统计，全球每年 4%～10% 的企业所得税因跨境逃避税流失，每年损失约为 1 000 亿至 2 400 亿美元。上述问题已经引起 G20、OECD 等组织的高度重视，OECD 也计划于 2020 年 12 月之前发布数字化对税收挑战的最终报告，以促进世界主要经济体尽快确立全球范围内的数字经济征税原则。

3. 数字经济极大丰富了企业税务筹划的手段

随着数字经济迅猛发展催生的互联网数字化交付的日益普及，数字化创造出了全新的商业模式，使得企业通过技术方式将应税所得与产生应税所得的场所分离更加便利。上述情况，使得全球贸易中的商品和服务的界限日益模糊，传统的海关货物贸易统计和以《国际收支与国际投资头寸手册》为指引的服务贸易统计均不能将其完全涵盖，以互联网为载体的跨国销售信息很难被监管部门精准捕捉，致使企业通过全球税务筹划降低整体税负水平的驱动力较强，手段日益隐蔽和丰富。欧盟报告指出，数字活动的有效税率只有 9.5%，传统商业模式则为 23.2%，数字企业的有效税率不足传统企业的 50%。上述情况使得传统企业面临比数字企业更高的税负压力，造成了严重的市场不公，也加快了部分传统行业的衰败。

4. 加征数字税扩大了不同国家间的分歧

当前，世界贸易组织（WTO）成员国对数字贸易适用货物贸易规则（GATT）还是服务贸易规则（GATS）尚未达成一致意见，数字贸易与 GATT 和 GATS 规则均出现不相适应的情况。但是，在大数据、云计算、物联网、区块链等新兴领域，跨境数字服务并没有因为缺少统一的规则而放慢发展速度，反而日益普及且飞速发展，税务部门对互联网上开展的数字服务且在该国不存在实体的企业征税较为困难，围绕税款归属、跨境数据流限制、知识产权保护、隐私保护等引发的"电子摩擦"（e-friction）日益突出。上述形势，促使不同经济体和国家针对数字经济征税的单边行动显著增多。例如：印度对外国公司提供在线广告服务征收 6% 的"均衡税"，澳大利亚和英国对非常设机构征收转移利润税，意大利计划对数字化交易征收预提税，法国对互联网企业征收新税，西班牙通过数字服务税计划，欧盟对在线视频、社交媒体、搜索引擎、即时通信等跨国的、虚拟的、在其领土内缺乏实体存在的企业征收数字经济税。因 Facebook、亚马逊、Google 等美国企业占据全球社交媒体、电子商务、搜索引擎主要市场份额，上述征税行为受到美国的强烈抵制。

5. 全球范围内数字鸿沟日益显著

2019 年 9 月 4 日，联合国贸易和发展会议发布了《2019 年数字经济报告：价值创造和捕获，对发展中国家的影响》（以下简称《2019 年数字经济报告》），这是联合国贸易和发展会议首份关于"全球数字经济"的报告（之前称《信息经济报告》）。该报告指出："美国和中国占了全球区块链技术相关专利的 75%，物联网支出的 50%，公共云计算市场的 75% 以上，以及全球 70 个最大数字平台市值的 90%。而欧洲在其中的份额为 4%，非洲和拉丁美洲的总和仅为 1%。"美国和中国在数字技术方面已经遥遥领先于非洲、拉丁美洲等地区。巨大的数字鸿沟和对前沿技术的竞相追求已经成为当前贸易摩擦的诱因之一。在不同经济体和国家间数字鸿沟日益拉大的同时，行业发展的不均衡性也日益突出。近五年来，全球传统制造业和服务业规模年均增长率仅为 2% ~ 3%，而大数据、互联网、云计算、人工智能等加持的数字产业则年均增速高达 25%。

7.4.1.2 数字经济对我国税基造成较大侵蚀

随着全球产业链一体化深入发展，产品生产跨国分工日益普及。产品全球生产和全球销售，使得中间品贸易在国际贸易体系中的占比迅速增长。2010 年以来，中间商品和服务贸易占全球贸易比重高达 60%。以中间商品和服务贸易为主的国际贸易价值链、产业链、供应链，使得关联企业和跨国公司内部进行跨国贸易的比例大幅增加。上述全球经贸新规则、新形势，借助数字经济创造的利润转移便利手段，对全球第一大货物贸易国的我国税基侵蚀更加明显。

1. 企业全球利润转移致使我国税基侵蚀严重

虽然我国数字技术应用与欧洲、拉丁美洲等地区国家相比处于领先地位，但与美国相比，仍然差距较大。按照联合国贸易和发展会议《2019 年数字经济报告》，全球最大的七个数字平台已占全球总市值的三分之二，但平台数量上我国仅占七分之二（腾讯、阿里巴巴），且市值与规模均远远落后于美国的微软、苹果、亚马逊、Google、Facebook 等平台。同时，受互联网企业股债交织、轻资产、管理架构与法人实体分离、业务运营无物理疆域限制等特点影响，数字经济与数字贸易大幅提升了在我国有数字贸易业务的企业全球税务筹划的便利度，对我国税基造成了较大侵蚀。财政部《2018 年会计信息质量检查公告》指出："互联网行业部分企业跨境转移利润、逃避缴纳税收等问题比较突出。"重庆市原市长、中国国际经济交流中心副理事长黄奇帆在第十七届中国经济论坛上指出："我国加工贸易产生的大量金融结算业务流失境外。我国 4 万亿美元的进出口贸易约有 1.8 万亿美元由离岸金融结算。只要我们的离岸账户能够允许开放，并有与国外自由贸易区相同的税制，就有可能促使跨国公司将上万亿美元的加工贸易离岸金融结算量回流，相应会产生相当体量的银行收入、就业和税收。"

2. 数字经济大幅便利了个人税务筹划

数字经济碎片化交易、数字化支付和互联网传输的隐蔽性，使得个人所得避税更加便利。2017 年，北京市朝阳区地税局查获 2016 年某直播平台支付直播人员3.9 亿元，就补征个人所得税 6 000 余万元。目前，我国已有直播平台 300 多家，以个人名义进行的直播，税款流失难以准确计算。中央财经大学税务筹划与法律研究中心主任蔡昌在《电商税收流失测算与治理研究》中指出：按照 1.2% ~ 1.5%的个人所得税平均税负估算，预计仅淘宝平台 2018 年增值税和个人所得税的流失额就高达 1 000 亿元 。

7.4.1.3　海关面临更严峻的税基侵蚀形势

海关税收和国内税收是我国税制的重要组成部分。随着营改增改革持续深入，我国增值税适用范围不断扩大，海关税制与国内税制的差异日益显著，也扩展了企业在海关税与国内税之间进行税务筹划的空间，致使海关税基不断侵蚀。

1. 海关税制未区分纳税主体

按照《增值税暂行条例》《增值税暂行条例实施细则》等规定，在应税服务年内销售额不超过500万元，或者超过销售额标准但属于非企业性单位、不经常提供应税服务的企业和个体工商户的，可按照小规模纳税人纳税。考虑到小规模纳税人经营规模小，且会计核算不健全，我国采用简易征收办法，自2014年7月1日起，小规模纳税人增值税征收率一律调整为3%（具体见表7-12）。上述措施，使得小规模纳税人缴纳税款的合规成本相对较低，也便利了小微企业、个体工商户等小规模纳税人的交易活动。

表7-12　国内不同纳税主体税制区别表

纳税人	税率	适用范围	是否可抵扣进项税
一般纳税人	13%	销售或进口货物，提供应税劳务，提供有形动产租赁服务	是
	9%	销售或进口税法列举的货物	
		提供交通运输服务、邮政服务、基础电信服务	
	6%	提供现代服务业服务（有形动产租赁服务之外）、增值电信服务	
	3%	一般纳税人采用简易办法征税适用	否
	0	纳税人出口货物	是
小规模纳税人	3%	2014年7月1日起，一律调整为3%	否

因海关税制不区分纳税主体，采取相同的关税、增值税、消费税税率，未能与国内税制进行协调对接，致使小规模纳税人进口货物在同等缴纳增值税的情况下，却无法抵扣进项税，从制度层面致使小微企业、个体工商户等小规模纳税人在与一般企业竞争中处于不利地位，也一定程度上容易激发小规模纳税人通过税务筹划进行获利的冲动。

2. 海关税制未区分货物属性

货物与服务贸易联结更加紧密已经成为进出口货物贸易的显著特征之一。2019年5月1日，海关调整特许权使用费申报纳税手续，允许货物申报进口时未支付的特许权使用费在每次支付后30日内向海关办理申报纳税手续，实现"货物"与"服务"的分离。截至2019年10月7日，企业通过9500"特许权使用费后续征税"监管方式申报特许权使用费33.95亿元，缴纳税款4.87亿元。9500监管方式的推出，为海关应对数字贸易数字化交付的挑战，探索了有效的监管新路径。但是，按照海关税制计税时，不区分"货物"和"服务"，没有将货物中的服务价格进行剥离，使得国际运费、特许权使用费、物流辅助费等计税标准高于国内同等服务费税率，造成进口商品增值税税负高于国内商品。因海关税制未如国内税制般对货物和服务进行分账记录、分别核算，也在一定程度上容易激发含有服务费的进出口货物纳税人通过税务筹划进行获利的冲动。通过大数据模型已经发现，在数字贸易发展较快的领域，存在由实货贸易向服务贸易转移的趋势。

3. 海关税基含有大量服务征税

按照《海关审定进出口货物完税价格办法》，在境外进行的为生产进口货物所需的工程设计、技术研发、工艺及制图等相关服务费，以及购货佣金、包装材料费用和包装劳务费用、专利、专利方法、著作权、商标等，属于海关完税价格的计入范围。数字经济的快速发展，使得企业通过网络交易和数字化交付上述费用或产品更加便捷，也一定程度上推动了相关企业在海关税与国内税之间进行税务筹划，以降低整体税款负担，提升经营利润水平。上述税务筹划是因数字化交付所创造的便捷手段，造成海关税基的显著侵蚀。

7.4.2　大数据模型对海关税基流失的验证

数字技术驱动的数字平台，让交易者通过网络实现互动和产品交付，摆脱了传统物理介质和物流渠道对商品流通的限制，也使得数字贸易更加隐蔽和碎片化，难以准确计量和评估。联合国贸发会在《2019年数字经济报告》中指出：数字经济的价值创造和捕获充满困难，数字经济没有被广泛接受的定义，且缺乏关于其关键组成部分和层面的可靠统计数据。因此，本节聚焦数字化交付这一数字经济的显著特征，建立大数据模型，以量化验证和评估数字经济对海关税基侵蚀情况。

7.4.2.1　建模思路

数字经济对海关税基侵蚀情况的量化评估，不能仅计算某类商品海关税收的减少情况，因为不能确定海关税收减少是否是数字经济的发展所致。所以，选择商品应具有数字化交付的显著特征，同时能够通过海关总署、国家外汇局等政府公开数据对税基流失数额进行验证，以准确界定海关税基流失的原因是数字经济数字化交付的普及与发展。鉴于蓝光、3D 等数字电影技术日益成熟，国内电影票房逐年走高，因此，本节选取以磁带、磁盘、光盘、硬盘等载体进口的电影及影音产品为建模对象。

7.4.2.2　建模步骤

1. 确定产品特征及属性

由国家广播电视总局批复的影视作品不仅限于传统意义上的电影，亦有宣传片、科技片、歌曲、影视资料、字幕、录音、预告片等，且《2019 年海关主要进口商品表》和《2019 年海关主要出口商品表》并没有电影及相关产品的分类标准，因此采取逐级验证并汇总归并的统计方法，逐步确定电影及相关影音产品的商品编码范围及商品属性特征。经逐步筛查验证并汇总归并，确定电影及相关影音产品的商品编码范围及特征为：一是进口商品编码前四位为 3706 或 8523，且经营单位为中国电影集团公司；二是进口商品编码前四位为 3706 或 8523，且商品名称中含有"电影"或"影片"；三是进口商品编码前四位为 3706 或 8523，商品备注中不含有"电审进""电审特"且商品名称中含有"预告""预告片""声底""翻底""宣传带""国际声带""D5 带""字幕底""音效盘""声带""片头字幕衬底""高清带""录像带/""DTS 盘/"，同时商品名称不含有"牌""空白""有资料非教学"

"未录制"等；四是进口商品编码前四位为 3706 或 8523，且商品备注中含有"电审进""电审特"。上述四种情况，用 union all 函数进行非重汇总统计。

2. 编写大数据模型及脚本

按照电影及相关影音产品的特征，以实际进出口为统计口径，分别计算 2010—2018 年度电影及相关影音产品的进口额、实征税款额、理论付汇额等，并选取一家企业，编制外汇管理局实际付汇额与海关理论付汇额的逻辑关系及模型，建立海关贸易数据与外汇管理局实际付汇数据的关联。

3. 采集国家外汇管理局公开数据

从国家外汇管理局网站，采集《1985—2018 年中国外债与国民经济、外汇收入表》《2019 年中国外汇市场交易概况表 – 以美元计价》《2019 年中国外汇市场交易概况表 – 以人民币计价》《国民经济行业分类与代码新旧对照表》，分别统计《中国国际服务贸易数据》第 2. 11 项"电影、音像"的服务贸易年度实际付汇额。

4. 具体结果及相关结论

经模型计算并从国家外汇管理局公开表单采集数据见表 7 – 13。

表 7 – 13　海关外汇对比表

年份	海关数据			《中国国际服务贸易数据》第 2. 11 项	
	货值/亿元	实征税款/亿元	平均税率/%	付汇额/亿元	增长率/%
2014	33. 9	5:77	17.02	54	—
2015	1. 13	0. 17	15.04	119	59.69
2016	1. 55	0. 29	18.71	150	26.05
2017	0. 48	0. 03	6. 25	186	24. 00
2018	0. 25	0. 01	4. 00	226	21. 51

从大数据模型结果可以看出：一是数字经济数字化交付对海关税基侵蚀明显，从海关报关进口的电影及相关影音产品呈现逐年大幅递减的态势。尤其是 2015 年，我国以货物贸易进口的电影及相关产品货值为 1. 13 亿元，与 2014 年 33.9 亿元的进

口额相比，呈现断崖式下跌。二是以服务贸易进口的电影及相关影音产品逐年大幅递增，与近年来我国电影票房发展趋势一致。按照同期实际海关税率计算，2015—2018 年海关税基流失额为 22.75 亿元。以 2018 年为例，具体计算公式为：假设第 i 年海关货值为 y_i、实际税率为 k_i、服务贸易付汇额增长率为 g_i，2018 年海关理论税基侵蚀额为：

$$y_{2014} \times \left(1 + \frac{g_{2015}}{200}\right) \times \left(1 + \frac{g_{2016}}{200}\right) \times \left(1 + \frac{g_{2017}}{200}\right) \times \left(1 + \frac{g_{2018}}{200}\right) \times k_{2018}$$

7.4.3　模型成果

数字经济海关税基侵蚀模型及脚本可扫描二维码 7 - 5 查看。

二维码 7 - 5　数字经济海关税基侵蚀模型及脚本

有效应对数字经济"数字化常设机构"非实体化存在对征税权的冲击，在亿万级的企业经营活动中准确捕捉企业通过国际供应链转让定价、税收洼地利润截留等税务筹划和利润转移行为，必须借助数据智慧，应用大数据和云计算技术从海量数据中挖掘、抽取恶意税务筹划的线索，确保海关的数据智慧水平始终处于最前沿，对全球恶意税务筹划和非法利润转移始终保持技高一筹的发展优势和监控态势。同时，税制公平是税收公平和发展公平的前提。着力解决税制层面造成的不同经济主体之间的税负不平等，需要从顶层设计入手，加快我国海关税制改革，夯实破解税基侵蚀的制度根基。

7.5 通关常数评估营商环境模型

　　要激发市场主体活力，着力优化营商环境。我国有上亿市场主体，而且还在不断增加。把市场主体的活跃度保持住、提上去，是促进经济平稳增长的关键所在。要深化"放管服"改革，推动降低制度性交易成本，下硬功夫打造好发展软环境。

——李克强

　　自 2003 年世界银行逐年发布《营商环境报告》以来，营商环境逐渐成为各国政府吸引外资、优化社会治理的重要参照。跨境贸易作为我国营商环境的重要内容，虽然从 2018 年的第 97 位跃升至 2019 年的第 65 位，但依然远低于 2019 年我国第 46 位的整体营商环境排名。深入剖析我国跨境贸易自 2007 年的第 30 位一路震荡跌至 2018 年的第 97 位，并从我国营商环境改善的积极因素转变为负累的深层次原因，有助于挖掘口岸营商环境持续优化的新动能，保持 2019 年我国跨境贸易大幅改善的趋势，助力我国营商环境持续提升。

7.5.1 口岸营商环境进一步提升面临的突出问题

7.5.1.1 跨境贸易剪刀差趋势未改变，仍为明显弱项

　　2019 年，我国整体营商环境和跨境贸易分项同步大幅提升 32 位，改善趋势明显，也推动我国成为全球营商环境改善幅度最大的经济体之一。但是，跨境贸易分项依然延续 2015 年以来短板弱项的格局，与我国整体营商环境排名的差距不断拉大，差距从 2015 年的 8 位震荡扩大至 2019 年的 19 位。跨境贸易已经从拉动我国营商环境改善的积极因素转变为推动营商环境进一步改善的拖累。切实扭转我国跨境

贸易与整体营商环境自 2007 年以来一降一升的趋势，挖掘口岸营商环境持续优化的新动能，尽快将我国跨境贸易排名提升至 2007 年的水平，有利于扬长避短、取长补短，持续改善我国整体营商环境（具体见表 7 – 14）。

表 7 – 14　我国跨境贸易与营商环境排名变化表

年度	跨境贸易分项排名	营商环境便利度总排名
2007	30	93
2008	42	83
2009	48	83
2010	44	89
2011	50	79
2012	60	91
2013	68	91
2014	74	96
2015	98	90
2016	96	84
2017	96	78
2018	97	78
2019	65	46
2020	56	31

7.5.1.2　时间成本压缩面临深层次问题，边际效应递减

世界银行《营商环境报告》中的跨境贸易指标分值及排名，由出口单证合规（小时/美元）、出口边界合规（小时/美元）、进口单证合规（小时/美元）、进口边界合规（小时/美元）等 8 个分指标计算而得（具体见表 7 – 15）。其中，单证合规是指进出口货物为满足经济体所有政府机构单证要求所需的时间和成本，包括获得单证（比如单证的签发和盖章）、准备单证（比如收集信息以完成海关申报表和原产地证书）、处理单证（比如等待相关机构在所有检查完成后发放植物检疫证书）、呈阅单证（比如向港务管理机构出示港口码头收据）以及提交单证（比如当面或

通过电子方式向海关机构提交海关申报表）所花的时间和成本。边界合规是指进出口货物为遵守经济体海关规定以及货物通过经济体边界而强制要求的其他规定的时间和成本，另外还包括经济体港口或边界装卸的时间和成本。

表 7 - 15　2018—2019 年我国跨境贸易具体分指标变化表

整体分类	具体项目	2019 年	2018 年	最差表现	前沿水平
整体排名和分数	排名	65	97	—	
	分数（0～100）	82.59	69.91		
出口	单证合规（小时）	8.6	21.2	190	1
	边界合规（小时）	25.9	25.9	160	1
	单证合规（美元）	73.6	84.6	400	0
	边界合规（美元）	314	484.1	1 060	0
进口	单证合规（小时）	24	65.7	240	1
	边界合规（小时）	48	92.3	280	1
	单证合规（美元）	122.3	170.9	700	0
	边界合规（美元）	326	745	1 200	0

（1）最差表现：2005 年以来《营商环境报告》所覆盖所有经济体中的最差表现（每 5 年修正 1 次）。

（2）前沿水平：2005 年以来《营商环境报告》所覆盖所有经济体中的最佳表现（每 5 年修正 1 次）。

（3）时间跨度：世界银行每年对经济体采集地的贸易商、报关公司、货代等发放调查问卷收集分项数据，各年度报告采集数据截至上年度 6 月。也就是说：2018 年度、2019 年度报告评估对象分别为 2016 年 6 月至 2017 年 6 月、2017 年 6 月至 2018 年 6 月。但是，也应注意的是，世界银行收集的只是各经济体中最大商业城市的数据；对 11 个人口超过 1 亿的经济体（孟加拉国、巴西、中国、印度、印度尼西亚、日本、墨西哥、尼日利亚、巴基斯坦、俄罗斯和美国），数据采集范围从 2014 年开始扩大到第二大商业城市。世界银行对这 11 个经济体的数据按照两个最大商业城市的人口计算加权平均值。

（4）分指标计算公式：评估指标采取百分制，采集数据高于前沿水平为 100 分，低于最差表现为 0 分，处于最差表现与前沿水平之间，则采用距离前沿水平的分数。具体计算过程为：假设第 i 项分指标的最差表现为 x_i、前沿水平为 y_i、采集数据为 z_i，计算公式为：

$$100-(z_i \div \frac{x_i-y_i}{100})$$

（5）跨境贸易指标分数：由 8 个分指标平均值计算而得，计算公式为：

$$\frac{\sum_{i=1}^{8}[100-(z_i+\frac{x_i-y_i}{100})]}{8}$$

鉴于《营商环境报告》没有公布具体的计算公式，仅是做了文字描述，作者对上述公式进行了推演验证，具体过程如下：最差表现和前沿水平取自吕大良所著的《营商环境视角下，我国跨境贸易便利化政策思考》（《国际贸易》2018 年第 7 期）中的表 1，分别计算出我国 2018 年、2019 年的营商环境得分为 69.83、82.41，与世界银行数据误差不超过 0.5%。考虑到《2019 年营商环境报告》指出"在所有经济体中，随着时间的推移，创业所需的最少时间是 0.5 天，而在最差的情况下，5% 的情况需要超过 100 天。因此，半天被认为是最好的表现，而 100 天则是最差的。更高的分数显示相对更便利的营商环境（最好的分数是设定在 100 分），而较低的分数显示相对缺乏便利度的营商环境（最坏的分数是设定在 0 分）"，而且鉴于引用数据与世界银行实际计算数据存在小数点差异，因此，可验证得出：推演公式与世界银行最终的计算公式大概率是一致的。

（6）跨境贸易排名：按照跨境贸易指标分值从高到低依次排序。

（7）贡献度测算：因 2019 年各分指标数值均优于或等于 2018 年的数值，假设第 i 项分指标 2019 年、2018 年的数值分别为 p_i、g_i，按照同比变化率的绝对值计算各分项指标对跨境贸易指标提升的贡献度，计算公式为：

$$\left| \frac{p_i-g_i}{g_i} \times 100 \right|$$

从上述公式可计算得出：2019 年，进口单证合规成本（小时）、出口单证合规成本（小时）贡献度最大，分别为 63.47%、59.43%，出口边界合规成本（小时）为 0，贡献度最低。上述数据，一方面说明，自 2017 年 7 月 1 日实施的全国通关一体化改革等政府部门全面深化改革的措施，在简化口岸通关手续、压缩口岸通关时间方面成效显著；另一方面也说明，在现有体制机制下，进一步压缩通关时间的边际效应将递减，进一步压缩的难度大幅提升。从 2020 年我国跨境贸易上升幅度低于我国整体营商环境上升的幅度也可以从一个侧面看出我国跨境贸易营商环境进一步改善的难度。

7.5.1.3　政商关系有待调整，信赖保护亟须确立

营商环境作为整体指标，其面临的突出问题一定程度上也在跨境贸易中有所反映。因此，有必要应用整体到局部的方法论，从营商环境反证跨境贸易存在的典型问题。按照《营商环境报告》，可以将营商环境理解为：企业从筹备设立到清算终止的全生命周期过程中，依据所在地区的法律法规，从事生产经营活动所付出的时间和金钱成本的总和。世界银行将企业生命周期设定为开办企业、获得电力、登记财产、执行合同、办理破产等 10 个方面。具体含义如下：

开办企业：中小企业开办并正式运营，所需要花费的具体程序、时间、最低注册资本。

办理施工许可证：建立仓库的程序、时间和成本，包括获得必要的许可证、申请和接收必要的检查，以及获得其他公用事业服务。

获得电力：为新建仓库而获得永久的电力连接所需要的流程、时间和成本。

登记财产：财产登记的步骤、时间和成本。

企业信贷：信用报告制度以及贷款抵押和破产制度在促进贷款方面的效力。

保护中小投资者：对企业中小股东的保护力度，防止董事为个人利益滥用公司资产。

纳税：中小企业在一年里缴纳的税款以及强制性供款，以及纳税和供款的程序，包括纳税后的增值税退税和税务稽核。

跨境贸易：与进出口货物的物流过程相关的时间和成本。

执行合同：一审法院审理商业纠纷的时间、成本和司法程序的质量。

办理破产：法人破产程序的时间、成本和结果。

按照上述 10 项指标的分值及排名，分别将排名高于和低于我国营商环境总排名的指标作为积极因素和消极因素，梳理出我国 2019 年营商环境整体情况（具体见表 7-16）。

表 7-16 2019 年我国整体营商环境各指标排名表

贡献因素	评价指标	中国排名	中国得分	最佳经济体	最佳得分	提升难度
积极因素	执行合同	6	78.97	新加坡	84.53	1.11
	获得电力	14	92.01	阿拉伯联合酋长国	100	0.61
	登记财产	27	80.8	新西兰	94.89	0.54
	开办企业	28	93.52	新西兰	99.98	0.24
消极因素	办理破产	61	55.82	日本	93.45	0.63
	保护中小投资者	64	60	哈萨克斯坦	85	0.40
	跨境贸易	65	82.59	克罗地亚/捷克/丹麦	100	0.27
	企业信贷	73	60	新西兰	100	0.56
	纳税	114	67.53	中国香港	99.71	0.28
	办理施工许可证	121	65.16	中国香港	88.24	0.19

提升难度是指我国营商环境单项指标每提高一个名次需要提高的平均数值，数值越高说明排名提升的难度越大。将第 i 项指标的最佳得分设定为 h_i，中国得分设定为 k_i，中国排名设定为 d_i，计算公式为：

$$(h_i - k_i) \div (d_i - 1)$$

从表 7-16 可以看出，由市场经济供需关系和价值规律决定的获得电力、执行合同等因素，排名较高，进一步提升的难度较大，说明我国市场机制日益成熟高效，是我国营商环境持续改善的拉动力量；而涉及政商关系且有行政行为介入，与企业信赖保护密切相关的办理施工许可证、纳税等因素排名较低，但进一步提升的难度较小，说明我国行政行为的权利边界需要进一步捋顺，政商关系有待优化，基于企业依法运行的信赖保护亟待确立。

7.5.2 通关常数对口岸营商环境面临典型问题的验证

目前，学术界和政府部门对通关常数尚无统一定义。笔者认为，通关常数是货物通关过程中，没有任何行政行为干预、介入或影响的企业通关作业时间。因此，通关常数反映的是，在一定的社会生产力和生产关系下，企业在货物通关过程中运行的平均效率和进出口贸易运行的基本规律。为准确测算通关常数，需要有效剔除行政行为的干预，并借助大数据建模技术，计算通关常数的具体数值。

7.5.2.1 通关常数测算情况

1. 海关通关时间

2018 年 9 月 27 日，国家口岸管理办公室主任张广志在国务院政策例行吹风会上指出：整体通关时间是指货物抵港到货物允许提离整个进出口环节的时间，包括货物的抵港、装卸、堆放、理货、申报、查验、放行、提离等多个环节的耗时。海关通关时间是指货物从申报到放行，在海关的单一环节内的海关作业时间。因整体通关时间涉及部门较多，行政行为较难完全剔除，因此采取海关通关时间作为通关常数测算的基础单元。

2. 自动放行报关单

自动放行报关单是指，从货物申报到放行，各海关环节均无海关人工作业，报关单电子数据流转至相关环节即由机器自动审结。因上述货物在海关通关时间内无任何海关人工干预，且机器审结速度在毫秒级，自动放行报关单的平均海关通关时间可以视为企业通关作业的平均时间，即海关一个政府部门作业时间内的通关常数。因海关通关时间是整体通关时间的一部分，该通关常数应小于以整体通关时间为基础单元的通关常数。同时，即使非自动放行货物，企业作业时间依然存在。因此，从大数据统计样本分析，该通关常数理论上存在于所有货物的海关通关时间环节。同时，从该通关常数的统计口径可以看出，该通关常数为企业在海关通关时间内缴纳税款的平均时间。统计口径为：不存在 20、50、30 环节，且 70 环节是电子审结的；或者不存在 20、50 环节，30 环节是电子审结的，且待放行的；或者不存在 20、50 环节，且 30、70 环节是电子审结的；或者改单在放行之后、不存在 50、30 环节（或 30 环节为电子审结的），且 70 环节是电子审结的；或者不存在 50 环节，且 20、30、70 环节是电子审结的报关单的海关通关时间。

经过大数据模型测算，随着海关通关时间的持续压缩，通关常数与海关通关时间的比值持续增加，企业缴纳税款的时间占进口海关通关时间的比重已经超过 70%，接近 80%。从上述数据可以看出，不改变现有通关过程中的体制机制，单纯从简政放权、减少行政行为干预的角度压缩时间成本的边际效应日益降低。大幅提升通关效率，需要从根本上改变现有的通关纳税制度，将企业缴纳税款的时间节点放在通关之后，从制度层面剥离或压减通关常数。

7.5.2.2 我国整体纳税制度设计不容乐观

虽然我国纳税指标排名从 2018 年的第 130 位提升至 2019 年的第 114 位，但提升幅度远小于我国同期营商环境，纳税指标极大拖累了我国营商环境的整体改善。我国缴税制度造成的时间成本居高不下，已是内外贸共同面临的问题（具体见表 7－17）。

表 7－17　我国纳税指标具体情况表

项　　目	2019 年	2018 年	前沿水平
纳税排名	114	130	—
缴税次数／（次/年）	7	9	3
时间／（小时/年）	142	207	50
总税收和缴费率（占利润百分比）/%	64.9	67.35	18.47
报税后流程指数（0～100）	50	49.08	99.38

7.5.3　模型成果

通关常数评估营商环境模型及脚本可扫描二维码 7－6 查看。

二维码7-6　通关常数评估营商环境模型及脚本

　　不谋全局者，不足谋一域；不谋万世者，不足谋一时。受我国立法理念影响，信赖保护作为大陆法系的重要原则，至今未能立法确认，也造成我国相关制度缺失，对经济运行的不利影响日益显现。虽然世界银行《营商环境报告》通过调查问卷获取数据的方式，在答卷数量和质量上受到限制，最终结果容易与实际情况发生明显偏差，但从190个全球经济体的区域横向及2003年以来的时间纵向来比较，其评估结果反映出来的信赖保护问题也与我国当前的法治环境较为一致，具有一定的改革导向借鉴价值，与通关常数评估营商环境模型的运算结果存在一定程度的吻合。但是，世界银行采用调查问卷的形式，样本选择及评估方法容易产生较大的随机误差，甚至与实际情况严重偏离。因此，在高度重视营商环境报告的基础上，我国也应利用高频数据建立科学完整的评估模型，实时监控我国营商环境状况，并掌握自我定位的主动权，同时，也向世界输出中国的跨境营商环境评估方案和智慧。例如：在通关常数评估营商环境模型之外，我们可以建立出口退税时间差模型（计算企业从报关到完成出口退税的时间）、结付汇时间差模型（计算企业从报关到完成付汇、结汇的时间），因为上述模型较为简单，只需要拼接海关报关单和国家税务局出口退税表、海关报关单和国家外汇局结付汇表，采用时间差函数即可，且中美经贸摩擦监控评估模型对时间差函数进行了大量应用，笔者不再对上述两个模型做详细介绍。

7.6 疫情监控评估模型

有效落实习近平总书记关于统筹推进新冠疫情防控和经济社会发展的重要指示精神，以及党中央、国务院关于做好疫情防控和促进外贸稳增长的部署安排，需要海关主动作为，在严格落实口岸疫情防控，严防疫病输出输入的同时，发挥海关高频大数据优势，建立新冠疫情对我国及各省区外贸影响评估工作机制，密切关注、跟踪评估、动态预警疫情对外贸的影响。基于此，笔者建立疫情对我国外贸和各省区冲击评估模型、对主要进出口商品冲击评估模型、对主要进出口企业冲击评估模型3种模型，以实时立体监控疫情对外贸的不利影响。

7.6.1 疫情冲击省区评估模型

通过省区监控评估模型，测算各省区自武汉封城以来外贸进出口额同比情况并通过降幅测算对各省区的负面作用，模型及脚本可扫描二维码7-7查看。

二维码7-7 疫情冲击省区评估模型及脚本

7.6.2 疫情对主要进出口商品冲击评估模型

疫情对主要进出口商品冲击评估模型及脚本可扫描二维码7-8查看。

该模型测算主要进出口商品的同比波动情况并按照波动量进行排名，其中《2019年主进主出商品编码表》为自建表格。

二维码7-8 疫情对主要进出口商品
冲击评估模型及脚本

7.6.3 疫情对主要进出口企业冲击评估模型

疫情对主要进出口企业冲击评估模型及脚本可扫描二维码7-9查看。

二维码7-9 疫情对主要进出口企业
冲击评估模型及脚本

该模型首先对2019年主要进出口规模企业进行排序,通过查询界限截取规模企业的数量再进行进出口额的拼表,以测算规模企业受疫情冲击情况。

2020年2月16日,美国取消了我国发展中国家优惠待遇,中美贸易摩擦还有可能出现反复。同时,受疫情在全球蔓延影响,全球140余个国家采取了不同程度的入境限制措施,例如:蒙古国应急委员会决定暂停对我国的煤炭出口。因此,有必要结合中美贸易摩擦和疫情不利影响,围绕国际产业链、国内供应链的变化开展实地调查和综合研究,建立压力测试和风险预警模型,为我国企业有效应对不利影响提供对策指引和发展指南。而疫情监控模型再次反映了海关高频大数据的实时监控优势。

7.7 坑口价格监控模型

坑口价格监控模型主要是对锌矿、煤炭等我国进口的矿产资源在出口国坑口价格情况，进而挖掘价格异常的企业、商品。坑口价格模型不仅反映了精通业务、掌握准确情况的重要性，而且也能反映出建模人员技术实现的能力与水平。

7.7.1 模型优化

通过 replace（replace（replace（toupper（replace（#G_NAME，''，'')），'-'，'')），'欧思克'，'欧斯克')），'欧斯克高硫'，'欧斯克') 函数对企业申报名称进行统一。

通过 replace（replace（replace（toupper（replace（#G_MODEL，''，'')），'-'，'')），'欧思克'，'欧斯克')），'欧斯克高硫'，'欧斯克') 对企业申报的商品规格型号进行统一，以解决不同企业对商品名称、规格型号填制不完全一致的情况，以确保统计完整性。

通过 case when 函数对不同的坑口煤炭进行拟合，这也是煤炭可视化监控模型成果明显少于锌矿可视化模型成果的主要原因。

拟合函数如下：

```
case        when
#G_NAME1  like  '% 南戈壁 A 煤%'
or  #KAONGGE  like  '% 南戈壁 A 煤%'
then  '% 南戈壁 A% 煤'
when   #G_NAME1  like  '% 南戈壁 B 煤%'
or  #KAONGGE  like  '% 南戈壁 B 煤%'
then  '南戈壁 B 煤'
when   #G_NAME1  like  '% 南戈壁 F 煤%'
or  #KAONGGE  like  '% 南戈壁 F 煤%'
```

```
then  ′南戈壁 F 煤′

when   #G_NAME1  like  ′% 马克 A 煤%′

or  #KAONGGE  like  ′% 马克 A 煤%′

then  ′马克 A 煤′

when   #G_NAME1  like  ′% 马克 A1 煤%′

or  #KAONGGE  like  ′% 马克 A1 煤%′

then  ′马克 A1 煤′

when   #G_NAME1  like  ′% 马克 B 煤%′

or  #KAONGGE  like  ′% 马克 B 煤%′

then  ′马克 B 煤′

when   #G_NAME1  like  ′% 马克 F 煤%′

or  #KAONGGE  like  ′% 马克 F 煤%′

then  ′马克 F 煤′

when   #G_NAME1  like  ′% 欧斯克 A 煤%′

or  #KAONGGE  like  ′% 欧斯克 A 煤%′

then  ′欧斯克 A 煤′

when   #G_NAME1  like  ′% 欧斯克高硫 A 煤%′

or  #KAONGGE  like  ′% 欧斯克高硫 A 煤%′

then  ′欧斯克高硫 A 煤′

when   #G_NAME1  like  ′% 欧斯克 B 煤%′

or  #KAONGGE  like  ′% 欧斯克 B 煤%′

then  ′欧斯克 B 煤′

when   #G_NAME1  like  ′% 白银温都尔焦煤%′

or  #KAONGGE  like  ′% 白银温都尔焦煤%′

then  ′白银温都尔焦煤′

when   #G_NAME1  like  ′% 白银 A 煤%′

or  #KAONGGE  like  ′% 白银 A 煤%′

then  ′白银 A 煤′
```

```
when    #G_NAME1  like  '%合资F煤%'
or   #KAONGGE  like  '%合资F煤%'
then  '合资F煤'
when    #G_NAME1  like  '%马克洗精煤%'
or   #KAONGGE  like  '%马克洗精煤%'
then  '马克洗精煤'
when    #G_NAME1  like  '%巴彦特斯B煤%'
or   #KAONGGE  like  '%巴彦特斯B煤%'
then  '巴彦特斯B煤'
when    #G_NAME1  like  '%来宝焦煤%'
or   #KAONGGE  like  '%来宝焦煤%'
then  '来宝焦煤'
when    #G_NAME1  like  '%泰拉焦煤%'
or   #KAONGGE  like  '%泰拉焦煤%'
then  '泰拉焦煤'
when    #G_NAME1  like  '%合资A煤%'
or   #KAONGGE  like  '%合资A煤%'
then  '合资A煤'
when    #G_NAME1  like  '%1#%'
or   #KAONGGE  like  '%1#%'
then  '1#'
when    #G_NAME1  like  '%2#%'
or   #KAONGGE  like  '%2#%'
then  '2#'
when    #G_NAME1  like  '%3#%'
or   #KAONGGE  like  '%3#%'
then  '3#'
when    #G_NAME1  like  '%4#%'
```

```
or  #KAONGGE  like  '% 4#% '

then  '4#'

when  #G_NAME1  like  '% 5#% '

or  #KAONGGE  like  '% 5#% '

then  '5#'

else  '企业未录入 '

end
```

建立上述拟合函数离不开对进口国坑口情况的准确掌握和对煤炭进口业务、企业报关习惯的熟悉。口岸与矿井对应表见表 7 – 18。

表 7 – 18 口岸与矿井对应表

口岸	对应矿井名称
0707	南戈壁 A 煤
	南戈壁 B 煤
	南戈壁 F 煤
	马克 A1 煤
	马克 B 煤
	马克 F 煤
	欧斯克 A 煤
	欧斯克高硫 A 煤
	欧斯克 B 煤
	白银 A 煤
	白银温都尔焦煤
	马克洗精煤
	巴彦特斯 B 煤
	来宝焦煤
	泰拉焦煤
	合资 A 煤
	合资 F 煤

续表

口岸	对应矿井名称
0708	1#
	2#
	3#
	4#
	5#
0709	欧斯克高硫 A 煤
0702	无

7.7.2 模型成果

锌矿坑口价格监控模型及脚本、煤炭坑口价格监控模型及脚本可扫描二维码7-10、二维码7-11查看。

二维码 7-10 锌矿坑口价格　　　　二维码 7-11 煤炭坑口价格
监控模型及脚本　　　　　　　　　监控模型及脚本

从坑口价格监控模型和通关常数测算模型可以看出，因为要对海关业务和底层数据库表单的对应关系非常了解，对每一个字段的取值非常熟悉，对全流程的业务监控要比对普通的价格、运输量等风险的监测要困难得多。因为笔者没有运抵报告表、转关运抵表、陆路卡口系统运输工具表、集装箱运抵表4张舱单表的权限，故不能准确拼接运输工具运抵时间，笔者设计的全国口岸通关时间和海关通关时间同时监测与评估模型与海关总署公布的结果存在误差，因此笔者在此不呈现上述模型脚本，而是将可视化模型成果予以呈现，供读者直观感受全流程监控的困难程度。全国口岸通关时间和海关通关时间监控评估模型可扫描二维码7-12查看。

二维码 7 – 12　全国口岸通关时间和海关通关时间监控评估模型

7.8　过路经济评估模型

　　内蒙古地处"三北"，外接俄罗斯、蒙古国，具有发展沿边开放的独特优势，是我国向北开放的前沿。要通过扩大开放促进改革发展，发展口岸经济，加强基础设施建设，完善同俄罗斯、蒙古国合作机制，深化各领域合作，把内蒙古建成我国向北开放的重要桥头堡。

——习近平总书记

　　当前，过路经济如何量化尚无统一的意见。2019 年以来，内蒙古政府工作报告多次提到，要发展泛口岸经济，推动形成高水平开放新格局。如何按照习近平总书记的批示指示要求，变"酒肉穿肠过"的过路经济为"金银腹中生"的落地经济，与内蒙古泛口岸经济发展息息相关，也对做好我国整体外贸的过路经济量化评估、促进外贸提质增效提供参考借鉴。

7.8.1　业务逻辑

　　过路经济业务口径如下：边境口岸进出口贸易中非由本省区企业完成的贸易额。如内蒙古外贸过路经济指标口径为：结关日期内，经营企业编码非 15 开头，且进出境口岸为内蒙古口岸的人民币值。笔者建立了企业编码与口岸的对应关系，并基于上述逻辑对全国各省区的外贸过路经济量值进行整体测算。

将经内蒙古口岸进出口的内蒙古企业外贸额与总外贸额的比值视为通道系数（见表 7-19），该系数越高，说明内蒙古企业进出口贸易越活跃。经过模型运算考察近年来内蒙古口岸通道系数情况，通道系数与过路经济成反比，两者之和为 100%。

表 7-19　2010—2019 年内蒙古通道系数情况

年份	内蒙古通道系数/%
2010	25.59
2011	36
2012	36.3
2013	38.84
2014	42.53
2015	40.15
2016	37.17
2017	32.46
2018	31.35
2019	30.46

7.8.2　模型成果

过路经济评估模型及脚本可扫描二维码 7-13 查看。

二维码 7-13　过路经济评估模型及脚本

上述模型对全国各省区过路经济的总量、占外贸的比值进行了测算，并按照占比进行排序。

7.9　中欧班列三通道监控评估模型

7.9.1　业务逻辑

按照《中欧班列建设发展规划（2016—2020）》，中欧班列是指由铁路总公司组织，按照固定线路、车次、班期和全程运行时刻开行，运行于中国与欧洲及"一带一路"沿线国家和地区的集装箱等铁路国际联运班列。其中，中欧班列东中西三个通道线路如下：

西通道。一是由新疆阿拉山口（霍尔果斯）口岸出境，经哈萨克斯坦与俄罗斯西伯利亚铁路相连，途经白俄罗斯、波兰、德国等，通达欧洲其他各国。二是由霍尔果斯（阿拉山口）口岸出境，经哈萨克斯坦、土库曼斯坦、伊朗、土耳其等国，通达欧洲各国；或经哈萨克斯坦跨里海，进入阿塞拜疆、格鲁吉亚、保加利亚等国，通达欧洲各国。三是由吐尔尕特（伊尔克什坦）与规划中的中吉乌铁路等连接，通向吉尔吉斯斯坦、乌兹别克斯坦、土库曼斯坦、伊朗、土耳其等国，通达欧洲各国。

中通道。由内蒙古二连浩特口岸出境，途经蒙古国与俄罗斯西伯利亚铁路相连，通达欧洲各国。

东通道。由内蒙古满洲里（黑龙江绥芬河）口岸出境，接入俄罗斯西伯利亚铁路，通达欧洲各国。因此，监控中欧班列三通道发展情况，业务逻辑可以确定为经霍尔果斯（阿拉山口）口岸、二连浩特口岸、满洲里（黑龙江绥芬河）口岸经铁路运输的集装箱进出口货物情况。

中欧班列三通道铁路运输货值模型结果见表7-20。

表 7 - 20　中欧班列三通道铁路运输货值模型结果

年份	东通道货值/亿元	中通道货值/亿元	西通道货值/亿元
2010	859.14	59.76	56.88
2011	637.78	54.20	88.26
2012	648.85	45.40	114.45
2013	577.63	42.82	126.93
2014	555.32	63.24	207.47
2015	504.75	66.90	223.91
2016	582.68	98.60	426.86
2017	807.51	224.39	860.61
2018	829.36	263.40	1091.12
2019	879.77	242.73	1497.01

7.9.2　模型成果

集装箱运输货物监测模型及脚本、铁路运输货物监测模型及脚本可扫描二维码 7 - 14、二维码 7 - 15 查看。

二维码 7 - 14　集装箱运输货物
监测模型及脚本

二维码 7 - 15　铁路运输货物
监测模型及脚本

7.10　跨境电子商务监控模型

本小节，笔者以在《海关执法研究》公开发表的《从国家跨境电子商务示范城市到综合试验区的政策考量与调整建议》探析跨境电子商务监控模型的建设思路。

7.10.1　整体情况

目前，我国跨境电子商务发展可以分为试点城市和非试点城市两类。试点城市又可以进一步分为国家跨境电子商务示范城市与跨境电子商务综合试验区两类，其中：示范城市作为国家电子商务示范城市 6 类试点中的一类（互联网电子发票应用试点、电子商务企业公共信息服务试点、电子商务支付基础平台试点、跨境贸易电子商务服务试点、电子商务诚信交易服务试点、电子商务标准和交易产品追溯服务 6 类），于 2012 年开始创建，目前已经开展三批。试验区自 2015 年开展申报创建，时间相对较晚。

7.10.2　试点城市的异同

7.10.2.1　不同点

一是审批主体不同。示范城市由海关总署牵头，国家发改委、商务部、税务总局、市场监管总局、人民银行等联合批复。试验区由商务部牵头，征求相关部委意见后，由国务院批复，批复规格与级别比示范城市要高。二是申报流程不同。申建示范城市需两步走：第一步，通过上述部委组成的专家组答辩，取得国家电子商务示范城市资格；第二步，向牵头审批的部委提交实施方案，确定开展六类示范项目的一种或多种。试验区则直接向国务院提交实施方案。三是开展机制不同。示范城市已开展三批次，形成了常态化的创建机制。而试验区没有正式的文件明确申报流程、时间节点、开展批次等要求，未形成常态化的创建机制。

7.10.2.2　相同点

一是均属于政策性试点，具有较强的排他性。二是目的均为支持和推动我国跨境电子商务发展，推动外贸转型升级、提质增效。三是均需省级人民政府确认并报送相关国家部委。四是均需提交创建工作实施方案，而非具体的实施意见。五是内容基本相同。均对信息共享、金融服务、物流体系、信用体系、统计监测、风险防控等提出要求，因试验区开展较晚，对线上"单一窗口"、线下综合园区建设着墨较多。

7.10.3 试点和非试点城市的区别

为促进跨境电子商务健康发展，商务部、发展改革委、财政部、海关总署、税务总局、市场监管总局 6 部委联合印发了《关于扩大跨境电商零售进口试点的通知》（商财发〔2020〕15 号），增加了石家庄等 50 个城市（地区）和海南全岛纳入跨境电商零售进口试点范围，从而将跨境电子商务试点扩大至北京、天津、上海等 86 个城市（地区）和海南全岛的海关特殊监管区域和保税物流中心（B 型）。

按照《商务部 发展改革委 财政部 海关总署 税务总局 市场监管总局关于完善跨境电子商务零售进口监管有关工作的通知》（商财发〔2018〕486 号）、《海关总署关于跨境电子商务零售进出口商品有关监管事宜的公告》（2018 年第 194号）、《财政部等 13 个部委关于调整扩大跨境电子商务零售进口商品清单的公告》（2019 年第 96 号）等规定，"网购保税进口"监管方式（监管方式代码 1210）适用于上述试点城市（地区），申报进入其他城市区域（中心）开展网购保税进口业务的，监管方式应填报"网购保税进口 A"（监管方式代码 1239）。同时，以"1210"监管方式进口的商品不得由以上 86 个城市（地区）和海南全岛的区域（中心）转入其他城市的区域（中心）继续开展跨境电子商务零售进口业务。海关监管方式代码、简称及全称见表 7 - 21。

按照《跨境电子商务零售进口商品清单（2019 年版）》要求，对于"1239"监管方式，跨境电子商务零售进口商品清单中的商品免于向海关提交许可证件；网购保税商品"一线"进区时需按货物监管要求执行，"二线"出区时参照个人物品监管要求执行，依法需要执行首次进口许可批件、注册或备案要求的化妆品、婴幼儿配方奶粉、药品、医疗器械、特殊食品（包括保健食品、特殊医学用途配方食品等）等，按照国家相关法律法规的规定执行。

表 7 – 21　海关监管方式代码、简称及全称

监管方式代码	监管方式简称	监管方式全称
1210	网购保税	跨境电子商务网购保税
1239	网购保税 A	跨境电子商务网购保税 A
9610	跨境直购	跨境电子商务直购

7.10.4　模型成果

因跨境电子商务监管仅需要区分监管方式和试点城市，模型较为简单，在此只提供模型脚本，具体如下：

```
SELECT (substr((F.CLEAR_DATE),1,4)) AS JIEGUANNIAN,

F.I_E_FLAG_CNAME AS I_E_FLAG_CNAME,

sum(F.RMB_PRICE) AS RMB_PRICE1

from MDB_ENTRY_LIST F

where ( F.TRAF_MODE in ('3','2','4','5','6','9')

and (substr((F.TRADE_MODE),3,2)) in

('10','11','12','13','14','15','16','17','18','19','20','21','22','23',
'24','25','26','27','28','29','30','31','32','33','34','35','36','37','38',
'39','41')

and F.CLEAR_DATE > = '2020 – 01 – 01 00:00:00'

and F.CLEAR_DATE < = '2020 – 05 – 19 23:59:59'

and F.ORIGIN_COUNTRY = '344'

and F.TRADE_MODE in ('1210','9610','1239'))

group by F.I_E_FLAG_CNAME,(substr((F.CLEAR_DATE),1,4))

order by JIEGUANNIAN asc,I_E_FLAG_CNAME asc
```

7.11　虚假贸易监控模型

笔者与呼和浩特海关缉私局情报处合作，通过虚假贸易监控模型于 2019 年筛

查出 5 家疑似企业，于 2020 年筛查出 2 家疑似企业。

7.11.1　业务逻辑

一是公司注册时间较短，于监控当年 1 月 1 日以后注册。二是进出口标志为出口，监管方式为一般贸易（0110）、旅游购物（0139）、边境小额贸易（4019）。三是进口额很小，可先尝试设置为 0；如果企业很少，可以设置为 10 万美元以下。四是首先筛查内蒙古企业。五是出口额较大且出口时间较为集中。

7.11.2　模型成果

虚假贸易监控模型及脚本可扫描二维码 7 - 16 查看。

二维码 7 - 16　虚假贸易监控模型及脚本

上述模型仅是虚假贸易监控中的一个。还可以根据海关与税务数据拼表，测算应当退税而不退税的企业情况，或者长期进出口不涉税货物且频繁调整进出口口岸的企业。

7.11.3　贸易额监控模型

该模型主要对本省区、关区进出口贸易额进行实时动态监控，以随时掌握外贸运行情况。贸易额监控模型及脚本可扫描二维码 7 - 17 查看。

二维码 7 - 17　贸易额监控模型及脚本

7.12 岗位监控模型

该模型主要对海关风控中心、税管中心、查验岗、综合业务岗、现场验估岗作业情况、作业时间进行监控。因为在 A 系统，风控、税管、现场验估作业在一个环节，只是捕中参数不同，因此只对风控作业进行展示。综合业务岗模型及脚本在前面章节已经进行介绍，在此不做重复展示。同时，上述模型均不包含 H2018 系统的人工作业监控。

7.12.1 风控中心监控模型

风控中心监控模型及脚本可扫描二维码 7 – 18 查看。

二维码 7 – 18 风控中心监控模型及脚本

7.12.2 查验岗监控模型

查验岗监控模型及脚本可扫描二维码 7 – 19 查看。

二维码 7 – 19 查验岗监控模型及脚本

7.13 "一带一路"产业链监控评估模型

2020 年 3 月 29 日，习近平总书记在浙江考察时指出：在坚持不懈抓好疫情防控的同时，积极应对和化解各国为抗击疫情采取的各项限制性措施对货物航运带来的影响，促进我国出口货物出得去、进口货物进得来。而让我国出口货物出得去、进口货物进得来的关键则在于尽快恢复全球产业链。因此，做好进出口货物全球产业链监控与评估意义重大。尤其是新冠疫情爆发后，美国部分人士开始鼓吹疫情将推动美国"制造业回流"，美国、日本等部分国家推出支持企业"撤离中国"的政策，引发国内外对外资撤离中国、产业从中国转移的关注和担忧。新冠疫情在给世界经济带来不利影响的同时，确实给我国产业链发展带来了困难和挑战。精准做好我国国际货物贸易产业链运行情况及风险波动大数据模型监控，为我们有效应对困难和挑战提供了有力的工具。因此，笔者综合应用 GTF 全球贸易数据和海关外贸数据，建立大数据模型，对"一带一路"中蒙俄经济走廊产业链发展变化进行监测评估。

7.13.1 输出结果

产业链监控表见表 7 – 22。

表 7 – 22　产业链监控表

国别	进出口	年份	内蒙古企业货值/亿美元	我国企业货值/亿美元	同期与全部国家贸易占比/%	同期与中国贸易占比/%
	进口					

续表

国别	进出口	年份	内蒙古企业货值/亿美元	我国企业货值/亿美元	同期与全部国家贸易占比/%	同期与中国贸易占比/%
	进口					
	出口					

表 7 - 22 中，内蒙古企业货值是指内蒙古企业经内蒙古口岸与俄蒙贸易额。中国企业货值是指我国企业经内蒙古口岸与俄蒙贸易额。同期与全部国家贸易占比是指中国企业货值与贸易国全部货值的比值。同期与中国贸易占比是指中国企业货值与全部贸易国与中国全部贸易额比值。通过上述数据，我们可以详细监控国内物流、国际产业链的占比情况。

7.13.2　模型成果

"一带一路"产业链监控评估模型及脚本可扫描二维码 7 - 20 查看。

二维码 7 - 20　"一带一路"产业链监控评估模型及脚本

7.14　中国商品国际市场占有率监控模型

该模型利用 GTF 国际贸易数据与海关进出口数据，综合测算我国进出口货物占贸易国的比重并按照级别对不同的商品数量进行排序（商品到 6 位 HS 编码），共分为 12 个档次，其中，0 档为市场空白，1 档为市场占有率在 0%~10%，2~10 档依次类推，100% 则为占有全部市场。

7.14.1　输出结果

市场占有率表见表 7 - 23。

表 7 - 23　市场占有率表

国家	档次	出口					进口				
		2015 年	2016 年	2017 年	2018 年	2019 年	2015 年	2016 年	2017 年	2018 年	2019 年
	0										
	1										
	2										
	3										
	4										
	5										
	6										
	7										
	8										
	9										
	10										

通过上述模型运算结果，可全面掌握我国进出口商品占贸易国整体进出口的消费结构、主要商品变化、优势商品、劣势商品及急需商品情况，并通过年度变化对比，分析贸易国与我国贸易主要商品的变化。

表 7 - 24 为俄罗斯经内蒙古口岸进出口商品市场占有率情况，无论是进口还是出口，完全市场空白的商品数量较多，说明经内蒙古口岸与俄罗斯货物贸易的商品丰富性有待进一步提升，增长潜力也较为广阔。市场占有率是指经内蒙古口岸进出口商品占俄罗斯全部进出口商品的比值。其中，市场空白是指比值为 0，全部市场是指 100% 经内蒙古口岸进出口商品。

表 7 - 24　俄罗斯经内蒙古口岸进出口商品市场占有率情况

国别	进出口	市场占有率/%	商品数量/个				
			2015 年	2016 年	2017 年	2018 年	2019 年
俄罗斯	进口	市场空白	2 524	2 435	2 306	2 229	2 057
		0 ~ 10	1 618	1 728	1 835	1 924	1 930
		10 ~ 20	99	121	177	167	238
		20 ~ 30	25	55	59	59	86
		30 ~ 40	16	19	24	36	46
		40 ~ 50	14	11	16	12	27
		50 ~ 60	7	7	10	6	15
		60 ~ 70	6	6	8	8	10
		70 ~ 80	4	6	4	8	7
		80 ~ 90	2	4	6	4	7
		90 ~ 100	2	1	4	3	7
		全部市场	34	36	43	27	32
俄罗斯	出口	市场空白	4 556	4 679	4 670	4 660	4 645
		0 ~ 10	149	165	201	205	256
		10 ~ 20	19	23	18	21	11
		20 ~ 30	8	9	6	4	6
		30 ~ 40	4	2	6	4	7
		40 ~ 50	3	5	3	4	6
		50 ~ 60	2	3	2	4	0
		60 ~ 70	3	1	2	4	5
		70 ~ 80	2	1	3	2	1
		80 ~ 90	1	1	0	1	1
		90 ~ 100	0	1	5	3	1
		全部市场	7	7	10	10	13

表 7 - 25 为蒙古国经内蒙古口岸进出口商品市场占有率情况，无论是进口还是出口，完全市场空白的商品数量较多，说明经内蒙古口岸与蒙古国货物贸易的商品丰富性有待进一步提升，增长潜力也较为广阔。

表 7 - 25　蒙古国经内蒙古口岸进出口商品市场占有率情况

国别	进出口	市场占有率/%	商品数量/个				
			2015 年	2016 年	2017 年	2018 年	2019 年
蒙古国	出口	市场空白	848	864	833	919	985
		0 ~ 10	19	33	46	31	36
		10 ~ 20	13	5	10	8	7
		20 ~ 30	6	6	9	2	5
		30 ~ 40	3	9	7	5	5
		40 ~ 50	2	5	5	5	5
		50 ~ 60	3	4	6	0	4
		60 ~ 70	3	7	3	3	5
		70 ~ 80	3	6	8	3	3
		80 ~ 90	3	14	6	8	2
		90 ~ 100	17	23	26	19	25
		全部市场	43	45	51	35	38
蒙古国	出口	市场空白	1 283	1 310	1 256	1 204	1 208
		0 ~ 10	523	503	520	588	569
		10 ~ 20	213	189	218	268	276
		20 ~ 30	161	164	164	202	219
		30 ~ 40	117	134	152	183	178
		40 ~ 50	126	131	143	151	152
		50 ~ 60	137	120	124	109	126
		60 ~ 70	100	112	107	130	135
		70 ~ 80	127	97	127	118	117
		80 ~ 90	150	119	140	136	145
		90 ~ 100	249	242	260	244	268
		全部市场	322	307	377	322	326

7.14.2　模型成果

中国商品国际市场占有率监控模型及脚本可扫描二维码 7 – 21 查看。

二维码 7 – 21　中国商品国际市场占有率
监控模型及脚本

7.15　贸易国整体监控评估模型

2020 年 5 月 29 日，美国总统特朗普在白宫玫瑰园记者会上表示，他将下令取消美国对中国香港的特殊贸易地位，并将对中国部分官员实施制裁。同时，特朗普表示："我今天宣布的决定将影响到我们与中国香港达成的全面协议，从引渡条约到出口管控和技术。我们将采取行动，取消香港作为中国其他地区以外的一个单独的海关和旅游地区所享有的优惠待遇。"面对复杂多变的国际形势，以贸易国全量进出口贸易为对象，做好监控评估已经变得十分迫切。尤其是对我国而言，香港作为独立海关关税区的作用十分明显。2019 年，香港进出口总额达 1.05 万亿美元，规模较为巨大。因此，笔者通过 GTF 国际贸易数据建立大数据模型，以监测贸易国主要进出口商品、进出口国、商品结构变化等情况，从而监控重大国际事件对全球主要经济体进出口货物贸易的影响力度。

7.15.1　输出结果

从俄罗斯、蒙古国发布的外贸数据（见表 7 – 26）可以看出，我国是俄罗斯、蒙古国进口、出口贸易额最大的国家，但俄罗斯国际贸易基数较大，具有较大的增长空间。

表 7 – 26　贸易国监控表

年度	国家	进出口	贸易国	货值/亿美元
2019	俄罗斯	进口	中国	445.09
			德国	187.42
			白俄罗斯	100.83
			意大利	98.45
			美国	63.72
			法国	60.75
			哈萨克斯坦	51.69
			乌克兰	43.08
			韩国	42.98
			土耳其	40.64
		出口	中国	551.86
			荷兰	425.44
			白俄罗斯	176.67
			德国	172.65
			韩国	161.76
			土耳其	159.21
			哈萨克斯坦	130.91
			美国	121.88
			意大利	112.74
	蒙古国	进口	日本	112.73
			中国	18.30
			俄罗斯	17.35
			日本	5.83
			韩国	2.91
			美国	1.93

续表

年度	国家	进出口	贸易国	货值/亿美元
2019	蒙古国	进口	德国	1.66
			新加坡	0.94
			哈萨克斯坦	0.58
			波兰	0.56
			意大利	0.54
		出口	中国	62.67
			瑞士	6.29
			泰国	0.53
			意大利	0.52
			俄罗斯	0.34
			韩国	0.33
			美国	0.25
			台湾	0.25
			日本	0.22
			德国	0.16

从俄罗斯、蒙古国发布的外贸数据（见表7-27）可以看出，俄蒙两国出口以原油、煤炭等资源类商品为主，进口以生活必需品、工业制成品为主。

表 7-27 主要进出口商品表

年度	国家	进出口	商品中文名称	货值/亿美元
2019	俄罗斯	出口	石油原油及从沥青矿物中提取的原油	1214.41
			重油制品，不含生物柴油	527.26
			轻油制品，不含生物柴油	141.61
			烟煤	136.17
			液化天然气	79.20
			其他小麦及混合麦，种用除外	63.16
			其他未锻造金，非货币用	57.40
			未锻造钯，钯粉	42.56
			未锻轧的精炼铜阴极及阴极型材	40.31
			其他蒸馏高温煤焦油所得油类等产品及类似品	39.83

续表

年度	国家	进出口	商品中文名称	货值/亿美元
2019	俄罗斯	进口	其他混合或非混合产品构成的药品	76.10
			用于蜂窝网络或其他无线网络的电话机	58.48
			重量≤10kg 的便携自动数据处理设备	19.93
			氧化铝，但人造刚玉除外	19.53
			其他阀门、龙头、旋塞及类似装置	17.67
			接收、转换且发送或再生声音等数据的设备	17.36
			子目 847141 及 847149 以外的处理部件	15.08
			车用往复活塞发动机，排量＞1 000mL	12.89
			其他钢铁制品	11.75
			免疫制品，已配定剂量或制成零售包装	11.75
	蒙古国	出口	烟煤	30.62
			铜矿砂及其精矿	17.96
			其他未锻造金，非货币用	6.27
			未烧结的铁矿砂及其精矿，焙烧黄铁矿除外	4.21
			石油原油及从沥青矿物中提取的原油	3.06
			其他未梳动物细毛	1.36
			未锻轧的精炼铜阴极及阴极型材	1.10
			按重量计氟化钙含量≤97% 的萤石	1.09
			锌矿砂及其精矿	1.03
			其他钼矿砂及其精矿	0.72
		进口	重油制品，不含生物柴油	7.82
			轻油制品，不含生物柴油	3.80
			非公路用货运自卸车	2.46
			电力	1.45
			上部 360°旋转的机械铲、挖掘机及机铲装载机	1.41
			同时装有点燃往复式活塞内燃发动机及驱动电动机的其他车辆，可通过接插外部电源进行充电的除外	1.34
			仅装有点燃往复式活塞内燃发动机的其他机动车辆，排量＞3 000mL	0.91
			轧制凸凹变形及扭曲的普通钢铁的其他条、杆	0.84
			仅装有点燃往复式活塞内燃发动机的其他机动车辆，1 500mL＜排量≤3 000mL	0.69

7.15.2 模型成果

贸易国整体监控评估模型及脚本可扫描二维码 7 – 22 查看。

二维码 7 – 22　贸易国整体监控评估模型及脚本

7.16　上市公司监控模型

上市公司是资本市场的重要主体。上市公司的经营状况一定程度上能够反映我国整体宏观经济发展态势，也是资本市场的晴雨表。因此，做好上市公司监控对宏观经济形势分析而言具有重要的作用。但是，上市公司作为重要的经济体，大多是含有一些子公司、分公司等的经济实体的集合，准确监控上市公司外贸经营状况，需要将合并报表的全部公司一并纳入。因此，笔者利用 Wind 数据库加工了上市公司目录，并将合并报表的分公司、子公司一并进行统计，综合得出上市公司进口额、同比、环比、主要波动等情况，以全面监控上市公司的运营能力和水平，辅助判断宏观经济发展态势。

7.16.1　模型成果

上市公司监控模型及脚本可扫描二维码 7 – 23 查看。

二维码 7 – 23　上市公司监控模型及脚本

7.16.2 上市公司表单样例

因为上市公司数量较多，加上子公司、分公司已经超过 10 万余条，因此仅将部分样例列出（见表 7 - 28）。如需详细了解上市公司情况可扫描二维码 7 - 24 查看。

二维码 7 - 24 我国上市公司加工表单

表 7 - 28 上市公司表单样例（部分）

公司属性	公司全称	证券代码	证券简称	是否合并报表
子公司	福建绿闽林业开发有限公司	000592. SZ	平潭发展	是
子公司	漳州中福木业有限公司	000592. SZ	平潭发展	是
子公司	福建中福典当有限责任公司	000592. SZ	平潭发展	是
子公司	福建中福生物科技有限公司	000592. SZ	平潭发展	是
子公司	福建中福海峡建材城有限公司	000592. SZ	平潭发展	是
子公司	中福康辉（平潭）旅游投资有限公司	000592. SZ	平潭发展	是
子公司	福建省建瓯福人林业有限公司	000592. SZ	平潭发展	是
子公司	福建省建瓯福人木业有限公司	000592. SZ	平潭发展	是
子公司	福建中福种业有限公司	000592. SZ	平潭发展	是
子公司	福建省龙岩山田林业有限公司	000592. SZ	平潭发展	是
子公司	明溪县恒丰林业有限责任公司	000592. SZ	平潭发展	是
子公司	龙岩中福木业有限公司	000592. SZ	平潭发展	是
子公司	海天福地（平潭）旅游开发有限责任公司	000592. SZ	平潭发展	是
子公司	中福海峡（平潭）医院管理有限公司	000592. SZ	平潭发展	是
子公司	平潭口腔医院有限责任公司	000592. SZ	平潭发展	是
子公司	平潭康复医院有限责任公司	000592. SZ	平潭发展	是
子公司	平潭耳鼻喉医院有限责任公司	000592. SZ	平潭发展	是

续表

公司属性	公司全称	证券代码	证券简称	是否合并报表
子公司	平潭美容医院有限责任公司	000592.SZ	平潭发展	是
子公司	明溪县首创生物有限责任公司	000592.SZ	平潭发展	是
子公司	中福海峡（平潭）置业有限公司	000592.SZ	平潭发展	是
子公司	福建平潭中福大健康实业有限公司	000592.SZ	平潭发展	是
子公司	平潭爱维口腔医疗有限公司	000592.SZ	平潭发展	是
子公司	福州市同福医三木口腔门诊部有限公司	000592.SZ	平潭发展	是
子公司	北京中福康华景区旅游开发有限公司	000592.SZ	平潭发展	是
子公司	嘉善康辉商业经营管理有限公司	000592.SZ	平潭发展	是
子公司	漳州中福新材料有限公司	000592.SZ	平潭发展	是
子公司	中福德馨（平潭）健康管理有限公司	000592.SZ	平潭发展	是
子公司	中福海峡（平潭）金控集团有限公司	000592.SZ	平潭发展	是
子公司	中福海峡（平潭）资产管理有限公司	000592.SZ	平潭发展	是
子公司	中福（平潭）金融信息服务有限公司	000592.SZ	平潭发展	是
子公司	中福海峡（福建）投资发展有限公司	000592.SZ	平潭发展	是
子公司	上海海坛实业有限公司	000592.SZ	平潭发展	是
子公司	福建省明溪青珩林场有限责任公司	000592.SZ	平潭发展	是
子公司	平潭中汇小额贷款股份有限公司	000592.SZ	平潭发展	是
子公司	明溪县丰林园艺有限责任公司	000592.SZ	平潭发展	是
子公司	湖州南浔古镇景区营销有限公司	000592.SZ	平潭发展	是
子公司	南通濠河景区营销有限公司	000592.SZ	平潭发展	是
子公司	湖州南浔康辉古镇旅游开发有限公司	000592.SZ	平潭发展	是
子公司	安徽丰乐农化有限责任公司	000713.SZ	丰乐种业	是
子公司	安徽丰乐香料有限责任公司	000713.SZ	丰乐种业	是
子公司	武汉丰乐种业有限公司	000713.SZ	丰乐种业	是
子公司	成都丰乐种业有限责任公司	000713.SZ	丰乐种业	是
子公司	张掖市丰乐种业有限公司	000713.SZ	丰乐种业	是
子公司	新疆乐万家种业有限公司	000713.SZ	丰乐种业	是
子公司	湖南农大金农种业有限公司	000713.SZ	丰乐种业	是
子公司	合肥丰天下农资有限责任公司	000713.SZ	丰乐种业	是
子公司	湖北丰乐生态肥业有限公司	000713.SZ	丰乐种业	是
子公司	合肥市化学农药工程技术研究中心	000713.SZ	丰乐种业	是

续表

公司属性	公司全称	证券代码	证券简称	是否合并报表
子公司	四川同路农业科技有限责任公司	000713.SZ	丰乐种业	是
子公司	四川新丰种业有限公司	000713.SZ	丰乐种业	是
子公司	山西鑫农奥利种业有限公司	000713.SZ	丰乐种业	是
子公司	云南全奥农业科技有限公司	000713.SZ	丰乐种业	是
子公司	安徽嘉优中科丰乐种业科技有限责任公司	000713.SZ	丰乐种业	是
子公司	海南罗牛山畜牧有限公司	000735.SZ	罗牛山	是
子公司	昌江罗牛山畜牧有限公司	000735.SZ	罗牛山	是
子公司	三亚罗牛山畜牧有限公司	000735.SZ	罗牛山	是
子公司	海口永兴畜牧业有限公司	000735.SZ	罗牛山	是
子公司	海南崎悦能源环保有限公司	000735.SZ	罗牛山	是
子公司	海南罗牛山生态牧业有限公司	000735.SZ	罗牛山	是
子公司	海南罗牛山腾昌生态黑猪有限公司	000735.SZ	罗牛山	是
子公司	海南罗环生物科技有限公司	000735.SZ	罗牛山	是
子公司	海南海牛农业综合开发有限公司	000735.SZ	罗牛山	是
子公司	海南罗牛山种猪育种有限公司	000735.SZ	罗牛山	是
子公司	海口振龙畜牧有限公司	000735.SZ	罗牛山	是
子公司	海口苍隆畜牧有限公司	000735.SZ	罗牛山	是
子公司	海南罗牛山黑猪发展有限公司	000735.SZ	罗牛山	是
子公司	海南万州农工贸有限公司	000735.SZ	罗牛山	是
子公司	海南罗牛山休闲观光农业有限公司	000735.SZ	罗牛山	是
子公司	海南罗牛山现代畜牧物流产业园有限公司	000735.SZ	罗牛山	是
子公司	海南锦地房地产有限公司	000735.SZ	罗牛山	是
子公司	海南博时通投资咨询有限公司	000735.SZ	罗牛山	是
子公司	海南忆南园林工程有限公司	000735.SZ	罗牛山	是
子公司	海南职业技术学院	000735.SZ	罗牛山	是
子公司	海口领帅实业有限公司	000735.SZ	罗牛山	是
子公司	海口景山学校	000735.SZ	罗牛山	是
子公司	海南高职院后勤实业有限公司	000735.SZ	罗牛山	是
子公司	海口罗牛山旅游出租汽车有限公司	000735.SZ	罗牛山	是
子公司	海南雅安居物业服务有限公司	000735.SZ	罗牛山	是
子公司	海口罗牛山物业管理有限公司	000735.SZ	罗牛山	是

结语　浩浩汤汤的时代潮流：
从数目字到数罗盘

《泛海》

明　王阳明

险夷原不滞胸中，何异浮云过太空？

夜静海涛三万里，月明飞锡下天风。

2017 年，《美国国家科学院院刊》刊发了来自剑桥大学和斯坦福大学邀请 86 000 名志愿者的配偶、家人、朋友和同事对志愿者们进行性格分析的结果：最了解我们的其实可能是"赞"。通过电脑随机分析志愿者们点过的 10 个赞，便能比他的同事更准确地预测出这个人的性格。通过随机分析 70 个赞，电脑对志愿者的了解程度就能超过他的朋友或者室友；分析 150 个赞以后，电脑对志愿者的了解程度就会超过他的家人；而当超过 300 个赞时，电脑就能击败他的配偶，成为世界上最了解他的人。

不管我们是否已经做好准备，人类已经进入大数据人生和人生大数据时代，我们点过的每一个"赞"，走过的每一步路，留下的每一个轨迹均在透漏我们的审美、消费、价值追求等性格特质和生活状况，大数据对人的描摹、观察和判断细致入微的程度，甚至已经超过了我们最亲近的人。数据已经不仅仅是人类经验的记录和整理，更成为价值发现的源头，从某种意义上讲，数据便是生意，一切生意也是大数据的价值再现和价格标定。

大数据已经成为当代的"飞锡",给了我们可以迎头赶上和勇立潮头的"法器",让我们在日新月异的时代可以跨过高山、越过大海。如果说时间是洗涤一切的良药,随着时间的流逝,一切终将暗淡,那大数据就是光芒,时间只会把它擦拭得更加锃亮。

数目字的拷问

从黄仁宇先生所著的《万历十五年》到《中国大历史》,大多著作将"缺乏数目字管理"视为王朝衰亡的重要原因之一,有些案例甚至触目惊心:明代官员篡改财政数字成为惯例,部分明朝初年的土地清册甚至沿用到民国初年……也因此,如何将各类社会资源如实计算、真实反映和准确呈现,成为"数目字上管理国家"的重要内容。中国宽带资本基金董事长田溯宁在评价涂子沛先生所著的《数据之巅》时也提到,"黄仁宇在他的名著《万历十五年》中也将中国明朝末年未能走向资本主义归结为中国人不能在'数目字上管理国家'"。数目字就像一个魔咒,让封建王朝陷入历史周期律而不能自拔。

从《道德经》"道生一,一生二,二生三,三生万物",到《孙子兵法》"多算胜,少算不胜",到商鞅变法"强国知十三数",到王安石变法"因天下之力以生天下之财,取天下之财以供天下之费",再到张居正"一条鞭法"、雍正皇帝"摊丁入亩"……封建王朝不缺乏对数据的重视和对数目字管理的追寻,但又为何总是落入"缺乏数目字管理"的窠臼呢?除了追求数字的有无之外,能否客观、真实、科学地应用数据也许是主要因素。

正如黄宗羲在《明夷待访录·田制三》所指出的,历代税负改革,每改革一次,税就加重一次,而且一次比一次重,最终导致"有积累莫返之害"。因此,一方面,对数据缺少足够的重视,很多数据长期不更新,部分土地清册甚至从明朝初期沿用到民国初年,时间跨度近 600 年,"缺乏数目字管理"是造成中国近代落后于世界的重要原因；另一方面，如何科学、合理、客观地应用数据，准确测算天下之财、天下之力、天下之费，进行定量分析和实证求解，避免流于苦辩、走向极端，从而使我们知道原委、看清真相，进而找寻解决问题的办法，也是近代中国所欠缺的。这一欠缺，不仅让我们逐渐丧失了发展优势，成为落后挨打的对象，而且《辛丑条约》人均 1 两、总计 4.5 亿两白银的战争赔款，更是成为中华民族集体耻辱性的记忆。

节物风光不相待，桑田碧海须臾改。正如黄仁宇先生在《中国大历史》中所阐述的，"纵使事实之衍化对我们个人不能如意，或者在短时看来为荒谬不合理，可是把这些情事前后连贯，又从超过人身经验的角度看去，则他们有其意义……这些事迹使我们知道我们生命旅途之原委"。从"天地不以尧舜而存，也不因桀纣而亡"的世界物质性、客观性再回味黄仁宇先生的立场，我们就更能真切地感受刘鹤副总理在《两次全球大危机的比较研究》对危机原因的判断："在特定的历史阶段和制度条件下，人类这种自我膨胀的说服力量和缺乏理性是导致危机的重要原因。"在不断前进、发展变化的历史大潮中，客观理性的分析和判断，避免自我膨胀的说服力量和缺乏理性，对一个国家、民族是多么的重要。数据作为对现实的记录和量化，不仅让我们做到"心中有数"，更让我们可以以理运数，以数明理，从而提纲挈领、纲举目张。

数罗盘的升华

2020 年 6 月 13 日，面对连续爆发确诊病例和核酸检测阳性病例，北京市委书记蔡奇主持召开新冠肺炎疫情防控工作领导小组第六十八次会议时指出：北京已进入非常时期。要按照统一部署，坚决果断处置，坚决阻断疫情传播渠道，坚决遏制疫情扩散蔓延。同日，国家卫健委高级别专家组成员、中国疾控中心流行病学前首席科学家曾光教授在接受《时代财经》采访时指出：此次北京对疫情的处理有几大亮点。第一就是通过大数据流行病学分析，把不同病例走过的地方都进行查找，最后指向新发地海鲜批发市场。从曾光教授的总结中，大数据快速应对危机的作用可见一斑。

与数目字管理的"有数""知数""识数""用数"相比，大数据时代的数据流动性、海量性、非结构性和实时性的特征，正在以排山倒海之势推动时代变革和行业发展，让数据承载了即时反应、危险追踪、目标锁定等新的任务，且作用日益突出、成效日渐明显。如果说封建社会的"数目字管理"是社会运行的"刻度计"，那么大数据时代的"依数决策""循数监管""用数说话"则是社会的"黄金罗盘"。"数罗盘"的到来，让很多颠覆式创新成为可能，大数据也成为很多行业巨头的"阿喀琉斯之踵"，加速了行业发展和洗牌，也催生了新行业的诞生。

2014 年年底，美国联合航空（United Airlines）和旅游网站 Qrbitz 联合起诉了 1 名 22 岁的青年——Aktarer Zaman，原因是他利用大数据彻底打乱了航空公司以客流量规划票价的逻辑系统，其开发的 Skiplagged 网站，利用各航空公司网站公开的航班数据直接替乘客搜索低价机票。Aktarer Zaman 的大数据应用策略相对简单，由消费者在购票时将目的地作为中转站，并选择一个更远的地点作为目的地，由大数据模型筛选价格最便宜的机票。这位 22 岁的青年，应用大数据成功找出了美国航空巨头的"阿喀琉斯之踵"，迫使航空巨头不得不通过诉讼和解决问题，大数据的目标锁定作用可见一斑。

在"数罗盘"时代，大数据推动颠覆性改变的案例不胜枚举。经过大数据分析，造成近年来我国口香糖销量断崖式下跌的原因是微信及支付宝电子支付改变了人们的消费习惯。蚂蚁金服基于淘宝 B2B 大数据，建立预测模型和风控体系，仅 2018 年就发放小微企业贷款超过 8 000 万笔。微软公司基于大数据开发的微软小娜 Cortana，对奥斯卡预测的准确度已经全面超过人类，成功预测了 2014 年奥斯卡 24 项奖项中的 21 项。同时，与美国主流媒体和民调机构几乎无一例外地错误预测 2016 年美国总统大选结果相反，微软小娜 Cortana 准确预测了 51 个选区中 50 个地区的选举结果。表面上看，微软小娜 Cortana 与美国主流媒体和民调机构的预测是结果上的差异，实际上是大数据时代全量数据分析方法与小样本时代抽样调查方法上的效果差异。如果不能转变思维方式，掌握大数据的应用能力，提升数据分析和挖掘水平，这种差异将会越来越大，甚至面临被社会淘汰和时代抛弃的结果。例如：由于未能迅速转型，支持数字成像技术，柯达被视为被大数据时代所淘汰的最大的科技公司之一。

"数罗盘"与"数目字"不同。一方面，数据的丰富性、可用性和实时性已经让当今社会不再缺少数据和对数据的重视，"数字出官""官出数字""数出多门""数据打架"虽然暗含贬义，但中国社会对数据的重视程度可见一斑。另一方面，随着数据洪流、数据网络的日益壮大，透过大数据关联关系和交互印证，只要条件足够具体和细致，任何数据都是真实和可验证的。数据证伪的日益普及，使得"数罗盘"不仅要刻度现实、丈量世界，而且需要实时监控发展、预测形势、提示风险、锁定问题、指引目标。数据不再是独立的个体，而是彼此关联、交叉互证的整体，是具有生命力、能够发出声音的强大力量，是经济社会发展的仪表盘和指南针。

中国海关全国通关一体化报关单监控平台，其单屏就集结了近 300 个指标，每次运算量均达到亿亿次算力需求，将进出口货物通关过程中所有的执法作业、机器指令、企业行为的全量操作按照报关单工作流全部纳入监控范围，将信息流、作业流、货物流、电子流多流对碰、节点验证和岗位监控，并实现流程化展示、逻辑化验证、交互式绑定、频次式运算、实时式更新，不仅由物及人、由人及机构，而且由人及物、由物及机构，进出口通关过程中的整体运行情况和堵点、难点、风险点一目了然，监管的针对性、服务的有效性、决策的科学性大幅提升。

我们坚信，随着"信息孤岛""系统烟囱"不断被打破，大数据有效应用的玻璃门、推拉门不断被拆除，我国作为世界上数据产量最大的国家，数据的潜力将进一步激发，更多的全流程、高耦合、深应用的监控平台、服务平台、应用平台被开发出来并应用于实践，从而开启"数罗盘"的全新时代。笔者利用 GTA 数据建立大数据模型测算了全球产业链、供应链、市场占有率，但 GTA 数据只有数十个字段，而中国海关大数据池就有 1 万余张表、数十万字段，随着越来越多政府、企业、行业的数据不断被公开共享，大数据应用价值也会爆炸式增长，大数据催生的新一轮产业革命、信息革命、生活革命也将越来越快地到来。

因为外汇部门只交换了货物贸易的结付汇数据，没有涵盖服务贸易，笔者建立的数字经济税基侵蚀模型只能在大数据模型基础上进一步推算，而非大数据全量验证；因为没有运抵、转关等数据权限，笔者建立的全国口岸通关时间、海关通关时间模型总是与海关总署发布的结果存在一定的差异；因为税务部门交换的出口退税表只提供了是否退税而没有提供具体的退税金额，虚假贸易监控模型缺少企业的退税状况核实，打断了虚假贸易企业进一步追踪的数据链条……随着我国数据确权、数据开放、数据共享的日渐推进，上述问题将会越来越少，越来越多的"捂数据"行为被彻底纠正，大数据的应用成效以及由此带来的经济社会效益也将大幅增长。改革开放40余年波澜壮阔的实践和新冠疫情对全球经济的洗牌，将会加快全球新一轮理论创新的步伐，而我国政府、企业、行业、社会数据的开放共享将会为中国特色社会主义制度的理论创新提供坚实的数据基础，从而进一步坚定中国特色社会主义的道路自信、理论自信、制度自信和文化自信。

2001年9月11日，面对突然而至的恐怖袭击，美国普查局虽然详细掌握了全国每一个人的年龄、性别、居住地址等信息，但因为无法汇总各州掌握的工作信息，无法进行数据整合，竟然难以回答世贸中心双子塔中究竟有多少人？而这一危机中，从总统、副总统、国防部长到新闻媒体、社会民众普遍关注关心的焦点问题，直到4年后的2005年才由美国国家标准与技术研究院通过细致访谈和取证测算出来。正是"9·11"事件的惨痛经历，让美国推进各部门、各州数据共享与合作成为普遍性要求和全社会共识，各部门"捂数据"的情况一定程度上被打破。今天，我们再看我国数据开放共享的水平，无论是危机倒逼还是发展引领，都没有全民刻骨铭心的数据开放共享记忆和需求，缺少对业务技术的深刻理解和厚重积淀，有效推进全社会的数据开放共享依然有许多路要走。"数罗盘"的时代已经开启，但迈过"数罗盘"的门槛，真正进入数智、数享、数用的大数据殿堂，更需要有打破既得利益、固有格局的雷霆手段。

涂子沛先生在《数据之巅》中认为：美国建国之初就启动的人口普查，创造了海量数据处理的市场需求，激发了创新动力，使得相关技术应用而生，美国第一台商用计算机也是首先应用于处理人口普查数据，从而推动了美国登上信息技术的巅峰，引领全世界迈入一个新的社会形态。无独有偶，刘守刚先生在《中华帝国财政30讲》中，将公元前594年鲁国实行"初税亩"，从而将传统的按照人头纳税改为根据占有的土地面积缴纳税款视为我国从城邦时代向帝国时代转型的开始。从美国的人口普查，到贯穿我国封建社会数千年的土地测量，虽然一个聚焦在人，一个重点在土地，但均不缺乏对数据的探寻和数目字管理国家的重视。美国近代以来的崛起和我国在封建社会长期处于世界前列的事实，也从一个层面说明了数据搜集和处理需求的重要性。但是，进入算力时代，我们的大数据需求又在哪里呢？

2020年，与新冠疫情同样发生的，是南涝北旱的厄尔尼诺天气的突袭。据国家应急管理部微信公众号显示，截至6月23日，2020年以来暴雨引发的洪涝灾害造成广西、贵州、广东、湖南、江西、重庆等26省（区、市）1 122万人次受灾，57.1万人次紧急转移安置，21.3万人次需紧急生活救助；9 300余间房屋倒塌，17.1万间不同程度损坏；农作物受灾面积86.1万公顷；直接经济损失241亿元。广西阳朔县几乎整个县城都被泡在了水里，楼梯变成瀑布，地下车库变成游泳池，地铁站被雨水倒灌的危急情况时有发生。6月28日，习近平总书记对做好防汛救灾做出重要批示，要求各地区和有关部门要坚持人民至上、生命至上，统筹做好疫情防控和防汛救灾工作，坚决落实责任制，坚持预防预备和应急处突相结合，加强汛情监测，及时排查风险隐患。

与2011年笔者成功做出了阿拉善盟有可能遭遇厄尔尼诺天气的预测不同，准确做好极端天气危害程度的预测，做好灾害天气发生时间、地点的准确预警，需要动员全社会的力量，建立庞大的异常信号采集和分析体系，从而结合地方实际，打造极端天气精确预警预测"数罗盘"，这也是算力时代的大数据应用需求与传统的数目字管理的典型不同——应用需求和模型测算结果与每一个人、每一个组织、每一个城市息息相关。

　　大数据的上述作用对企业的影响也很突出。2019 年 6 月，呼和浩特海关应用中美贸易战监控模型，准确测算出内蒙古自美国进口苜蓿草占全部加征关税负担的 50% 以上，一度接近 80%，从而积极建议内蒙古政府争取国务院将苜蓿草纳入关税排除清单，仅此一项，就节省内蒙古企业税款 0.74 亿元，占我国同期全部进口苜蓿草节省税款总额的 27.5%；预计可返还内蒙古企业税款 1.02 亿元，占我国同期全部进口苜蓿草可返还税款的 26.7%，内蒙古及我国乳制品企业获益显著。

标签社会的到来

　　赫拉利在《未来简史》中认为：未来将是数据和算法统治的世界。大数据将不再是独门秘籍，而是像水、电、道路、煤气、通信等一样的基础设施。善于应用大数据将成为一个国家、民族、组织、个人赢得竞争优势的关键，而有效应用海量维度的大数据，离不开高效的数据标签，从数据标签中找到有用的信息并建立模型进行数据的深度加工和分析。

　　与国家信息中心重视数据标签建设一样，2017 年，笔者参加海关总署智慧海关建设之初，智慧海关业务组就组织了多场标签建设的讨论，对什么是数据标签、怎么建设标签、如何应用标签进行了研讨，并就企业族谱与数据标签的关系进行了技术演示。今天再回看当时的研讨结果，很多仍然停留在"术"的层面，更多侧重在数据标签的加工方法，没有从数据全景应用的视角对数据标签建设进行定位和分析。今天，从"道"的层面重新审视数据标签建设，就不难发现，把数据共享上升到全社会的高度，如果不能将数据的属性标识清楚，仅海关数据库中的 1 万余张表、数十万字段就能让数据使用者茫茫然而不知所措，如果放大到全部政府部门、行业、企业、社会组织，这一数量又将是几何级增长。同时，因为部门命名规则、编程人员习惯不同，同一数据有可能采用不同的数据库命名规则和数据格式设定，这样就进一步加大了数据有效应用的难度。因此，一方面要严格落实《中华人民共和国政府信息公开条例》对公民隐私、企业经营、公共安全等数据的保护要求，另一方面，要通过数据标签，大幅降低大数据的应用难度，缩减海量数据的维度，统一数据标准，打破跨行业、跨部门、跨领域大数据应用的门槛。从海量的数据中将关键的数据维度打上标签以方便全社会应用和抓取，这也是大数据概率思维的典型应用和体现。

通过数据标签简化大数据的维度并不必然造成数据的失真。1938 年，克劳 E. 香农在 *A Symbolic Analysis of Relay and Switching Circuits* 论文中把布尔代数的"真"与"假"和电路系统的"开"与"关"对应起来，并用 1 和 0 表示，从而大幅降低了电话传输过程中的噪声，为之后的数字电路和计算机技术的发展奠定了理论基础。香农的这篇文章也被誉为 20 世纪最重要、最著名的一篇硕士论文。把复杂的语音信号转化为简单的 0、1 两个符号，并没有降低信号的传输质量，反而大幅降低了噪声信号的干扰，这也从一个侧面说明，数据标签并不必然降低数据精度，只要数据标签加工方法科学，可以兼顾最终结果的精确度和大数据使用的便利度。与之相反的是，最终降低数据质量的，往往不是数据标签，而是深藏在人们潜意识里的固有观念和思维习惯。

李克强总理在 2020 年"两会"记者招待会上指出，我们年人均可支配收入是 3 万元人民币，但是有 6 亿人每个月的收入也就是 1 000 元。1 000 元在一个中等城市可能租房都困难，现在又碰到疫情，疫情过后民生为要。"有 6 亿人每个月的收入也就1 000元"迅速成为全社会热议的话题。之后，国家统计局对《中国统计年鉴 2019》第 171 页的 2013—2018 年住户收支调查表和《中国统计摘要 2020》第 59 页的 2014—2019 年住户收支调查表进行了论证，这也让我国社会经济发展不平衡，百姓收入差别较大的问题再次走进公众视野。但是，人民银行在《2019 年中国城镇居民家庭资产负债情况调查》中指出：城镇居民家庭户均总资产 317.9 万元。虽然每月收入低并不必然导致家庭总资产低，但是 317.9 万元的城镇居民家庭户均资产，与 6 亿人每个月的收入也就 1 000 元比较起来，显得那么唐突与令人疑惑不解。深究起来，原来人民银行采用的抽样调查方法，很容易漏掉那些 6 亿人中的"沉默投票者"，从而让数据整体出现偏差。在大数据时代，仍然固守小数据时代的抽样方法，表明也许我们不仅欠缺大数据应用能力，还欠缺大数据思维和模型思维。

但是，进一步深入探析人民银行采取抽样调查的方法而非大数据全量分析的初衷，也许数据不能共享、没有清晰的数据应用标签也是重要原因之一。准确测算城镇居民家庭资产负债状况，涉及银行、税务、房管、中介、水务、电力、煤气、通信等众多部门和行业，数据量大、采集面广，没有数据共享和数据标签，人民银行即使采用大数据全量建模分析的方法，也容易出现无数可用、望数兴叹的情况。如果诸如人民银行一般的政府机关尚且如此受制和受限，更遑论科研机构、行业组织了。大数据体量的飞速增长，必然加快数据标签和标签社会的到来，但前进道路上的障碍也需要全社会携手清除。

数据标签简化的是海量的大数据维度，依托的仍然是全量数据，这也是大数据标签的可贵之处。随着国家信息中心、海关总署等部门数据标签建设越来越深入，更多有用、实用、管用的数据标签被标识出来并供全社会使用，数据将真正成为联通不同行业、部门的桥梁和纽带，发挥出越来越重要的作用。

智慧海关的思考

大数据时代累进式数文明发展机制，就是用大数据固化发展成果，避免走重复路、做无用功。2017 年 10 月 18 日，在十九大召开的当天，海关总署智慧海关总体组组织全国海关业务技术专家和沿海大关科技处处长、分管科技的副关长在天津武清集中研讨智慧海关建设的重点，最终确定了智能分析、协同交互、运行监控、个性桌面、报关单结构修改和指标体系 6 大公共需求，举全国海关之力加快推进。从智慧海关 6 大公共需求的名字也可以看出，智慧政府、智慧海关建设的重点在于聚焦"机器替代人工""科技解放人力"。智能分析强调 AI 应用，协同交互侧重打通部门和系统壁垒，运行监控剑指全流程实时监控和风险预警，个性桌面着重人机交互和科技成果普适性应用转化，指标体系则是解决"数出多门"和"数据打架"的问题。

时隔3年，智慧海关建设又是怎样的一幅情景呢？2020年6月，面对涉及全国众多口岸和业务现场的抽批率、检验检疫合格或不合格、货值等特殊商品监控需求，笔者与相关业务专家利用1天的时间，就编写了汇聚26项、8个数据维度的大数据模型，而且可以通过大数据模型实现实时查询结果并变换不同的口径。面对日常的数据审核，笔者与数据审核组通过Excel和Word转换程序，做到数据自动填写至文档，实现数据按日自动更新。只要格式正确和程序稳定，机器对重复性工作的检查效率要远胜于人力。在智慧海关智能分析、运行监控、协同交互、指标体系已经深入建设的3年后，智慧海关建设过程中培养的精通业务技术的专家，聚是一团火，散作满天星，不仅可以用1天的时间把涉及数千个10位税号的商品，通过大数据建模的方式实现自动监控汇总统计，而且在实际应用中把智慧海关"智慧、智能"的理念进一步深入人心。

上面提及的汇聚26项、8个数据维度的替代手工统计的模型脚本可扫描下面的二维码查看。

从上述模型脚本也可以看出，大数据模型涉及较为复杂的数据运算量，如果由基层海关手工汇总，层层上报，在此过程中浪费的人力、物力尚且不算，又用什么机制保障手工汇总数据的准确性呢？这也进一步彰显了智慧海关的建设成效。正是因为"智慧、智能"的理念已经深入全国海关每一位关警员的内心，让"机器替代人工""科技解放人力"的理念深入人心，才使得各类创新应用不断涌现，不仅大幅提高了工作效率，而且让全国海关切切实实感受到了先进技术的魅力，激发了"比学赶帮超"的氛围。2018年7月，习近平总书记在中央和国家机关要做到"三个表率，一个模范"时强调指出：做好"三个表率"，建设"模范机关"，要彰显

政治统领，坚持问题导向，融入业务工作。从习近平总书记的讲话中不难看出：业务精通依然是各方面建设的载体和支撑，没有精湛的业务，就难言过硬的本领，更遑论服务人民、服务国家的能力和水平了。而智慧海关建设的最大经验也是把每一项措施都切切实实地融入业务实际，实现业务与技术的无缝衔接和有机融合。

横眉冷对千夫指，俯首甘为孺子牛。加强业务学习，是安身立命的根本，也是服务人民的前提。对业务的深入研究，不仅要知其然，更要知其所以然，才能准确把握海关业务发展的历史脉络和关键细节，形成全景认知。因此，就需要对原海关、检验检疫业务的系统操作和报关、报检流程及底层驱动逻辑了然于胸，尤其是要把握住全国海关近年来的改革脉络和细节，从而形成全面立体的业务框架，才能准确认识改革发展的难点、重点以及不得已的苦衷，避免一知半解、刻舟求剑、缘木求鱼。例如："两中心、三制度"改革让海关设计了 H0、H1、H2、H3、H4、H5等风险筛查参数，很多人提出：为什么不用 P 参数（英文为 Parameter）而用 H 编码参数呢？其实原因较为简单：因为 P 参数作为通道参数，在改革之前就已经存在，而 H 是 High Risk 的简称。能够提出"P"疑问的同仁已然是不简单，因为准确抓住了"参数"的根本，但是，知道"H"是不得已而为之的同仁更加难能可贵，因为他真正明白中国海关"参数"发展的前世今生。

有些改革意义很大、企业获利很广、触动固有格局很深，表面上看复杂，但从技术层面上看，相对较为简单。例如：海关区域通关一体化改革、全国通关一体化改革，可谓好评如潮、应者如云，但从技术层面上看，仅是将企业注册地与注册地口岸解绑，取消了企业与申报口岸、进出境口岸的限制，从而让企业在多地通关如同一关，实现了关通天下，货接全球，不仅让进出口企业实实在在收获了改革红利，而且喜迎了发展红包，为我国成为全球第一大货物贸易国提供了坚实的制度支撑。我国成为全球最大的货物贸易国的时间节点与上述改革的推进节奏十分吻合。

有些改革意义很大，表面上看简单，但从技术层面上看，则较为复杂。例如：国务院《政务信息系统整合共享实施方案》《国务院关于印发"十三五"国家信息化规划的通知》（国发〔2016〕73 号）对建设"内外联动、点面结合、上下协同"

的"大平台、大数据、大系统"的目标要求，可谓是目光如炬、意义深远，直接剑指信息烟囱、数据割裂的问题。但是在技术层面，什么是"大平台、大数据、大系统"？怎么定义技术栈、系统接口？如何评价僵尸系统？怎么检验系统整合成效？是一个非常复杂的技术问题。如果没有详细的技术规划、可行的技术方案和检验指标，让纯业务人员去听汇报、做检查、写总结，很容易成为怎么说、怎么看、怎么议都正确的"文字游戏"。而僵尸系统的存在，不仅浪费了电力、服务器、场地、人力等资源，而且每年的维护经费也是一笔不小的开支。名义整合而实际未整合的平台、系统、数据，又容易让"系统烟囱"和"信息孤岛"变成玻璃门、推拉门，看得见、听得到、摸不着、用不上。

2017 年 8 月 1 日，海关总署正式废止海关监管方式代码为"0139"的"旅游商品小额贸易"。而在此之前，2016 年笔者在《海关执法研究》全文刊发的《内蒙古自治区旅游购物商品监管的法理分析及相关建议》中就已明确提出："鉴于 0139 旅游商品小额贸易主要为了解决报关资质的历史遗留问题，而上述问题已经不复存在，建议取消'0139'旅游商品小额贸易，沿边口岸由边境小额贸易承载，而非沿边口岸则逐步向市场采购贸易过渡。"笔者不知上述政策分析和发展建议在正式决策时发挥了多少作用，但是"集思广益""谋定而后动""注重调查研究"的智慧海关建设思路为充分扩大智慧海关建设成效创造了条件，开辟了道路，这也是智慧海关建设中较为宝贵的成功经验。

收获与感激

有些事现在不做，以后可能就再也没有机会了。有些记忆如果不留下，以后可能就再也没有人去记起。作为智慧海关建设的亲历者、全程参与者，笔者有幸见证了这一轮智慧政府建设的大潮。许多的欢喜与哀伤、兴奋与落寞、经验与启示、感怀与感激想要表达与记录。站在大数据时代的门口，用"信史"记录，用"感激"留念，不为亲者隐，不为尊者讳，客观回看那一段月月学习、天天研讨、处处争论、时时解难的时光，也许是最好的告别和纪念，不挥衣袖，不带走一片云彩。

为了说服 1 名业务专家将人审、报检受理、施检分单同时计入 B 系统综合业务岗，笔者一路从信息中心开发现场赶到总署办公楼，又从总署办公楼追到宾馆，最终在宾馆大堂取得一致意见；为了查找 B 系统自动放行率偏低的原因，笔者连续查找了 2 天 B 系统归档、待归档的衔接流程，最终梳理出了 B 系统向 A 系统发送港区放行指令的 6 种作业情形和发送检验检疫放行指令的触发条件，为第一时间找出取消通关单后部分卡口出现拥堵的原因做好了业务、技术积淀，也进一步明晰了 A 系统待放行列表的触发条件；为了验证 B 系统现场查验的指令来源，笔者连续用 3 天时间对相关报检单进行梳理，最终在人审、报检受理机器捕中和人工下达之外，又在施检分单环节找出了另一指令来源，从而推翻了原统计口径；随着关检融合的逐步深入，B 系统已经添加了报关单号字段，A、B 系统的关联复杂度大幅降低，但是在关检融合之初，为了确定"单一窗口统一编号"和通关单号的 A、B 系统关联逻辑，我们验证了 1 万多条报关单、报检单，而且这一逻辑并不会随着关检融合的深入而被历史尘封，因为大量的历史数据依然需要通过这一逻辑进行关联；为了找出全国通关一体化报关单监控平台上线运行后数据异常的原因，笔者和技术专家采用逐项排除法，从前台展示、数据脚本、指标队列、跨系统抽取等逐一进行了排查，最终将问题锁定在 B 系统数据抽取故障，而这一排查就是 1 个星期……

在本书即将付梓之时，心中仍然有无限遗憾和感慨，依然是荡胸生层云，决眦入归鸟。但舞台总有落幕，电影总有结尾，千言万语说不尽的，魂牵梦萦再相依。感谢中国海关出版社诸位领导、编辑的辛苦付出和对本书的高度肯定。感谢呼和浩特海关领导同事的支持、推荐与帮助，能够有一段参与全国海关改革的经历和为国谋、为关谋的付出，不辜负知识分子的担当和共产党员的责任，足以慰藉平生。感谢智慧海关总体组兄弟姐妹们的一路相伴。虽然只有短短两年，但是看到了大家加班加点、辛勤付出的身影，看到了反复校验逻辑、检查脚本的专注；记得多位司领导连续 3 次听取指标体系推进汇报，以及"无论多大困难也要加快指标体系建设"的决心；记得在过街天桥偶遇，一路了解报关单全流程运行监控的业务难点、重点的情形……

在参加智慧海关建设的过程中，笔者总是暗下决心，要全面学习业务、掌握技术，决不能辜负了这一份份信任和这一段青春时光。也正是因为有这些榜样的力量，2018 年在全国通关一体化报关单监控平台上线运行最紧张的时刻，领导笑着问我："崔，监控的这些业务都能说得清么，对业务统计口径有信心吗？"笔者当时就斩钉截铁地回复："监控屏幕上的每一个业务指标您都可以随机提问，我可以同时汇报业务口径和 SQL 脚本的处理技巧，以及对应的系统操作指令和底层的业务驱动逻辑。"事后，每当想起这一时刻，与开发组的同志吃住在办公室的身影一并浮现在脑海的，还有张自忠将军"成功虽无把握，成仁却有决心！"的铿锵之音。

在 2018 年 8 月 1 日凌晨全国海关"统一申报"改革启动会上，监控平台第一次数据更新是申报报关单 5 票，而加上放行、待放行、人工作业等共计 4 票，领导随即提问"为什么少了一票？"笔者随即回复，"请领导放心，一定有撤单或者删单的情况"。因为进行了 100 万票以上的报关单、原报检单业务流复核和校验，监控平台开发组几乎可以第一时间回复监控平台相关的所有提问。8 月 1 日 0 点 0 分"统一申报"启动时，监控平台数据仍然为 7 月 31 日数据，面对领导的疑问我们仍然有信心，因为我们熟知 5 分钟 1 次的刷新和计算频率。正是因为监控平台开发组同时熟悉业务和大数据建模技术，知其然而且知其所以然，很多业务人员可以直接上手写脚本，许多技术人员可以直接解答业务问题，所以能够成为业务上和技术上都问不倒的人。

关检融合之初，面对海关、检验检疫业务关联后的统计结果，多名领导就上海、广东、山东检验检疫业务开展的情况质疑数据的准确性。虽然是一名科员，但笔者依然对统计结果充满信心："数据背后的原因我们不清楚，需要调研，但是业务逻辑和脚本反复检查测试过，并对部分现场进行了业务核实，指标结果是真实业务情况的反映，我们对业务逻辑与脚本的准确性有信心。如果不认同上述结果，各位领导可以找同时熟悉业务和技术的专家公开校验。"因为模型是自建的，脚本是自写的，掌握了大数据建模技术，又熟悉业务运行和系统数据采集状况，就给了我们"豪横"的底气和面对多方质疑时的信心。

　　吾爱吾师，吾更爱真理。我们尊重领导的经验与付出，但我们也相信领导的胸怀与境界。无论是工作经验还是直观感受，都是以"实事求是"为基础。敢于质疑，是因为对工作负责、对业务开展负责，而直面质疑、用大数据建模回复，也是因为对工作负责、对业务开展负责。正是因为中国海关有这些勇于担当奉献的领导干部和基层关警员，咬定青山不放松，不怕红脸出汗，敢于碰硬钉子，马上就办，真抓实干，才有了今日中国海关的底气，更有了全球第一大货物贸易国的人才和制度支撑！

　　近期，很多业务同仁向笔者电话询问海关通关时间、口岸通关时间的建模技巧和模型优化方法，笔者在此特把优化后的模型脚本随书呈送，具体脚本可扫描下面的二维码查看。